| 개정판 |

건강보장의 이론

김창엽 지음

한울
아카데미

책을 고치면서

　9년 만에 개정판을 내는 셈이니, 한국 사회의 속도로는 제법 긴 시간이 흘렀다. 저자가 게을렀던 탓이 크기는 하지만, 몇 가지 핑곗거리가 있기는 하다. 첫째는 개정을 할 만한 필요가 그리 크지 않았다는 것이다. 처음부터 주로 '이론'을 다루기로 했으므로, 급하게 바뀌는 정책이나 현황을 바로 반영할 '수요'가 많지 않았다. 둘째, 건강보장 이론의 지형도 크게 달라지지 않았다. 지난 9년을 돌아보면, 국내에서는 건강보험의 틀이 더 굳어졌고 장기요양보험도 점차 안정 단계로 접어들었다. 제도가 안정됨에 따라 해결해야 할 문제는 세분화, 구체화, 실무화하는 경향을 보이고, 근본적인 변화를 추구하기보다는 기존 정책을 보완하고 부분적으로 고치려는 대안 정책들이 논의되었다. 거시와 미시 영역 모두 새로운 이론에 큰 관심을 둘 만한 동기가 별로 없다. 셋째는 처음 기대했던 것보다 '이론' 탐구에 대한 동력이 크지 않다는 점이다. 건강보험이나 건강보장이 실천과 실무의 성격이 강한 탓이겠으나, 한국 사회에서 전반적으로 이론의 수요가 크지 않다는 점도 중요하게 작용했으리라 생각한다.

　망설이다 개정 작업을 하게 된 이유도 밝히는 것이 좋겠다. 초판 머리말에 쓴 "근본적인 문제에 대한 인식과 문제 해결의 상상력을 제약하고 구속하는" 상황이 크게 바뀌지 않은 것이 큰 동력이 되었다. 바뀌지 않은 정도가 아니라 더 강화되었는지도 모른다. 9년 전에 쓴 대로 아직 "건강보장이 사회구성원의 생활에 내재화되어 '삶의 양식'으로 굳어진 것 같지는" 않지만, 삶의 조건으로서의 건강보장제도와 체계는 일상에 더 단단하고 깊게 뿌리를 내리는 중이다. 건강보장이 삶의 양식이 되고 내재화할수록 상상력은 제약되고 미래를 상상할 동기도 약해진다. 현실을 진단하고 비판하는 근본 동력이 미래에 대한 상상력에서 나온다면, 상상력의 제약은 곧 사회가 '나아가는 것'을 가로막는 가장 중요한 요인이다. 이론과 지식이 미래를 상상하게 하는 토대임을 다시 확인하면서, 더 나은 건강보장체계와 '건강레짐'을 위해 이 작업이 작은 기여라도 할 수 있기를 바란다.

이론에 중점을 둔다고 말하지만 개정판에서도 목표에 크게 미치지 못했음을 절감한다. 서론(건강보장 이론의 접근 방법)과 제4장(건강보장의 정치경제)을 보탰으나, 본격적인 이론이라기보다는 '틀'을 생각한 것에 지나지 않는다. 이론과 지식의 사회적 기반이 확대되고 더 튼튼해져야 제대로 내용을 채울 수 있을 것이다. 먼 훗날이라도 틀과 내용을 아우르는 목표를 이루려면 뜻을 같이하는 많은 연구자, 정책 전문가, 활동가들과 협력할 수밖에 없다. 이 글을 빌려 뜻을 만들고 합하자고 '동지'를 초대한다.

현재와 미래에 같이 속하는 이론적 과제로는 그 본래의 내용보다 이론을 뒷받침하는 관점 또는 접근법, 그중에서도 특히 '사람 중심(people-centered)' 관점을 강조하고 싶다. 이번 개정판 내용에 어느 정도나 반영되었는지 자신할 수 없으나, 앞으로도 이 관점과 이에 기초한 이론을 정립하는 것이 중요한 과제가 되리라 믿는다. 보건은 역사적 맥락과 경로 때문에 집단주의, 국가주의, 공리주의에 친화적인 것이 보통이지만, 보건 실천의 또 다른 힘은 건강과 행복을 추구하는 사람들의 고통, 요구, 희망과 추구에서 나온다. '사람 중심' 관점이 페미니즘 인식론이 말하는 그 '관점' 또는 '입장(standpoint)'에 이르지는 못하나, 정책과 제도, 인간 활동과 실천을 새롭게 해석하고 그 토대 위에 현실과 미래를 새롭게 구성하는 이론의 원천이 되리라 생각한다.

더 좋은 글로 바꾸는 것도 이번 개정 작업의 중요한 목표였으나, 결과적으로 이 또한 크게 성과를 보지 못했다. 민망한 문장과 문단을 바꾸는 데 그치고 여러 독자가 책망한 글의 '난삽함' 또는 '요령부득'은 그대로 남은 듯하다. 더 원활한 의사소통과 토론, 공론 만들기를 위해서도 좋고 쉬운 글을 써야 한다는 데 동의하면서, 다른 기회에도 두고두고 노력할 것을 다짐한다.

여러 사람이 도운 덕분에 그나마 모자라는 글을 고치고 허술한 책을 조금 낫게 만들 수 있었다. 독자들이 직간접으로 논평한 것, 강의를 듣는 학생들이 지적하고 알려준 것, 공부하고 실천하는 여러 동료가 일깨워준 것이 모두 큰 자극이 되었다. 책을 내는 과정에서 편집을 책임진 한울의 반기훈 씨가 큰 도움을 주었다는 사실부터 밝힌다. 자기 글처럼 섬세하게 살펴준 덕분에 글과 내용에 포함된 많은 잘못과 흠을 찾을 수 있었다. 정성식 씨(서울대학교 보건대학원)가 꼼꼼하게 원고를 읽고 많은 오류를 지적해주지 않았으면 책의 가치가 더 줄어들 뻔했다. 특별히 감사하다는 인사를 전한다. 같이 초고를 교정한 (사)시민건강증진연구소의 김선 박사, 서울대학교 보건대학원의 김영수, 조상근 씨의 수고도 잊을 수 없을 것이다.

보잘것없는 공부와 글조차 감히 내 능력과 노력 때문이라 생각하지 못한다. 작은 결실이나 보람이라도 얻을 수 있다면 현실을 살고 역사를 만들어가는 사람들의 고통과 꿈에서 긴장과 영감을 얻은 덕분이다. 이 작은 헌사가 그들에게 가 닿을지 모르겠으나, 진심으로 고맙다고 말하고 싶다. 그들 모두가 행복해지면 좋겠다.

2018년 2월
김창엽

초판 머리말

교과서가 필요했던 것이 이 책을 쓰게 된 첫 번째 동기이다. 최근에야 학교에서 〈건강보장론〉이라는 과목을 맡게 되었지만, 교과서가 필요하다는 생각을 한 것은 훨씬 이전부터이다. 누구나 알듯이 보건의료정책이나 제도는 건강보장과 뗄 수 없이 밀접한 관계를 가진다. 그렇다 보니 강의에서 보건의료정책이나 건강보장을 다룰 때마다 내 나름대로 체계를 잡은 교과서가 있었으면 하는 생각이 적지 않았다. 이미 나와 있는 교과서가 없는 것은 아니지만 관심과 강조가 다르니, 교과서도 따라서 달라질 수밖에 없겠다.

또 다른 문제의식은 어느 정도 현실 상황에서 비롯된 것이다. 현실은 끊임없이 문제를 드러내고 과제를 제기한다. 건강보장 역시 마찬가지이다. 성실하게 현실을 응시하는 사람이라면 드러나는 문제와 과제를 피하기 어렵다. 사람들의 어려움과 고통이 걸린 문제라면 더욱 그렇다. 그러나 다른 한편으로 여러 가지 복잡한 현실 과제는 그것의 시급성과 중요성 때문에 근본적인 문제에 대한 인식과 문제 해결의 상상력을 제약하고 구속한다. 굳이 '경로의존성'이라는 말을 쓰지 않더라도, 그런 의미에서 한국의 건강보장은 곧 현실이다. 지난 30년간 우리 사회가 발전시켜온 건강보장은 여전히 많은 문제를 드러내고 집단적 과제를 제기하고 있다. 그 과제는 그것대로 중요하다. 그러나 그로 인해, 열린 상상을 할 여유는 작고도 좁아졌다고 할 수 있다.

축적된 역사에서 자유롭지 못한 것이 모든 사회와 그 구성원의 한계이지만,

한국의 건강보장은 더 많은 상상력을 필요로 한다. 지금, 이곳의 문제를 풀기 위해서도 더 높게 더 멀리 내다봐야 한다. 이것이 이 책을 쓰기로 마음먹은 두 번째 동기일 것이다. 더 많이 상상할 수 있으려면 '원론'으로 돌아가는 것이 한 방법이다.

공부가 부족하다는 판단도 책을 쓰자고 생각했던 이유가 되었다. 개인 공부야 여기서 굳이 말할 필요가 없겠으나, 문제는 사회 전체로 더 많은 공부가 필요하다는 사실이다. 일 년 반을 조금 넘는 기간, 건강보장을 담당하는 공공기관(건강보험심사평가원)에 근무하면서 이런 생각은 더 강해졌다. 실무적인 판단, 정책, 사회제도와 문화 등 건강보장의 어느 영역 할 것 없이 아는 것은 적고 생각은 빈약하다는 것을 절감한다. 우선 무엇을 잘 모르는지부터 알아야 한다는 생각이다.

책을 쓰기로 했던 목적은 물론 다 이루지 못했다. 그러면서도 동기를 장황하게 밝히는 것은 독자들이 책을 읽을 때 염두에 두었으면 싶어서이다. 비록 성과는 보잘 것 없어도, 상황 진단은 많은 분들이 공감할 것으로 믿는다. 힘을 모아서 한 걸음씩 나아갈 수 있다면 더 바랄 것이 없겠다. 책 곳곳에서 발견될 부족과 불만을 자극으로 삼아주었으면 하는 마음이 간절하다.

책을 읽으면서 참고가 될 법한 몇 가지 말을 보탠다. 먼저, 이 책은 제목 그대로 이론을 위주로 하고 현실은 사례로만 인용했다. 한국의 정책이나 제도, 사업도 몇 군데에서 사례로 인용하는 것으로 그쳤다. 그러다 보니 어떤 독자는 조금 비현실적으로 받아들일지 모르겠다. 실용성이 떨어진다는 비판은 달게 받을 생각이지만, 앞에서 말한 책을 쓰게 된 동기 때문에 일부러 그런 기조를 유지했다는 것을 밝혀둔다. 한국 현실에 대한 분석과 대안은 다른 기회에 이 책과 짝을 맞출 생각이다. 또 한 가지, 교과서 됨을 의식하다 보니 문제와 한계를 지적하는 내용이 많고 결론과 주장은 지나치게 적다. 양시론, 양비론 소리를 들어도 변명하지 못하게 생겼다. 그러나 아무래도 교과서인지라 자유롭게 글쓰기가 어렵다는 것을 이해해주시기를 부탁드린다. 판단과 주장은 다른 방식으로 드러낼 수밖에 없겠다. 아울러 곳곳에 내용이 고르지 못한 것도 스스로 눈에 거슬린다. 관심과 문제의식을 담다 보니 그렇게 되었지만, 결국 모두 공부가 부족한 탓이다. 내용으로나 격식으로나 일관되고 균형 잡힌 글이 되어야 하지만 아쉽고 불만스럽다. 힘껏 고쳐나갈 것을 약속드린다. 교정을 보다 보니 어색한 용어, 비문(非文)이 한두 곳이 아니다. 크게 고치면 더 나아질 부분도 눈에 들어오기는 했지만 교정을 하면서는 고치지 못했다. 교정을 보는 것과 동시에 원고를 고쳐 쓰기 시작했으니, 개정판을 내는 것은 그저 하는 말이 아니라 약속을 지킬 수 있을 듯하다. 변명삼아 말하자면, 이렇게 된 데에는 우리 사회 전체의 학문적 성숙이 이만큼인 탓도 아주 없지는 않다. 학술용어가 확립되고 좋은 학술적 글쓰기의 모범이 많이 만들어지기를 기다린다.

사실 이 책을 염두에 두고 글을 쓰기 시작한 것은 8~9년 전부터이다. 2000년 건강보험공단에 소속된 사회보장연구센터의 소장직을 맡게 되었는데, 내게는 건강보장의 전반적인 내용을 조망할 수 있는 좋은 기회였다. 또 제도와 정책 실무에서 다소나마 현실감을 가지게 된 것도 적지 않은 소득이었다. 그때부터 짬짬이 썼던 여러 원고나 메모가 이 책의 출발이 되었으니, 두루 감사할 일이다. 앞에서도 잠깐 언급했지만, 2006년 7월부터 2008년 4월까지 건강보험심사평가원의 원장직을 수행했던 것도 이 책을 구성하고 쓰는 데에 물론 큰 도움이 되었다. 비록 이론을 중심으로 쓴 책이지만, 조금씩 경험했던 현실은 글을 쓰는 내내 상상력과 자극, 그리고 긴장의 원천이 되어주었다. 더 멀리 돌이켜보면 건강보장에 관심을 가지고 공부하기 시작한 것이 어느새 20년이 넘었다. 아직 뚜렷하게 성과라고 할 것이 없어서, 차마 부끄럽고 민망하다. 그나마 다행스러운 일은 많은 분들이 공부 길에 도움을 주신 덕분에 부끄러움까지 잊어버리는 않은 것 같다는 것이다. 충고와 권고, 그리고 비판에 거듭 감사한다. 이 책은 그런 분들에게 내보이는 중간 숙제 같은 것이기도 해서, 조금씩이지만 꾸준하게 더 나아질 것을 약속드린다.

한국 건강보장의 역사는 이제 30년을 막 넘었다. 짧고 긴 것은 상대적이지만, 한 세대를 지났으니 마냥 새롭다고만 할 수는 없는 처지이다. 어떤 의미에서는 '성숙기'에 들어가야 할 것 같기도 하지만, 여전히 불안하고 위태위태하다. 특히 건강보장이 사회구성원의 생활에 내재화되어 '삶의 양식'으로 굳어진 것 같지는 않다. 물론 이런 불안정이 꼭 나쁜 면만 가진 것은 아니다. 새로운 활로를 찾고 근본적인 재설계를 하는 데에는 좋은 여건일 수도 있기 때문이다. 그러나 불안 정초차 기회가 되려면 훨씬 깊고 넓게 근본이 다져져야 할 것이다. 두렵고 삼가는 마음으로 그 근본을 찾고 다지는 데 함께할 것을 다짐한다.

2009년 1월
김창엽

차례

책을 고치면서 __ 3
초판 머리말 __ 6

서론 건강보장 이론의 접근 방법 ·· 17
   1. 이 책의 목표 __ 18
   2. 이 책이 다루는 범위 __ 21
   3. 이 책의 관점 __ 25
   4. 방법론 __ 30

제1부 건강보장의 개념과 원리 ──────────── 39

제1장 사회보장과 건강보장 ·· 40
   1. 사회보장의 정의 __ 41
   2. 사회보장의 범위와 구성 __ 44
   3. 사회보장의 원칙 __ 50
   4. 사회보장의 기능과 영향 __ 60

제2장 건강보장의 역사 ·· 66
   1. 근대적 (유럽) 건강보장의 전사(前史) __ 66
   2. 국가체계로서의 건강보장제도 __ 68
   3. 건강보장제도의 확산과 변용 __ 71
   4. 건강보장제도 성립의 결정 요인 __ 83

제3장 건강보장제도의 기능과 의의 ·· 89
   1. 건강과 보건의료의 의의 __ 90
   2. 건강권과 건강보장 __ 98
   3. 건강보장제도의 기능 __ 104
   4. 건강보장의 사회적 영향 __ 112

제4장 건강보장의 정치경제 ·· 122
   1. 국가와 건강보장 __ 123
   2. 건강보장의 경제와 자본주의 경제체제 __ 129
   3. 건강보장과 시민사회 __ 134
   4. 건강보장과 국제 정치경제 __ 136

제5장 건강보장체계의 구성과 유형 ·· 144
    1. 보건의료체계와 건강보장(체계) __ 144
    2. 건강보장체계의 구성 __ 148
    3. 건강보장체계의 분류 __ 154
    4. 건강보장체계 유형의 평가 __ 162

제2부 건강보장 재정 — 167

제6장 건강보장 재정: 서론 ··· 168
    1. 건강보장과 재정의 의의 __ 168
    2. 건강보장 재정의 기능 __ 172
    3. 건강보장 재정 정책의 목표 __ 173
    4. 사회보험의 원리 __ 182

제7장 건강보장 재원 ··· 188
    1. 재원 조달의 원칙 __ 188
    2. 재원의 종류와 성격 __ 196
    보론: 싱가포르의 의료저축계좌 __ 212

제8장 위험분산과 구매 ·· 219
    1. 위험분산 __ 219
    2. 구매 __ 227

제3부 건강보장 급여 — 241

제9장 건강보장 급여의 원리 ·· 242
    1. 건강보장 급여의 의의 __ 242
    2. 급여의 유형 __ 243
    3. 급여 항목과 범위의 원칙 __ 251
    4. 누가 어떻게 정하는가 __ 260

제10장 급여 범위와 우선순위 ··· 264
    1. 우선순위 결정의 수준 __ 265
    2. 우선순위 결정의 원칙 __ 267
    3. 결정 과정의 요건 __ 275
    4. 우선순위 결정의 주요 논점 __ 277
    5. 우선순위 결정의 주요 사례 __ 285
    6. 우선순위 결정의 발전 전망 __ 293

제11장 급여와 급여 결정의 관리 · 299
- 1. 급여 결정기구와 과정 __ 299
- 2. 급여 결정을 위한 과학적 근거 __ 306
- 3. 환경 변화와 과제 __ 313

제4부 서비스 제공과 이용 — 319

제12장 제공자에 대한 보상 · 320
- 1. 진료보수 지불제도 개요 __ 321
- 2. 개인 제공자에 대한 진료보수 지불 __ 328
- 3. 조직(기관)에 대한 진료보수 지불 __ 337
- 4. 진료보수 지불의 정확성 관리 __ 347

제13장 서비스의 질 관리 · 354
- 1. 의료의 질과 평가: 일반론 __ 355
- 2. 건강보장에서의 서비스 질 관리 __ 361
- 3. 새로운 전략: 성과에 따른 보상 __ 372

제14장 급여 이용 관리 · 381
- 1. 보건의료 이용의 정의와 결정 요인 __ 382
- 2. 이용자 일부 부담 __ 385
- 3. 이용과 제공자 선택 제한 __ 397
- 4. 질병관리 __ 403

제5부 건강보장의 관리 — 413

제15장 건강보장체계의 거버넌스 · 414
- 1. 건강보장 관리의 거버넌스 __ 415
- 2. 중앙집중형과 분권형 구조 __ 418
- 3. 복수의 관리 주체와 경쟁 __ 421
- 4. 건강보험과 민간보험의 경쟁 모델 __ 425
- 5. 새로운 거버넌스 __ 427

제16장 건강보장체계의 관리 · 440
- 1. 가입자 관리 __ 441
- 2. 재정관리 __ 446
- 3. 급여 관리 __ 449
- 4. 지원 기능 __ 452
- 5. 감독과 통제 __ 453
- 6. 관리의 성과와 효율성 __ 453

제17장 건강보장 재정의 거시 관리 ·· 458
    1. 국민의료비 __ 459
    2. 의료비 관리 __ 465

제6부 건강보장의 분야별 과제와 관리   481

제18장 민간보험 ··· 482
    1. 민간보험의 성장 배경 __ 483
    2. 민간보험의 유형 __ 486
    3. 민간보험의 구조와 운영 __ 489
    4. 민간보험 평가 __ 496
    5. 민간보험 정책 __ 501

제19장 취약계층의 건강보장 ·· 508
    1. 빈곤과 건강 __ 509
    2. 건강보험과 빈곤층 __ 515
    3. 공공부조 __ 515
    4. 빈곤층 건강보장의 주요 논점 __ 520

제20장 약품 사용과 지출 관리 ··· 528
    1. 약품정책의 배경 __ 529
    2. 약품 관리 정책의 구조 __ 531
    3. 생산자 대상 정책 __ 533
    4. 이용자 대상 정책 __ 539
    5. 제공자 대상 정책 __ 541

제21장 노인 건강보장 ·· 551
    1. 노인 건강보장의 특성 __ 552
    2. 장기치료병원(병상) __ 556
    3. 장기요양보장제도 __ 557
    4. 완화의료 __ 565

찾아보기 __ 570

표 차례

〈표 서론-1〉 실재적·현실적·경험적 영역의 상호관계 ·················· 31
〈표 서론-2〉 제도주의의 세 경향과 특징 ···························· 34
〈표 5-1〉 주요 나라의 가계 소비지출 구조 ························· 163
〈표 7-1〉 건강보험 방식의 OECD 국가에서 시행 중인 국고 지원의 내용 ·········· 206
〈표 10-1〉 영국에서 지방별 자원 배분에 쓰이는 변수(York model) ············ 266
〈표 10-2〉 뢰닝위원회가 정한 질병 중증도에 따른 우선순위 등급 ············ 291
〈표 12-1〉 진료보수 지불제도의 기본 유형 ························· 328
〈표 12-2〉 주 진단 범주(Major Diagnostic Categories) 목록 ················ 341
〈표 14-1〉 미국 민간보험의 각 유형별 일차진료체계 ··················· 402
〈표 15-1〉 분권화의 목적, 근거, 논점 ···························· 422
〈표 15-2〉 독일 국가합의회의의 구성 ···························· 434
〈표 17-1〉 진료보수 지불 방식에 따른 비용 절감 효과 ·················· 469
〈표 18-1〉 유럽 국가들에서 보험료 산정에 고려하는 요소 ················ 493
〈표 19-1〉 각국의 공공부조 급여 비교 ··························· 519
〈표 20-1〉 약품비 지출 관리를 위한 전략 유형 ······················ 532
〈표 20-2〉 주요 OECD 국가의 처방 지침 ·························· 546
〈표 21-1〉 건강수준 단계별 서비스의 포괄성 ······················· 555
〈표 21-2〉 한국, 독일, 일본의 장기요양자 선정 방법과 기준 ··············· 560
〈표 21-3〉 재원과 제공체계에 따른 장기요양 서비스 체계 분류 ············· 561

그림 차례

〈그림 서론-1〉 정책 과정의 세 가지 요소와 행위자 ··················· 37
〈그림 5-1〉 국가보건의료체계의 기본 분야와 주요 요소 ··················· 146
〈그림 5-2〉 건강보장체계의 보장성을 구성하는 요소 ··················· 148
〈그림 5-3〉 건강보장체계의 행위자와 상호관계 ··················· 149
〈그림 5-4〉 OECD의 건강보장체계 유형 분류 ··················· 155
〈그림 6-1〉 재정과 자원의 이전 ··················· 169
〈그림 7-1〉 카콰니 지수 ··················· 193
〈그림 10-1〉 급여 범위 결정을 위한 더닝의 깔때기 ··················· 288
〈그림 11-1〉 메디케어의 급여 여부를 결정하는 의사결정의 흐름 ··················· 306
〈그림 14-1〉 개인과 보건의료체계의 접점에서 일어나는 의료 이용의 단계 ··················· 385
〈그림 14-2〉 지역사회에서 1개월간 보건의료 서비스를 받는 인구 분포 ··················· 398
〈그림 14-3〉 도슨 리포트의 의뢰체계 구상 ··················· 400

사례 차례

사회투자정책—영국의 Child Trust Fund ·· 59
태국의 전 국민 건강보장제도 도입 ·· 77
보건의료비로 인한 빈곤: 아프리카 국가의 사례 ······································· 108
스위스 건강보험의 보험료 ··· 180
우간다의 지역을 기반으로 한 건강보험(CBHI) ·· 209
뉴질랜드의 전략적 구매 경험: 경쟁에서 협동으로 ··································· 236
캐나다의 신의료기술평가 ·· 259
영국 NICE의 급여 기준에 대한 논쟁 ·· 274
저소득 국가의 DRG 제도 도입 ··· 342
미국 병원에 대한 질 감사 지표의 예(일부) ··· 368
독일 병원의 질 보고서 ·· 372
일차진료 의사에 대한 새로운 보상제도 도입: 프랑스의 주치의제도 ·········· 403
타이완의 총액예산제 ··· 472

| 서론 |

건강보장 이론의 접근 방법

'건강보장'은 이론과 실천의 내용을 일관되고 동질적으로 구성하기 어렵다. 어디까지 건강보장으로 보아야 하는지 경계를 명확하게 구분하기도 쉽지 않다. 한국에서 건강보장은 건강보험과 의료급여, 넓은 범위에서는 민간보험, 보훈, 산재보험까지 포함하는 고유명사처럼 쓰이지만, 다른 나라에서는 말의 의미와 쓰임새가 다르다. '건강보장'이라는 표현은 '건강보험'과 달리 한자 문화권인 중국이나 일본에서도 잘 쓰지 않고,[1] 영어나 다른 유럽의 언어에서도 비슷한 용례를 찾기 힘들다. 다른 나라에서는 보건의료 접근성을 보장하는 과제를 주로 재정(health financing)에 한정하고, 나머지는 일반 보건의료 정책과 제도로 다루는 경향이 강하다. 한국처럼 건강보장의 범위를 재정을 포함해 넓게, 때로 보건의료 전반을 포괄하는 것으로 이해하는 나라는 많지 않다. 굳이 국제 수준에서 비교하면, 최근 널리 쓰이는 개념인 '보편적 건강보장(universal health coverage)'에 포함된 '건강보장'이 한국에서의 용법과 비교적 가깝다고 할 것이다.

개념과 정의가 분명하지 않고 내용의 외연이 유동적이며 구성도 이질적이므로, 이 책이 대상으로 하는 건강보장 '이론'이 무엇을 어떻게 다루어야 하는지

---

[1] 건강보장제도 가운데 사회보험에 대한 용어는 비슷하다. 일본과 타이완, 2000년 이후 한국은 '건강보험'이라는 용어를, 중국은 '의료보험'이라는 용어를 쓴다.

무엇을 강조해야 하는지 명확히 확정하기 어렵다. 기존 분류를 그대로 따르면 건강보장 이론은 여러 영역에 걸쳐 있다. 재정을 중심에 두면 경제학적 접근이 중요하지만, 넓은 의미의 건강보장은 재정 외에도 정치, 사회, 문화, 정책, 관리 등과 밀접하다. 건강보장 재원을 보험료로 할 것인지 조세로 할 것인지 정치가 함께 다루어야 하며, 위험을 분산하기 위한 '위험집단'의 구성은 한 사회의 문화, 가치, 연대의식 등과 관계가 깊다. 이론적 과제의 층위도 다양해서, 국민국가를 넘는 '국제' 수준부터 개인행동과 심리에 이르는 미시 수준까지 같이 다루어야 한다.[2)]

한두 가지 특정 방법이나 이론을 적용해 건강보장을 이해하기는 처음부터 불가능하지만, 건강보장 이론이 아무런 체계 없이 경험과 현실 과제에만 의존하는 것도 바람직하지 않다. 이 책은 과학, 과학적 지식과 이론, 이에 바탕을 둔 교과서가 '가치중립적'이어야 한다는(또는 가치중립일 수 있다는) 주장에도 동의하지 않는다.

건강보장이 거시 구조를 벗어나지 못하면서도 동시에 미시적인 인간 행동과 사회적 실천을 다루는 점에서, 이 책에서는 상당 부분 '중간(meso)' 수준의 접근이 불가피하다고 판단한다. 이런 맥락에서 이 장은 특정 이론이나 관점을 자세하게 설명하기보다는 이 책의 전체 내용을 규율하는 대강의 '접근법'을 설명하고자 한다.

1. 이 책의 목표

이 책의 첫 번째 용도는 강의 교재로 활용하는 것으로, 간단하게 표현하면 '교과서'로 활용하는 것을 지향한다. 독자로는 학부생보다는 주로 대학원생을 염두

---

2) 유엔이 주도해 2016년 시작한 '지속가능 개발 목표(Sustainable Development Goals: SDG)'는 '보편적 건강보장'을 중요한 목표로 포함한다. 주로 개발도상국에서 건강보장을 확대하는 것이 핵심 목표인데, 건강보장을 둘러싼 국제기구의 역할, 국제관계, 국제 개발 협력의 역할, 지식, 국제통상 등 국제 수준에서도 여러 과제를 제기한다. 이 내용은 제5장(건강보장의 정치경제)을 참조하기 바란다.

에 두었는데, 건강보장의 학술적 특성을 고려해 판단한 결과다. 건강보장, 보건 의료정책, 공중보건 등은 응용 분야인 동시에, (전통적 분류에 따르면) 한 분야의 경계를 넘는 이른바 '다학제(multi-disciplinary)' 또는 '초학제(trans-disciplinary)' 접근을 요구한다. 학부 과정에서도 교육·학습할 수 있겠으나, 학부 과정에서 얻은 여러 분야의 지식과 경험을 토대로 건강보장을 공부하는 편이 장점이 더 많을 것으로 생각한다.

학부나 대학원 과정의 중요한 학습 목표 가운데 하나는 기본 용어와 개념, 이론의 기초를 이해하는 것으로, 이 책에서도 대부분 장에서 이에 해당하는 내용을 확인할 수 있을 것이다. 다른 목표 한 가지는 정책, 제도, 체계를 이해하는 능력을 기르는 것인데, 이 책은 특별히 건강보장제도와 체계 전체를 이해하는 것을 목표로 삼는다. 전체를 이해한다는 것은 전체 범위의 모든 요소를 개별적으로 학습한다는 의미보다는 건강보장의 전체 구조와 각 요소, 무엇보다 이들의 위치와 상호관계를 파악하는 것을 뜻한다. 전체는 단순히 세부 요소들을 모아놓은 '총합'이 아니라는 점에서, 그리고 세부 요소의 특성을 결정하는 동시에 각 요소를 규율한다는 점에서, 전체를 이해하는 것이 체계와 정책, 제도를 이해하는 데 진입로 구실을 할 것으로 믿는다.

이런 형식의 책이 연구에는 얼마나 어떻게 도움이 될 수 있을까? 먼저 생각할 수 있는 '기여'는 연구 아이디어를 얻는 것이다. 이 책은 '현실'과 '실제'보다 주로 '이론'을 다루지만, 오히려 그 때문에 현실의 연구 과제를 도출하는 데 일정한 역할을 할 수 있을 것으로 생각한다. 대부분 사회과학이 연구 대상(의 일부)을 비판하는 것을 핵심 목적으로 한다면(콜리어, 2010: 249), 이론과 원론은 현실을 판단하고 비판하는 기준 역할을 함으로써 연구에 이바지한다.

연구가 생산하는 과학적 지식은 단지 현실을 서술하거나 진단하는 데 그치지 않고 또한 미래를 다룬다. 연구에서 미래는 흔히 '대안'으로 표현되는데, 건강보장 이론은 현실에 맞는 대안을 고안하는 기초가 될 뿐 아니라 대안의 범위를 확장하는 데 기여한다. 보험료를 재원으로 하는 건강보장체계에서도 지식과 이론은 현실을 뛰어넘어 조세가 중요한 건강보장 재원이고 이런저런 장점이 있다고 주장할 수 있다. 현실 정책은 이를 기초로 조세 또는 정부 예산을 보조 재원으로 포함할 수 있고, 한 걸음 더 나아가 근본 대안의 하나로 (지금의 사회보험 방식과는 완전히 다른) 조세를 기초로 한 건강보장체계를 상상하는 데 이른다.

이 책이 정책과 의사결정에 필요한 근거가 무엇인지 드러내는 데도 기여할 수 있기를 바란다. 건강보장 전반을 이론적으로 접근하면, 개별 분야 연구나 정책 실무보다 정책 목표와 과정, 기대하는 결과를 좀 더 체계적으로 제시할 수 있다. 정책이나 사회 변화의 관점에서 지식과 이론은 목표를 제시하고 개입 방법과 결과를 명확하게 정의하며 이 둘을 연결하는 '변화 이론(theory of change)'을 구축하는 데 도움이 된다. 이 과정에서 필요한 지식과 이론을 흔히 '근거(evidence)'라 부른다. 체계와 제도, 프로그램에 관한 지식과 근거를 생산하는 것은 건강보장 연구의 핵심 역할 중 하나다.

교육과 연구 모두에 해당하는 목표 한 가지는 건강보장에 관한 지식과 과학의 범위를 확장하는 것이다. 건강보장과 보건의료는 실용성이 강하고 전문적이라는 이유로, 다른 학문 분야와 교류, 융합, 상호작용하는 일이 흔치 않다(적어도 한국에서는 상당히 폐쇄적이다). 특히 건강보장은 다양한 사회 현상과 인간에 대한 이해가 필요하지만 다른 분야의 지식과 경험을 배우고 적용하는 데 소극적이다. 건강보장에 관한 이론적 이해를 심화함으로써 연관 분야와 그 연결망을 포착하고, 이를 기초로 새로운 학습과 연구 과제가 드러나기를 희망한다. 다른 분야와 협력하고 교류하는 데도 이론적 접근이 도움이 될 것으로 믿는다.

마지막 목표는 건강보장 실무에 도움이 되는 것으로, 건강보장정책과 제도, 프로그램은 튼튼한 이론이 뒷받침되어야 목표를 달성하고 가치를 산출할 수 있다. 좋은 이론과 과학적 지식이 없거나 부족한 상태에서는 정책 결정과 실행, 평가에 필요한 '근거'를 확보할 수 없기 때문이다(현실에서 '근거'와 '이론'은 명확하게 구분하기 어렵다). 이 책이 다루는 지식과 이론은 대부분 기초 수준을 벗어나지 못하나, 여기서 출발해 정책에 필요한 더 많은 근거를 찾고 요구하며 생산할 수 있기를 바란다.

2. 이 책이 다루는 범위

건강보장이나 건강보장체계의 범위와 구성은 명확하게 정의하기는 어렵고, 이에 대한 교과서로 목표를 좁혀도 사정이 크게 나아지지 않는다. 교육, 연구, 정책과 실무를 수행하는 개인이 희망하고 요구하는 범위와 내용도 모두 다를 것이다. 책의 분량까지 생각하면 모든 것을 다룰 수 없으므로, 목적과 목표를 고려하면서 범위를 '획정'할 수밖에 없다.

1) 이론과 실무

이 책에서는 실무보다는 주로 '보편적' 이론을 다루고자 한다. 보편성이란 일차적으로 한국을 비롯한 특정 지역이나 국가를 염두에 두지 않으며, 시기 또한 어느 한때에 고정하지 않는다는 뜻이다. 실무나 실례는 주로 이론을 설명하기 위한 배경이나 맥락 구실을 하는 것에 머문다. 이런 접근은 눈앞의 현실 문제나 실무를 해결하는 데는 큰 도움이 되지 않지만, 시차(時差)와 시차(視差, parallax)를 통해 객관적·과학적·보편적 지식을 얻는 데는 유리하다.

이론과 실무의 경계는 생각만큼 명확하지 않고, 건강보장처럼 정책, 응용 분야에서는 더욱 그렇다. 예를 들어, 진료보수 지불제도를 논의할 때 어떤 주제는 무엇이 실무이고 무엇이 이론인지 잘 구분되지 않는다. 인두제의 장점에 대한 이론은 그 제도를 채택한 국가의 경험에서 나오고, 그 이론은 다시 현실 제도에 영향을 미친다.

이론을 강조하는 것은 이 책이 주로 학습과 연구를 염두에 두었기 때문이지만, 때로 정책 실무 면에서도 이론이 중요하다는 점을 고려했다. 정책(의사결정)과 이론(근거)이 긴밀하게 결합하지 못하면 좋은 의사결정이 불가능하다. 이론은 정책과 실무를 뒷받침하는 지침 구실을 할 수 있어야 한다.

2) 보건의료 재정과 건강보장체계

건강보장을 재원으로 좁혀서 볼 것인가 또는 서비스 공급과 이용, 이에 대한 관리, 나아가 건강체계의 하나로 볼 것인가는 범위의 문제인 동시에 관점의 문제이기도 하다. 국제적으로 건강보장은 주로 보건 분야 재정(health finance)으로 보는 경향이 강하나, 이 책에서 건강보장(체계)은 재정을 넘어 건강보장 또는 의료보장과 연관된 체계 전반을 아우른다.

이런 관점은 다분히 한국 현실을 반영한 것인데, 근대국가가 필요로 하는 보건의료체계가 제대로 정비되기 이전에 건강보장체계를 구축하기 시작한 까닭이다. '후발' 건강보장체계는 필요에 따라 보건의료체계가 해야 할 역할과 기능까지 담당해야 했고, 건강보장이 보건의료 발전을 촉진하기도 했지만 왜곡한 점도 없지 않다.[3]

건강보장이 보건의료에 더 깊이 '침투'하게 된 데는 꼭 한국적 현실만 작용한 것이 아니다. 건강보장체계를 통한 재원의 비중이 클수록 보건의료는 건강보장체계에 더 많이 편입될 수밖에 없다. 예를 들어 의료서비스의 질을 관리하는 것은 보건의료체계의 전통적 과제지만, 건강보장이 관심을 가질 때 실제 영향과 변화가 더 크다. 보건의료 제공자에 진료보수를 지불하는 것도 마찬가지다. 건강보장 재원이 커질수록 보건의료와 건강보장의 진료보수는 구분되지 않는다.

3) 건강보장: 사회보장과 보건의료의 결합

건강보장은 보건의료와 뗄 수 없으면서 동시에 사회보장과 사회정책과도 밀접한 관계에 있다. 여러 인접 분야와 구조와 내용, 원리가 연속성이 있거나 겹친다. 건강보장을 사회보장의 한 요소로 생각해야 한국에서 건강보험을 '4대 사회보험'에 포함해 보험료를 한꺼번에 징수하는 것을 이해할 수 있고, 건강보험 재

---

[3] 건강과 보건의료를 다루는 모든 정책 수단이 건강보장, 특히 건강보험 수가로 '일원화'되었다는 것이 가장 중요한 문제다.

정이 상병수당을 부담하는 것에 동의할 수 있다.

사회보장과 보건의료의 어느 쪽에서 보더라도, 건강보장 지식은 사회보장과 보건의료 각각에 대한 지식으로 환원되지 않는다. 건강보장에 관한 지식이 사회보장이나 보건의료에 대한 지식에 어느 정도 의존하기는 하지만, 그 지식만으로는 건강보장을 설명할 수 없다. 건강보장에 초점을 둔 이 책은 사회보장과 보건의료에서 '발현'해 개별 요소로 환원되지 않는 건강보장 지식을 다룬다.[4]

이 책에서 다루는 보건의료가 보건의료체계의 특정 유형에 해당하거나 제한되지 않는, 추상적이고 보편적인 것이라는 점도 분명히 해둔다. 보건의료체계를 구성하는 인력, 시설, 장비, 서비스 체계는 체계 유형에 따라 특성이 다르고, 특히 공공-민간의 분포(public-private mix)에 따라 보건의료체계와 건강보장체계에도 영향을 미친다. 예를 들어, 공공 부문이 주류인 건강보장체계와 이와는 상황이 전혀 다른 한국에 대해 같은 진료보수 이론을 적용할 수 없다. 이 책이 목표로 하는 건강보장의 보편적 이론은 다양한 공공-민간 분포를 모두 고려한다.

4) 건강보장과 건강보험

한국 상황에서 건강보장은 곧 건강보험이라고 생각하기 쉬우나, 보편 이론을 목표로 하는 이 책에서 건강보험은 건강보장의 (중요하지만) 한 요소에 지나지 않는다. '요소'라고 하는 이유는 공공부조(의료급여)나 다른 공공서비스(보훈, 적십자 등)까지 다양한 재원을 모두 포함하자는 의미를 넘는다. 원리와 구조, 효과에 이르기까지, 사회보험과는 다른 '대안적' 또는 '대항적' 원리와 체계를 포함해야 전체 건강보장(체계) 이론을 구성할 수 있다는 뜻이 더 강하다.

---

[4] '발현(emergence)'은 비판적 실재론의 핵심 인식론 중 하나이며, "높은 수준의 기제는 더 기본적인 기제에 뿌리를 두고 있으며, 그것에서 발현한다"는 의미이다. "발현 이론들은 실재의 더 복합적인 측면이 덜 복합적인 측면을 전제한다는 것을 인식하면서도, 또한 더 복잡한 측면이 덜 복잡한 측면으로 환원될 수 없는 특징을 가지고 있다고" 주장한다(콜리어 2010: 166).

5) 건강보장과 (보건)의료보장

건강을 보장하는 것은 이론과 실천 모두에서 보건의료 서비스를 보장하는 것보다 범위가 넓다. 건강을 보장하려면 현상과 결과로서의 건강뿐 아니라 '건강 결정 요인' 특히 건강의 '사회적 결정 요인(social determinants of health)'까지 실천 대상에 모두 포함해야 한다. 소득, 교육, 노동조건, 고용, 주거 등을 모두 망라해야 진정한 건강보장이라 할 수 있다.

이 책은 보통명사로서의 건강보장이 아니라 현실 제도와 정책으로서의 건강보장으로 범위를 한정했다. 이런 범위 획정은 다분히 역사적이고 사회적이며, 또한 '한국적'이다. '의료보험'에서 출발한 한국의 건강보장이 2000년 '건강보험'으로 이름을 바꾸지 않았으면,[5] 이 책의 제목에도 건강보장이 아니라 의료보장이 쓰였을 것이다.

6) 국민국가를 넘어

국민국가(nation-state)는 지리적으로 일정한 영토와 그곳에 사는 국민으로 구성된 국가로, 공통의 생물학적 특성이 아니라 공통의 사회·경제·정치 생활과 공통의 언어·문화 전통을 지닌 '만들어진' 공동체를 의미한다. '베스트팔렌 체제' 이후 사회·경제·정치 생활의 실천, 이와 연관된 정책과 제도는 모두 국민국가를 기본단위로 한다.

이 책은 국민국가로서의 한국을 다루는 것으로 범위를 국한하지 않지만, 추상 수준에서 건강보장체계와 정책은 국민국가를 전제할 수밖에 없다. 몇몇 예외 상황, 예를 들어 국제 개발 협력이나 국제기구를 통한 개입을 제외하면 현실 건강보장은 대체로 국민국가의 범위를 넘지 않는다. 체계와 정책이라는 개념부터 이미 하나의 국민국가를 전제하고 출발한다. 문제는 건강보장체계, 정책, 제

---

[5] 이름을 바꾸었지만 내용과 범위는 거의 바뀌지 않았다. 건강보험이 되었지만 내용은 본래 의미의 '건강'을 보장하는 것에 미치지 못한다.

도가 국민국가 외부로부터 도전을 받고, 이 도전이 한 국민국가의 건강보장을 변형한다는 것이다.

한 국민국가의 체계와 제도를 (재)구성할 때 '탈국민국가적' 접근은 다른 가능성을 제시한다. 세계화가 진전되고 국민국가의 개방성이 확대됨에 따라 탈국민국가의 압력은 국민국가 내에서 건강보장의 구성 원리에까지 영향을 미친다. 예를 들어, 혼인 이주 여성이나 이주 노동자, 불법 체류 외국인, 난민, 외국 거주 내국인이 늘어나면 이들에 대한 건강보장은 국민국가 중심의 접근으로 충분하지 않다. 건강보장과 관련된 인력의 국가 간 이동이나 서비스와 의약품 교역이 확대되는 것도 새로운 시각과 접근이 필요한 요인이다.

이 책에 포함된 주제는 대부분 국민국가의 경계 안에 있으나, 논의의 범위와 접근에서는 간접적이나마 그 경계와 긴장 관계를 의식하고자 한다. 예를 들어, 건강보장의 대상이나 재원, 급여를 다룰 때는 국민국가 사이의 관계나 이주 문제, 시민권 등을 고려하는 것이 이론뿐 아니라 현실과도 부합한다.

3. 이 책의 관점

건강 또는 보건의료는 주로 자연과학적·생물학적 현상을 다룬다는 이유로 흔히 사회적 가치와 무관한 것으로 받아들여지기 쉽다. 암묵적 가치가 잘 드러나지 않고, 가치가 드러나더라도 크게 의미가 없는 차이라고 말하는 사람이 많다. 어떤 질병을 앓는 이유에 대한 의사와 환자의 해석이 크게 다르지 않다고 생각하는 것이 한 가지 예다. 사회적 구조, 제도, 현상인 보건의료, 건강보장 또는 건강보험은 '가치중립' 또는 가치의 공백 상태에 있지 않다. 겉모습은 흔히 건조하고 실무적인 모습을 띠고 있으나, 다른 사회현상이나 실천과 마찬가지로 가치나 지향을 완전히 배제할 수 없다. 누구의 관점인지 또는 어떤 이해관계를 반영하고 대변하는지가 중요한 이유는 이 때문이다.

이 책은 교과서를 지향하므로 여러 가치와 지향 사이에서 최대한 균형을 잡으려고 노력한다. 예를 들어 건강보험 가입자와 의료제공자의 가치가 충돌하면, 원칙적으로 상충하는 관심, 이해관계, 주장을 고루 반영하고자 했다. 기계적 '중립성'과 '객관성'을 유지하려는 것이 아니라, 주장과 근거, 반론과 반증을 고루 드러내는 것이 합리적이고 과학적인 지식을 얻는 한 방법이기 때문이다. 이 책은 흔히 말하는 지식의 편향성이 가치보다는 지식 자체의 부정확함과 과학적 지식에 대한 인식의 오류에서 온다고 본다.

지식의 '오류 가능성'을 인정하고 과학적인 지식을 찾아 제시하는 것이 이 책의 기본 관점이지만, 범위를 벗어나지 않으면서 가능하면 다음과 같은 관점을 유지하려고 노력했다. 한 가지 관점으로 전체를 일관되게 설명하기는 불가능하므로, 여러 관점을 부분적이고 병렬적으로 적용했다는 점을 강조한다.

1) 체계와 시스템 관점

이 책에서는 건강보장(체계)을 하나의 시스템 또는 하위 시스템으로 이해하고, 건강보장의 현상과 변화, 사회적 실천을 파악하는 데 '시스템 사고'의 접근법을 응용한다. 이 책의 특성상 시스템 사고(systems thinking)를 적용하는 대상은 기술적 차원보다는 인식론적 차원이다.

"시스템 사고는 시스템의 작동 메커니즘을 직관적으로 파악해 시스템을 효과적으로 변화시킬 수 있는 전략을 발견하기 위한 사고방식이다. 시스템 사고는 시스템에 관한 사고인 동시에 시스템적인 사고방식을 의미한다"(김동환, 2004: 12). 또한 "시스템 사고는 '문제'를 넓고 동적인 체계의 한 부분으로 이해하는 문제 해결의 방법으로, 단순히 현상적인 결과나 사건에 대응하는 것을 뛰어넘는다. 시스템 사고는 전체 시스템을 특징짓는 각 요소들 사이의 연결, 관계, 상호작용과 행동에 대한 깊은 이해를 요구한다"(Savigny and Adam, 2009: 33).

개별 정책이나 제도는 시스템과의 연관성 속에서만 이해할 수 있는 대상이다. 예를 들어 보험료로 건강보장 재원을 마련하는 데는 단지 소득만 중요한 것이 아니라, (시스템의 다른 요소로) 효율적으로 보험료를 징수할 수 있는 기반이 있어야 한다. 산업 부문에서 대규모의 조직 노동자가 존재하지 않고 행정적으로 비임금 노동자의 소득을 정확하게 파악할 수 없으면, 전체 인구를 대상으로 한 사회보험은 성립하기 어렵다. 시스템 사고를 적용해 분석하면 보건의료 인력은 건강보장체계 안에서 이중의 임무를 수행한다. 이들은 건강보장의 급여, 즉 보건의료 서비스를 제공하는 동시에 건강보장 재정을 지출하는 주체이다.

2) '사회적 제도'로서의 건강보장

건강보장을 사회적 제도로 파악하는 것은 건강보장, 그리고 이와 연관된 보건의료와 건강보험을 국가체계 또는 정부체계의 구성요소가 아니라 인간의 사회적 실천과 그 결과로서의 제도로 이해한다는 뜻이다. 건강보장에는 유적(類的) 존재로서의 인간이 가진 특성이 반영되고 주체의 상호작용과 사회적 관계가 영향을 미친다. 어떤 사람이 건강보험료를 내지 않는 데는 경제 사정뿐 아니라 제도를 얼마나 신뢰하는가도 중요한 요인으로 작용한다. 보건의료 서비스는 의학적 필요 또는 건강의 요구를 충족하는 수단이지만, 아울러 소비 능력과 자기 과시를 나타내는 문화이기도 하다.

국가 제도를 넘어 사회적 제도로 건강보장을 이해하면, 건강보장의 목표와 가치도 달라질 수 있다. 전문가가 정한 필수 의료를 보장하는 것이 좁은 의미의 의료보장이라면, 넓은 의미의 의료보장은 예를 들어 센(Amartya Sen)이 말하는 능력(capabilities)의 하나로 '과정'과 '자유'도 포함할 가능성이 생긴다. 시민과 보험 가입자는 단지 건강보장정책의 대상이나 정책 과정 '참여자'가 아니라 사회적 제도의 주체일 수 있다.

3) '사람 중심'의 관점

최근 보건 분야에서 국제적으로 유행하는 '사람 중심성(people-centeredness, person-centeredness)'이라는 개념은 보건의료체계의 모든 수준과 영역에서 사람을 중심에 둔다는 것이다. 이는 일반인과 환자의 역량 증진(empowerment), 참여와 자기 결정, 가족과 지역사회의 역할, 모든 차별의 종식, 인도적이고 총체적(holistic)인 접근, 질병보다는 사람들의 필요와 기대를 우선하는 것 등을 특징으로 한다(WHO, 2015: 10~11).

이 책이 주장하는 사람 중심의 관점은 위에서 설명한 사람 중심성과 같은 문제의식을 느끼면서도 내용은 부분적으로만 일치한다. 이는 건강보장을 국가와 정부, 보건의료 제공자, 기업과 고용주, 전문가 등의 관점이 아니라 시민/인민(people)의 시각에서 보는 태도다. 여기서 시민/인민의 시각이란 건강보장과 관련된 현상을 이해하고 정책과 제도의 목표를 정하며 사회 안에서 실천할 때 이들의 가치, 관심, 이해관계를 가장 중요하게 고려하는 것을 가리킨다. 정치적으로는 시민/인민이 정책과 제도로서의 건강보장에 대한 권력을 가지며 주체로서 이를 통제해야 한다는 인식과 연결된다.

사람 중심의 관점은 이를 기초로 특정한 지향을 제시하거나 의사결정 과정에서 활용할 구체적인 판단 근거를 마련하는 데 크게 의미를 두지 않는다. 그보다는 그동안 체계와 제도의 대상 또는 소비자로 인식된 개인, 가족, 지역사회를 주체로 전환함으로써 국가와 정부, 또는 시장과 경제를 주체로 보는 기존 시각을 비판하고 전복하는 효과를 기대한다.

4) 공공성

이 책은 건강보장을 판단하고 평가하는 중요한 가치 기준의 하나로 '공공성(publicness)' 관점을 견지한다. 공공성은 다차원적이고 역사, 사회적 조건에 종속되는 개념이므로 누구나 동의할 수 있도록 명확하게 정의하기 어렵다. 공공성은 또한 반(反)현실로서의 전망에 기초해 내용이 계속 구성, 갱신되기 때문에 맥락 의존적인 동시에 유동적이다.

공공성 개념이 유동적이고 이질적이라고 해도, 서로 다른 특성과 그에 대한 이해가 규칙 없이 서로 무관하다고 할 수는 없다. 어떤 시기에 현상으로 나타나는 문제와 그에 대한 이해는 차이가 날 수 있지만, 공공성을 말하고 추구하게 하는 '심층 실재'가 존재하는 것도 분명하다. 여기서 실재는 어떤 공통의 구조와 기제를 가리키는 것으로(이런 공통성이 직관적으로 공공성을 말하게 하는 이유이기도 하다), 한 영역 안에서도 여러 구조와 기제가 동시에 존재할 수 있으며 각각의 세부 영역은 공통적인 것과는 또 다른 구조와 기제를 함께 포함한다. 예를 들어 건강보장체계의 공공성을 규정하는 공통의 구조와 기제가 작동하지만, 공공성을 결정하는 데는 세부 영역에서 보건의료의 역사, 문화, 의료 전문직의 특성 등이 또 다른 구조와 기제로 함께 작용한다.

현재 시점에서 건강보장체계에서의 공공성 개념은 한쪽으로 권위주의적 국가권력에 대한 대항, 다른 쪽으로는 신자유주의적 자본(시장)권력에 대한 대항을 포함하는 것으로 보인다. 공공성 개념이 반현실성에 의존해 끊임없이 구성, 재구성되는 것임을 인정하면, 현재의 건강보장체계가 이 두 가지 핵심 권력을 '극복'하고자 하는 지향성이 바로 공공성으로 표현된다. 건강보장의 공공성은 이런 관점에서 국가 대 공공, 시장 대 공공이라는 이중의 긴장 관계를 설명하는 핵심 개념이라 할 것이다.

둘 가운데 자본 또는 시장권력에 대항하는 개념으로서의 공공성은 내포가 비교적 명확한 것으로, 주로 형평성, 배분적 정의로서의 사회정의, 과정의 공정성, 약자 보호 등을 포함한다. 내포와 비교하면 외연은 명확하지 않다. 건강보장을 통해 어느 수준까지 형평을 추구하는지, 과정의 공정성은 어느 정도나 요구할 수 있는지 등은 한 가지 기준으로 정하기 어렵다.

국가권력에 대항하는 개념으로서의 공공성은 주로 민주주의와 관련된다. 권위주의적 국가가 권력을 사유화하고 자유권적 권리를 침해한 역사가 이에 대한 반현실로서의 공공성 개념을 형성해왔다고 본다. 이런 의미의 공공성은 민주성, 진정한 의미의 참여, 투명성과 개방성, 권력 균점, 관료와 관료 구조에 대한 공적 통제 등을 포함한다.

공공성은 흔히 실현된 특성 또는 내용으로 표현된 공적 가치를 가리키지만, 실현된 결과는 구조 또는 과정과 쉽게 분리되지 않는다. 예를 들어 형평이라는 요소는 이를 가능하게 하는 구조와 과정이 없으면 실현하기 어렵다. 어떤 특성 자체가 과정이나 구조를 포함하기도 하는데, 정책 '과정'의 공정성은 그 자체로 공공성을 구성하는 한 요소다. 구조와 과정은 공공성을 산출하는 조건인 동시에 공공성을 실현하는 영역이라는 이중성을 지닌다.

4. 방법론

학술과 연구 분야로서의 건강보장은 방법론이 아니라 대상을 기준으로 한 분류이므로, 여러 가지 목적을 달성하기 위해서는 필요에 맞추어 다양한 방법론을 적용해야 한다. 정치 분석도 필요하지만 어떤 때는 경제적 분석이 유용하다. 여러 이론을 응용하면 좀 더 쉽게 현실 정책과 프로그램을 개선할 수 있는 것도 복합 또는 다중 방법론이 필요한 이유다.

단일 연구와 달리 교과서는 주로 기술적(descriptive)인 특성이 강하고 한두 가지 특정 방법론에 집중할 필요성이 크지 않다. 방법론을 적용하는 수준과 심도도 개별 연구와는 다르다. 여기서는 책의 내용을 구성하는 데 고려한 몇 가지 방법론을 간단하게 소개하는 것으로 그친다. 본격적인 방법론이라기보다 분석과 인식의 태도 또는 경향이라고 표현하는 것이 더 정확하다.

1) 비판적 실재론

여기서는 비판적 실재론을 종합적·체계적으로 다루기보다는 건강보장을 설명하는 데 적용되거나 고려된 요소를 중심으로 몇 가지 접근 방법 또는 인식의 태도를 설명한다.

비판적 실재론은 현상에 머물지 않고 실재하는 지식을 발견하려고 한다. 콜리어는 어떤 이론이 실재론적이라는 의미는 다음과 같은 속성을 가진다고 주장했다(콜리어, 2010: 23~24). 첫째, 누가 알거나 모르거나 또는 나타나거나 나타나지 않거나와 무관하게 어떤 것은 실재할 수 있다(객관성). 둘째, 겉으로 보기에 오류가 없는 자료라는 것만으로 어떤 지식이 옳다는 것을 보증하지 못하며, 지식은 그것을 넘어서는 다른 정보에 의해 반박될 수 있다(오류 가능성). 셋째, 지식은 겉으로 드러나는 것뿐 아니라 기저의 구조들에 대한 것일 수 있다. 예를 들어 어떤 역사적 사건은 당시 사회경제체제, 사람들의 외모는 유전자에서 나온다고 할 때 각각의 후자들이 기저의 구조에 해당한다(초현상성, transphenomenality). 넷째, 기저의 구조를 설명하는 지식은 겉모양을 설명하지만 현상과 모순될 수도 있다

〈표 서론-1〉 **실재적·현실적·경험적 영역의 상호관계**

	실재적 영역	현실적 영역	경험적 영역
기제	✓		
사건	✓	✓	
경험	✓	✓	✓

(반현상성, counter-phenomenality). 실재론적 인식에 바탕을 두면, 건강보험에 대한 설명은 현상뿐 아니라 기저 구조를 포함해야 한다. 예를 들어 자본주의 사회경제체제, 자본가와 노동자 관계, 국가 등이 기저 구조에 해당할 수 있다.

비판적 실재론은 필연성을 구조, 힘, 발생 기제, 경향이라는 네 가지 개념으로 설명한다(콜리어, 2010: 100). 존재는 서로 중복되는 세 영역으로 되어 있는데, 실재적(real) 영역, 현실적(actual) 영역, 경험적(empirical) 영역이 그것이다. 각 영역은 〈표 서론-1〉과 같이 각각 기제(mechanism), 사건(event), 경험(experience)과 조응한다(콜리어, 2010: 75). 실재적 영역은 가장 심층적인 것으로, 기제, 사건, 경험을 모두 포함한다. 반면 현실적 영역은 사건과 경험을, 경험적 영역은 경험만 포함한다. 현실적 영역은 사건으로 구성되지만, 반드시 관찰할 수 있는 것은 아니다. 진료비를 행위별로 보상하면 경제적 유인 동기가 작용해(실재적 영역, 기제), 공급자 유인 수요가 나타날 수 있지만(현실적 영역, 사건), 모든 공급자가 그런 행동을 하는 것은 아니다(경험적 영역, 경험). 과학적 지식은 경험 또는 사건들 사이의 인과관계가 아니라 사건과 기제 사이의 인과관계를 밝히려고 한다. 이런 관점에서는 행위별 진료비와 공급자 행동에서 어떤 특성(연령, 지역, 전문 과목, 소득 등)의 공급자가 더 많은 유인 수요를 유발했는지 상관관계를 분석하는 것은 그리 중요하지 않다. 행위별 진료비 방식이 어떤 '기제'로 유인 수요를 유발하게 되었는지 그 인과관계를 밝히는 것이 중요하다.

비판적 실재론은 기제 사이에 층위(strata)가 있고, 이들은 뒤섞여 있으며 또한 서열이 있는 것으로 이해한다. 고혈압 치료를 받는 인간 행동의 기저에는 혈압이 정상 이상으로 높은 생물학적 기제가 작동한다. 그보다 더 기본 층위에는 인체의 효소와 호르몬, 혈액 등의 작용을 포함한 화학적 법칙이 작동하는 기제가 있다. 더 심층에는 분자와 양자와 같은 물리적 법칙의 기제가 작동할 것이다. 한 가지 유의할 것은 더 기본층이 더 '얕은' 층 일부를 설명할 수는 있지만 모두 설명할 수는 없다는 점이다. 즉 효소와 호르몬의 작용이 혈관 변화의 일부를 설명하지만, 각각의 기제 그 이상이 있어야 혈관 변화 전체를 설명할 수 있다. 이를 발현 이론(emergence theory)이라 하는데, "높은 수준의 기제는 더 기본적인 기제에 뿌리를 두고 있으며 그것에서 발현한다"(콜리어, 2010: 166). 한국 제약산업의 구조('얕은' 층의 기제)에는 약과 관련된 보건의료 구조와 산업구조(기본층의 기제)가 같이 영향을 미치지만, 각각이 제약산업의 기제 전체를 설명할 수는 없다. 발현 개념은 덜 기본적인 기제가 더 기본적이고 심층적인 기제로 모두 설명된다고 보지 않는다. 실재의 더 복합적인 측면(덜 기본적인 기제이기도 하다. 생명이나 정신이 그 예이다)은 덜 복합적인 측면(더 심층적인 기제이기도 하다. 예를 들어 물질이나 분자, 유전자)을 전제하면서도 덜 복잡한 측면으로 환원되지 않고 덜 복잡한 수준의 개념으로는 생각할 수 없는 특성을 나타낸다.

비판적 실재론의 특성은 인과관계를 설명하는 데서도 나타난다. 비판적 실재론이 이해하는 인과관계는 서로 독립적인 사물이나 사건이 규칙성을 가지고 일어나는 것을 가리키지 않는다. 인과관계는 객체나 관계가 행사하는 인과적 힘 또는 경향성의 문제이며, 더 일반적으로 말하면 실천의 방법, 즉 기제의 문제다(Sayer, 1992: 104~105). 객체는 무엇이며, 무엇을 할 수 있고, 특정한 조건에서 무엇을 할 것인가에 대한 문제라 할 수 있다. 어떤 사건이 일어나지 않더라도 인과적 힘이나 경향성은 존재할 수 있다는 사실이 중요하다. 예를 들어, 한국 의료의 민간 부문 의존성이 공공병원의 기능 부전을 설명하는 인과적 힘을 가지고 있다는 지식은 어떤 공공병원이 (일부 특수한 기준에서) 기능을 잘하고 있더라도 틀린 지식이라 할 수 없다.

2) 제도주의

제도(institution)는 어떤 행동을 제약하거나 가능하게 하는 공식·비공식 규칙, 규제, 규범, 이해를 모두 포함하는 것으로(Morgan et al., 2010: 2), 어떤 조직과 정책 또는 그 성과를 결정하는 가장 중요한 요소 중 하나다. 건강보장에서는 건강보장과 연관된 제도가 다른 사회제도와 어떤 관련을 맺고 어떤 영향을 주고받는지에 관심을 둔다.

사회과학적 분석에서 제도를 다루는 데는 크게 합리적 선택 제도주의, 사회학적 제도주의, 역사적 제도주의라는 세 가지 경향이 존재한다(Steinmo, 2008). 모든 제도주의적 접근은 제도가 행동을 구조적으로 결정한다는 데 동의하지만, 그 행동이나 행태가 어떤 특성을 가진 어떤 존재로부터 나오는가는 의견이 다르다. 합리적 선택 제도주의는 인간을 선택의 비용과 편익을 계산하는 합리적 주체로 보며, 사회학적 제도주의는 인간을 사회적 존재로 이해한다. 전자에서 제도는 개인의 전략적 행동을 결정하는 핵심 요소이나, 후자에서 제도는 일상생활과 사회적 상호작용을 규정하는 사회규범에 가깝다. 사회학적 제도주의가 이해하는 인간 존재는 자기 이익을 최대화하기보다는 '적절성'의 논리를 따른다.

역사적 제도주의는 앞의 두 경향의 중간에 위치한다. 인간 존재는 규범과 규칙을 따르는 동시에 자기 이익을 최대화하려는 합리적 존재로, 정치적 결과(예를 들어 정책이나 사회변화)도 이 두 가지 요소가 모두 영향을 미친 결과다. 역사적 제도주의가 관심을 두는 것은 어떤 특정한 대안을 왜 선택했으며 어떤 결과가 산출되었는가 하는 점이다. 자기 이익, 집단의 이해관계, 관습 등 어떤 행동이 더 중요한 역할을 했는지, 역사적 제도주의는 역사적 기록과 근거를 통해 답을 구한다. 역사적 제도주의에 따르면, 정책은 단순히 행위자들의 이익을 기반으로 선호가 결집되어 결정되지 않으며, 경로를 통해 속성이 유지되는 안정적인 제도를 바탕으로 결정된다(장지호, 2008).

합리적 선택 제도주의, 사회학적 제도주의, 역사적 제도주의의 중요한 주장을 요약하면 〈표 서론-2〉와 같다(하연섭, 2002).

제도 이해를 심화하는 방법 가운데 하나는 서로 다른 제도를 비교하는 것으로, 이를 흔히 '비교제도론적' 방법이라 부른다. 제도주의의 세 가지 경향 중에는 특히 역사적 제도주의에서 비교제도론의 전통이 강하다. 예를 들어 이머것(Ellen M. Immergut)은 유럽 국가들의 정치사를 분석·비교해 각 나라의 정치 구조에 따라 이해집단의 '거부점(veto point)'이 달라지고, 그 결과 보편적 의료보장체계를

〈표 서론 - 2〉 제도주의의 세 경향과 특징

	제도	선호 형성	강조점	제도 변화	방법론
합리적 선택 제도주의	공식 측면	외생적	전략적 행위 균형	비용편익 비교와 전략적 선택	연역적, 일반화된 이론
사회학적 제도주의	비공식 측면	내생적	인지적 측면	유질 동형화와 적절성 논리	경험적 연구, 해석학
역사적 제도주의	공식 측면	내생적	권력 불균형과 역사적 과정	결절된 균형과 외부적 충격	사례연구, 비교연구

구축한 나라와 분권적이고 파편화된 보험체계를 형성한 나라가 나뉘었다고 주장했다(Immergut, 1992). 각 나라의 정책이 달라진 데에는 정책 과정에 누가 참여했는지와 더불어 참여 구조에서 비롯된 '게임의 규칙'도 영향을 미쳤다.

제도 비교는 흔히 두 가지를 목표로 한다(Morgan et al., 2010: 2~3). 첫째, 제도를 비교함으로써 한 사회에 나타나는 현상과 제도가 기능을 수행하는 정도를 이해하는 데 도움이 된다. 예를 들어, 어떤 건강보장체계가 상대적으로 더 잘 기능하는지 또는 어떤 요인이 이에 영향을 미치는지 알기 위해서는 여러 국가의 건강보장제도와 이와 관련된 제도를 비교하는 것이 유용하다. 미국은 왜 전 국민을 포괄하는 건강보장체계를 수립하지 못했는지 유럽 국가와 비교하는 것이 대표적 사례다. 제도 비교의 두 번째 목표는 서로 다른 사회 사이에서 일어나는 확산, 학습, 모방 등의 과정을 더 잘 이해하려는 것이다. 일본, 한국, 타이완이 자영자를 포함해 모든 국민을 건강보장 대상으로 확대한 과정을 비교·분석하는 것이 이런 예에 속한다.

3) 정치경제적 분석

'정치경제(political economy)' 또는 정치경제학적 접근은 단일한 이론체계가 아니라, 정치, 경제, 사회구조가 개인의 삶에 영향을 미치는 것을 강조하는 하나의 이론 틀(framework)이다. 정치경제학적 접근은 서로 영향을 주고받는 관계에 있는 정치, 경제, 사회문화 요소가 사회적 부, 권력, 삶의 기회를 어떻게 불균등하게 배분하는지 탐구한다(Minkler, Wallace and McDonald, 1994).

정치경제학의 방법론은 정치와 경제의 관계를 어떻게 개념화하고 이론화하는가에 따라 달라지며, 그 결과 서로 다르고 때로 대립적인 여러 흐름이 함께 나타난다. 고전파와 신고전파 경제학에서 시작해 조절이론, 신그람시학파, 초국적 역사유물론, 권력자본론, 문화정치경제학 등이 모두 정치경제학이란 이름으로 묶일 수 있다(지주형, 2013).

초기 정치경제학은 "독자적이고 자율적인 영역으로서의 경제에 대한 '정책학'이자 '통치술'로" 출발했고, 이는 "정치와 경제의 자연적 분리를 전제한 상태에서, 인구와 사물을 적절히 감시하고 배치해 경제적 자원을 확보하고 질서를 안정시키는 기술에 관한 지식이었다." 이후 정치경제학은 정치를 배제한 '경제학' 또는 정치 현상에 대한 경제학(예를 들어 '공공선택론')으로 변모하거나, 이에 대한 반작용으로 정치의 우위를 주장하는 정치주의 또는 정치환원론으로 치우치는 경향이 나타났다. 최근에는 사회질서의 정치적·역사적·제도적·문화적 성격에 대한 균형 잡힌 분석과 한 나라를 뛰어넘는 지구적 분석을 강조한다. 경제적 범주(예를 들어 시장이나 경쟁)가 사회적으로 구성된 것으로 이해하면서 경제의 정치적·상징적·문화적 측면과 정치 분석을 중시한다(지주형, 2013).

정치와 경제의 관계를 어떻게 규정하든 건강보장과 그 세부 요소는 정치경제와 무관할 수 없다. 예를 들어 최근 세계적으로 강조되는 '보편적 건강보장'은 기술이 아니라 정치와 경제의 문제다. 건강보장에 필요한 재원을 조달하는 것은 한 사회와 구성원의 경제 능력에 의해 좌우되며, 재원 조달의 형평성과 지속가능성은 많은 이해관계자가 서로 경쟁하고 갈등하며 때로 국가에 저항하는 정치적 과제다. 일부 국가가 경제적 기반이 충분치 못하면서도 건강보장을 확대하는 데에는 유권자의 지지를 얻으려는 정치적 동기가 강하게 작용한다. 역사적으로도 건강보장은 정치경제적 분석으로 설명할 수 있는 변화가 적지 않다. 예를 들어 사회민주주의 정당의 유무와 노동운동의 강도는 한 사회가 가용한 경제 자원 중 얼마나 많은 자원을 건강보장에 배분하는지 결정하는 핵심 요인이다(Stuckler et al., 2010).

4) 정책 분석

앞에서 다룬 비판적 실재론, 제도주의적 접근, 정치경제적 분석 등이 모두 건강보장제도와 정책을 분석하기 위한 것으로, '정책 분석'에 적용되는 고유한 방법론이 따로 있는 것은 아니다. 굳이 정책 분석을 분리해 다루는 것은 이 책의 독자와 사용자가 이 용어와 개념에 익숙한 점을 실용적으로 고려한 결과다.

건강보장정책을 분석하는 데는 앞서 거시적인 관점의 정치경제적 분석뿐 아니라 중간 수준의 제도주의 분석, 그리고 미시적인 분석에 속하는 비용효과분석이나 비용편익분석까지 모두 활용할 수 있다. 건강보장정책을 학습하고 실천에 적용하는 데는 미시적 분석이 주로 활용되나, 여기에 필요한 이론이나 방법은 이어지는 각 장에서 개별 주제를 다룰 때 포함하고 여기서는 따로 자세하게 설명하거나 종합하지 않는다.[6]

정책 분석의 과제 또는 방법론으로 특기할 만한 것은 미시적 정책 분석에서 과정(process)과 권력(power)에 초점을 맞출 필요가 있다는 점이다. 정책에 작동하는 정치권력은 "반대가 있을 수 있는 정책을 강제할 힘"을 뜻하며, "공통 목표를 달성하려는 것이라기보다는 다른 이들을 지배하는 힘의 문제"로 귀결된다(월트, 2016: 85). 월트(Gill Walt)는 이 개념 틀에 기초해 건강정책의 세 가지 요소를 〈그림 서론-1〉과 같이 내용, 맥락(context), 과정으로 나누고, 이 요소들에 행위자(actor)가 공통으로 관여한다고 정식화했다(월트, 2016: 15; Walt and Gilson, 1994).

건강보장정책과 제도를 분석하면서 과정과 권력을 중심으로 접근하는 것이 흔하고 보편적인 방법이었다고 말하기는 어렵다. 한국에서 건강보장을 분석하고 검토할 때 흔히 다루는 일차의료, 의료전달체계, 진료보수 지불 방식, 보장성 등은 대체로 정책 내용(content)이라 할 만한 것들이다. 예를 들어, 진료보수 지불 방식 각각의 장단점이 정책 내용을 분석한 결과라면, 어떤 힘이 작용하고 어떤 과정을 거쳐 특정한 유형으로 결정되는지를 분석하면 과정과 권력에 초점을

---

[6] 정책 '원론'을 다루는 많은 교과서가 주로 미시 이론에 초점을 둔다. 상세한 내용을 학습할 필요가 있을 때는 이 교과서들을 참고하기 바란다.

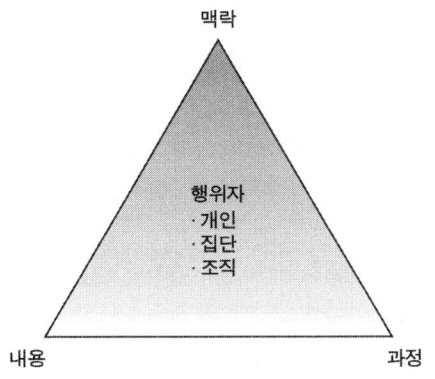

〈그림 서론 - 1〉 **정책 과정의 세 가지 요소와 행위자**

둔 접근이 된다. 정책을 정확하게 이해하기 위해서는 어떤 이해관계와 권력관계 안에서 어떤 과정을 거쳐 정책을 결정하고 수정하며 집행하는지를 분석하는 것이 중요하다.

과정을 강조하는 접근법도 유념할 필요가 있다. 대표적인 이론이자 분석 방법이 킹던(John W. Kingdon)의 세 가지 흐름 모델인데, 이 모형은 세 가지의 독립된 흐름, 즉 문제(problem) 흐름, 정치(politics) 흐름, 정책(policy) 흐름이라는 과정을 통해 정책이 결정되는 것으로 이해한다(월트, 2016: 118~121; Kingdon, 2014). 정책은 세 가지 흐름이 만나면서 동시에 중요한 '기회의 창(window of opportunity)'이 열릴 때만 채택될 수 있다.

참고문헌

김동환. 2004. 『시스템 사고』. 서울: 선학사.
월트, 길(Gill Wart). 2016. 『건강정책의 이해』. 김창엽 옮김. 파주: 한울.
장지호. 2008. 「역사적 제도주의의 한국적 적용」. 한국행정학회 춘계학술대회 발표논문집, 533~553쪽.
지주형. 2013. 「정치경제학의 방법론적 토대들: 사상사적 흐름과 이론적 비판」. ≪인문논총≫, 제32집, 133~168쪽.
콜리어, 앤드류(Andrew Collier). 2010. 『비판적 실재론』. 이기홍·최대용 옮김. 서울: 후마니타스.
하연섭. 2002. 「신제도주의의 최근 경향: 이론적 자기 혁신과 수렴」. ≪한국행정학보≫, 제36권 제4호, 339~359쪽.
Immergut, Ellen. 1992. *Health Politics: Interests and Institutions in Western Europe*. Cambridge: Cambridge University Press.
Kingdon, John W. 2014. *Agendas, Alternatives, and Public Policies*. 2nd ed. Harlow: Pearson Education Limited.
Minkler, Meredith, Steven P. Wallace and Marian McDonald. 1994. "The political economy of health: a useful theoretical tool for health education practice." *International Quarterly of Community Health Education*, Vol. 15, No. 2, pp. 111~125.
Morgan, Glenn et al. 2010. *The Oxford Handbook of Comparative Institutional Analysis*. Oxford: Oxford University Press.
Sayer, Andrew. 1992. *Method in Social Science: A Realist Approach*. London: Routledge.
Steinmo, Steven. 2008. "Historical institutionalism." Porta, Donatella della and Michael Keating(eds.). *Approaches and Methodologies in the Social Science*. Cambridge: Cambridge University Press.
Stuckler, David et al. 2010. "The political economy of universal health coverage." Background Paper for the Global Symposium on Health Systems Research.
Walt, Gill and Lucy Gilson. 1994. "Reforming the health sector in developing countries: the central role of policy analysis." *Health Policy and Planning*, Vol. 9, No. 4, pp. 353~370.
WHO. 2015. *WHO global strategy on people-centred and integrated health services: Interim report*. Geneva: World Health Organization.

제1부

건강보장의 개념과 원리

| 제1장 |

사회보장과 건강보장

국가 제도와 정책으로서의 '건강보장'은 '사회보장'을 구성하는 한 요소이다. 사회보장은 근대국가의 한 특성을 설명하는 제도이자 체계이며, 건강보장은 사회보장의 핵심을 차지하는 것과 동시에 사회보장의 틀 안에서 작동한다. 사회보장을 고려하지 않고 건강보장을 이해하는 것은 가능하지 않으며 그 반대도 마찬가지다. 제도의 원리는 말할 것도 없고, 법률이나 행정, 관리 등 제도의 실질과 운영도 서로 밀접하게 관련되어 있다. 건강보장의 전모를 이해하고 사회보장 속에서의 위치를 파악하려면 사회보장의 기본 구조와 내용, 특히 그 원리를 이해하는 것이 필요하다.

건강보장과 사회보장은 서로 긴밀하게 연결되지만, 둘의 상호관계가 늘 명확한 것은 아니다. 둘 다 범위가 넓고 구성이 이질적이어서 각각의 경계와 상호관계가 분명하지 않은 때가 많다. 둘의 특성이 모두 일치하는 것은 아니며, 사회적·역사적으로 둘의 관계도 일정하지 않다. 건강보장에는 역사적으로 형성된 보건과 의료의 영향이 강한 데 비해, 사회보장은 근대국가가 의도적으로 개입한 제도로서의 성격이 더 강하다.

사회보장 전체를 넓고 깊게 검토하는 것은 제1장의 목표가 아니다. 여기서는 건강보장을 이해하는 데 직접 관련이 있는 범위 안에서 사회보장의 기본 사항을 살펴보는 것으로 한정한다. 건강 또는 건강보장과 무관하지 않은 다른 제도 요소(예를 들어 소득, 고용, 산재, 보육 등)에 주의하면서 이들 사이의 상호작용과 영향을 이해하는 것이 필요하다.

1. 사회보장의 정의

사회보장의 정의는 복잡하고 다양하다. 사회보장의 개념과 이론이 먼저 정립된 것이 아니라, 사회현상과 정책, 실천이 앞서고 이를 이론화하려는 시도가 뒤따랐기 때문일 것이다. 학술 정의와 개념에 치중하기보다 역사적으로 형성되어 현재 적용, 활용되는 개념을 이해하는 것이 중요하다.

1) 보장과 인간안보

사회보장의 개념을 살펴보기 전에 '보장'이라는 말을 검토하는 것이 좋겠다. 영어권의 일반적인 용법으로 보장(security)은 여러 가지 위험에서 자유롭다는 뜻으로 쓰인다고 한다. 여기에는 두 가지 요소가 있는데, 하나는 미래의 위험에 대한 대비, 그리고 다른 하나는 심각한 결핍을 초래하는 일정 수준 이하의 상태로 떨어질 가능성에 대비하는 것을 뜻한다(King and Murray, 2001).

현실에서 보장 또는 안전보장은 주로 국방에서 사용되는 말로, 주권국가의 영토를 지키기 위해 군사력을 사용하는 것을 가리킨다(King and Murray, 2001).[1] 보장 개념이 포괄하는 범위는 1990년대 이후 크게 넓어지는데, 한 국가의 영토뿐 아니라 국가를 구성하는 국민의 삶이 보장되어야 안전이 보장되는 것으로 이해하게 되었다. 국방(전쟁)뿐 아니라 빈곤, 환경, 건강과 같은 요소를 고려하지 않고서는 개인, 국가 또는 지구적 차원에서 인류의 삶이 보장될 수 없다는 뜻이다. 이를 바탕으로 사람을 중심에 둔 노력을 강조한다는 의미에서 좀 더 넓은 의미

---

1) 인간안보, 사회보장, 건강보장에 포함된 '보장' 개념이 군사, 국방과 친화성이 있는 것을 반드시 긍정적으로 볼 수는 없다. 'security=안전보장'은 자칫 국가 또는 한 국민국가의 존속과 유지를 최우선 가치로 보는 태도와 연결될 수 있다.

의 '인간안보(human security)' 개념이 등장하게 되었다.

인간안보 개념을 공식화한 것은 국제연합개발계획(UNDP)이 1994년 펴낸『인간개발보고서(Human Development Report)』이다. 여기에서 인간안보는 무기가 아니라 인간의 삶과 존엄성에 관심을 둔다고 선언하고, 보편적이고, 상호의존적이며, 예방을 통해 확보될 수 있고, 사람을 중심에 둔다는 네 가지 핵심 특성을 제시했다(United Nations Development Programme, 1994). 이와 함께 인간안보를 위협하는 요소를 경제, 식품, 건강, 환경, 개인, 지역사회, 정치 등 일곱 개 영역으로 구분할 것을 제안했다.

『인간개발보고서』이후 인간안보는 국제적으로 진행되는 여러 논의의 핵심 개념으로 발전했고, 특히 개발(development) 논의를 뒷받침하면서 방향을 잡는 역할을 했다. 아직 완전히 굳어지지 않고 해석과 정의가 불안정한 개념이지만, 인간안보가 인간의 생존, 삶, 존엄성과 관계된 기본적 핵심 영역('vital core')을 보장하려는 시도인 것은 분명하다(Alkire, 2003).

이러한 배경 때문에 인간안보는 국제·국가 차원의 사회보장, 건강보장과 분리될 수 없다. 국제연합 인간안보위원회(Commission on Human Security)는 2003년 보고서를 통해 건강이 인간안보의 필수 요소라고 선언했다(Commission on Human Security, 2003). 또한 인간안보 달성의 핵심 전략으로 보호(protection)와 역량 강화(empowerment)를 강조해 사회보장과 건강보장과 밀접한 관련이 있음을 나타냈다.

2) 사회보장의 정의

사회보장(social security)이라는 말은 1935년 미국 사회보장법(Social Security Act) 제정에서 유래했다는 견해가 우세하지만, 이미 1920년대 이전부터 유럽에서 사용되었다고 한다. 문헌으로 확인할 수 있는 것은 러시아 혁명 직후인 1918년 10월 31일 소비에트 정부가 노동자를 대상으로 제정한 '사회보장규칙'에 처음으로 쓰였다는 것이다(쿠도오 쯔네오, 2011:17).

1930년대까지 사회보장의 뜻은 단편적인 제도를 모아놓은 것으로 현재와 같은 것이라고 보기는 어렵다. 사회보장이 세계적인 보편성을 가지게 된 때는 1940년대 이후로, 제2차 세계대전이 끝나갈 무렵부터 영국과 프랑스 등 유럽의 여러 나라가 사회보장제도의 수립 또는 확대를 계획한 것이 결정적 계기가 되었다. 이 당시 만들어진 영국의 베버리지(Beveridge) 보고서가 큰 영향을 미쳤을 것이라는 점은 쉽게 짐작할 수 있다. 프랑스도 1920년대 이후 코포라티즘적 전통을 축적하면서 사회보장의 기반을 다졌고, 1944~1945년에는 사회보장청장(Directeur Général de la Sécurité Sociale)인 라로크(Pierre Laroque)의 주도로 '라로크 플랜'이 수립되었다(Ashford, 1993; 쿠도오 쯔네오, 2011: 20). 이런 경험을 바탕으로 1945년 유엔헌장과 1948년의 세계인권선언 등은 사회보장 개념을 좀 더 명확하게 정의했다.

제2차 세계대전 이후 사회보장의 용어와 개념은 세계적으로 확대되었지만, 실제 내용은 역사적·사회적 조건에 따라 다양하게 나타난다. 현대 사회보장의 중요한 근거가 된 베버리지 보고서에서 정의하는 사회보장이 한 가지 예다. 여기서는 사회보장을 "실업, 질병 혹은 재해에 의해 수입이 중단된 경우의 대처, 노령에 따른 퇴직, 본인 이외의 사망에 따른 부양 상실 대비, 그리고 출생·사망·결혼 등과 관련된 특별한 지출을 감당하기 위한 소득보장을 뜻하며 …… 일정한 소득을 보장해 국민생활의 최저 수준을 보장하는 것"이라고 정의했다(Beveridge, 1942). 국제노동기구(ILO)는 사회보장을 "사회적·경제적 어려움에 부닥친 사회 구성원을 보호하기 위한 일련의 공적 장치(public measures)"라고 정의하고(ILO, 1984: 3), 소득보장, 의료보장, 아이가 있는 가정에 대한 보조 등을 주요 영역으로 열거했다. 국제노동기구의 정의는 소득보장을 가장 중요한 요소로 포함하는데, 질병, 출산과 육아, 직업 재해, 실업, 폐질, 노령과 사망 등이 있으면 소득이 중단되거나 줄어들기 때문이다. 사회보장의 중요한 목표는 소득이 감소하는 원인을 방지하거나 이로부터 보호하는 것이다. 한편, 일본에서 사회보장제도는 "의료보험이나 연금보험 등의 사회보험제도, 건강하고 문화적인 최저한도의 생활을 보장하는 생활보호제도, 아동, 모자, 장애인, 고령자 등에 대한 사회복지제도, 의료 및 공중위생, 환경위생 등의 분야를 총칭하는 말"로 사용한다(厚生省, 1999).

한국에서는 사회보장기본법 제3조에서 사회보장을 "출산, 양육, 실업, 노령,

장애, 질병, 빈곤 및 사망 등의 사회적 위험으로부터 모든 국민을 보호하고 국민 삶의 질을 향상시키는 데 필요한 소득·서비스를 보장하는 사회보험, 공공부조, 사회서비스"로 정의한다. 1963년 11월에 제정된 사회보장에관한법률 제2조에서 사회보장을 "사회보험에 의한 제급여와 무상으로 행하는 공적부조"로 정의한 것에 비해 크게 확대된 것이다. 특히 사회서비스의 적극적 개념이 두드러지는데(2013년까지는 '사회복지서비스'로 불렀다), 이는 "국가·지방자치단체 및 민간 부문의 도움이 필요한 모든 국민에게 복지, 보건의료, 교육, 고용, 주거, 문화, 환경 등의 분야에서 인간다운 생활을 보장하고 상담, 재활, 돌봄, 정보의 제공, 관련 시설의 이용, 역량 개발, 사회참여 지원 등을 통해 국민의 삶의 질이 향상되도록 지원하는 제도"를 가리킨다. 사회보장과 사회서비스를 적극적으로 정의하게 된 것은 그동안의 제도 발전을 반영한 결과일 수도 있으나, 더 근본적으로는 사회보장의 이념이 변화하고 이에 따른 목표가 확대되었기 때문이다.

사회보장의 개념과 정의는 다양하게 분화·발전했지만, 성립 초기의 목표는 비슷했다. 소득 상실에 대응해 최저생활을 보장하는 것이 목표였고, 질병, 출산과 육아, 직업 재해, 실업, 노령과 사망 등을 소득 상실의 원인으로 이해했다. 특히 제2차 세계대전 이전에는 대부분 국가의 사회보장이 19세기까지의 구제 사업과 큰 차이가 없어서, 극빈층에게 최소한의 시혜를 제공하던 상태를 벗어나지 못했다(Quadagno, 1987). 초기의 소극적 입장을 벗어나 여러 관련 제도를 포괄하는 방향으로 범위를 확대한 것은 비교적 최근에 일어난 변화다. 복지국가 위기가 거론되기 시작했던 1970년대와 1980년대에 역설적으로 비물질적 필요에 대한 서비스(복지, 법률 구조, 의료 지원, 임대료 등)가 큰 폭으로 늘어났다(Schuyt, 1998).

2. 사회보장의 범위와 구성

이론(예를 들어 제도의 원리와 목적)에서 출발하는 것보다 실제 범위와 구성을 살펴보는 것이 사회보장의 특성을 이해하는 데 더 효과적일 수도 있다. 사회보장은 일관된 원리에 따라 발전하기보다 각 나라가 고유한 조건과 제약 속에서 '구성한' 것이기 때문이다.

1) 급여 형태를 기준으로 한 구성

사회보장제도에서 급여(benefit)는 제도의 목적을 달성하기 위해 가입자에게 제공하는 현금과 현물(또는 서비스)로, 사회보장의 기능이자 제도의 목적을 달성하기 위한 수단이다. 급여는 사회보장제도의 특성을 결정하는 핵심 요소인 만큼, 그 내용은 각 나라의 고유한 조건과 역사에 따라 달라진다.

국제노동기구는 제도가 보호하고자 하는 위험이나 사고 내용에 따라, 즉 급여에 따라 사회보장의 내용을 구성한다. 사회보장은 다음과 같은 급여를 포함한다(ILO, 1984).

① 노령, 폐질, 사망에 따른 소득 상실을 보충해 국가 최저 기준의 소득을 보장하기 위한 노령, 폐질, 유족급여(old age, invalidity, survivors' benefit)
② 질병이나 출산에 따른 예외적 지출이나 의료 수요에 대처하기 위한 질병, 모성급여(sickness, maternity benefit)
③ 노동과정에서 발생한 사고나 질병 때문에 생긴 소득 중단이나 질병에 대처하는 노동재해급여(injury benefit)
④ 실업급여(unemployment benefit)
⑤ 자녀가 있는 가족에게 일정 수준 이상의 생활을 보장하는 가족급여(family benefit)

미국 사회보장청(Social Security Administration)의 사회보장 분류도 이와 비슷하다. 사회보장청이 국제사회보장협회(International Social Security Association)와 함께 발간하는 『세계의 사회보장(Social Security Programs throughout the World)』에서는 사회보장을 ① 노령, 장애, 유족급여(old age, disability, and survivors), ② 질병과 모성급여(sickness and maternity), ③ 노동재해급여(work injury), ④ 실업급여(unemployment), ⑤ 가족수당(family allowances) 등으로 나눈다(미국 사회보장청 홈페이지).

급여의 종류와 구성, 체계를 통해 사회보장의 대체적인 범위와 구분을 도출하고 부분적이나마 공통 원리를 이해할 수 있지만, 현실의 사회보장은 특정 국가의 맥락에 크게 의존한다. 제도에 따라 구체적 내용이 다르고 각 급여가 포함된 역사적 배경도 차이가 난다. 예를 들어, 어떤 나라에서는 주거비 보조가 사회보장에 포함되지만 그렇지 않은 나라도 많다. 급여의 종류를 기준으로 보편타당한 내용과 범위를 규정하기 어려운 것은 이 때문이다.

2) 사회보장의 재원

재원을 기준으로 사회보장을 파악하는 것은 일부 실용성이 있지만, 한계도 명확하다. 사회보장의 책임성과 그 방식을 직접 나타내므로 재원의 크기와 종류가 중요하지만, 이것만으로는 사회보장 전반의 성격을 드러내기 어렵다.

사회보장의 대표적인 재원은 사회보험과 공공부조이나, 이 밖에도 여러 재원 조달 방식이 있다. 예컨대 일부 국가(싱가포르)에서는 공제기금이 중요한 재원이고, 어떤 나라에서는 고용주가 직접 부담하는 방식도 사회보장으로 포함한다. 고용주의 부담은 민간 재원으로 볼 수 있지만, 국제노동기구는 법정 의무로 된 경우는 사회보장에 포함한다.

사회보험

사회보험은 독일에서 최초로 도입된 이후 사회보장의 가장 흔한 재원 조달 방식으로 굳어졌다. 이는 사회적 보호를 위해 보험 방식을 활용한 것으로, 역사적으로 유럽 사회에서 발달해온 공제제도, 우애조합 등의 경험을 계승했다. 대체로 다음과 같은 공통점을 보인다(ILO, 1984).

① 재정은 피용자와 고용주가 분담해 기여하고, 정부는 보조적인 역할을 할 수 있다. 노동재해보험은 고용주의 기여만으로 재정을 조달하고 일부는 정부가 기여할 수 있다.
② 일부 예외가 있을 수 있지만 가입은 강제적이다.
③ 피용자와 고용주가 기여한 재정은 목적에 따라 별도의 기금으로 조성한다.

④ 잉여금은 투자할 수 있다.
⑤ 급여를 받을 권리는 자산조사 없이 기여 기록을 기초로 한다.
⑥ 기여와 급여수준은 일반적으로 임금과 연동된다.

공공부조

공공부조(social assistance)의 가장 중요한 특징은 일반 조세로 재원을 마련하는 것이다. 노인, 환자, 장애인, 유족 등이 주 대상이고, 대부분 제도에서 자산조사(means test)를 거쳐 급여를 제공한다. 사회보험을 위주로 하는 국가에서도 사회보험 대상이 되지 않거나 필요를 충족하지 못할 때는 공공부조가 보완적 기능을 한다. 중요한 특성은 다음과 같다(ILO, 1984).

① 재정은 정부가 부담한다. 일부 예외를 제외하면 가입은 강제적이다.
② 급여는 미리 정한 범위 안에서 법적 권리로 보장한다.
③ 필요를 평가할 때 대상자의 다른 소득이나 자원을 모두 고려한다.
④ 급여는 소득을 기준으로 지역사회의 최소 수준으로 하되, 가구 크기나 불가피한 고정 비용(예: 임대료) 등을 고려한다. 과거의 소득이나 생활수준은 고려 대상이 아니다.
⑤ 사회복지 프로그램과 연계되는 경우가 많고, 법으로 정한 범위 안에서 서비스를 받을 수 있다.

정부가 제공하는 급여

어린이, 노인, 장애인 등의 대상자에게 별도의 자산조사를 통하지 않고 동등한 급여(수당)를 제공할 수 있다. 예를 들어 아동수당(child benefit, child allowance)은 아동을 양육하고 교육하는 데 드는 비용을 보조하기 위해 가족에게 지급하는 급여로, 가족수당(family allowance, family benefit)이라고도 한다. 일부 국가(보편주의 유형)에서는 어린이 나이에 해당하면 자산조사 없이 수당을 지급한다. 정부가 제공하는 현물급여도 이에 해당하는데, 국가공영의료체계에서의 현물급여(의료서비스)도 크게 보면 이 범주에 속한다.

공제기금(provident fund)

피용자와 고용주가 함께 기여해 조성하는 기금으로, 일종의 강제저축이다. 개인별로 계좌를 가지며, 퇴직, 고령 등 일정한 조건이 되면 적립된 기금을 찾을 수 있다. 싱가포르와 같은 나라에서는 건강보장의 재원으로도 쓰인다.

고용주의 급여

일종의 민간보장 또는 민간복지라고 부를 수 있다. 사회보장이 발전하기 이전에는 노동자들에 대한 보편적인 보장 방식이었고, 현재도 많은 나라에서 운영된다. 가장 흔한 형태는 노동재해에 대한 고용주의 치료와 보상이다. 고용주의 급여가 사회보장의 한 형태로 인정되기 위해서는 고용주가 임의로 제공하는 것이 아니라 법적으로 보장해야 한다.

사회서비스

현물 형태의 사회보장을 통틀어 가리키는 것으로, 의료, 재활, 보육, 노인 장기요양 서비스 등이 모두 여기에 속한다. 사회서비스는 이윤 추구를 일차적 목적으로 하지 않으면서 사회적 욕구 충족에 초점을 두는 집합적이고 관계 지향적인 활동으로 폭넓게 정의할 수 있다(정경희 외, 2007). 현실 정책이나 제도에서는 모든 사회서비스를 사회보장에 포함하지 않고, 중요 영역의 현물급여에 한정하는 것이 보통이다(교육이나 주거, 고용 등은 제외하는 국가가 많다).

3) 대상을 기준으로 한 구성

사회보장의 대상은 나라마다 다양하며, 한 나라 안에서도 시기에 따라 달라진다. 사회보장은 필요한 대상에게 필요한 재화나 서비스를 사회적으로 배분하는 체계이므로, 대상은 재화와 서비스를 배분하는 원칙과 관련된다. 길버트와 스펙트는 다음 네 가지 원칙을 제시했다(Gilbert and Specht, 1974).

속성을 가진 대상의 필요(attributed needs)

어떤 속성을 가진 범주나 집단에 속하면 저절로 대상이 되는 것으로, 기존의 제도로 충족되지 않는 공통적인 필요에 대응한다. 예를 들어 어린이, 가임기 여성, 특정 지역 거주자(예: 농촌) 등이 받는 사회적 서비스가 이에 해당한다. 영국의 국가공영의료체계와 같이 전 인구가 모두 대상이 되는 것도 이 범주에 넣을 수 있다.

이러한 종류의 필요는 주로 규범적인(normative) 기준에 따라 정의된다. 예를 들어 모든 임신 여성에게 적절한 산전 진찰 서비스를 제공해야 한다고 정하면, 각 개인의 필요나 사정은 크게 중요하지 않다. 해당하는 모든 사람에게 일정한 서비스를 제공해야 한다는 규범적 기준을 적용한다.

보상(compensation)

사회에 어떤 기여를 하거나 사회로부터 부당한 피해를 본 사람에게 사회적 서비스를 배분하는 것을 가리킨다. 예를 들어 퇴역 군인, 교사, 국가유공자, 전쟁 피해자 등이 여기에 속하는 대상자이다. 어떤 대상자에게 왜 보상해야 하는지는 논란이 있을 수 있다.

진단에 따른 차등 대우(diagnostic differentiation)

전문가가 대상자별로 특정 재화나 서비스가 필요하다고 진단하고 이에 따라 사회적 서비스를 배분한다. 예를 들어 신체적·정신적 장애가 있는 개인에게 서비스를 제공할 때 흔히 이 원칙을 적용한다.

자산조사에 기초한 필요(means tested needs)

개인이 서비스나 재화를 구입할 수 없다는 증거를 기초로 필요한 사회적 서비스를 배분하는 원칙이다. 형평의 회복이나 기술적인 평가, 규범적인 필요 등을 기준으로 한 것이 아니라, 각 개인의 경제적 조건이 배분 기준이 된다.

3. 사회보장의 원칙

전통적으로 사회보장은 인간다운 삶을 영위하는 데 필요한 최소한의 기초적 필요를 충족하려는 제도라는 데 크게 이의가 없었으나, 최근에는 좀 더 적극적인 목표를 포함하게 되었다. 기초 필요를 충족하는 것은 물론, 개인 능력을 개발하고 삶의 가치를 실현할 수 있도록 사회적·경제적 기회를 보장하는 것을 목표로 삼는 국가가 많다.

여기에서는 사회보장이 이러한 목적을 달성하기 위해 어떤 원칙이 있어야 하는지, 그리고 그러한 원칙을 둘러싼 중요한 논점이 무엇인지 살펴본다.

1) 사회보장의 기본원칙

사회보장의 원칙을 간단하게 정리하기는 어려우나, 개별 국가나 국제기구가 명시적 또는 암묵적으로 표현한 원칙을 발견할 수 있다.

베버리지의 원칙

사회보장의 원칙을 논의할 때 가장 자주 인용되는 것이 베버리지의 사회보험 원칙이다. 지금은 사회보장의 일반적 원칙으로 보기 어렵지만, 역사적으로 큰 영향을 미친 원칙임은 분명하다. 베버리지가 1942년 보고서에서 제시한 원칙은 다음 여섯 가지이다(Beveridge, 1942: 121~122).

① 균일한 생계급여(flat rate of subsistence benefit): 과거 소득이 많고 적음에 관계없이, 그리고 소득을 상실하게 된 이유와 무관하게 모든 국민에게 최저 수준의 급여를 동일하게 지급해야 한다는 원칙이다. 실업, 장애, 퇴직 등은 같은 수준의 급여를 제공하지만 모성급여와 미망인급여는 더 높은 수준으로 할 수 있다.

② 균일 기여(flat rate of contribution): 균일한 생계급여를 받기 위해서는 모든 가입자가 같은 수준으로 기여해야 한다. 소득이나 자산의 수준과 관계없이 동

일한 기여를 하고 동일한 급여를 받는 것이다.
③ 행정 책임의 통일(unification of administrative responsibility): 효율과 경제 관점에서 행정 책임을 통일해야 한다. 모든 기여를 하나의 기금으로 모으고 급여는 그 기금에서 나와야 한다.
④ 적정 급여(adequacy of benefits): 국민이 최저생활을 하는 데 충분할 정도로 급여 금액과 기간을 보장해야 한다.
⑤ 포괄성(comprehensiveness): 모든 인구와 모든 급여(필요)를 포함해야 한다. 사회보험 대상으로 인정할 만한 일반적이고 보편적인(uniform) 위험을 공공부조나 민간보험에 맡겨두어서는 안 된다.
⑥ 계층 구분(classification): 사회보험 대상자는 모든 국민을 대상으로 하지만, 서로 다른 지역의 서로 다른 생활양식과 소득을 얻는 방법 등을 고려해야 한다. 여기서 계층이란 사회·경제적 계급이 아니라 보험 계층(insurance class)을 말하는 것이며, 각 계층의 서로 다른 환경, 다양한 필요와 그 상황을 고려해 조정해야 한다.

베버리지의 원칙 가운데 균일 급여와 균일 기여가 포함되어 있는데, 이는 최근 많은 국가가 시행하는 부담 능력에 따른 기여와 이에 상응하는 급여와는 다르다. 보편적 적용을 위해 모든 대상자의 급여를 최소한으로 맞추고, 이를 달성하기 위해 모든 사람이 같은 수준으로 기여하도록 했기 때문이다. 당시까지 시행되던 구빈법이 가난한 사람들을 구분하고 낙인을 찍는 경향이 있었기 때문에 이를 없애려는 동기도 있었다.

국제노동기구의 원칙

베버리지 보고서보다 현대 사회보장에 더 많은 영향을 미친 것이 국제노동기구(ILO)의 노력이다. 대표적인 것이 1952년 채택된 제102호 조약으로, 사회보장의 최저 기준에 관한 조약[Social Security (Minimum Standards) Convention]이라 불린다. 사회보장의 중요한 원칙, 특히 급여의 최소 수준에 대한 원칙을 결의한 것으로, 조약의 이름 그대로 대상 인구, 급여의 최소 수준, 급여 기간과 자격 등을 규정했다. 이 조약에 포함된 원칙은 다음과 같다(ILO, 1952).

① 일정 수준의 급여 보장(guarantee of defined benefits)
② 고용주와 노동자의 제도 운영 참여(participation of employers and workers in the administration of the schemes)
③ 급여 제공과 적정한 제도 운영에 대한 정부의 일반적 책임(general responsibility of the state for the due provision of the benefits and the proper administration of the institutions)
④ 보험료나 조세를 통한 집합적 재원 조달(collective financing of the benefits by way of insurance contributions or taxation)

국내에서는 이 원칙을 흔히 다음과 같은 세 가지로 정리하고 있는데 그 대강을 여기에 소개한다(ILO, 1952: 91~96; 최천송, 1977; 신수식, 1986: 27~30).[2]

① 보편적 적용의 원칙: 모든 국민을 대상으로 포함한다는 원칙을 가리키지만, 실제 조약 내용에는 이 원칙이 불완전하게 적용되어 있다. 예를 들어 의료급여는 피용자의 50% 이상, 또는 경제활동인구의 20% 이상, 또는 거주자의 50% 이상을 포괄해야 한다고 정해(제9조), 부분적인 적용을 벗어나지 못한다. 제68조에서 외국인을 내국인과 차별하지 못하도록 한 것에서 보듯이 보편적 적용을 지향하는 것은 분명하다.
② 비용 부담의 공평성 원칙: 사회보장의 재정에 관한 원칙은 제71조에서 3개 항으로 규정했다.
  · 재원은 보험료 또는 세금의 형태로 공동으로(collectively) 부담하며, 자산이 적은 자에게 과중한 부담이 되지 않도록 하고, 보호를 받는 사람의 경제적 상태를 고려해야 한다.

---

[2] 이 세 가지 원칙은 나름대로 ILO의 원칙을 정리했다는 의의가 있으나 조약 자체에 이런 방식으로 따로 명시되어 있는 것은 아니다. 신수식의 책이 참고문헌으로 제시한 최천송의 글에서도 원칙을 세 가지로 정리한 근거는 명확하게 제시되어 있지 않다.

- 피용자의 보험료 부담은 급여로 실제 지출되는 재원의 50%를 초과해서는 안 된다.
- 국가는 급여의 지급에 대한 일반적 책임을 져야 하며, 이를 위해 재정적 균형을 유지할 수 있도록 보험수리적 연구와 계산을 정기적으로 시행해야 한다.

③ 적절한 급여수준: 적절한 급여수준을 유지하기 위해 다음 세 가지 원칙을 제 65~67조에 규정했다.

- 비례 급여의 원칙: 각 개인이 사회적으로 영위하는 생활의 정도가 모두 다르므로 급여수준은 그에 상응해야 한다. 65조에 10가지 원칙을 제시했으나, 급여수준을 산정하는 데에는 특히 급여 대상자의 본래 소득(previous earning)을 중요한 기준으로 삼고 있다.
- 균일 급여의 원칙: 어떤 수급자에게나 같은 수준의 급여를 지급한다는 원칙이다. 대상자의 직종이나 숙련, 미숙련 등을 구분하지 않는다.
- 가족부양을 위한 최저 수준 유지: 다른 수입이 있으면 급여와 다른 수입의 합이 가족을 부양할 수 있는 최저 수준에 도달해야 한다.

이 조약에서는 아홉 가지의 급여를 규정했으나 조약을 비준하는 국가는 최소 세 개의 급여를 이행하도록 했고, 이는 가능하면 많은 국가가 참여하도록 유도하기 위한 것이었다. 2016년까지 비준국은 48개국에 그쳐 부진한 편이나(ILO 홈페이지), 이 조약이 세계 여러 나라의 사회보장제도에 큰 영향을 미친 것은 분명하다. 규정을 이행해야 하는 비준국은 물론이고, 비준하지 않은 국가에도 사회보장제도의 기준 역할을 했기 때문이다.

보편적 적용의 원칙은 사회보장을 일부 노동자에게 한정하지 않고 전체 노동자와 자영자, 가족, 외국인 등으로 확대해야 한다는 방향을 제시했다. 이는 노동자 가족과 외국인을 적용 대상에 포함해 보편적 적용의 원칙을 확립하는 데 큰 역할을 했다. 공평한 비용 부담을 위해 노동자가 급여로 쓰이는 재원의 50%를 초과해서는 안 된다고 규정해 고용주와 국가의 책임을 강조한 것도 큰 의미가 있다. 비용 분담의 기준은 세계 대부분의 국가에서 기준으로 적용되었고, 지금도 재정과 연관된 결정에 영향을 미치고 있다.

2) 중요한 몇 가지 논점

제2차 세계대전 이후 사회보장의 원칙이 체계를 갖추고 여러 국가가 이에 동의하는 데 이르렀지만 논란이 끝난 것은 아니다. 유력한 국제기구가 천명한 원칙을 비준한 국가가 50개 나라에도 미치지 못하는 상황은 원칙에 대한 불일치 또는 다원주의적 경향을 반영한 결과라 할 수 있다. 1980년대 이후 고소득 국가를 중심으로 사회보장 '개혁'이 추진되면서 논란은 더욱 복잡해졌다.

권리로서의 사회보장

제2차 세계대전 이후 국제기구의 여러 선언과 조약을 통해 사회보장은 보편적 권리, 특히 인권으로 확립되었다. 1948년 발표된 세계인권선언 제22조는 "모든 사람은 사회의 일원으로서 사회보장을 받을 권리를 가지며, 국가적 노력과 국제적 협력을 통해, 그리고 각 국가의 조직과 자원에 따라서 자신의 존엄과 인격의 자유로운 발전에 불가결한 경제적·사회적 및 문화적 권리들을 실현할 권리를 가진다"라고 선언했다.[3] 또한, 1966년 채택되고 1976년부터 발효된 '경제적·사회적 및 문화적 권리에 관한 국제규약'(줄여서 '사회권 규약'이라고도 한다)의 제9조도 "모든 사람이 사회보험을 포함한 사회보장에 대한 권리를 가지는 것을 인정한다"라고 밝혀놓았다.

직접적인 권리로 보든 수단으로 보든, 인권 차원에서 사회보장을 요구하는 것은 각 나라에서 현실적인 영향력을 발휘하기 어려웠다. 최소한의 기본적인 생활보장을 핵심으로 하는 사회보장의 목표가 각 나라가 가진 가용한 자원, 즉 경제적 역량과 밀접한 관련이 있기 때문이다. 빈곤과 절대적 자원 부족을 해결하지 못한 상태에서는 기본적인 권리를 충족하기 위한 국가의 의무를 규정하지 못한 채 이념적·규범적 선언 이상의 역할을 하기 어렵다. 사회권 규약에서도 제2조에서 "권리의 완전한 실현을 점진적으로 달성"한다고 하면서, "자국의 가용 자원이 허용하는 최대한도

---

3) 한국어 조문은 UNESCO가 옮긴 것을 따랐으며, 이하 내용도 같다. http://www.ohcr.org/EN/UDHR/Pages/Language.aspx?LangID=kkn 참조(2016년 6월 1일 접속).

까지 조치를 취할 것을 약속"한다고만 규정했다. 2000년 이전까지 세계은행이나 국제통화기금과 같은 국제기구에서 사회보장 개념이 중요한 고려 대상이 되지 못한 것도 이 때문이다(Townsend, 2007).

사회보장과 건강보장을 자원이 가용하다는 전제에서 점진적으로 실현할 수밖에 없는, 즉 소극적 권리로 보는 태도는 점차 변화하고 있다. 인권법학자인 프레드먼(Sandra Fredman)이 주장하듯이, 권리를 충족하기 위한 의무가 아무리 어렵고 복잡하다 하더라도 그것이 의무를 소홀하게 할 수 있는 근거가 되는 것은 아니다(프레드먼, 2009). 권리는 하나의 목표로, 그것이 충족되는지와 무관하게 의무는 존재한다. 사회권은 국가가 그것을 충족시키기 위한 의무가 어렵고 복잡해서 성립할 수 없는 권리가 아니라, 권리의 충족 여부와 관계없이 국가가 의무를 다해야 하는 것, 즉 실재하는 권리로 이해되고 있다.

개인의 책임

사회보장이 확대되는 것과 함께 개인의 책임을 강조하고 요구하는 것은 구빈법부터 지금까지 이어지는 오랜 전통이다. 수혜자 각 개인이 상응하는 책임을 다해야 하고 국가와 사회는 최소한의 보장을 책임질 뿐이라는 주장이 강하다.

계몽주의 시기 이후 서양에서는 개인을 독립적이고 자율적이며 자기충족적인 존재로 보는 개인주의 전통을 확립했다(Robertson, 1998). 개인의 삶을 타자에 의존하는 것은 이런 전통에 어긋나는 도덕적 딜레마다. 사회보장제도가 각 개인의 능력을 인정하지 않고 보호자주의(paternalism)에 기초해 있다는 주장이 제기되는 것도 이 때문이다(Mead, 1998). 사회보장은 안전을 보장하지만 한편으로 의존성을 높인다는 푸코의 주장도 이와 무관하지 않다(Zamora, 2014). 수혜자가 도덕적 해이(예를 들어 노동 의욕이 감소)에 빠지기 쉽다는 주장은 워낙 흔해서 다시 설명할 필요도 없을 정도다.

사회보장에서 개인 책임은 사회적 권리를 어떻게 볼 것인지와 밀접하게 연관된다. 사회보장을 '응분'의(합당한) 자격이나 책임과는 무관하게 보편적 권리로 인정하면 수혜자의 존엄성을 해친다는 의식이 없거나 매우 약할 것이다. 이와 반대로 사회보장을 권리로 인정하지 않고 사회발전이나 경제발전, 사회 불안 감소를 위한 도구로 보면 사회보장은 기껏해야 사회 '문제'를 해결하기 위한 도구에 지나지 않는다. 마땅히 그럴 자격이 있는 사람, 예를 들어 노동의 책임을 다한 사람만 사회보장에 포함해야 한다는 주장도 마찬가지다. 권리보다 책임을 강조하면, 수혜자는 낙인이나 오명에서 벗어나기 어렵다.

보편적 적용과 선택적 적용

보편적 적용(universalism)은 주로 정부 재원을 바탕으로 소득수준과 관계없이 모든 사회구성원에게 급여를 제공하는 것으로, 사회보장을 재분배를 위한 제도이자 시민적 권리로 이해한다(Robertson, 1998). 이 원리에 따르면, 모든 사회구성원은 품위 있는 삶을 유지할 권리를 가졌고 개인의 조건과 관계없이 이 권리를 누릴 수 있다. 사회보장 대상이 되는 상태가 개인의 책임이 아닌 사회적인 이유로 초래되었다는 사회적 인과론(social theory of causality)이 보편적 적용을 주장하는 근거다(Titmuss, 1968). 티트머스에 따르면 사회 불안은 빠르게 변하는 산업화·도시화한 사회의 산물로, 일부 사람이 더 나아지는 데 필요한 부담은 구성원 모두가 함께 치러야 한다. 진보에 수반되는 부담(예를 들어 실업이나 장애)은 개인 책임이 아니라 사회의 공동 책임이며, 그 부담에서 벗어나는 것은 각 개인이 누릴 수 있는 권리이다. 보편적 적용을 주장하는 근거 중에는 중간계급의 정치적·경제적 지지를 받을 수 있다는 실용적 이유도 있다.

선택적 적용(selectivism) 방식에서는 시장과 가족을 통해 각 개인의 필요를 해결할 수 있다고 본다. 경제 능력이 충분치 못한 개인이나 가계에 대해서만 일시적으로 급여를 제공하므로, 사회·경제·정치적으로 특정한 필요를 가진 사람만 대상으로 한다. 티트머스의 표현으로는 잔여적 복지(residual welfare) 모형이다. 이 모형에서는 대상자를 특정하기 위해 사회구성원을 기준에 따라 나누어야 하고, 결과적으로 수혜자가 낙인이나 오명의 대상이 될 수 있다(Robertson, 1998). 필요에 따라 급여가 제공되는 것이 아니라 쓸 수 있는 자원 범위 안에서 급여의 전체 규모가 결정된다는 점도 또 다른 특성이다.

현실에서 보편적 적용을 성취하기는 쉽지 않다. 자원의 제약은 물론, 경제적 부담 능력을 고려하지 않고 모든 사람에게 급여를 제공하는 것은 정치적 지지를 받기 힘들다. 특히 개인 책임과 시장 기전을 강조하는 사회일수록 선택적 적용에 기울기 쉽다. 보편적 적용을 하되, 대상자의 취약성이나 필요에 비례해 급여를 제공하는 비례적 보편주의(proportionate universalism)가 필요하다는 주장도 있다(Marmot, 2010: 15).

보장 수준

사회보장을 보편적 권리로 이해하든 또는 기초생활을 보장하는 잔여적 복지로 이해하든, 보장성 수준을 정하는 것은 간단하지 않다. 특히 급여수준을 둘러싼 논란이 큰데, 현금급여와 현물급여가 마찬가지다. 보장 수준을 정하는 데는 재원뿐만 아니라, 사회보장의 목표와 가치를 어떻게 보는가 하는 것도 영향을 미친다.

사회보장, 특히 소득보장의 목표가 최소한의 생활보장이면, '최소한'을 어떻게 정의할 것인지가 중요하다. 예를 들어, 소득손실이 있기 이전의 생활수준인지 또는 모든 사회구성원에게 동일하게 적용되는 일정한 수준인지 쉽게 정하기 어렵다. 모두에게 같은 기준을 정하려면 최저생활의 필요(needs)를 정의해야 하지만, 이 필요는 개인과 가구에 따라 달라지는 것이다. 현실에서는 개인마다 다른 필요를 반영하거나 평균적인 필요를 반영할 수밖에 없다. 사회보험으로 소득을 보장하고자 하는 많은 국가에서는 과거의 기여에 기초해 급여수준을 정한다. 임금노동자의 기여는 임금에 기초하고 이는 과거의 생활수준을 나타내므로, 이 수준이 최소한이라고 보는 것이다.

소득보장 이외에 다른 급여도 보장 수준이 문제가 되기는 마찬가지이다. 현물급여 위주인 의료보험에서도 어느 정도의 급여가 최소한('기본'이나 '필수'도 마찬가지다) 또는 적정 수준인지 쉽게 정할 수 없다. 어느 경우든 '보장'의 목적을 달성해야 한다는 데에는 이견이 없으나 어느 수준이 여기에 해당하는지를 정하기 어렵다.

사회보장은 '투자'인가 - 사회투자정책과 사회투자국가

1970년대 중반 이후 전통적 복지국가 모형은 강력한 변화의 압력을 받는데,

여기에는 변화된 경제사회구조라는 요인이 작용했다. 경제성장의 둔화로 복지재정을 감당할 기반이 약해지고, 지식 기반 경제로 바뀌면서 새로운 노동 수요에 부응하지 못한 계층에서 만성적인 빈곤과 사회적 배제가 나타났다. 서비스산업의 팽창과 지식 기반 경제로의 전환은 여성 노동력을 증가시키고 고용의 불안정성이 커지는 등 노동시장 전반에 구조 변화를 불러온다. 또한 인구 노령화, 출산율 저하, 가족구조 변화, 문화적 다양성 등의 요인은 전통적인 복지국가 모형이 전제하던 가족 보호 기능을 현저하게 약화시켰다. 이러한 여러 요인 때문에 새로운 사회적 위험(new social risk)이 출현하는데, 아동 양육, 노인 수발, 기술 미적응으로 인한 실업, 소득 양극화, 노인 빈곤 등이 그것이다.

'사회투자국가'는 기든스(A. Giddens)가 1998년 처음 제안한 이후 2000년대 초반 영국과 유럽에서 새로운 사회정책을 의미하는 용어로 널리 사용되었다. '사회투자'는 고전적 복지국가의 사회정책이 제대로 관리하기 어려운 새로운 사회적 위험에 대처하는 전략을 가리킨다. 사회투자정책은 몇 가지 공통 요소를 가지고 있는데(Perkins, Nelms and Smyth, 2004), 첫째는 경제와 사회 영역을 통합한 정책이라는 점이다. 이 정책을 지지하는 사람들은 사회적 비용 지출이 낭비가 아니라 '투자'라고 주장하는데, 이들은 경제발전에 보탬이 되는 사회 프로그램을 중시한다. 둘째, 기회의 재분배를 강조한다. 사회투자는 급여와 권리, 재분배를 지향하는 프로그램에서 벗어나 인적 자본에 투자하면서 경제활동에 참여하는 개인의 능력을 향상하고자 한다. 셋째, 경제활동 참여에 큰 비중을 둔다. 완전 고용이 목표가 아니라 고용 가능성(employability)을 강조하며, 이에 따라 근로연계 복지(workfare)와 적극적 노동시장 정책 등을 포괄하는 활성화 정책(activation policy), 아동과 여성 친화적 정책 등을 포함하는 사회복지 서비스, 자산 형성 등을 중요한 전략으로 삼는다.

2000년대 초반, 특히 영국을 중심으로 사회투자국가가 주목받았으나, 유럽의 다른 국가, 특히 적극적 복지를 강조하는 사회에서는 부정적 평가가 많았다. 결과의 평등이 아닌 기회의 평등을 강조하는데, 경쟁에서 패배하고 밀려날 수밖에 없는 사람들의 문제를 가볍게 본다는 것이 대표적 비판이다. 아동과 여성을 강조하지만, 권리를 가진 인격체가 아니라 투자 대상 또는 국가의 자산으로 취급

> **사회투자정책 — 영국의 Child Trust Fund**
>
> 영국 노동당 정부는 2003년 Child Trust Fund(CTF)를 만들었다. 2002년 9월 이후 영국에서 출생하는 모든 어린이에게 250~450파운드에 해당하는 바우처(증서)를 지급하는데, 이 바우처는 금융기관에 저축과 투자 계좌를 만드는 데 쓸 수 있다. 빈곤선 이하인 가구에는 어린이 한 명당 250파운드를 추가로 지급한다. 일곱 살이 되면 한 번 더 지급할 예정이다. 부모들이 이 계좌에 추가로 저축하는 것에 대해서는 1200~2150파운드까지 세금 혜택을 볼 수 있다. 어린이가 18세가 될 때까지 저축을 찾을 수 없고, 18세 이후에는 용도에 제한을 두지 않는다.
>
> 영국 정부가 표방한 이 제도의 목표는 다음과 같다.
>
> - 저축과 투자의 편익에 대한 이해 증진
> - 부모와 자녀들의 저축 습관과 금융기관 이용 촉진
> - 성인기 초기에 자산 확보
> - 전 생애에 도움이 될 금융 교육
>
> 이 중에서 가장 큰 관심을 받는 것이 자산 형성으로, 영국 정부는 18세에 최소 421파운드에서 최대 2만 4786파운드의 자산을 가지게 될 것으로 예상했다.
>
> CTF에 대해서는 여러 가지 논쟁이 벌어졌는데, 가장 중요한 것은 이것이 빈곤 어린이의 상태를 개선할 수 있는 최선의 전략인가 하는 점이다. 이미 있는 빈곤 퇴치 프로그램에 투자하는 것이 단기적으로 더 효과적이라는 점, 그리고 빈곤층은 정부 지급 이외에 추가로 저축할 여유가 없어서 최종 저축액이 별로 의미가 없을 것이라는 점 등이 이 제도의 가장 중요한 반대 논리이다.
>
> 자료: Mensah(2004).

한다는 비판도 중요하다(김영순, 2007). 개념의 한계도 지적되었는데, 사회지출과 사회투자를 구분하는 것은 인위적 이분법으로 이론적·정책적으로 의미 없는 구분이라는 것이다.

2010년대 이후 사회투자국가나 사회투자정책 개념은 유행이 다한 것으로 보이지만, 사회보장을 지출이나 낭비가 아닌 투자로 볼 것을 요구하는 정치적·사

회적 필요와 동기는 줄지 않았다. 예를 들어 영국의 보수당 정부는 2011년부터 노동연계복지 프로그램을 더욱 강화하고, 실업 기간이 긴 사람들은 반드시 무급 노동 체험을 해야 실업수당을 받을 수 있도록 했다. 사회보장을 삶을 보장하는 권리가 아니라 자본이나 투자로 보는 전형적인 사례다.

사회보장을 사회투자로 보는 시각은 이중적 효과를 나타낸다. 사회보장에 더 많은 투자를 하고 그 결과 사회보장의 토대를 확충하는데 유리하지만, 투자를 통한 경제 효과를 강조하면 권리로서의 사회보장의 의미는 위축되기 쉽다. 노동과 시장에서 배제될 수밖에 없는 많은 사회구성원은 비효율과 부담을 초래하는 사회 '문제'가 된다.

4. 사회보장의 기능과 영향

사회보장은 공적으로 사회구성원의 최저생활을 보장하는 것이므로, '보장'이라는 고유 기능 이외에도 다양한 경제적·사회적 역할과 다른 영역에 미치는 영향력 또한 중요하다. 제3장 '건강보장제도의 기능과 의의'와 겹치지 않는 범위에서 사회보장의 기능과 영향을 간단하게 언급하면 다음과 같다.

1) 소득 재분배

사회보장, 특히 소득보장이 고소득자로부터 저소득자로 소득이 이전되도록 설계되면 당연히 소득 재분배 효과가 나타난다. 조세로 재원을 마련해 저소득자에게 수당을 지급하는 프로그램에서는 재분배 효과가 더욱 크다.

소득 재분배는 사람 사이에 소득이 이전되는 것뿐 아니라, 한 사람의 일생에서 서로 다른 기간 사이에 이전되는 것도 포함한다. 소득이 많은 시기에서 소득이 없거나 적은 기간으로 소득이 이전되면(연금이 이에 해당한다), 생애기간 전체로 볼 때는 소득이 안정되는 효과가 나타난다. 사회보장에서는 개인의 시기에 따른(inter-temporal) 재분배보다는 주로 사람 사이에서 이루어지는(inter-personal) 재분배에 관심을 둔다.

사회보장 프로그램이 모두 소득 재분배를 목표로 하는 것은 아니며, 사회보장 프로그램을 시행해도 소득 재분배 효과가 나타나지 않을 수 있다. 산재보험이나 의료보험 등에서는 상대적으로 소득 재분배가 일어나기 어렵고, 사회보험 방식의 소득보장 프로그램에서도 재분배 효과는 부분적이다.

사회보장이 소득 재분배에 어느 정도나 기여할 수 있는가 하는 질문도 중요한데, 효과의 크기는 사회보장 제도를 어떻게 설계하는가에 따라 크게 달라진다. 대부분 나라는 조세정책, 특히 누진 과세를 핵심 수단으로 활용하므로, 소득보장을 포함한 사회보장은 흔히 보완적 역할에 그친다.

2) 사회보장 지출과 경제발전

오랫동안 수많은 논쟁이 벌어진 주제로, 아직 명확한 결론을 내리기 어렵다. '사회보장'과 '경제발전' 모두 추상성이 높은 거시적·포괄적 개념이기 때문에 처음부터 좋은 답을 얻기 어려운 질문일 수도 있다. 각 나라 상황과 조건, 사회보장과 경제발전의 내용을 고려하지 않고 둘 사이의 보편적 상관관계를 도출하는 것은 무리한 시도다.

비교적 최근에 국제노동기구가 기존 연구를 종합한 결과, 사회보장이 경제에 미치는 영향은 긍정, 부정의 방향을 판단할 수 없었다(Cichon and Hagemejer, 2006). 흔히 지나친 사회보장 비용이 경제성장을 둔화시킨다고 하나, 이를 뒷받침하는 확고한 증거는 드물다. OECD 국가에서 사회보장 비용은 장기적으로 안정화 추세를 보이는데, 경제성장의 속도와 관계없이 추세는 비슷하다.

3) 인적 자본 투자

적절한 사회보장이 건강과 소득보장, 사회서비스 등을 통해 생산성을 높이고 사회·경제발전에 기여한다는 주장은 널리 수용된다(Cichon, Hagemejer and Woodall, 2006). 사회보장을 지출과 부담인 동시에 투자, 특히 인적 자본 투자로 보는 것은 이 때문이다.

인적 자본 투자로 보면 사회보장의 중요성은 점점 더 커지게 된다. 세계적으로 진행되는 인구 고령화, 새로운 건강 위험 요인, 이주, 가족구조 변화, 변화하는 가치관 등은 새로운 사회적 위험인 동시에 사회보장의 과제다. 사회보장은 사회적 위험에 대비한 예방적 투자를 하면서 노동력의 생산성을 유지하고, 훈련과 재훈련, 구직, 이주민의 통합 등을 촉진하는 역할을 한다(Cichon, Hagemejer and Woodall, 2006).

사회보장의 결과를 인적 자본으로 보는 데는 부정적 효과도 있다. 사회보장을 권리와 정의가 아니라 투자로 이해하면, 인적 자본을 산출하고 축적할 가능성이 떨어지는 대상이나 급여는 자원 배분의 우선순위가 낮아진다. 인적 자본을 강조할수록 노인과 장애인 등은 사회보장에서 배제될 가능성이 커진다.

4) '통치'로서의 사회보장

푸코는 사회보장이 안전을 보장하지만 국가에 대한 의존성을 높인다고 하면서, 안전보장과 자율성 사이에서 사람들이 타협(협상)하는 것이라고 주장했다(Foucault and Kritzman, 1988: 159~160). 그가 말한 '통치성' 관점에서 보면, 국가는 사회보장 '기술'을 통해 인구를 통치한다고 할 수 있다. 같은 맥락에서 프랑스의 정치학자 동즐로(Jaques Donzelot)는 19세기 말 분열의 위기 속에 있던 국가를 영속시키는 통치 원리로 '연대' 개념이 발명되었고, 사회보장은 이를 가능하게 하는 통치 기술의 하나로 고안되었다고 본다(동즐로, 2005).

사회보장의 통치성은 미시 차원에서도 발견할 수 있다. 로즈(Nikolas Rose)에 따르면, "20세기 전반에 서구 사회에서 불안을 관리하기 위해 만들어진 사회보험 체제는 전체적으로는 인구의 안전을 위해 작동하는 동시에 개별 가구와 가구원의 품행과 환경에도 작용했다"(Rose, 1999: 5~6). 예를 들어, 어떤 사회보장체계에서는 피보험자 자격을 지속하려면 일정 규모 이상의 기업에 취업한 상태를 유지해야 한다. 통치의 시각에서 장기요양보험은 가족의 구조와 기능, 여성 노동, 노동시장을 변화시킬 뿐 아니라 돌봄 노동을 상품화하는 적극적 통치 기술이다.

통치(성)라는 시각은 사회보장의 본질과 한계를 이해하는 데 도움이 되지만, 사회보장 전체를 이것만으로 설명할 수는 없다. 푸코는 권력의 변화를 설명하면서 다양한 세력들 사이의 경쟁과 투쟁이라는 관점보다는 권력의 효율성이라는 관점을 앞세운다(김주환, 2017: 55). 전자의 관점에서 사회보장은 통치술이라기보다는 (특히 유럽 국가에서는) 노동자 계급과 사회주의 운동이 투쟁한 결과라고 해석하는 것이 타당하다.

참고문헌

김영순. 2007. 「사회투자국가가 우리의 대안인가」. ≪경제와사회≫, 제74호, 84~113쪽.
김주환. 2017. 『포획된 저항』. 서울: 이매진.
동즐로, 자크(Jacques Donzelot). 2005. 『사회보장의 발명』. 주형일 옮김. 서울: 동문선.
신수식. 1986. 『사회보장론』. 서울: 박영사.
정경희 외. 2007. 『한국의 사회서비스 쟁점 및 발전전략』. 세종: 한국보건사회연구원.
최천송. 1977. 『한국사회보장론』. 서울: 한국노사문제연구협회.
쿠도오 쯔네오(工藤恒夫). 2011. 『왜 사회보장인가』. 전호성 옮김. 서울: 치우.
프레드먼, 샌드라(Sandra Fredman). 2009. 『인권의 대전환』. 조효제 옮김. 서울: 교양인.
厚生省. 1999. 「平成11年版厚生白書」. Retrieved July 11, 2016, from http://www.mhlw.go.jp/toukei_hakusho/hakusho/kousei/1999/dl/03.pdf
Alkire, Sabina. 2003. "A Conceptual Framework for Human Security." CRISE Working Paper. Human Security and Ethnicity Centre for Research on Inequality, University of Oxford.
Ashford, Douglas E. 1993. "The historical and political foundations of the welfare state: a lost opportunity for the left?" *Journal of Policy History*, Vol. 5, No. 3, pp. 311~334.
Beveridge, William Henry. 1942. *Social Insurance and Allied Services: Report*. London: H.M.S.O.
Cichon, Michael, Krzysztof Hagemejer and John Woodall. 2006. "Changing the Paradigm in Social Security: From Fiscal Burden to Investing in People." Geneva: ILO.
Cichon, Michael and Krzysztof Hagemejer. 2006. "Social Security for All: Investing in Global Social and Economic Development: A Consultation." Issues in Social Protection Discussion Paper No. 16. Geneva: ILO.
Commission on Human Security. 2003. *Human Security Now*. New York: United Nations.
Foucault, Michel and Lawrence Kritzman. 1988. *Politics, Philosophy, Culture: Interviews and Other Writings, 1977-1984*. London: Routledge.
Gilbert, Neil and Harry Specht. 1974. *Dimensions of Social Welfare Policy*. Englewood Cliffs, N.J.: Prentice-Hall.
Hermer, Laura D. 2008. "Personal responsibility: a plausible social goal, but not for Medicaid reform." *Hastings Center Report*, Vol. 38, No. 3, pp. 16~19.

ILO(International Labour Organisation). 1952. "Social Security (Minimum Standards) Convention, 1952." Retrieved July 10, 2016, from http://bit.ly/29LIXPI.

_____. 1984. *Introduction to Social Security*. Geneva: ILO.

King, Gary and Christopher J. L. Murray. 2001. "Rethinking Human Security." *Political Science Quarterly*, Vol. 116, No. 4, pp. 585~610.

Marmot, Michael. 2010. *Fair Society, Healthy Lives. The Marmot Review*. London: University College London.

Mead, Lawrence M. 1998. "Telling the poor what to do." *Public Interest*, No. 132, pp. 97~112.

Mensah, Lisa. 2004. "The Child Trust Fund: a universal long-term saving policy." Issue Brief, Initiative on Financial Security. Washington, DC: The Aspen Institute.

Perkins, Daniel, Lucy Nelms and Paul Smyth. 2004. "Beyond neo-liberalism: the social investment state?" Social Policy Working Paper No. 3, Melbourne: Brotherhood of St Laurence and Center for Public Policy University of Melbourne.

Quadagno, Jill. 1987. "Theories of the Welfare State." *Annual Review of Sociology*, Vol. 13, No. 1, pp. 109~128.

Robertson, Ann. 1998. "Critical reflections on the politics of needs: implications for public health." *Social Science & Medicine*, Vol. 47, No. 10, pp. 1419~1430.

Rose, Nikolas S. 1999. *Powers of Freedom: Reframing Political Thought*. Cambridge: Cambridge University Press.

Schuyt, Kees. 1998. "The Sharing of Risks and the Risks of Sharing: Solidarity and Social Justice in the Welfare State." *Ethical Theory and Moral Practice*, Vol. 1, No. 3, pp. 297~311.

Titmuss, Richard Morris. 1968. *Commitment to Welfare*. New York: Pantheon Books.

Townsend, Peter. 2007. "The Right to Social Security and National Development: Lessons from OECD Experience for Low-Income Countries." Issues in Social Protection Discussion Paper 18. Geneva: ILO.

United Nations Development Programme. 1994. *Human Development Report 1994*. New York: Oxford University Press.

Zamora, Daniel. 2014. "Foucault's Responsibility." *Jacobin*, December 15. Retrieved July 20, 2016, from http://jacobinmag.com/2014/12/michel-foucault-responsibility-socialist/

| 제2장 |

건강보장의 역사

 이 장은 역사적 관점에서 건강보장이 변화, 발전되어온 과정을 다룬다. 역사적 분석은 개별 사건이나 사례를 이해하는 데서 머물지 않고 이론의 토대를 만드는 데 중요한 역할을 한다. 동시에 각 사회가 구체적인 필요에서 출발해 현재에 이른 경로, 그리고 그 결과로서의 건강보장은 이론의 원천이자 이론의 적용 대상이다.
 근대적 건강보장은 유럽 국가에서 출발해 확대됐으므로, 건강보장의 역사는 이들 나라를 중심으로 할 수밖에 없다. 문제는 '서구 중심주의(eurocentrism)'가 특정한 제도 모델을 바람직한 것으로 상정하거나 어떤 방향이 바람직하다는 가치 지향으로 이어질 가능성이 있다는 점이다. 역사적 요인이나 정치경제적 조건을 무시하고 기술적 측면에서만 건강보장의 변동을 설명하려는 것도 서구 중심주의 시각과 무관하지 않다. 비서구적 관점이나 식민지 피지배의 경험, 또는 국제 정치경제의 동학은 건강보장의 역사에서도 무시될 수 없다.

1. 근대적 (유럽) 건강보장의 전사(前史)

 유럽 사회에서는 일찍부터 보험제도가 발전했는데, 기본적인 보험 형태는 14세기경부터 존재했다.[1] 네덜란드에서는 15세기부터 길드에서 구성원이 필요할 때 쓸 수 있도록 기금을 조성했고 이 중에는 진료비도 포함되어 있었다(Exter et al., 2004). 길드나 조합을 통해 개인의 위험에 대비하던 전통은 사회보험의 원형이라고 할 만하다(Saltman and Dubois, 2004).

건강보장과 직접 관련된 보험도 17, 18세기까지 거슬러 올라간다(Ron, Abel-Smith and Tamburi, 1990; Rosen, 1993: 7~19).[2] 17세기 말 이후 빈곤층 노동자에 의료를 제공하는 여러 가지 방법이 제안되었는데, 특히 피고용인 스스로 상호부조 목적으로 만들었던 우애조합(friendly society)이 두드러진다. 이 우애조합은 중세부터 길드나 농장의 구성원이 질병을 비롯한 사고에 대비한 기금(질병기금, 또는 상호부금)을 조성하던 전통을 이은 것이다. 독일에서도 17세기 말 이후 적어도 다섯 가지 이상의 구제기금(relief fund)이 발달했는데, 장인, 숙련공, 기업주에 의한 공장 구제기금, 노동자와 상인을 위한 지방정부 기금, 지역사회 기금 등이 그것이다(Bärnighausen and Sauerborn, 2002).

19세기 중반에 이르면 구제기금이나 상조금고가 연합해 새로운 조직과 활동을 만든다. 예를 들어 1849년 만들어진 '건강관리연맹(Gesundheitspflegeverein)'은 여러 직업 분야의 상조금고 지역연합체가 모인 상위 조직이었다(박근갑, 2009: 106~108). 개별 상조금고는 한 명의 의사와 계약을 맺은 데 비해 연맹은 여러 의사를 구역별로 배치하고 왕진 서비스도 새로 시작했다. 계약 의사들은 건강관리연맹 의사위원회를 구성하고 연맹의 지역행정위원회와 분쟁 사항을 협의했다. 현재까지 지속하는 독일의 코포라티즘적 거버넌스의 원형에 해당한다.

17세기 이후 유럽에서 상호부조나 자조 활동이 활발했던 이유는 쉽게 이해할 수 있다. 산업혁명 시기 소규모 공장이나 농장의 근로자(또는 구성원)에게 질병이 생기면 생계에 직접 위협이 되었으므로, 이를 공동으로 대처하는 것은 자연스러운 대응 방법이었다. 이 기금들은 처음부터 병에 걸려 노동을 하지 못하는 사람들에게만 쓰였고, 다른 데 투자하거나 이윤을 추구하지 못하게 되어 있었다.

---

1) 예를 들어 14, 15세기 지중해의 해상보험, 1600년대 말 영국의 화재보험, 1760년대 영국의 생명보험 등이 '근대적' 의미의 민간보험이다.
2) 이후 건강보장의 더 자세한 역사는 주로 이 문헌들을 참고했다.

여러 유럽 국가, 특히 영국에서는 구빈법 이래 사회적 약자에게 의료서비스를 제공하는 전통이 있었다. 교구 중심으로 빈민을 구제하던 영국에서는 교구별로 의료인에게 다양한 방법(예를 들어 사람당 정액이나 행위별 보수 등)으로 진료비를 지불하고 의료 문제를 해결하려고 시도했다(Rosen, 1993: 415~424). 이는 지금의 공공부조와 비슷한 것으로, 국가나 사회가 구성원의 질병 치료를 책임지는 공영 건강보장제도와도 맞닿아 있다.

스웨덴과 노르웨이, 핀란드 등 북유럽 국가들에서는 17, 18세기부터 국가가 의사를 고용해 농민과 빈곤층에게 의료를 제공했고, 헝가리는 15세기부터 시(市) 정부가 의사를 고용해 빈민을 치료하던 전통이 있었다(Gaál, 2004). 근대 이후 이들 나라에서 의료를 국가가 책임지는 것으로 이해한 것은 이런 전통과 밀접한 연관이 있을 것이다(Saltman and Dubois, 2004). 제정 러시아는 국민 대부분이 가난한 농민이었으므로 국가가 이들에게 기초 의료를 제공할 수밖에 없었다. 1864년 농촌 지역에 젬스트보(Zemstvo)라고 부르는 지역 중심의 공공의료체계를 구축한 것은 당시 러시아가 처한 이런 현실 때문이었다. 정부가 의사를 고용해 세금으로 임금을 지불했으며, 의사가 없으면 펠드셔(feldsher)라고 불리는 보조 인력을 활용했다(Rosen, 1993). 이 체계는 산업화가 진행되면서 도시와 노동자에게 확대되었고, 일부는 1917년 소련 정권 수립 이후까지 남았다.

2. 국가체계로서의 건강보장제도

현재와 직접 연결되는 건강보장제도는 18세기 말에서 19세기 말에 걸쳐 그 기틀이 마련되었다. 제도적 원형은 크게 두 가지 경로를 통해 형성되었는데, 북유럽과 러시아를 중심으로 나타난 국가주도 모형과 독일을 중심으로 하는 사회보험 방식이 그것이다. 이들 유형은 갑자기 형성되고 분리된 것이 아니라, 여러 나라와 각 사회의 발전 경로 속에서 점진적으로 성숙하고 분화한 것이다.

체계화된 제도의 한 유형인 사회보험은 독일에서 시작되었다. 1881년 당시 프러시아의 황제 빌헬름 1세는 비스마르크의 요청에 따라 의회에 역사적인 칙서를 보낸다. 고령이 되어 일할 수 없는 국민은 국가의 보호를 요구할 수 있다는 것이 핵심이었다. 황제의 칙서에 근거해 1883년 질병보험(Krankenversicherung), 1884년 산재보험(Unfallversicherung), 1889년에는 폐질-노령보험(Invaliditäts und Altersversicherung)이 차례로 도입되었다.

독일이 국가 제도로서 건강보험을 가장 먼저 시행한 것은 사실이나, 제도를 새롭게 '창안'한 것은 아니다. 길게는 500년 이상 지속한 유럽 사회의 다양한 '삶의 양식'을 최초로 제도화했다는 것이 비스마르크 모델의 의의다(Saltman and Dubois, 2004). 독일 안에서도 전통과 경험을 바탕으로 제도가 점진적으로 성립, 확대되었는데(Bärnighausen and Sauerborn, 2002), 대표적 예가 질병기금의 운영 방식이다. 질병기금은 당시 관행을 존중해 노동자와 고용주가 재정적 기여를 분담하고, 양자가 참여하는 자율적 관리운영을 보장했다. 이는 국가 개입을 최소한으로 줄인 방식으로, 오늘날까지 코포라티즘적 제도 운영 방식으로 이어진다.

사회보험의 기초가 된 '삶의 양식'이 국가 제도로 전환한 데는 산업화가 중요한 역할을 했다. 산업화는 근대 자본주의의 발달을 가리키는 것으로, 자본주의 성장과 더불어 궁핍한 임금노동자가 대량으로 발생한 상황에서 사회보험이 성립할 수 있다(원용찬, 1998: 35~36). 정치적으로 노동운동과 사회주의의 확대를 방어하는 것도 산업화와 더불어 등장한 과제였다. 보험 기술의 측면에서는 동일한 위험집단을 구성하는 노동자가 다수를 차지해 보험이 가능한 조건인 대수의 법칙(law of large numbers)을 적용할 수 있었다.

이 중에는 사회주의 운동을 저지하려는 정치적 목적이 널리 알려져 있고, 실제 비스마르크가 사회보장제도에서 기대한 것도 사회주의 운동의 확산을 막는 것이었다고 한다. 앞서 언급한 칙서에는 "사회적 상처의 회복은 사회민주적인 폭동의 억압뿐 아니라 노동자들의 복지를 적극적으로 장려하는 데서 찾아야 할 것"이라고 명시되어 있다(신섭중 외, 2001: 138).

사회보험이 성립하기 위해 근대적 의미의 임금노동자가 대규모로 존재해야 하는데, 사회보험을 구성하는 데 필요한 산업노동자의 특성은 자본주의 사회경제체제의 산물이다. 노동자가 노동을 할 수 없으면(다른 소득이 없으므로) 소득을 보전하는 다른 수단이 있어야 하고, 공장과 기업에서 대규모 집단으로 존재해야 위험을 분산하는 대수의 법칙을 적용할 수 있다. 임금에 기초해 집단으로 보험료를 정하고 징수할 수 있어 행정관리가 쉽다는 점도 중요한 요소다.

1883년 독일에서 시작한 사회보험제도는 유럽 여러 나라로 퍼진다. 오스트리아(1887년), 노르웨이(1902년), 영국(1910년), 프랑스(1921년) 등에서 건강보험법을 새로 만들었고, 1930년대 초반까지는 대부분의 유럽 국가가 사회보험 형태의 건강보장제도를 도입했다. 애초 독일이 사회보장제도를 시작하게 되는 조건과 다른 나라의 조건이 같지 않은 상태에서 각 나라가 제도를 도입하게 된 구체적인 이유는 다양하다.

스칸디나비아 국가들과 러시아는 국가가 의료를 제공하고 관리하는 체계를 확대, 발전시켰다. 스웨덴은 19세기 말 이후 점진적으로 진행되던 변화를 반영해 1928년 병원법(Hospital Act)을 제정하고, 각 지역 정부(county council)에 주민의 입원 서비스를 담당할 법적 책임을 부과했다. 이 책임은 1930년대에 걸쳐 모성과 어린이 진료, 어린이 치과 진료 등으로 확대된다(Glenngård et al., 2005). 소련은 1917년 러시아 혁명 이후 그전까지 부분적으로 존재하던 사회보험을 근본적으로 개편하고, 포괄적 급여, 고용주의 기여 책임, 피보험자가 관리하는 원칙을 선언했다(Navarro, 1977). 이런 원칙이 실행되는 데는 시간이 걸렸는데, 외국의 봉쇄와 경제 상황 악화로 건강보장은 1920년대까지 후진성을 면하지 못했다. 신경제정책(New Economic Policy)과 함께 중앙집중화와 병원 등에 대한 자본 투자를 진행하면서 1935년 (공식적으로) 국영 의료체계를 도입했다.[3]

유럽을 중심으로 19세기 말에서 20세기 초에 걸쳐 근대적 건강보장체계가 수립된 것은 초기 건강보장제도의 특성을 결정하는 한 요인이 된다. 이 시기는 병원을 중심으로 한 기술집약적인 현대의료가 채 발달하기 이전으로, 치료 때문에 발생하는 직접적인 비용(의료비) 지출이 상대적으로 미미했다. 초기의 건강보장은 의료서비스(현물급여, benefit-in-kind)를 보장하고 의료비 부담을 줄이는 것보다 실업 또는 무노동에 뒤따르는 소득손실을 보전하는 것이 더 중요한 기능이었다. 건강보장은 의료서비스를 보장한다기보다 소득보장의 성격이 더 강했고, 이런 특성은 현재의 건강보장체계에 상병수당의 형태로 남아 있다.

---

3) 소련에서의 사회보장 발달에 대해서는 다음을 참조할 것. 림링거(1997: 321~386).

3. 건강보장제도의 확산과 변용

유럽에 이어 건강보장을 체계화한 나라는 식민지에서 비교적 일찍 독립한 라틴아메리카 국가들과 일본이다.

아르헨티나 등 일부 국가는 19세기 말부터 의료보험을 실시했고(Barrientos and Lloyd-Sherlock, 2000), 다른 여러 나라는 1920년대 이후 의료보험제도를 본격적으로 도입했다. 1923년 브라질이 질병보험을 도입했고, 칠레(1924년), 에콰도르(1935년), 페루(1936년) 등이 뒤를 이었다(Pierson, 2004). 멕시코는 1917년 헌법에서 노동자의 사회보장에 관한 권리를 명시한 데 이어, 1925~1928년 사이에 공무원, 군인, 교사 등에 대한 사회보험을 시작했고, 1930년대에 주요 부문 노동자까지 확대했다(Murai, 2004). 라틴아메리카 국가들의 의료보험은 초기부터 주로 조직 노동자를 대상으로 했고, 최근까지도 전체 구성원을 포함하지 못한 상태다.

아시아는 대부분 국가가 식민지 또는 경제적 후진국 상태를 면치 못하고 있었다. 일본이 유일한 예외로, 1920년대 임금노동자를 중심으로 '건강보험'을 실시하고 1940년대에는 임의 가입 형태로 자영자를 포함하게 되었다.

사회보험 형태로 시작한 건강보장제도가 확산하면서 각 나라 상황에 맞게 변용되고 새로운 시도도 나타났다. 사회 요구에 맞추어 영국의 국가공영의료체계처럼 완전히 새로운 제도가 출현하기도 했다.

1) 미국의 민간보험

유럽과 달리 미국은 공적인 건강보장제도를 만드는 데 실패했으나, 제도 도입을 처음 시도한 시기는 유럽 국가들과 크게 다르지 않았다. 미국 사회 전반에 진보적 정치·사회운동이 활발하게 벌어진 1900년대 초부터 1917년 전후에 이르는 기간에 정당과 민간단체들은 의료보험 입법운동을 활발하게 전개했다(김창엽, 2005). 결과적으로 이 운동은 실패했는데, 유럽 국가들과 달리 좌파 정당이 거의 역할을 하지 못했고, 의사회와 노동조합, 고용주가 전 국민 의료보험에 반대했기 때문이다. 이와 함께 1917년 러시아의 사회주의 혁명과 독일이 주도한 제1차 세계대전 발발이 큰 영향을 미쳤다. 보편적 의료보장은 공산주의 또는 독일과 연관된 것으로 인식되었고, 대중의 인식과 여론이 나빠져 추진 동력을 잃었다.

미국에서는 1930년대 대공황 시기에 건강보장제도를 만들기 위한 또 한 번의 시도가 있었다. 의회에 상정된 사회보장에 관한 법률은 농민, 노동자, 실업자, 여성 등이 지지하는 가운데 강력히 추진되었고, AFL(American Federation of Labor, 미국노동총동맹)과 CIO(Congress of Industrial Organization, 산업별 조직 회의) 등 노동조합도 전 국민 의료보험에 찬성했다. 이 운동도 실패로 돌아갔는데, 실업이나 경제적 보장에 관심이 집중되어 건강보험은 대중의 광범위한 지지와 참여를 끌어내지 못했다. 의사협회와 기업의 반대와 압력에 맞서 타협안을 내는 등의 노력을 했으나, 건강보장제도는 뉴딜정책에 포함될 수 없었다.

공적 건강보장체계를 도입하기 위한 시도가 실패하는 사이(또는 상호 관련을 맺으면서) 미국에서는 민간 의료보험이 확대된다. 민간보험사는 1920년대부터 단체 의료보험을 판매하기 시작했으며, 개인 의료보험 시장도 크게 넓어졌다. 대기업 대상의 단체보험이 증가한 데는 보험회사가 보험료를 쉽게 징수하고 가입자의 역선택을 막을 수 있다는 이유가 작용했다. 이후 1930년대 중반 뉴딜정책 시행과 제2차 세계대전은 고용에 기초한 집단 의료보장이 더 확대되는 계기가 되었다. 뉴딜정책은 노사 간의 단체교섭을 의무화했고, 제2차 세계대전 시기에는 정부가 임금을 통제하는 대신 일정 수준의 부가급여(fringe benefit)를 허용했다. 노사관계의 변동과 함께 부가급여를 허용한 전시 노동정책은 기업이 노동자들에 대한 의료보장을 확대하는 중요한 계기가 되었다.

2) 일본

일본은 제2차 세계대전 종전 이전에 사회보장제도를 시작한 유일한 아시아 국가다. 1800년대 말부터 근대산업이 발전하면서 재해문제를 비롯한 노동문제가 발생했고 '공장법'과 '질병보험법'을 제정하려는 노력이 시작되었다(吉原健二·

和田勝, 1999: 9~14). 질병보험법은 내무성의 의사 출신 공무원이 1890년 독일에서 의료보험제도를 배우고 돌아와 총리에게 건의한 것이 계기가 되었다. 일본은 1920년대부터 사회보험을 입법하기 시작했는데, 1922년 건강보험법을 제정하고, 1927년부터 산업노동자와 직장 근로자에게 강제적으로 적용하는 건강보험을 실시했다. 1938년에 국민건강보험법을 제정해 농어민과 자영자에 대한 임의가입 방식의 건강보험을 실시하고, 1961년에 모든 농어민과 자영자에게 강제 적용했다(신섭중 외, 2001: 410~423).

일본의 건강보험은 비교적 초기부터 모든 '국민'을 포함하려고 했던 것이 중요한 특징이다. 처음에는 독일 모형을 따라 임금노동자를 대상으로 했으나, 이른바 '국민개보험(國民皆保險)'을 목표로 짧은 기간 안에 비임금노동자와 자영자까지 포함하려고 노력했다. 일종의 일본형 모델로 1942년부터 국민개보험운동이 전개되어 1943년 말까지는 전국 시정촌(市町村)의 95%까지 국민건강보험이 보급된다(히로이 요시노리, 2000: 49~50). 일본이 독일 모형을 넘어 전체 국민을 포괄하게 된 것은 전시동원체제를 구축하려는 동기가 작용했다는 해석이 유력하다. 제2차 세계대전 후 1961년까지 '국민개보험' 체제가 완성되는데, 이 역시 이념과 동기 측면에서 1940년대의 연속선에 있다. 국가 목표가 전쟁 수행에서 경제성장으로 바뀌었을 뿐 전시 총동원체제와 국가주도형 경제시스템은 꼭 같이 국민 총동원체제를 요구한다는 것이다. 자영자와 비임금노동자를 포함하면서 지방정부가 사실상 보험자 역할을 하게 되었고('국민건강보험조합'), 이는 현재까지 일본 건강보험의 중요한 특징으로 남아 있다.

일본에서는 공공부조 형식의 건강보장제도도 비슷한 시기에 형성되었다. 1929년 구호법을 제정하고 정부 재정으로 65세 이상 노인, 13세 이하 아동, 신체장애인 등에 대한 구호사업을 시행했으며, 1941년에는 극빈자의 의료 문제를 해결하기 위해 의료보호법을 제정했다.

3) 영국의 국가공영의료체계

사회보험에서 시작해 국가공영의료체계로 전환한 영국 사례는 사회보험과 구별된다는 점에서 건강보장 역사에서 특별한 위치를 차지한다. 제2차 세계대전 이후인 1948년 영국은 국가공영의료체계인 국가보건서비스(National Health Service: NHS)를 수립해서 사회보장의 또 다른 모델을 정립했다.

1911년 영국에 도입된 건강보험은 독일을 모델로 하면서도 일정 소득 이하의 노동자만 대상으로 했는데, 피부양자는 제외하고 피보험자(기여자)만 포함하는 구조였다(Webster, 2002: 123~144). 보험료는 소득과 관계없이 동일했고 노동자와 고용주가 절반씩 부담했다. 급여는 제한적이어서, 현금급여인 상병수당, 사고와 장애에 대한 급여는 중증도와 무관하게 같은 액수가 지급되었다. 가입자가 전문의 서비스를 받는 것은 매우 어려웠고, 민간병원을 비롯한 대부분 서비스는 제대로 기능을 하지 못하는 상황이었다. 행정관리도 수준이 낮아서, 2만여 개의 '공인조합(approved society)'으로 나뉜 채 통일성이 없고 효율적 관리가 불가능했다. 이 당시 영국 건강보험의 목적은 질병 치료라기보다는 빈곤을 피하는 정도였다는 것이 대체적인 평가이다.

제1차 세계대전이 끝나면서 보건의료 재정과 서비스 제공, 그리고 서비스에 접근하는 것은 더욱 상황이 나빠져서 혼란과 위기를 초래했다. 특히 재정 면에서 공인조합의 재정 상황이 크게 나빠지고 건강보장 대상자의 요구를 충족할 수 없었다. 1930년대 후반에 이르면 이러한 혼란과 위기 상황을 극복하기 위해 변화를 요구하는 움직임이 동시에 일어난다. 사회주의의사협회(Socialist Medical Association)가 지역 당국이 운영하는 무상 의료를 도입할 것을 주장하고 영국의사협회도 변화를 요구하기 시작했다. 개혁을 요구하는 여론이 조성되는 데 민간 연구자 그룹과 언론, 도서가 큰 역할을 한 것도 특징이다.

제2차 세계대전 전에 사회적 공감대가 만들어졌고 전쟁 중 베버리지 보고서를 계기로 전반적인 건강보장과 보건의료체계 개편 요구가 이어졌다. 1944년 출간된 『국가공영의료체계(A National Health Service)』라는 백서는 조세로 재정을 조달하고 무상으로 서비스를 제공하는 새로운 제도를 제안했다. 영국의사협회를 중심으로 의사들은 이런 제안에 강하게 반대했는데, 봉급제를 채택하고 지방 당국이 의료를 통제하면 임상적 자유가 손상되고 통제가 강화된다는 것이 중요한 이유였다. 제2차 세계대전 후 의사들의 반대로 새로운 제도 도입이 좌초될

위기에 빠졌을 때, 노동당이 총선에서 승리하고 베번(Aneurin Bevan)이 보건부 장관이 되면서 상황이 역전되었다. 베번은 지방 당국의 통제 대신 병원의 국유화를 제안했고, 이 제안은 일반의와 전문의, 소득이 많은 일반의와 적은 일반의 사이를 갈라놓았다. 결국 일반의에 대해서는 독립된 계약자, 즉 자영자 지위를 보장하는 한편, 전문의는 병원에서 자비 부담 환자와 민간보험 환자를 볼 수 있게 타협했다.

1948년 NHS는 병원, 지역보건 당국, 일반의의 삼각 체제로 출범했다. 행정조직은 지방병원위원회(Regional Hospital Boards)와 교육병원위원회(Boards of Governors), 지역보건 당국(Local Health Authority), 집행위원회(Executive Council)로 구성되었다. 병원은 모두 국유화되어 지역 당국과 민간병원 대표로 구성되는 지방병원위원회의 통제를 받았고, 전국의 교육병원들은 교육병원위원회가 별도로 관리했다. 일반의, 치과의사, 약사는 집행위원회의 통제를 받게 되었지만, 일반의는 과거 의료보험과 마찬가지로 독립적인 계약자로 남았다. 애초 베번은 크게 세 영역으로 나뉜 행정조직을 하나로 통합하려 했으나, 이해집단의 반발 때문에 관철하지 못했다. 결과적으로 병원은 지역보건 당국의 통제에서 벗어났고 일반의 진료와 연계도 약해졌다.

세계적으로 영국 건강보장체계의 변화는 예외적인 것으로, 공산주의 국가를 제외하면 국가가 건강보장 전체를 책임진 첫 사례라고 할 수 있다. 사회경제적으로 자본주의 체제를 유지하면서도 조세를 재원으로 무상 진료를 보장하는 국가공영의료체계의 선구적 역할을 했다. 이후 새롭게 건강보장체계를 구축하거나 기존 체계를 변경하려는 국가로서는 사회보험(social insurance based) 또는 조세(tax based)라는 선택지가 생긴 셈이다.

4) 개발도상국의 건강보장제도

일부 라틴아메리카 국가를 제외하면 개발도상국은 최근에야 국가적 수준에서 건강보장체계를 수립하려고 노력하는 중이다. 개발도상국이 건강보장체계를 확대하는 데는 무엇보다 경제 상황이 중요하지만 정치도 무시할 수 없다. 정권과

정책의 정당성, 주변 나라와의 경쟁, 국제적 압력 등이 대표적인 정치 요인이다.

신생 독립국의 건강보장제도는 식민 지배와 지배국이 큰 영향을 미친다. 일찍 독립을 이룬 라틴아메리카 국가는 물론, 제2차 세계대전 이후 독립한 많은 국가도 마찬가지다. 보건의료체계와 제도가 식민 지배를 통해 형성되고, 독립 이후에도 식민 지배국의 영향력이 지속하기 때문이다. 공식적으로는 국가 간의 관계가 단절되거나 지속성이 약해지더라도, 선진국에서 교육받은 지배 엘리트의 영향을 무시할 수 없는 사정도 작용한다.

고소득 국가 또는 식민 지배국과 상황과 조건이 다른 신생 개발도상국은 나름의 전략을 쓸 수밖에 없다. 최근까지 주로 두 가지 접근법을 활용했는데, 하나는 취약한 보건의료 하부구조를 반영해 국가나 보험자가 직접 시설 등 자원을 개발하는 것이고, 다른 하나는 일부 대상자(예를 들어 도시 대기업 노동자)를 우선 대상으로 제도를 시행한 다음 점차 확대하는 전략이다. 전자는 주로 조세를 바탕으로 공공보건의료체계를 구축하는 데 초점을 맞추고, 후자는 보건의료 서비스 공급체계와 무관하게 사회보험 방식으로 재원을 마련한다. 사회보험 방식에서는 우선 공공 부문과 도시의 임금노동자를 대상으로 건강보장제도를 시작하고, 산업화가 진행되면서 점차 대상을 확대해나간다.

개발도상국에서 건강보장이 확대되는 데는 1978년 세계보건기구의 일차보건의료에 관한 알마아타 선언이 큰 영향을 미쳤다. 이 선언 이후 많은 나라가 기초보건의료에 대한 접근성은 물론 보편적 보장과 형평성 등을 지향하게 되었다. 문제는 많은 나라가 자원 부족 때문에 목표를 달성하는 데 실패했다는 것이다. 대부분 개발도상국은 일차보건의료에 필요한 재정, 인력, 시설 등을 확충하는 데 곤란을 겪었고, 새로운 재원 조달 방법으로 사회보험 방식을 모색했다. 바하마, 피지, 인도네시아, 태국 등이 이러한 국가에 속한다.

유럽 국가에서 시작된 건강보장제도가 세계적으로 확산하면서, 건강보장제도는(의료보험, 건강보험, 국가공영의료제도, 공공부조 등을 모두 포함하는 범위에서) 근현대 국가를 구성하는 보편적 요소로 정립되었다. 제도 자체도 그렇지만, '보편화' 과정을 거쳐 건강과 건강보장에 대한 근대적 의식이 형성되고 퍼졌다는 점이 중요하다. 1930년대 이후 건강보장은 기본적인 시민권(civic right)으로 확립되었고, 사회보장은 인권으로 발전했다. 제2차 세계대전 이후 모든 국가는 사회보장을 국가의 기본적인 의무이자 책임으로 받아들였고, 건강보장에 대한 권리 또한 국가가 충족시킬 의무를 지는 기본권 또는 건강권으로 확립했다. 2016년 시작한 유엔의 지속가능 개발 목표(Sustainable Development Goals: SDG)에 포함된 보편적 건강보장(Universal Health Coverage: UHC)은 건강보장이 보편적 인권 또는 건강권으로 확립되었다는 것을 보여주는 대표적인 국제 규범이다.

태국의 전 국민 건강보장제도 도입

1991년에 67%의 국민이 건강보장제도 적용을 받지 못했던 태국은 1990년대 내내 건강복지계획(Health Welfare Scheme: HWS)을 지속해서 확대하는 등의 노력을 기울여 1998년에는 건강보장제도 미적용 인구가 약 20% 수준으로 줄었다. 그러나 여러 개의 서로 다른 건강보장체계가 따로 발전해왔기 때문에 급여와 보험료, 정부 지원 등이 제각각이었고 질도 서로 달랐다. 1990년대 말에 이르면서 전 국민 건강보장에 관한 관심이 증가했는데 여기에는 다음과 같은 이유가 작용했다.

첫째, 외형적인 확장과 달리 HWS를 포함한 여러 건강보장체계가 보장성과 질이 충분하지 않았다. 건강보장 대상자와 미적용자들은 의료의 질과 접근성에 대한 문제를 계속 제기했다. 1999년 소비자운동 단체가 정부 지원을 받아 현행 제도의 문제점을 연구, 발표했는데, 많은 국민이 현행 제도의 문제점 비판에 동조했다. 둘째 계기는 1997년 헌법 개정으로, 새 헌법에서는 건강을 인권으로 간주하고 국가가 책임을 져야 한다고 규정했다. 또한 새 헌법은 5만 명 이상이 서명하면 의회에 법안을 제출할 수 있게 허용해 시민운동이 권리를 주장할 통로를 열어놓았다.

새로운 조건 속에서 건강보험을 확대하자는 시민운동 네트워크가 만들어졌고, 이들은 2000~2001년 사이에 5만 명 이상의 서명을 받아 독자적인 국민건강보험법을 의회에 제출했다. 한편, 2001년 1월 총선에서 여당은 전 국민 건강보장을 공약으로 내걸고 가까스로 승리했다. 당시 공약은 '30바트 보험(30 Baht scheme)'이라고 불렸고, 질병 종류와 관계없이 한 번 방문할 때 30바트만 내면 진료를 받을 수 있었다. 2001년 4월부터 6개 지역을 대상으로 시범 사업을 진행했고, 6월에는 15개 도(province)로, 2001년 10월에는 모든 도와 방콕 일부 지역으로 확대했다. 전국 단위로 실시한 것은 2002년 4월부터다.

자료: WHO Regional Office for South-East Asia(2005: 191~209)

5) 한국의 건강보장제도 도입

입법 시기를 기준으로 하면 한국 건강보험은 1963년 12월 16일 제정, 공포된 의료보험법에서 출발한다. 이 법이 통과되고도 1977년까지는 임의 적용 형태를 벗어나지 못했으나, 한국 의료보험(의료보험, 지금의 건강보험)이 공식으로 출발한 것은 이 법부터라고 할 것이다. 의료보험뿐 아니라 건강보장제도 전체로 보아도 마찬가지다.

1977년 의료보험이 처음 시작되었고 비슷한 시기에 의료보호제도(현재의 의료급여제도)도 같이 출범했다. 이후 한국의 건강보장제도가 어떻게 변화하고 발전했는지는 비교적 잘 알려져 있다. 그 경과를 자세히 서술하는 것은 이 책의 범위가 아니므로, 여기서는 한국 건강보장의 역사에서 크게 주목하지 않았던 사항 몇 가지를 보완하고자 한다.

한국 건강보장의 역사 서술은 대체로 법률이나 제도를 중심으로 한 것이었다. 여러 측면의 역사 서술은 앞으로도 계속될 과제이지만, 지금까지 기록된 역사적 경과는 국가 제도를 중심으로 좁은 범위에 그친 것이 대부분이다. '제도사'는 장점 못지않게 한계도 뚜렷하다. 제도사로 역사 전체를 이해하는 데는 한계가 있고, 제도로 한정해도 성립(또는 변화)의 시간적 경과나 인과관계를 제대로 파악하기 어렵다. 가장 큰 한계는 국가와 정부, 정책 중심의 역사가 될 수밖에 없어, 일반 대중은 배제되기 쉽다는 것이다. 건강보장제도의 역사를 온전하게 이해하기 위해서는 제도를 중심으로 하면서도 제도의 성립과 변화에 영향을 미친 정치·사회·경제 요인을 충분히 고려해야 한다.

이런 관점에서 먼저 관심을 가질 만한 것은 한국 사회가 건강보장 또는 건강보험의 개념과 내용, 문화를 수용한 과정이다. 의료보험에 한정하면 공식적으로는 1963년 최초로 입법이 이루어졌고 1960년을 전후한 시기부터 이에 대한 논의가 있었다고 하나(손준규, 1981; 최천송, 1977), 사회보장, 건강보장, 의료보장 등의 개념과 내용이 이 당시에 처음 소개되었다고 보기는 어렵다. 사회보장이나 건강보장이 사회적 제도로 성립하기 위해서는 한 사회가 미리 이를 이해하고 수용하는 과정이 있기 마련이다.[4)]

건강보장 개념의 형성

한국 사회에 사회보장 또는 건강보장이 처음 소개된 것은 일제강점기였을 것으로 추정된다. 일본은 일찍부터 독일의 영향을 받아 1898년 '노동자질병보험법'의 제정을 시도했는데(橫山和彦·田多英範, 1991), 이후 정부와 의회의 오랜 논의를 거쳐 1927년부터 '건강보험법(健康保險法)'을 시행했다.[5] 당시 일본과 조선의 관계를 생각하면, 조선에도 입법이나 관련 논의가 소개되고 어떤 형태로든 영향을 받았을 것이다. 실제, ≪선봉≫이라는 연해주에서 발행된 사회주의 계열 신문은 1925년 4월 14일 자에서 일본의 노동총동맹대회 요구 사항을 전하면서 "건강보험법 즉시 실시"라는 요구 사항이 있음을 소개했다.[6] 이외에도 1920년대 후반 이후 1930년대에 걸쳐 국내 신문들은 일본 의회에서 '건강보험법'을 논의하는 과정을 여러 번 보도했다. 1939년 5월 4일 자 ≪조선일보≫에는 조선총독부가 이듬해부터 '노동자 건강보험'을 실시하기로 하고 예산을 편성할 계획이라는 소식이 실려 있다.

일본과 함께 또 하나의 '모델'로 생각할 수 있는 것은 소련이다. 일제하에서 활발하게 독립운동을 하던 좌익계는 당연히 소련의 제도와 정책에 많은 관심을 보였다. 앞서 언급한 ≪선봉≫이라는 신문은 1931년 9월 2일 자 기사에서 소련 공산당의 정책을 전하면서 '건강보험'이라는 용어를 사용했고, 1936년 12월 10일 자 '소비에트 사회주의 공화국동맹 헌법(기본법)'이라는 기사에서는 '사회보장'이라는 용어를 소개했다.

---

4) 예를 들어 한국인들은 '의료보험'이라는 용어를 언제 처음 알게 되었을까? 언어와 이에 수반되는 개념이 사회적 제도(institution)에 앞선다면, 의료보험제도가 공식화하기 훨씬 전부터 이에 대한 지식이 있었을 것이다.
5) 일본이 '건강보험법'을 입법했다는 것이 이후 '건강보험'이라는 용어가 정립되는 데 큰 영향을 미친다. 일본은 최근까지도 '의료보험'이라는 용어를 사용한 적이 없고, 한국에서도 1963년 의료보험법이 제정되기 전까지 건강보험이라는 용어를 썼다.
6) 독립기념관의 해제에 의하면 ≪선봉≫은 1923년 블라디보스토크에서 일종의 '벽신문' 형태로 창간되었다고 한다. ≪선봉≫이 비록 연해주에서 발간된 것이긴 하나 한글로 고려인을 대상으로 발행된 것, 그리고 당시 국내와 연해주의 관련성을 고려하면 건강보험의 용어나 개념이 연해주에 한정된 것으로 보기는 어렵다.

건강보험과 사회보장 등의 개념과 말은 이런 과정을 통해 한국(조선)에 뿌리를 내린 것으로 보인다. 주로 일본에서 만들어진 용어, 개념, 법제화의 영향을 받았지만, 사회발전을 위해 '사회보장'과 '건강보험'이 필요하다는 담론(discourse)이 형성된 것으로 볼 수 있다. 말은 의사소통의 전제이지만 동시에 말하는 사람들이 의도한 상호관계 속에 진입하게 하며 상호 검증을 통해 합의에 이르게 하는 힘을 발휘한다(문태현, 2003). 이런 사회보장 또는 건강보험이라는 말 자체가 이후 사회적으로 정책 또는 제도를 끌어내는 데 기여했다.

'담론'의 영향을 얼마나 크게 받았는지는 명확하지 않지만, 초보적인 실천 사례도 발견할 수 있다. 예를 들어, 1928년 '원산노동연합회'가 조합원들을 위해 만든 '노동병원'은 초보적이나마 일반 대중이 건강보장제도를 경험하는 데 크게 영향을 미쳤을 것으로 보인다(정일영·신영전, 2016). 노동병원을 운영했던 '원산노동연합회'는 협동조합 운동을 핵심 사업 목표로 가지고 있었고, 중요 사업 가운데 하나가 병원 운영이었다.

> 련합회원에게는 약가를 전부 사할인해 준다 하며, 환자도 매일 류칠십 명식 모여든다 하니 실로 일년의 연인원 총수가 이만일천여 명에 달하는 터이며, 입원 병실도 사시부절로 만원(≪조선일보≫, 1929년 2월 13일 자 석간 5면).

이와 같은 과정을 거쳐 사회보장과 건강보험은 대한민국 정부 수립 이전에 이미 새 국가의 필수 요소로 확립된 것으로 보인다. 1941년 11월에 공포된 대한민국 임시정부 건국강령에는 "工人과 農人의 免費醫療를 普施하여 疾病消滅과 健康保障을 勵行"할 것을 천명하고 있어서(대한민국 임시정부, 1941), 당시 '건강보장'이라는 용어가 보편화했음을 보여준다. 이러한 사정은 해방 이후도 마찬가지이다. 정부 수립 이전에는 새로운 국가의 보건의료나 사회보장의 미래상을 두고 많은 의견과 주장이 있었다. 그중 하나로, 1947년 5월 최응석은 ≪조선의학신보≫에 기고한 기사를 통해 현 단계 보건행정의 근본적 임무 중 하나로 사회보험제도 시행을 들고 있다(최응석, 1947; 신좌섭, 2001). 그는 "피보험자의 범위는 고용노동자로 하고 의료공여, 노동능력의 일시적 상실시의 수당급여, 폐질연금, 노쇠연금, 부양자 상실시 가족에 대한 연금 지불" 등을 주장했다. 사회보험 도입은 특별히 치우친 주장이 아니라 정파와 관계없이 비슷한 지향을 보였다. 우익으로 분류되던 '임시정부수립대책협의회'가 1947년 7월 8일에 펴낸 「임시정부수립대강(臨時政府樹立大綱)」에 포함된 사회보험 정책도 비슷하다. "社會保險法을 制定하여 勞動者의 死亡, 老衰, 廢疾, 疾病, 傷害, 失職 等 境遇의 生活을 保障하되 保險料는 國家經營主勞働者間에 適當한 比率로 負擔케 한다"라고 하고, 건강보험법의 실현을 명시적으로 주장했다(임시정부수립대책위원회, 1947).

건강보장제도의 모색

1948년 정부 수립 이후 상당 기간은 건강보장에 대한 논의를 찾아보기 어렵다. 1950년대 전반기에는 아예 없고, 1960년대가 가까워서야 원론적인 논의나 소개가 보이기 시작한다. 예를 들어 1959년 9월 ≪국회보≫ 제25호에 실린 윤유선의 「사회보험의료제도에 대하여」가 초기 논의를 대표한다. 한국전쟁을 겪은 데다 최빈국 수준을 면치 못했던 당시의 상황으로 보아, 건강보장제도 도입을 진지하게 논의하기는 어려웠을 것이다.

정부 내에서 사회보장과 건강보험을 논의하기 시작한 것은 1960년대 이후이다. 최천송에 의하면 1960년 가을 민주당 정부가 전국종합경제회의를 개최했는데, 여기에서 사회보장제도를 도입할 것을 제의하고 이를 위해 사회보장제도심의위원회 설치를 결의했다(최천송, 1977: 182~191). 행정적 지연과 5·16 등으로 실제 사회보장심의위원회가 설치된 것은 1963년이고, 이어서 사회보장에관한법률과 의료보험법이 제정된다.

최초의 의료보험법은 입법 과정에서 현실적인 한계에 봉착해 강제 적용 조항이 삭제되고 기형적인 형태로 출발했다. 이는 사회보험을 시행할 수 있을 정도로 사회경제 상황이 충분히 성숙하지 않았다는 것을 나타낸다. 입법 과정에 실무자로 참여했던 최천송도 이런 사정을 지적했다.

사회 경제적 제반 여건이 충분히 고려된 것도 아니고, 어떠한 사회적 집단의 요구에 의한 것도 아니며 더욱이 사회정책적인 목적을 달성하기 위한 고차원의 정책 수단에 의해 착수 고려되었던 것도 아니었다(최천송, 1977: 221).

강제 가입이 아닌 의료보험은 시범 사업 형태로 진행될 수밖에 없었다. 1965년 호남비료주식회사가 조합을 설립해 첫 피용자조합이 되었고, 이어서 1969년 부산 청십자의료보험조합이 설립되어 첫 자영자조합이 되었다. 이후 여러 개의 임의 조합이 생겼으나 대체로 좋은 성과를 내지 못했다. 임의 가입 형태로는 의료를 이용할 가능성이 많은 사람만 가입을 원하는 이른바 '역선택' 문제를 해결할 수 없었고, 재정 기반이 취약해서 급여수준이 낮았기 때문이다.

의료보험에 큰 관심이 없던 정부가 500인 이상 사업장을 대상으로 의료보험제도를 시작한 것이 1977년이다. 이때 의료보험을 시작한 이유에 대해서는 몇 가지 설명이 엇갈린다. 자세한 검토는 이 글의 범위를 벗어나지만, 남북 간의 체제 경쟁, 사회 불안을 무마하고 민중의 저항을 사전에 방어하는 것, 관료와 대통령 등 정책 참여자의 결단, 권위주의 정권의 정당성을 확보하는 수단, 중화학공업에 대한 노동력 공급 수단 등 여러 요인으로 의료보험제도 시작을 설명한다 (김영범, 2002; 이광찬, 2009: 62~72). 이러한 설명은 의료보험 실시의 여러 국면을 각기 다른 시각에서 설명하는 것으로, 한 가지 요인만으로 전부를 설명할 수 없다. 1970년대 이후 임금노동자가 급증함에 따라 사회보험의 토대가 만들어졌고, 일반 대중과 노동자의 건강과 복지가 크게 위협받는 상황이 초래되었다는 것은 부인할 수 없다. 정권과 국가에 대한 불만이 커지는 상황에서 의료보험은 이를 완화할 수 있는 중요한 수단이었고, 동시에 북한과의 체제 경쟁 또한 고려 사항이었을 것이다.

1977년 시작된 의료보험은 1989년 도시와 농촌 자영자를 모두 포함해 '전 국민 의료보험'으로 발전했다. 다른 어느 나라와 비교해도 빠른 속도로 모든 '국민'을 포괄한 것은 한국 건강보장제도 성립의 한 특성이자 이후 건강보험제도의 특성에 영향을 미친 요인이기도 하다. 특히 초기부터 국가가 직접 개입해 전체 비임금근로자와 자영자를 포함한 보편적 보장을 목표로 한 것은 일본과 타이완을 포함한 동아시아 국가들과 공유하는 특성이다. 일본과 마찬가지로, 정치·경제 상황에서 비롯된 '총동원체제' 구축이 중요한 동력으로 작용했다고 할 수 있다.

4. 건강보장제도 성립의 결정 요인

　근대국가가 건강보장을 비롯한 사회정책을 도입하는 이유에 대해서는 여러 가지 설명이 있다. 이 설명은 주로 선진국을 대상으로 한 것으로, 가장 오래되고 대표적인 것이 산업화·근대화가 진전됨에 따라 새로운 사회(복지)정책이 도입된다는 이론이다(logic of industrialism, 림링거, 1997; Kim, 2001; Cook, 2006). 이 주장의 핵심은 근대적인 사회보장제도가 농업 노동인구의 감소, 도시화, 노동과 생산수단의 분리, 소유가 없고 도시에 집중된 노동계급의 성장 등을 배경으로 한다는 것이다. 개인과 가족 차원에서는 개인과 가계의 수입이 분리되고 가족관계가 느슨해지며 노인 인구가 늘어나기 시작한다. 이는 구호의 필요가 발생할 때 전통적인 가족 지지와 구제 방식으로는 문제를 해결하기 어렵다는 것을 뜻한다. 자본의 시각에서는 건강하고 잘 훈련된 양질의 노동력을 확보할 필요성이 커지는데, 이를 유지하고 촉진하는 사회적 장치 중 하나가 사회보장제도이다.
　산업화로 사회보장, 건강보장이 필요하게 되었지만, 역으로 산업화가 사회보장과 건강보장이 가능한 토대를 만든다. 산업화로 효율적인 관료체제가 만들어지고, 조직화한 노동자와 관료체제 사이의 의사소통이 촉진된다. 근대적인 사회보장제도가 성립하는 데는 조직화한 노동이 필요한데, 이것은 의사소통은 물론이고 규모의 경제나 사회보장 운영의 효율성에도 영향을 미친다.
　방향은 크게 다르지만, 마르크스주의 관점에서도 산업화를 복지국가 성립과 사회정책 도입의 중요한 요인으로 해석한다. 복지제도는 생산 비용 일부를 사회화하면서 자본 축적에 기여하며, 한편으로는 자본주의 발달 과정에서 나타나는 자본가와 노동계급의 갈등을 완화하는 역할을 한다. 이러한 해석은 갈등이론 또는 계급이론으로 사회보장제도의 도입을 설명하는데, 사회운동·노동운동·정당 등의 집합적인 정치 행동이 사회보장 프로그램의 도입과 성장에 결정적인 역할을 하는 것으로 본다. 사회문제는 사회적 투쟁을 통해서만 의제로 바뀌며 사회적 투쟁에서 이긴 만큼 성취할 수 있다. 사회민주주의와 그 정당의 힘이 클수록 복지 지출이 많아지는 것은 이런 해석을 뒷받침하는 실증적 근거다(Korpi, 1980).
　맥락은 조금 다르지만, 조직화한 노동자가 자본주의의 전면적인 변화가 아니라 사회보장을 비롯한 민주주의적 성취를 선택했는가에 대해서는 두 가지 해석이 가능하다(Quadagno, 1987). 이것은 복지국가 성립 이전에 사회보장이 발전한 이유를 설명하는 동시에, 그 이후의 복지국가 확대 과정도 설명할 수 있다. 하나는 계급정치가 체제 안으로 들어오면서 경쟁적 정당정치가 변화하고 급진성이 사라졌다는 것이다. 관료적이고 집중화된 국가체계가 발전하고 이질적인 여러 집단을 통합하려는 노력을 기울이면서 집단적 정체성은 엷어진다. 건강보장을 비롯한 사회보장 프로그램이 '체제 내화'를 위한 수단으로 활용되는 것은 말할 것도 없다. 다른 하나는 복지 프로그램이 제도화되면서 계급투쟁이 경제적인 성격을 강화하고 분배를 중심으로 한 제도화된 투쟁을 촉진했다는 설명이다. 복지국가는 노동의 상품화를 상당 부분 완화했고 이 때문에 노동자들은 자본주의의 정당성을 인정하게 되었다. 자본가들도 사회보장 급여가 건강하고 건전한 노동력을 보장한다는 점에서 기본임금과 지출을 인정하게 된다. 사회보장과 복지국가 강화를 통해 민주주의와 노동계급의 권력이 더 커졌다는 해석이다.

각 나라의 경제성장 수준과 사회경제적 상황이 그 나라가 사회정책이나 사회보장을 도입한 시기와 반드시 일치하지 않는다는 것이 산업화이론이 비판을 받는 핵심 이유다(Baldwin, 1990). 대부분의 유럽 국가가 1880년과 1914년 사이에 사회보장에 관한 입법을 진행했는데, 당시 각 나라의 사회경제적 상황은 매우 다양한 수준에 있었다는 것이 대표적인 반론이다. 노동력의 5%만 근대적인 산업 부문에 종사하고 1인당 소득이 미화 51달러에 지나지 않은 국가가 사회보장을 시작한 사례도 있다(Quadagno, 1987). 경제적으로 최상위에 속하는 미국이 매우 낮은 수준의 사회보장제도를 가지고 있다는 점도 산업화이론을 기각하는 반증이다.

국가 간의 교류와 상호작용이 늘어나면서 확산이론(diffusion theory)으로 복지국가의 확대를 설명하기도 한다(Kim, 2001). 국가 사이의 교류, 네트워킹, 상호작용 등의 결과 일종의 흉내 내기가 일어날 수 있고, 주변 국가와의 경쟁이 제도 도입을 촉진하기도 한다. 사회경제적 발전 과정이 서로 다른데도 인접한 여러 국가가 비슷한 시기에 비슷한 제도를 도입하는 것은 이러한 이유로 설명할 수 있다.

정치적인 정당화를 위해 건강보장이 동원된다는 설명도 가능하다. 비합법적으로 집권하거나 다른 이유로 정권의 정당성이 부족할 때, 사회보장을 확대하면 정치적 반대를 누르고 중요 집단에 정권이 지속해야 할 이해관계를 만들 수 있다(Cutler and Johnson, 2004). 정당화라는 점에서는 같지만, 사회보험은 빈곤층의 요구를 반영하는 것이므로 민주화된 정부가 그렇지 않은 정부보다 정책을 채택할 가능성이 더 크다는 반대 주장도 있다.

이상의 어느 한 가지 요인만으로 제도 도입이나 복지국가의 확대를 모두 설명하기는 어렵다(Cook, 2006). 국가에 따라 다양한 요인이 한꺼번에 작용하며, 특히 구체적인 상황에 따라 발전의 계기와 경로도 달라진다. 이러한 맥락에서 최근 역사적 제도주의(historical institutionalism)가 많은 관심을 받고 있다. 제도주의란 과거의 정책 결정과 현재 제도가 계급의 선호와 정치적 행동을 제도화(institutionalization)한다는 입장이다. 이에 따르면 일단 한 제도가 성립되고 실행되면 그 제도를 뒷받침하는 정치적 선호와 문화, 이해관계가 생기고 이것이 이후의 제도 확장을 촉진한다. 예를 들어 영국의 NHS 성립은 저절로 된 것이 아니라, 일정한 정치사회적 환경 속에서 정책 참여자(예를 들어 베번)가 일정한 역할을 해서 이룬 것이다(Webster, 2002). 일단 제도가 성립된 이후에는 오랜 기간 주어진 제도적 환경 안에서 구축된 선호와 이해관계가 다시 구조적·문화적 유산으로 작용한다(Greener, 2006). 어느 쪽 방향이든 제도를 변경시키고자 하는 시도의 성패는 '경로의존성(path dependence)'에 크게 좌우될 수밖에 없다.

참고문헌

김영범. 2002. 「한국 사회보험의 기원과 제도적 특징」. ≪경제와사회≫, 제55호, 8~34쪽.
김창엽. 2005. 『미국의 의료보장』. 파주: 한울.
대한민국 임시정부. 1941. 「대한민국 임시정부 건국강령」. Retrieved May 20, 2007, from http://search.i815.or.kr/OrgData/OrgList.jsp
림링거, 가스통 V.(Gaston V. Rimlinger). 1997. 『사회복지의 사상과 역사』. 한국사회복지학연구회 옮김. 파주: 한울.
문태현. 2003. 「담론이론과 공공정책의 정당성」. ≪한국정책학회보≫, 제12권 제4호, 125~146쪽.
박근갑. 2009. 『복지국가 만들기』. 서울: 문학과지성사.
손준규. 1981. 「한국의 복지정책결정 과정에 관한 연구」. 서울대학교 대학원 박사학위논문.
신섭중 외. 2001. 『세계의 사회보장』. 서울: 유풍출판사.
신좌섭. 2001. 「군정기의 보건의료정책」. 서울대학교 대학원 석사학위논문.
원용찬. 1998. 『사회보장발달사』. 서울: 신아.
이광찬. 2009. 『국민건강보장 쟁취사』. 파주: 양서원.
임시정부수립대책위원회. 1947. 「임시정부 수립대강」.
정일영·신영전. 2016. 「일제 식민지기 '원산노동병원'의 설립과 그 의의」. ≪의사학≫, 제25권 제3호, 445~488쪽.
최웅석. 1947. 「현 단계 보건행정의 근본적 임무」. ≪조선의학신보≫, 제2호(5), 17~20쪽.
최천송. 1977. 『한국사회보장론』. 서울: 한국노사문제연구협회.
히로이 요시노리(広井良典). 2000. 『일본의 사회보장』. 장인협 옮김. 서울: 소화.
横山和彦·田多英範. 1991. 『日本社會保障の歷史』. 東京: 学文社.
吉原健二·和田勝. 1999. 『日本医療保険制度史』. 東京: 東洋経済新報社.
Baldwin, Peter. 1990. *The Politics of Social Solidarity: Class Bases of the European Welfare State, 1875~1975.* Cambridge: Cambridge University Press.
Barrientos, Armando and Peter Lloyd-Sherlock. 2000. "Reforming health insurance in Argentina and Chile." *Health Policy and Planning*, Vol. 15, No. 4, pp. 417~423.
Bärnighausen, Till and Rainer Sauerborn. 2002. "One hundred and eighteen years of the German health insurance system: are there any lessons for middle- and low-income countries?" *Social Science & Medicine*, Vol. 54, No. 10, pp. 1559~1587.
Cook, Beth. 2006. "Conceptual framework for analysis of welfare state developments."

Callaghan (Australia): The Centre of Full Employment and Equity, The University of Newcastle.

Cutler, David M. and Richard Johnson. 2004. "The Birth and Growth of the Social Insurance State: Explaining Old Age and Medical Insurance Across Countries." *Public Choice*, Vol. 120, No. 12, pp. 87~121.

Exter, André den et al. 2004. *Health Care Systems in Transition — Netherlands*. Copenhagen: WHO Regional Office for Europe.

Gaál, Péter. 2004. *Health Care Systems in Transition — Hungary*. Copenhagen: WHO Regional Office for Europe.

Glenngård, Anna H. et al. 2005. *Health Care Systems in Transition — Sweden*. Copenhagen: WHO Regional Office for Europe.

Greener, Ian. 2006. "Path Dependence, Realism and the NHS." *British Politics*, Vol. 1, No. 3, pp. 319~343.

Kim, Kyo-seong. 2001. "Determinants of the timing of social insurance legislation among 18 OECD countries." *International Journal of Social Welfare*, Vol. 10, No. 1, pp. 2~13.

Korpi, Walter. 1980. "Social policy and distributional conflict in the capitalist democracies. A preliminary comparative framework." *West European Politics*, Vol. 3, No. 3, pp. 296~316.

Murai, Tomoko. 2004. "The Foundation of the Mexican Welfare State and Social Security Reform in the 1990s." *The Developing Economies*, Vol. 42, No. 2, pp. 262~287.

Navarro, Vicente. 1977. *Social Security and Medicine in the USSR: a Marxist Critique*. Lexington: Lexington Books.

Pierson, Christopher. 2004. "Late Industrializers and the Development of the Welfare State" Geneva: United Nations Research Institute for Social Development.

Quadagno, Jill. 1987. "Theories of the Welfare State." *Annual Review of Sociology*, Vol. 13, No. 1, pp. 109~128.

Ron, Aviva, Brian Abel-Smith and Giovanni Tamburi. 1990. *Health Insurance in Developing Countries*. Geneva: International Labor Organisation.

Rosen, George. 1993. *A History of Public Health*. Baltimore: Johns Hopkins University Press.

Saltman, Richard. B. and Hans F. W. Dubois. 2004. "The historical and social base of social health insurance systems." in Richard B. Saltman, R. Busse and Josep

Figueras(eds.). *Social Health Insurance Systems in Western Europe*. Maidenhead: Open University Press.

Webster, Charles. 2002. *Caring for Health: History and Diversity*. Buckingham: Open University Press.

WHO Regional Office for South-East Asia. 2005. *Social Health Insurance: Selected Case Studies from Asia and the Pacific*. New Delhi: World Health Organization.

| 제3장 |

건강보장제도의 기능과 의의

한 나라의 건강보장제도는 그 사회의 고유한 역사와 현실을 반영한다. 각 사회가 어떻게 제도를 이해하고 무엇을 기대하는지는 다양할 수밖에 없다.

예를 들어 비교적 최근에 제도를 확립한 나라에서는 오랜 역사를 지닌 유럽 국가들과 달리 상병수당의 요소가 약하다. 최근에는(특히 제2차 세계대전 이후) 과거보다 의료서비스에 대한 비용 부담이 늘어나고 건강보장제도의 기능에서도 의료비 비중이 커졌기 때문이다. 전통적 건강보장제도가 노동력 상실과 그에 따른 소득 감소에 대비하는 기능, 즉 경제적 보장(소득보장)에 초점을 맞추었다면, 최근 건강보장은 적은 비용 부담으로 의료서비스에 쉽게 접근하게 하는 기능이 더 커졌다. 새로 건강보장제도를 도입하거나 확대하는 개발도상국에서는 소득보장보다 의료보장의 우선순위가 더 높다.

건강보장제도는 각 사회의 경험과 조건, 이를 반영한 제도 특성에 따라 여러 가지 기능과 임무를 수행한다. 여러 제도 사이에는 공통 요소가 많지만 우선순위와 강조점에 차이가 있는 것도 분명하다. 건강과 의료보장이 전통적 목표였다면, 최근에는 빈곤화를 예방하는 '사회적 보호(social protection)' 기능을 내세우는 나라도 적지 않다.

보건의료 내부에서는 건강보장제도의 기능과 의의를 폭넓게 이해하는 전통이 강하지 못하고, 소득보장과 의료보장을 빼면 다른 사회체계와의 상호작용에도 관심이 적은 편이다. 이 장에서는 지금까지 건강보장제도의 기능을 폭넓게 살펴보지 못했다고 전제하고, 관련 논의를 정리하면서 그 결과들을 해석하고자 한다. 먼저 건강보장제도가 핵심 대상이자 목표로 하는 건강과 보건의료의 의의를 살펴보고, 이어서 건강보장제도의 기능과 의의를 개관한다.

1. 건강과 보건의료의 의의

건강보장제도의 기능과 의의를 검토하기 전에 건강보장제도의 대상이자 목표인 건강과 보건의료가 어떤 의미를 포함하는지 살펴보자. 먼저 분명하게 해둘 것은 건강과 보건의료가 같은 것이 아니라는 점이다. 보건이나 의료에 익숙한 사람들에게는 상식일 수도 있으나, 현실에서는 많은 혼란과 오해가 있다. 건강과 보건의료를 구분하는 것은 건강보장제도의 목적과 목표가 무엇인가 하는 질문과 직접 관련이 있다.

정책 차원에서는 대부분 건강보장제도가 건강이 아니라 보건의료를 보장하는 것을 목표로 삼는다. 건강이나 건강수준 향상은 건강보장제도의 직접 결과보다는 '궁극적'인 결과 또는 영향(impact)의 차원을 넘지 못한다. 단순화해서 말하면, 건강보장제도는 (용어가 의미하는 것과는 달리) 보건의료를 보장하는 것일 뿐 건강을 보장하는 제도가 아니다. 엄밀하게 말하면 의료보장이나 의료보험이 더 정확한 말이다.

건강과 보건의료를 구분하면 건강보장제도의 의의를 더 구체적으로 물어야 한다. 건강이 아닌, 보건의료를 보장하려고 하는 것이 어떤 의미가 있는가? 보건의료는 건강을 보장하고 건강수준을 유지, 향상하는 범위 안에서만 의미가 있는가, 아니면 건강과 무관하게 그 자체로 의미가 있는가? 보건의료가 '보장'을 해야 할 특별한 사회적 가치가 있는가? 이런 질문들에 답하는 것이 필요하다.[1]

---

1) 건강과 보건의료에 대한 좀 더 자세한 논의는 다음을 참고할 것. 김창엽 외(2015: 3~64).

1) 건강과 보건의료의 이질성

건강과 보건의료의 의의를 이해하는 방식은 다양하다. 사회적 맥락은 물론이고 개인의 선호와 가치관도 영향을 미친다. 다원주의 사회에서 건강과 보건의료를 정의하고 그 가치를 규정할 때는 다양성을 전제할 수밖에 없다.

서로 다른 관점에서 건강과 보건의료를 논의하더라도, 의미 있는 논의 결과를 도출하기 위해서는 공통 기반을 명확하게 할 필요가 있다. 건강과 보건의료가 무엇을 의미하는지 또는 어느 측면을 말하는지에 따라 논의가 달라진다면, 대상과 초점을 명확하게 하고 논의를 진행하는 편이 생산적이다.

건강과 보건의료를 동질적인 하나의 범주로 묶는 것이 불가능하다는 것을 먼저 지적한다. '건강'과 '보건의료'가 추상화된 개념으로 명확하게 정의할 수 없는 것이 분명하지만, 지금까지 많은 논의는 이런 특성을 충분히 고려하지 않았던 것이 사실이다. 개념의 이질성과 유동성을 고려하지 않고 건강은 권리인가를 질문하면 최소 수준의 합의에도 도달하기 어렵다.

건강은 완전한 건강에서 죽음에 이르는 연속 현상(continuum)으로, 건강과 불건강(ill health)은 한 사람에게서 동시에 나타나는 복합적 현상이다. 필요(health needs)를 통해 건강과 불건강을 정의하는 것도 마찬가지로 모호하고 한계가 많다(Daniels, 2008: 31~36). 특히, 건강필요가 특정한 역사적·문화적·개인적 맥락 속에 위치하는 상대적 개념이면(Robertson, 1998), 이를 객관적으로 정의하고 측정하는 것은 불가능하다. 일부 사람들은 필요 개념을 포기하고 '기호(preference)'로 바꾸자고 주장하지만, 이는 또 다른 문제를 일으킨다. 필요를 객관적으로 정의할 수 없으면 필요를 충족하는 도덕적 의무를 규정할 수 없고, 이에 기초해야 할 공적·사회적 활동의 정당성을 판단할 수 없다(Robertson, 1998).

대니얼스는 모호한 정의에 대한 대안으로 건강을 "사람으로서 정상 기능을 하기 위해 필요한 것(those required for normal species functioning)"으로 필요를 정의하자고 제안했다(Daniels, 2008: 34). 정상 기능을 정의할 수 있으면 이를 객관적으로 나타낼 수 있고, 사회적으로 이런 필요가 충족되어야 한다는 것에 대해 동의를 끌어낼 수 있다는 것이 그의 주장이다. 이런 주장이 모호함을 줄이는

데 도움이 되는 것은 사실이지만, 이것만으로 문제가 완전히 해결될 것 같지는 않다. 그는 생물학적 정상성을 토대로 '정상' 기능을 정의하지만, 정상성에 대한 사회적 동의도 논란거리이긴 마찬가지다. '정상성'은 가치의 공백 상태에서 객관적·과학적으로 규정되는 것이 아니라 특정한 정치·경제·사회적 조건이 만들어낸 권력관계의 표현이기 쉽다. 권력관계의 산물인 '비정상'은 흔히 혐오와 차별, 배제의 대상이 된다.

건강과 건강필요의 특성에서 비롯된 것이지만, 보건의료 또한 이질적인 여러 개입 방식을 모두 포함한다. 상당수 보건의료는 생명과 직접 연관이 없고, 연관이 있다 하더라도 반드시 생명 연장이나 건강 향상 효과를 보장하지 않는다. 많은 보건의료 서비스는 삶의 질에 관련될 뿐이다(Enthoven, 1980). 동등한 필요가 있어도 보건의료 요구는 달라질 수 있고, 보건의료의 효과도 다르다.

이와 같은 건강과 보건의료의 특성, 즉 그 구성이 이질적이고 객관적으로 정의하기 어려우며 경계가 모호하다는 특성은 건강보장제도에 다양한 과제를 제기한다. 예를 들어, 건강과 보건의료의 권리가 건강보장의 원리와 실천의 토대라고 할 때, 권리 범위가 어디까지인지 명확하지 않다. '필수'나 '기본'의 범위를 정의하기 어려운 것도 마찬가지다.

건강과 보건의료가 동질적인 하나의 범주가 아니라는 점은 분명히 도전이지만, 이런 특성이 의사결정과 정책에서 상대주의를 정당화하는 수단으로 쓰이는 것은 곤란하다. 경계가 모호하고 개인차가 있다는 것이 곧 모든 판단을 상대화해야 한다는 의미는 아니다. 이런 점에서 필요를 정치적으로 해석할 것을 요구하는 주장을 주목할 필요가 있다. 필요는 모호하고 무원칙적인 것이 아니라, 정치적 요구이고 끊임없이 논쟁해야 할 대상이다(Robertson, 1998). 일치하지 않으며 때로 상충하는 필요, 그리고 그 요구 사이에서 토론과 숙의(deliberation)가 일어나고 이는 사회적으로 조정된다. 복지국가와 건강보장체제는 이러한 숙의와 조정의 대상인 동시에 그것이 실천되는 장(場)이다.

2) 건강의 가치와 의의

개인 차원에서 건강은 직관적·경험적으로 큰 가치를 포함한다. 건강을 그 자체로 의미가 있다는 이른바 '내재적(intrinsic)' 가치로 보기는 어렵지만, 개인에게 건강은 생명과 직결되고 고통과 행복을 결정하는 핵심 요인 중 하나다. 간접적으로 건강은 가족 기능, 사회적 역할, 직업 기능과 분리할 수 없으므로, 삶의 다른 가치를 성취할 수 있게 하는 '도구'로서의 의의가 크다.

건강의 사회적 가치는 개인적 가치보다 좀 더 모호하고 간접적이다. 모르는 타인('stranger')의 건강과 고통에 오랜 시간 공감하기는 쉽지 않고, 집합적 실체로서 사회 전체의 (추상적) 건강수준에 관심을 두기는 더욱 어렵다. 건강에 관한 제도와 정책이 흔히 관심사가 되지만(예를 들어 영국의 국가보건서비스나 미국의 의료보장 확대 등), 대부분 건강 자체보다는 보건의료 서비스에 대한 관심을 표현하는 것이다. 각 개인이 어떻게 이해하는가와 무관하게, 집합적·사회적으로 건강의 가치가 드러나는 때도 없지는 않다. 국가별 또는 집단별로 건강수준을 비교하고, 그 결과가 한 국가나 사회, 또는 집단의 삶의 질, 개발, 발전의 척도가 되는 때다. 이때 사회적 건강수준은 개인의 건강과 쉽게 연결되지 않는다.

좀 더 넓은 범위에서 건강의 사회적 가치를 이해하는 것은 사회정의에 대한 논의와 연결되는데, 건강이 삶의 '기회'와 관계있다는 주장이 대표적이다. 이 흐름을 대표하는 대니얼스의 주장에 따르면, 건강은 '공정한 기회(fair opportunity)'를 보장한다(Daniels, 2008: 29~30). 이때 건강은 '정상 기능(normal functioning)'을 뜻하고, 삶에서 '정상 기회 범위(normal opportunity range)'에 어떤 가치를 부여하는가에 따라 건강의 가치가 달라진다. '기회'는 롤스(John Rawls)가 말하는 공정하게 평등한 기회(fair equality of opportunity)로, 이는 모든 사람에게 직책과 직위가 열려 있는 것을 뜻한다. 동등한 능력과 의욕과 동기를 가진 사람은 직책과 직위에서 동등한 삶을 전망할 수 있어야 하고, 자신이 속한 사회계층이나 초기 가정환경으로 인해 능력과 의욕 개발이 영향을 받아서는 안 된다(주동률, 2008). 균등하고 공정한 기회는 사회정의를 달성하는 데 가장 중요한 요소 중 하나로, 건강은 이를 가능하게 하는 중요한 개인적 가치이다.

센(Sen, 1999)은 건강 그 자체에 의미를 부여하면서, 건강을 유지하는 것을 가치 있는 인간 삶의 본질적 측면으로 보고 이를 '기능(기능함, functioning)'으로 개념화했다. 그가 말하는 기능함은 삶을 구성하는 본질적인 것으로, 이는 적절한 영양 섭취, 좋은 건강을 유지하는 것, 피할 수 있는 병에 걸리지 않는 것, 또 피할 수 있는 이유로 일찍 죽지 않는 것 등 기본적인 것과 행복한 생활, 자기존중 확보, 공동체 생활에 참여하는 것 등 좀 더 복잡한 것을 포함한다. 또한, 센은 기능함과 구분해 '능력(할 수 있음, capability)' 개념을 제안하는데(Sen, 1992), 이는 가능한 기능함의 집합 중에서 특정한 기능함(이나 기능함의 집합)을 선택할 수 있는 자유 또는 가능성을 가리킨다. 할 수 있다고 해서 반드시 기능함으로 이어지는 것이 아니라 개인이 자유롭게 선택할 수 있다. 능력이란 곧 한 사람이 자유롭게 무엇을 할 수 있고 어떤 존재가 될 수 있다는 것을 뜻한다.

센에 따르면 건강은 기능함인 동시에 성취된 그 기능이 다시 능력과 연관된 것으로, 모든 사람이 기본 능력을 갖추는 것이 사회정의에 부합한다. 건강은 그 자체로 삶을 구성하는 핵심 요소(기능함)인 동시에 다른 기능함을 선택하고 성취할 수 있는 자유와 연관된다(Sen, 2002; Gandjour, 2008). 예를 들어 건강이 나쁘면 핵심 기능에 속하는 교육을 제대로 받을 수 없고 공동체 생활에 적극적으로 참여하기도 어렵다.

기회나 능력이 사회정의 관점에서 접근하는 것이면, 사회와 연관해서 건강을 좀 더 기능적·도구적으로 이해할 때 경제적 효과를 강조한다.[2] 건강이 인적 자본의 하나로 경제발전에 기여한다는 논리가 대표적이다. 건강이 노동생산성, 노동력 공급, 교육, 저축과 투자를 통해 경제발전에 기여한다는 주장에는 적지 않은 실증 근거가 있다(Suhrcke et al., 2005: 22~23). 방향은 조금 다르지만, 마르크스주의 시각에서도 건강을 경제적으로 해석한다. 노동자의 질병과 손상, 불건강은 자본이 초과 이윤을 추구하는 과정에서 강요한 필연적 결과라는 것이다.

---

2) 여기서 '도구적'이라는 의미는 건강의 내재적-도구적 가치를 구분할 때와는 다르다. 건강은 삶의 본질적 가치를 추구하는 데 바탕이 된다는 점에서 도구적이나, 이는 건강이 인적 자본과 경제성장을 추구하는 수단(도구적)이 되는 것과는 다른 의미다.

건강을 유지, 회복하고자 하는 노력은 자본주의 생산에 필요한 노동력을 재생산해 더 많은 잉여가치를 추구하는 것에 지나지 않는다. 산업예비군이 존재하는 한 노동자의 건강은 이윤을 추구하는 데 별다른 장애가 되지 않고, 건강을 향상하려는 사회적 노력은 일부 계급에만 혜택이 돌아간다.

사회적으로 건강의 가치는 삶의 다른 가치와 공존하고 때로 경쟁한다. 때로 임금을 더 받기 위해 건강에 해로운 환경을 감수하는 데서 알 수 있듯이, 흔히 건강은 다른 사회적 가치나 목표(효용, 재화 등)와 비교된다. 자원이 한정된 상황에서 의사결정을 해야 할 때는 다른 사회적 가치와 경쟁하거나 갈등하는 상황이 더 많다. 다른 가치와 경쟁해야 하는 상황에서 건강의 가치를 보는 시각에는 크게 세 가지 경향이 있다(Wilson, 2009). ① 건강이 유일하게 가치 있는 것이거나 또는 다른 가치에 비해 우월하다는 견해, ② 건강 그 자체로는 가치가 없고, 다른 사회적 가치에 영향을 미치는 정도까지만 가치가 있다는 시각, ③ 사회 또는 국가가 추구해야 할 여러 가치 중 하나라는 시각이 그것이다. 이 가운데 건강이 유일하게 가치가 있거나 그 자체로는 전혀 가치가 없다는 시각은 논리적으로 성립하기 어렵고 현실적이지도 않다.

3) 보건의료의 가치와 의의

보건의료는 어떤 가치나 의의가 있는가? 건강보장제도가 주로 보건의료를 보장하는 사회적 장치라면, 이 질문은 건강보장제도의 의의를 직접 묻는 것이나 마찬가지다. 흔히 보건의료를 건강을 보장하는 한 가지 수단으로 여기지만, 둘 사이의 직접 관련성은 '상식'보다 약해서, 건강보장제도는 건강수준의 향상이나 증진을 부분적으로만 설명할 수 있다. 보건의료가 건강과는 구분되는 독립적인 가치를 가지는 것이 아니라면, 건강보장제도가 보건의료를 보장함으로써 건강에 기여하는 역할 이외에 어떤 가치가 있는지 도전을 받게 된다.

사회적(인구집단) 차원에서 보건의료 서비스가 건강 또는 건강수준에 얼마나 기여하는가는 여전히 논란이 많다. 현대의료가 발전하기 이전은 말할 것도 없고 최근까지도 보건의료가 인구집단의 건강수준 향상에 미치는 영향은 그리 크지 않다는 주장이 많았다. 이 주장이 타당하다면, 인구집단의 건강수준 향상을 위해 건강보장제도가 필요하다(또는 정당화할 수 있다)는 논리는 상당 부분 근거가 약해진다.

최근에는 현대 보건의료의 역할을 긍정적으로 평가하는 연구도 있다. 미국의 평균수명 연장에 보건의료 기술 발전이 미친 영향을 분석한 커틀러(Cutler) 등의 연구와 보건의료의 효과를 피할 수 있는 사망(avoidable mortality) 개념으로 설명한 놀트(Nolte) 등의 연구가 대표적인 예이다. 커틀러는 1960년에서 2000년 사이에 나타난 심혈관 질환의 사망률 감소 중 약 2/3는 의학 발전 덕분이라고 주장했다(Cutler, Deaton and Lleras-Muney, 2006). 놀트 등도 유럽연합 국가들에서 1980년대와 1990년대에 개선된 영아 사망률과 중·노년 사망률은 효과적인 보건의료에 접근할 수 있었기 때문이라고 분석했다(Nolte and McKee, 2004).

최근의 일부 연구는 보건의료의 역할이 크다고 평가하지만, 자료와 분석 방법의 한계 때문에 결론을 내리기는 어렵다. 보건의료 서비스뿐 아니라 그 체계(제도와 시스템)까지 포함하면 더욱 복잡하다. 보건의료는 반드시 체계 속에서 작동하고, 건강효과는 그를 둘러싼 체계가 어떤가에 따라 크게 달라진다.[3] 같은 보건의료를 두고도 체계가 다르면 효과가 달리 나타나는 것도 이 때문이다. 미국에서는 보건의료에 대한 접근성이 떨어지는 것이 사망률을 높이고 수명을 줄이는 것으로 나타나지만, 건강수준은 치료와 예방을 포함한 전체 보건의료체계의 특성에 따라 달라진다(Crimmins, Preston and Cohen, 2011: 111).

보건의료와 건강의 관련성은 건강을 어떻게 정의하는가에 따라서도 다르다. 건강은 사망이나 수명뿐 아니라, 고통, 기능, 심리, 삶의 질을 포함하며, 많은 보건의료는 이런 차원의 건강을 다룬다. 제도적으로 건강과 보건에 포함되든 그렇지 않든, 보건의료의 중요한 기능 한 가지는 이런 측면의 건강을 유지하고 증진하는 것이다. 건강보장제도가 건강을 어느 차원까지 보장해야 하는지는 논의가 필요하지만, 현실의 보건의료는 대부분 이런 측면의 건강에 관여한다.

---

3) 특정한 목표를 달성하기 위해 사람이 만든 모든 도구와 수단을 '기술'로 봐야 한다는 시각도 있다(Heidegger, 1977: 5). 이런 관점에 따르면 체계나 제도, 정책은 모두 기술에 속한다.

건강을 생명과 직접 관련이 없는 범위까지 최대한 넓게 정의해도 모든 보건의료가 건강에 기여하는 것은 아니다. 의학적·과학적 효능(efficacy)과 효과(effect)가 의심스러운 많은 보건의료가 존재하고 제공되며 이용된다. 의학적 판단에 기초해 이런 종류의 보건의료는 건강보장제도에서 제외해야 한다는 주장이 많지만, 이 또한 그리 간단한 문제가 아니다. 건강을 어떻게 정의하는가, 보건의료에 무엇을 기대하는가, 건강보장제도의 목적과 목표는 무엇인가에 따라 판단이 달라진다.

센의 능력 개념은 건강결과와 무관하게 보건의료의 '독립적' 가치를 이해할 수 있는 실마리를 제공한다. 그는 건강 불평등뿐 아니라 보건의료 불평등도 사회정의와 관련된다고 주장했는데, 건강을 성취하는 데 필요한 '과정' 중 하나가 보건의료라면 이 또한 공정해야 한다(Sen, 2002). 주목할 것은 보건의료를 과정으로서의 의미를 넘어 능력과 관련된 것으로 해석할 수 있다는 점이다. 보건의료 보장은 그 결과와 무관하게 건강(기능)을 추구하고 성취할 자유나 그 능력을 보장하는 가장 유력한 방법이다. 여기서 자유와 능력은 반드시 건강이라는 결과를 성취해야 충족되는 것이 아니다. 보건의료의 성격 때문이든 과정에서 생기는 다른 한계 때문이든, 건강을 성취하려는 자유와 능력이 있다고 해서 결과적으로 건강을 성취한다는 보장은 없다. 보건의료를 능력과 관련된 것으로 해석하면, 제도화된 건강보장은 건강을 성취할 자유와 능력을 보장하려는 '사회적 기구(social arrangement)'가 된다.

다른 한편에서 보건의료는 또한 시장에서 거래되는 상품으로, 생산, 유통, 거래, 소비를 통해 사회·경제 효과를 산출한다. 건강보장제도와 직접 관련되는 경제문제는 능력 범위를 벗어나는 소비가 발생하면 개인과 가계가 경제적 위험에 빠진다는 것이다. 지나친 보건의료비 지출은 빈곤을 초래하고, 특히 개발도상국에서는 빈곤 발생과 악화의 핵심 원인을 차지한다. 다시 '능력' 개념에 따르면, 빈곤은 삶의 목표를 성취하는 능력과 자유에 관한 것으로, 보건의료를 보장하고 빈곤을 예방하는 것은 능력의 결핍을 방지하는 유력한 수단이다.

2. 건강권과 건강보장

국가가 건강보장(제도)에 책임을 져야 하는 근거로 자주 활용되는 것이 권리로서의 건강 또는 건강권이다. 보건의료에 대한 접근성을 높이거나 불평등을 줄인다고 표현할 때도 권리 개념이 중요한 역할을 한다. 문제는 그런 역할을 하는 건강권의 의미와 내용이 그리 명확한 편이 아니라는 점이다.

1) 건강권의 개념

건강보장제도의 근거를 건강권에서 찾는 것은 드문 일이 아닌데, 한 가지 이유는 일반 시민에게 친근한 개념이기 때문이다. 국내 일간 신문 기사에서도 "학생의 건강권과 수면권을 위협한다."(≪매일경제신문≫, 2017년 6월 10일), "도심에 설치돼 시민의 건강권과 조망권을 크게 해쳤던 송전탑이 올해 말까지 모두 사라진다."(≪연합뉴스≫, 2017년 6월 7일) 등의 표현을 쉽게 찾을 수 있다. 여기서 '건강권'은 엄격한 학술적 정의에 기초했다기보다 건강이 중요한 가치라는 (동의 수준이 높지만 모호한) 사회적 이해를 나타낸 것이다.

용어가 널리 쓰이고 친숙하다 해도 건강권(right to health)의 내용이나 그 근거가 실제 사회적 실천에 적용될 정도로 안정적인지는 의심스럽다. 건강권은 명료하고 일치된 개념으로 정립하기에는 지나치게 규범적이거나 모호하다(Leary, 1994). 같은 표현이 다른 의미를 가리킬 때도 많고, 내용과 지향을 뒷받침하는 근거도 편차가 크다. 건강권을 토대로 건강보장제도를 설명하기 위해서는 먼저 건강권의 개념을 명확하게 해야 한다.

건강권을 이해하는 데에는 밀접한 관련이 있는 개념이자 가치인 인권(human rights)에서 출발하는 편이 편리하다. 인권이 마주치는 문제와 도전도 건강권과 크게 다르지 않고, 인권은 이미 어느 정도까지 국제 규범으로 확립되었다는 장점도 있다. 1948년 국제연합(UN) 총회가 채택한 세계인권선언은 공식적으로는 어느 국가도 거부할 수 없는 가장 강력한 국제 규범 중 하나로 발전했다. 건강권 또한 인권 논의가 강화되는 것을 토대로 좀 더 명확하고 강력한 규범으로 진화하는 중이다. 세계인권선언은 인권을 "모든 인류 구성원의 천부의 존엄성과 동등하고 양도할 수 없는 권리(inherent dignity and of the equal and inalienable rights of all members of the human family)"로 규정하고, 항목별로 인권을 명시했다. 여기에는 건강과 사회보장에 대한 권리도 포함되어 있는데, 제22조에서 "모든 사람은 사회의 일원으로서 사회보장을 받을 권리를" 가진다고 했고, 제25조에서는 "모든 사람은 의식주, 의료 및 필요한 사회복지를 포함해 자신과 가족의 건강과 안녕에 적합한 생활수준을 누릴 권리와, 실업, 질병, 장애, 배우자 사망, 노령 또는 기타 불가항력의 상황으로 인한 생계 결핍의 경우에 보장을 받을 권리를 가진다"고 명시했다.

건강권을 비롯한 세계인권선언의 내용은 갑자기 나온 것이 아니다. 프랑스 혁명으로부터 나치의 유대인 학살에 이르는 근대적 전사(前史)를 제외하더라도, 제2차 세계대전 이후 여러 국제기구가 인권을 국가의 행동과 책임으로 인식하고 논의를 진행했다(Gruskin and Tarantola, 2000). 널리 알려진 세계보건기구의 건강권 논의가 대표적이다. 세계보건기구는 1946년 건강을 단순히 질병이나 불구가 없는 상태가 아니라, 신체적·정신적·사회적으로 완전한 안녕 상태라고 정의했다. 이런 정의는 단지 건강에 대한 권리를 규정한 데서 그치지 않고, 건강과 다른 권리들의 불가분성과 상호의존성을 나타낸 것으로 평가받는다.

국제연합은 세계인권선언에서 더 나아가 1966년 경제·사회·문화적 권리에 관한 국제규약(사회권 규약, International Covenant on Economic, Social and Cultural Rights)과 시민정치적 권리에 관한 국제규약(자유권 규약, International Covenant on Civil and Political Rights)을 채택해 인권을 구체화했다. 이 중 사회권 규약 제12조에서는 "성취할 수 있는 최고 수준의 신체적·정신적 건강을 누릴 권리(the right to the highest attainable standard of physical and mental health)"가 있음을 인정하고, 규약의 가맹국이 이 권리의 실현을 위해 취할 조치에는 "사산율과 영아 사망률의 감소 및 어린이의 건강한 발육을 위한 대책, 환경위생 및 산업위생의 개선, 전염병, 풍토병, 직업병 및 기타 질병의 예방치료 및 억제, 질병 발생 시 누구나 의료와 의학적 배려를 받을 수 있는 여건의 조성" 등이 포함된다고 규정했다. 특히 이 중에서 성취할 수 있는 최고 수준의 건강을 누릴 권리를 줄여서 흔히 (좁은 의미의) 건강권이라고 부른다.

건강과 인권은 상호관련성을 가진 것으로, (넓은 의미의) 건강권은 세계인권선언과 사회권 규약에 한정되지 않는다(Mann et al., 1994). 건강과 인권의 첫 번째 상호관계는 인권이 침해될 때 건강 피해가 있을 수 있다는 점이다. 전쟁이나 고문 때문에 생명을 잃거나 건강을 해치는 것이 대표적 피해라 할 수 있다. 두 번째 상호관계는 의료나 공중보건 정책, 사업, 프로그램 등이 인권에 영향을 미치는 것이다. 예를 들어, 일정 수준 이상의 지식이 있어야 보건사업에 참여할 수 있다면, 지식수준이 낮은 사람을 차별하는 결과를 초래한다. 사회 전체의 편익을 위한다는 명분으로 일부 집단에 강제로 선별검사(예를 들어 에이즈 검사)를 시행하거나 감염병이 유행하는 상황에서 일부 집단을 검역(격리)할 때 벌어지는 논란도 이 범주에 들어간다. 세 번째 상호관계는 건강을 보호하고 증진하는 것이 곧 인권을 보호하고 증진한다는 것으로, 세계인권선언이나 사회권 규약에 반영된 것과 같다. 건강을 보호하고 증진하는 것이 곧 인권의 한 요소이다.

세계인권선언이나 사회권 규약이 건강권을 좀 더 구체화한 것은 부인할 수 없지만, 아직 많은 난제와 논란이 남아 있다. 그중에서도 건강에 대한 권리와 보건의료에 대한 권리를 명확하게 구분하지 못한 채 건강권을 지나치게 좁게 규정했다는 지적이 특히 중요하다. 제2차 세계대전 이후 의학적 성취에 대한 낙관에 의존해 건강권 개념을 개인이 보건의료 서비스를 받을 권리, 그중에서도 현대 의학의 조치를 받을 수 있는 기회로 좁게 해석했다는 것이다(Meier and Fox, 2008).

건강권이 '무엇'에 대한 권리인가를 문제로 삼으면, 건강을 성취할 기회(보건의료 포함)가 아니라 건강 그 자체를 권리의 대상으로 삼을 수 있는가 하는 근원적 질문을 피할 수 없다. 권리를 충족할 의무를 누가 지는가 하는 관점에서는 건강을 누리거나 성취할 권리로서의 건강권은 성립할 수 없다는 주장이 우세하지만(Buchanan, 1984), 국가와 법률이 아닌 도덕적 원리로서 건강 수준에 대한 권리를 완전히 부인할 수는 없다. 권리를 충족할 수단이 있는가를 기준으로 인권의 성립 여부를 판단하는 것은 곤란하다. 인권은 칸트적 의미에서 현실의 '구성적 이념'일 뿐 아니라, 당장 실현되지는 않지만 그것에 다가가려고 노력하는 지표로서 계속 존재하는 '규제적(regulatory) 원리'이기도 하다.

건강과 관련된 모든 측면이 권리의 대상인지, 어느 수준까지 권리인지도 논란거리다. 권리의 범위와 수준을 둘러싼 한계는 건강권을 포함한 사회권에 모두 해당하는 공통 문제로, 이는 '적극적' 권리라는 사회권의 특성에서 비롯된다. 국가의 간섭 금지를 요구하는 소극적 권리인 자유권과 달리 사회권은 국가의 적극적 노력과 의무 이행, 자원 투입을 요구한다. 이 때문에 권리 충족을 의무 당사자(예를 들어 정부)에게 직접 요구하는 것이 불가능하다는 해석이 많다. 더구나 사회권을 보장하는 수준은 한 국가의 경제 능력에 좌우될 수밖에 없고, 자원이 가용한지에 따라 상대적 수준의 보장을 면하기 어렵다. 사회권 규약에서 권리의 '점진적 실현(progressive realization)'을 명시한 것도 이 때문이다.[4]

점진적 실현을 당연한 것으로 받아들이면 사회권은 자칫 선언적·수사적 차원을 넘기 어렵지만, 건강권을 포함한 사회권 이념이 인간의 보편적이고 근원적 필요에 대한 존중이라는 점 또한 무시할 수 없다(장은주, 2006). 무엇보다 중요한 변화는 의무 주체로서의 국가가 사회권적 권리를 충족하기 어렵다는 논리가 점점 더 약화한다는 점이다. 인권법학자인 프레드만(Sandra Fredman)의 주장이 대표적이다. 그는 어렵고 복잡하다는 이유만으로 권리를 충족하기 위한 의무를 소홀히 할 수 없다고 주장한다(프레드만, 2009). 즉, 권리는 하나의 목표로, 그것이 충족되는지와 무관하게 의무는 존재한다. 따라서 건강권을 비롯한 사회권은 국가가 그것을 충족하는 의무가 어렵고 복잡해서 성립할 수 없는 권리가 아니라, 권리의 충족 여부와 관계없이 국가가 의무를 다해야 하는 것, 즉 실재하는 권리이다.

국가가 의무 주체임을 인정해도 어느 수준까지 책임을 져야 하는지는 논란거리다. 이에 대해서는 기준을 정하기 어려워서 권리보장이 힘들다는 주장은 타당하지 않다는 점을 명확하게 해둔다(김창엽, 2013). 모든 사람에게 어떤 상태를 완전하게 보장하는 것이 권리의 필요조건이라면 어떤 권리도 제대로 성립할 수

---

[4] 사회권 규약의 제2조 제1항의 내용은 다음과 같다. "이 규약의 각 당사국은 특히 입법 조치의 채택을 포함한 모든 적절한 수단에 의해 이 규약에서 인정된 권리의 완전한 실현을 점진적으로 달성하기 위해, 개별적으로 또한 특히 경제적·기술적인 국제지원과 국제협력을 통해, 자국의 가용 자원이 허용하는 최대한도까지 조치를 취할 것을 약속한다."

없다. 예를 들어 통신의 자유나 의사표현의 자유(또는 권리)가 공익이나 사회질서 유지라는 명목으로 유보되는 사례가 있지만, 그렇다고 자유로운 통신의 권리가 성립하지 않는 것은 아니다. 사회권을 인정하는 것은 어떤 바람직한 상태를 목표로 하면서 이것에 접근해야 한다는 당위이자 사회적·윤리적 의무를 실천하는 의미가 크다.

사회권을 보장하는 수준은 한 사회의 경제적·사회적 능력에 따라 크게 달라지므로, 가용한 자원에 맞추어 권리가 충족되는 이른바 '점진적 실현'의 원칙을 인정할 수밖에 없다. 문제는 국가가 의무를 소홀하게 하는 명분으로 이 원칙을 악용하는 것인데, 이 때문에 사회권의 확장 과정에서는 불확실성과 자의성을 줄여야 한다. 프레드만이 제시한 적극적 의무의 네 가지 구성요건(parameter)은 국가가 자신의 의무를 다하는지 판단하는 데 유용하다(프레드만, 2009: 203~204). 구성요건의 첫째는 유효성(effectiveness)으로, 적극적 의무는 적절해야 하고 권리를 달성하겠다는 실질적인 목표를 포함해야 한다. 둘째는 참여로, 결정에 영향을 받는 사람들이 관련된 과정에 직접 참여할 수 있어야 한다. 셋째는 책임성(accountability)으로, 국가와 정부는 적정한 수준의 권리를 결정한 근거를 설명하고 정당성을 제시할 수 있어야 한다. 넷째는 평등성으로, 적극적 권리를 충족할 의무의 초점이 약자에게 있는 만큼 실질적 평등을 달성할 수 있도록 약자와 취약계층에 더 많은 자원을 제공해야 한다. 프레드만은 이런 요건을 기준으로 국가의 구체적인 책임 수준을 정하는 데 사법 심사가 중요한 역할을 해야 한다고 주장한다. 그는 특히 책임성 기준에 주목해, 정치적 의사결정자에게 단순히 설명을 요구하는 데서 그칠 것이 아니라 적극적 인권 보호 의무를 준수했는지, 준수하지 않았다면 왜 그러지 않았는지를 설명하도록 요구해야 한다고 말한다. 교육이나 주거, 건강 등에 관한 국가의 의무를 충족시키지 않은 이유가 부족한 예산 때문이라면, 다른 영역(예를 들어 국방비)에 더 많은 예산을 배정한 근거를 국가가 설명해야 한다.

2) 보건의료에 대한 접근성

보건의료가 건강보장제도에 포함되려면 건강 향상 또는 다른 가치를 실현하는 것이어야 하고, 이는 보건의료를 권리라 할 수 있는 근거와 연결된다. 여기서는 보건의료 자체보다는 건강보장제도와 보건의료에 대한 접근성에 초점을 맞추어 권리를 검토한다.

건강보장제도와 접근성(access, accessibility)을 살펴보려면 '접근성' 개념을 명확하게 해야 한다. 접근성은 건강필요가 있을 때 보건의료를 이용할 수 있는 기회를 가리키는 것으로, 실제 '이용(utilization)'과 반드시 일치하지는 않는다(Oliver and Mossialos, 2004). 필요와 기회는 동일해도 가치관, 문화, 위험을 회피하는 성향 등에 따라 보건의료 이용은 달라질 수 있다. 이론적으로 이용은 기회 또는 접근성을 전제로 하지만, 현실에서는 접근성과 이용을 구분하기 힘들고 특히 측정과 평가에서 둘을 나누기는 쉽지 않다.

보건의료에 대한 권리가 곧 접근성에 대한 권리를 뜻하는 것이라면, 이는 보건의료의 의의나 가치 문제로 되돌아간다. 접근성에 대한 권리를 보장함으로써 얻고자 하는 것이 무엇인가, 그리고 그것은 권리가 되어야 할 정도로 충분한 가치가 있는가 하는 질문에 답해야 한다.

보건의료의 의의는 건강수준 향상과 그 밖의 가치로 나눌 수 있다. 건강수준 향상에 관한 연구는 결과가 다양하고 판단이 일치하지 않는다. 미국에서 시행된 일부 연구에 따르면, 의료보장제도에서 제외된 사람들에게서 피할 수 있는 입원의 발생 빈도가 더 높았고(Weissman, Gatsonis and Epstein, 1992), 사망 확률도 더 높았다(Franks, Clancy and Gold, 1993). 이에 비해, 보건의료에 대한 접근성과 건강수준은 크게 연관이 없다는 주장도 있다. 미국의 1996년 기준 63세 이하 인구에서 영세자영자의 의료보험 가입 비율은 69%로 임금근로자의 81.5%에 비해 크게 떨어지지만, 건강수준에는 유의한 차이가 없었다(Perry and Rosen, 2001). 수명이나 사망 등의 건강수준에 비해 고통, 기능, 불편, 삶의 질과 같은 건강결과는 보건의료의 영향이 크다.

건강보장제도가 보건의료에 대한 접근성을 높이고 그 결과 건강수준이나 삶의 질 향상에 이바지하는(또는 그럴 가능성이 큰) 것만으로 보건의료나 접근성에 대한 권리를 당연하게 받아들이기는 어렵다. 더구나 보건의료 서비스는 건강수준이나 삶의 질에 기여하는 여러 요인 가운데 하나에 지나지 않고, 직접적인 인과관계도 명확하지 않은 때가 많다. 앞서 설명한 대니얼스(기회)와 센(능력)의 주장처럼 사회정의의 관점에서 보건의료의 권리를 이해할 필요가 있다. 보건의료를 건강을 추구하거나 불안과 불확실성을 피할 자유로 해석할 수 있으면, 건강보장제도가 보장해야 할 보건의료의 범위는 의학적·과학적 근거나 효과성 범위보다 훨씬 더 넓다.

보건의료에 대한 권리 주장도 건강에 대한 권리와 비슷한 문제를 안고 있다. 국가가 적극적으로 이런 권리를 보장해야 하는지, 그 범위는 어느 정도인지, 보건의료에 대한 접근성의 정확한 의미는 무엇인지에 대해 의견이 통일되어 있지 않다(Ruger, 2007). 보건의료에 대한 권리를 적극적으로 옹호하고 국가가 이를 보장해야 한다는 주장이 있는가 하면, 반대로 국가의 역할은 보건의료에 접근하는 것을 방해하지 않는 수준에 머물러야 한다는 자유지상주의의 주장도 있다. 양극단 사이에는 국가가 '적정 수준의 최소한(decent minimum)', 기본(basic), 필수(essential) 보건의료를 보장하는 역할을 해야 한다는 의견도 존재한다. 이러한 논란을 해소하는 과정은 앞에서 설명한 사회권 논의를 그대로 되풀이할 수밖에 없다. 보건의료에 대한 권리는 적극적 권리의 하나로, 이를 충족시킬 구성요건에 비추어 국가의 의무를 규정해야 한다.

3. 건강보장제도의 기능

건강보장제도는 기본적으로 최소한의 경제적 부담으로 보건의료에 대한 접근성을 보장하려는 사회적 기구 또는 제도(institution)로 볼 수 있다. 이에 따른 일차적 기능은 건강위험과 이에 따르는 경제적 위험에서 국민(인민, 시민, 가입자)을 보호하는 것이지만, 다양한 연관 효과 또는 부수적 효과가 함께 나타난다.

1) 건강수준 향상

건강보장제도의 일차 목적은 필요할 때 적절한 보건의료 서비스에 쉽게 접근할 수 있게 하는 것으로, 건강수준 향상은 간접 또는 이차 목적으로 이해해야 한다.

의료가 건강수준에 기여하는 바에 대해서는 의료서비스보다 영양이나 공중보건의 중요성을 강조한 맥커운의 선구적인 업적이 잘 알려져 있다(McKeown, 1979). 이후 영양 공급의 역할에 관해 종합적인 연구를 진행한 포겔은 18세기 말부터 19세기 말까지 전체 사망률 감소와 그 이후 사망률 감소의 절반은 영양 개선 때문에 가능했다고 주장했다(Fogel, 2004). 한편 프레스턴(Preston, 1975)은 공중보건의 발전이 사망률을 줄이는 데 결정적으로 기여한 것으로 분석했다.

최근, 특히 제2차 세계대전 이후에는 과학발전과 의료기술의 진보가 건강수준 향상에 중요한 역할을 했다는 주장도 늘어났다. 예를 들어, 커틀러 등은 의학 발전과 기술적 진보가 사망률을 결정하는 유력한 요인이라고 주장했다(Cutler, Deaton and Lleras-Muney, 2006). 이 연구에 따르면 1960년 이후 2000년까지 미국인의 수명은 7년 늘어났는데, 그중 70%는 심혈관 질환으로 인한 사망률 감소 때문이고, 감소의 약 2/3는 의학 발전이 기여한 것이다. 또, 수명 연장의 19%는 영아 사망률 감소 때문이고, 이 또한 저체중 출산아에 대한 치료법이 개선되었기 때문이다. 놀트 등이 '피할 수 있는 사망' 개념을 사용해 유럽 국가들의 사망률 감소 원인을 분석한 연구도 유명하다(Nolte and McKee, 2004). 이 연구에 따르면, 1980년대의 영아 사망률 감소와 중·노년 사망률 감소에는 보건의료 서비스가 기여했고, 1990년대 이후 여성 사망률 감소에도 중요한 역할을 했다.

건강보장제도가 직접 건강수준에 영향을 미치는 정도를 분석한 연구는 많지 않다. 프러시아에서 비스마르크가 처음 건강보험을 시작할 당시 제도 시행이 사망률을 줄였다는 연구가 있는데, 진료를 담당하는 의사가 새로운 위생 지식을 전파한 것이 사망률 감소에 핵심 역할을 했다고 추정했다(Bauernschuster et al., 2017). 특정 시기와 지역을 분석한 연구 외에 여러 개별 연구를 종합 분석한 결과에 따르면, 건강보험제도가 건강에 미치는 영향은 일관되지 않고 불확실하다(Levy and Meltzer, 2008). 인과관계를 제시할 수 있는 연구는 일부 인구집단(어린이, 에이즈 감염자)이나 건강문제(고혈압)를 대상으로 한 소수에 지나지 않고, 대부분의 연구는 건강보험과 건강수준 향상의 인과관계를 확증하지 못했다. 개발도상국에서 보편적 의료보장이 건강수준에 미친 영향을 분석한 최근의 연구결과도 비슷하다. 몇몇 연구에서는 보편적 의료보장이 건강수준을 개선하는 결과를 보였지만, 대부분은 건강수준 향상이 없거나 변화 여부를 밝히지 못했다(Giedion, Alfonso and Díaz, 2013: 72).

그렇다면 건강보장제도는 건강과는 무관하고 오로지 보건의료를 보장하는 의의밖에 없는가? 지금까지의 연구결과만 가지고 건강보장제도와 건강수준 향상이 무관하다고 결론 내리기는 이르다. 건강수준의 변화에 관심을 둔 연구가 많지 않고, 그런 연구도 방법론의 결함이 많다. 건강을 결과로 삼아 정책 효과를 보는 연구가 쉽지 않다는 것도 근본적인 한계다. 건강결과에는 특정 정책뿐 아니라 다양한 요인이 동시에 작용하고, 정책이 효과를 발휘하는 데에는 오랜 기간이 걸린다. 이 때문에 정책이라는 특정 요인과 건강결과 사이의 인과관계를 확립하기는 쉽지 않다.

근거를 얻기 위해서는 더 많은 연구가 필요하다는 과제와 함께, 건강보장제도가 곧 건강수준의 향상을 보장하는 것이 아니라는 문제의식도 중요하다. 건강보장제도는 저절로 건강수준 향상을 보증하지 않으며, 건강결과는 건강보장 급여의 대상, 급여의 범위와 수준, 운영 방식 등에 따라 얼마든지 달라진다. 건강보장제도가 건강수준 향상을 목표로 포함한다면, 이를 성취할 수 있는 변화이론(theory of change)과 그 근거가 명확해야 한다.

2) 건강보장과 경제

경제적 요인이 건강보장에 미치는 영향은 '상식적'이다. 거시 경제발전 수준에 따라 건강보장정책을 비롯한 사회정책이 달라질 뿐 아니라, 미시 수준에서도 경제가 건강보장제도에 미치는 영향이 크다. 예를 들어 건강보장의 재원 조달은 경제 상황에 직접 영향을 받는데, 임금이 오르는 시기에는 건강보험료율을 조정하지 않더라도 재정 규모가 커진다.

사회보험과 경제의 관계를 설명하는 확립된 근거는 생각보다 많지 않다(Feldstein, 2005). 특히 경제가 건강보장제도에 미치는 영향의 역방향, 즉 건강보장이 경제에 미치는 영향에 대해서는 논의가 더 적은데, 경제에 영향을 미치는 요인이 다양해서 단일 요인(건강보장)의 효과를 분리하기 어렵다. 건강보장제도를 어떻게 설계하는가에 따라 경제 효과가 달라지는 것까지 고려하면, 평가 결과는 제도 전체보다는 세부 요소와 맥락에 따라 달라질 수밖에 없다.

빈곤에 미치는 영향

건강보장제도가 경제에 미치는 영향 중 인과관계가 비교적 명확한 것이 빈곤의 변화다. 빈곤은 아마티아 센의 주장대로 꼭 경제적 의미만 있는 것은 아니나, 넓게 규정해도 소득을 중심으로 한 경제를 제외할 수 없다. 건강보장제도가 소득 보장, 즉 (좁은 의미의) 빈곤 감소에 기여할 수 있다는 데는 큰 이견이 없다.

건강보장제도와 빈곤 사이의 연관관계는 보건의료비가 빈곤화에 미치는 영향을 통해 간접적으로 알 수 있는데, 상관성을 뒷받침하는 경험적 근거는 적지 않다. 세계보건기구가 추정한 것에 따르면, 일부 국가에서는 보건의료비 지출로 해마다 전체 인구의 11%가 경제적 곤란을 겪고 5% 이상이 빈곤에 빠진다(World Health Organization, 2010: x). 세계적으로 해마다 1억 5천만 명의 사람이 재정적 어려움을 겪고 1억 이상의 인구가 빈곤선 이하로 떨어질 정도다.

보건의료산업에 미치는 영향

보건의료와 그 이용은 곧 '산업'과 산업 활동이기도 하다. '생산'을 위해 인력, 시설, 장비, 약품, 재료 등이 필요하고, 소비와 부가가치, 이윤이 발생한다. 보건의료 이용이 증가하고 지출이 늘어나는 것을 산업이 성장한다고 표현할 수 있다. 산업 성장을 나타내는 핵심 지표는 소비 증가로, 이는 보건의료 이용이나 비용 지출이 늘어나는 것과 같다.

건강보장제도가 보건의료 이용을 촉진하는 것은 두말할 필요가 없다. 보편적 건강보장제도가 없는 나라(예를 들어 미국)에서 의료보험의 가입 여부에 따라 보건의료에 대한 접근성이나 보건의료 이용에 차이가 나는 것은 당연하다. 새로

> **보건의료비로 인한 빈곤: 아프리카 국가의 사례**
>
> 빈곤선 바로 위에 있는 가구는 보건의료비를 조금만 지출하더라도 빈곤선 아래로 떨어질 가능성이 크다. 이미 빈곤선 아래에 있는 가구는 보건의료비 때문에 빈곤이 더 심해질 수 있다. 건강보장이 없고 그 때문에 지나친 의료비 부담을 하는 것이 빈곤의 중요한 원인이다.
>
> 남아프리카공화국, 케냐, 세네갈 3국에서 보건의료비 지출 때문에 1.5~5.4%의 가구가 새로 빈곤에 빠졌다. 케냐와 세네갈은 10만 가구 이상, 남아프리카공화국은 29만 가구에 이른다. 빈곤 격차(poverty gap) 또한 커졌다. 남아프리카공화국은 37%에서 41%로, 케냐는 25%에서 27%로, 그리고 세네갈은 54%에서 64%로 나빠졌다. 2010년에서 2011년 사이 말라위에서는 의료비 직접 부담 때문에 0.93%의 인구가 추가로 빈곤에 빠진 것으로 추정되었고, 빈곤 격차는 2.54% 더 늘어났다.
>
> 자료: Scheil-Adlung et al.(2006); Mchenga et al.(2017).

건강보장제도를 시행하는 나라에서 볼 수 있는 변화도 비슷한 의미가 있다. 타이완은 1995년 새로 전 국민 의료보험을 시작했는데, 제도 시행 후 의료 이용량의 증가가 뚜렷하게 나타났다. 외래와 입원 모두에서 의료 이용량이 두 배 이상 증가했고(Cheng and Chiang, 1997), 제도 시행 직후 의료비 지출도 큰 폭으로 늘어났다(Lu and Hsiao, 2003). 의료 이용량과 의료비가 증가하는 것은 잠재한 의료 수요(demand)가 새로 충족되거나 수요 자체가 커진 결과이다.

산업 성장은 병원이나 의원 또는 서비스에 한정되지 않는다. 보건의료 서비스에 직접 연관된 투입과 수요 구조로, 의약품, 도소매 서비스, 의료기기, 교육, 공공행정 등을 모두 포함한다. 보건의료 서비스는 고용과 취업 유발 효과가 큰 데 비해, 의약품이나 의료기기는 생산 유발 효과가 크다.

인적 자본

건강(높은 건강수준)은 인적 자본의 축적에 긍정적인 영향을 미치며, 이를 통해 경제발전에 기여할 수 있다(Barro, 1996). 건강은 노동자의 생산성과 직접 관련되며 노동시장에서의 성과에도 영향을 미치는데(Bloom and Canning, 2003), 건강수준이 높을수록 교육과 훈련의 질이 높아지고 이는 노동시장에서 더 큰 성과로 나타난다. 또한, 건강수준이 높아져 기대 수명이 길수록 은퇴 이전의 저축이 늘어나고, 이는 중요한 투자 재원으로 활용될 수 있다.

건강보장제도가 인적 자본의 축적에 어느 정도나 직접 영향을 미치는지는 평가하기 어렵지만, 건강보장제도가 건강에 영향을 미친다고 전제할 때 인적 자본의 형성과 축적, 나아가 경제발전에 기여하는 것도 부인할 수 없다.

기업 활동

건강보장제도를 새로 시작하고 기업이 재정을 추가로 부담하면 기업 부담이 늘어난다. 대부분의 건강보장제도가 기업에 조세나 보험료의 전부 또는 일부를 추가로 부담하게 하며, 미국처럼 민간 의료보험이 주로 고용주의 부담을 기초로 하는 시스템에서도 기업이 일부 재정을 부담한다.

기업이 단기로 추가 부담을 하는 것은 분명하지만, 중장기적으로도 부담이 늘어나는지는 명확하지 않다. 예를 들어, 일본에서 1995년에서 2001년 사이의 자료를 분석한 결과, 기업은 임금을 줄이는 방식으로 피고용인에게 보험료를 전가했다(Komamura and Yamada, 2004). 자본과 기업이 지출하는 조세나 보험료가 임금의 다른 형태라고 보면, 기업은 추가 '부담' 없이 임금 구성을 바꾸는 것에 지나지 않는다.

공적 건강보장체계가 미비한 미국 사례가 역설적으로 건강보장과 기업 활동의 관계를 잘 보여주는데, 과다한 의료비 지출로 경쟁력이 훼손된다는 주장이 나온 이후 미국 기업들이 주목을 받았다. 2005년 6월 7일 세계 1위의 자동차 생산업체인 GM은 채산성 악화를 이유로 약 2만 5천여 명의 직원을 해고하면서, 경쟁력이 약해진 한 가지 원인으로 지나친 의료비 지출을 지목했다. 당시 회사는 의료비 지출로 자동차 한 대당 1500달러의 생산 비용이 더 든다고 주장했다(Simmons, 2005). 이는 클린턴 대통령이 의료보장 개혁의 필요성을 설명할 때도 포함했던 것으로, 1993년 당시 의료비 지출로 인한 비용은 자동차 한 대당 1100달러로 일본 자동차의 두 배였다(White House, 1993). 기업 부담이 큰 것은 민간보험에 기여하는 비중이 크고 직접 의료비도 부담하기 때문인데, 공적 건강보장체계가 없는 미국 기업으로서는 이런 부담을 '선택'할 수밖에 없다.

의료비와 보험료 지출을 임금으로 보더라도 자본과 기업에는 부담이 될 수 있다. 임금은 생산원가와 가격으로 전가되고 이것이 기업의 이윤과 경쟁력으로 이어지기 때문이다. 건강보험 비용이 기업에 부담과 손해로만 작용하는 것은 아니라는 점이 중요한데, 기업으로서는 건강보험이 좋은 인력을 확보하는 투자가 될 수 있다. 건강하고 우수한 노동력을 확보하려는 것은 모든 기업의 공통 요구로, 민간보험 체계에서 기업이 '자발적'으로 의료보험을 제공하는 동기는 여기서 나온다(O'Brien, 2003). 기업의 이해관계 측면에서 보면 민간보험인가 사회보험인가는 효율성의 문제로, 공적 건강보장체계가 오히려 효율이 더 높을 수 있다.

다른 측면에서 건강보장체계와 밀접하게 연관된 기업은 민간보험회사로, 미국에서 보는 것처럼 공적 건강보장체계는 민간보험의 이해관계와 상반되는 때가 많다. 보완적 민간보험은 대체로 공적 건강보장체계나 그것이 강화되는 데 반대하는 경향을 보이지만, 급여나 비용 부담 방식, 적용 대상자에 따라 이해관계가 달라질 수도 있다.

소득 재분배 효과

건강보장제도를 통해 소득 하위계층에 유리한 부(wealth)의 재분배가 일어날 것으로 기대할 수 있지만, 이런 효과는 상위계층이 쓰는 비용이 이들이 기여하는 조세나 보험료보다 적을 때만 발생한다. 미국 메디케어(Medicare)[5]에서는 중산층 이상의 상위계층이 하위계층보다 수명이 더 길고 의료를 더 많이 이용하므로, 소득 재분배 측면에서 상위계층이 더 유리하다.

사회보험의 목적에 소득 재분배가 포함되는지, 포함되면 얼마나 기여해야 하는지는 근본적 질문이다(Feldstein, 2005). 현실적으로 대부분 국가는 조세를 통해 소득 재분배를 달성하려 하며, 건강보장을 중요 수단으로 삼지는 않는다. 건강보장제도가 소득 재분배를 목표로 하지 않더라도 소득 역진적인 것은 바람직

---

5) 미국의 대표적인 공공 보험. 65세 이상 노인 인구가 주 대상이다.

하지 않다. 하위계층의 건강필요가 더 크다는 것까지 고려하면, 소득 역진적인 재원 조달은 대부분 형평과 정의의 원칙에 어긋난다.

저축

건강보장제도는 미래에 대한 경제적 불확실성을 줄이므로 예비적 저축(precautionary saving)이 감소할 수 있다. 미국에서 메디케이드(Medicaid)[6] 적용 인구를 분석한 결과 저축은 줄고 소비는 늘었다(Gruber and Aaron, 1999). 타이완 연구에 따르면 전 국민 의료보험의 실시로 저축률이 8.6~13.7% 줄어들었는데, 특히 본래 저축이 적던 집단에서 저축이 더 크게 감소했다(Chou, Liu and Hammitt, 2003).

저축 감소는 건강보장제도가 재정 지출의 불확실성을 얼마나 줄일 수 있는지에 좌우된다. 제도 시행 후에도 개인 부담이 크게 줄지 않으면 저축의 동기는 그대로 유지되는데, 이용자 일부 부담의 비중이 높거나 건강보장에서 제외된 서비스가 많을 때 이런 결과가 나타난다. 제도 설계와 특성에 따라 행동이 달라지므로 건강보장제도가 저축에 미치는 영향은 일관되지 않는다(Starr-McCluer, 1996).

노동시장에 대한 영향

건강보장체계가 작동하면 노동시장에서 노동력은 건강보장제도에 포함되는 방향으로 이동하는데, 건강보장 적용이 경제적 인센티브로 작용하기 때문이다. 의료보험이 특정한 고용 상태에 의존하는 미국과 같은 나라에서 이런 현상이 두드러진다.

건강보장제도는 여성의 노동시장 참여에도 영향을 미친다. 이는 건강보장제도의 적용 대상을 어떻게 정하는가에 따라 달라지는데, 예를 들어 여성이 가입자의 피부양자로 보험 적용 대상이 될 수 있으면 노동시장 참여 동기가 낮아진다. 보험료 기여 방법도 중요한 요인으로, 소득에 따라 모두 보험료를 내야 하면 여성의 노동시장 참여율이 떨어질 수 있다. 타이완에서는 전 국민 건강보험 실

---

6) 주로 빈곤층에게 의료서비스를 제공하고자 하는 공공부조 프로그램.

시 이후 기혼 여성의 노동시장 참여율이 4% 포인트 감소했고, 저소득 가계에서 감소율이 더 크게 나타났다(Chou and Staiger, 2001).

4. 건강보장의 사회적 영향

사회정책은 시민과 국가 사이의 관계를 규정하고 공고하게 하는 데 중요한 역할을 한다(White, 2003). 사회정책의 하나인 건강보장도 사회통합 또는 사회연대(social solidarity)와 밀접한 관련이 있다.

건강보장에서 연대란 더 많은 자원을 가진 사람이 부담 능력이 작은 사람을, 건강한 사람이 그렇지 못한 사람을, 부양해야 할 가족이 적은 사람이 부양가족이 많은 사람을 돕는 것을 뜻한다(Ron, Abel-Smith and Tamburi, 1990). 제도에 따라 차이가 크지만, 공적 건강보장제도는 이런 원칙을 포함하는 것이 보통이다.

1) 사회통합과 연대의 개념

사회연대, 사회결속(social cohesion), 사회통합(social inclusion) 등의 개념은 명확하지 않다. 다양한 정의가 있고, 유사성과 차이, 중복과 연관성이 동시에 존재하며, 현상의 순서와 인과관계도 불분명하다. 사회연대 또는 결속, 통합 등으로 표현되는 '현상'이 어떤 사회적 결과를 만들어내는 과정(또는 투입 요소)인지, 결과 그 자체인지, 또는 이 두 가지를 모두 포함하는 것인지도 논란거리다.

학술적인 영역에서 사회연대와 유사한 개념을 처음으로 체계화한 사람은 사회학자 뒤르켐(Emile Durkheim)이다. 그는 사회적 분업 개념을 제시하고, 사회의 발전에 따라 사회적 분업이 증가해 상호의존의 정도와 방식이 변화한다고 주장했다(뒤르켐, 1990: 387~478). 집합의식(collective conscience: 한 사회 내에서 일어나는 가치와 규범의 공유)이 사회통합과 개인적 결속의 기초로 작용하는 상태가 기계적 연대(mechanical solidarity)이며, 이는 전문화된 각 개인이 자발적인 상호의존성을 바탕으로 결속된 상태인 유기적 연대(organic solidarity)로 발전한다. 뒤르켐은 분업이 진행될수록 집합의식이 약화하고 개인 상호 간의 이질성이 증대하지만, 이것이 사회연대 자체를 없애는 것은 아니며 오히려 개인들 간의 상호의존을 증대시킨다고 주장했다. 이러한 관점에서 보면 연대란 사회구성원 간의 상호의존성과 위험의 공동 부담을 의미한다(김기태·박병현·최송식, 1999: 41).

사회결속 또한 중층적 개념으로, 특히 개인과 집단 수준에서 서로 다른 속성을 연결하기 어렵다(Friedkin, 2004). 국가정책의 맥락에서는 유럽평의회(Council of Europe)의 정의를 참고하는 것이 도움이 되는데, 여기서는 사회결속을 "가용 자원에 대한 평등한 접근, 다양성에 대한 적절한 배려와 인간의 존엄성에 대한 존중, 개인적이고 집단적인 자율, 책임성 있는 참여를 포함하는 안녕(安寧)을 장기적으로 모든 구성원에게 보장할 수 있는 한 사회의 능력"으로 정의한다(Council of Europe, 2005). OECD는 결속이 강한 사회를 "모든 구성원의 안녕을 보장하고, 배제와 주변화를 극복하며, 소속감 창출, 신뢰 증진, 모든 구성원의 계층 상승이 가능한 사회"로 정의했다(OECD, 2011).

사회연대, 사회결속, 사회통합 등의 관련 개념을 명확하게 구분하고 적용하기는 쉽지 않다. 여기서는 이들을 서로 밀접하게 연관된 개념으로 보고, 모두를 포괄하는 넓은 범위로 이해하고자 한다.

2) 건강보장과 사회통합

건강보장을 비롯한 사회정책이 사회통합과 어떻게 관련되는가 하는 문제는 두 가지 방향에서 모두 검토의 대상이 된다. 사회정책이 사회통합에 어떤 영향을 주는가 하는 질문과, 반대로 사회통합이나 사회연대가 사회정책의 성립에 어떤 영향을 주는가 하는 질문이 모두 가능하다.

건강보장이 사회통합에 미치는 영향

건강보장을 비롯한 사회정책의 보편화는 사회통합 또는 사회적 결속을 강화하는 데 긍정적 영향을 미친다는 주장이 많다. 사회정책이 보편적으로 적용되면 모든 사회구성원이 평등의식을 느끼고 이는 구성원 전체가 정체감, 신분, 경험 등을 공유하는 데 기여한다(White, 2003). 이러한 해석이 주관적·심리적인 경향이 강하다면, 물적인 토대로 설명하는 의견도 있다. 사회정책은 단순히 정서적인 일체감을 넘어 생활의 물적인 토대를 안정적으로 제공하는 역할을 한다는 것이다. 사회정책을 보편적으로 적용하면 보건의료, 교육, 주택 등 중요한 생활 영역에서 탈상품화가 일어나고, 생애기간 중 부정적 영향을 미치는 위기가 줄어든다(Coburn, 2000). 실업률 저하, 물질적 안정성, 소득 격차의 감소 등이 통합적 사회의 물질적 기초가 된다(Wilkinson, 1997).

사회정책이 사회통합에 기여한다는 시각만 있는 것은 아니다. 사회정책이 성숙하고 복지국가가 발전(복지의 제도화)하면 비공식으로 존재하던 사회적 연결망과 결속, 비공식 연대, 가족의 역할 등이 약해진다는 주장도 있다(Oorschot, Arts and Halman, 2005). 이러한 견해는 사회통합이나 연결망을 개인 사이의 관계나 가족의 역할 중심으로 이해하는 것으로, 통합, 연대, 결속 등의 개념을 어떻게 정의하는가에 따라 의견이 나뉜다.

사회통합이나 연대를 주관적으로 해석할 때의 위험을 지적하는 의견도 있다. 통합이나 연대를 현상이나 결과로 해석하면, 이를 만들어내는 근본적 구조 요인(특히 계급관계)을 무시하고 개인이나 집단의 주관적 인식이나 심리로 받아들이기 쉽다는 것이다. 사회통합이나 연대의 수준이 낮은 집단은 그 자체로 문제나 결함을 가진 것이 되어 집단 차원에서 '희생자 비난하기(victim blaming)'가 될 수 있다(Muntaner and Lynch, 1999).

사회보장이 국민동원체제를 강화하는 수단으로 활용된다는 주장도 유의할 필요가 있다. 제2장에서 서술한 대로, 일본의 건강보험 확대는 '국민개보험'을 목표로 제도 시행 초기부터 비임금노동자와 자영자를 포함하려고 노력했다. 국민 통합을 명분으로 했지만 전시동원체제를 구축하려는 동기가 작용했다는 해석이 유력하다. 여기서 건강보장제도는 '통합'을 촉진하는 동시에 '배제'를 위한 도구로 작용한다.

사회통합이 건강보장에 미치는 영향

사회통합이나 사회연대의 결과로 사회정책이나 건강보장의 기반이 확충되는지는 중요한 질문이다. 넓은 범위의 보험이 사회연대와 관계가 있다는 주장이

흥미로운데, 앵글로색슨형 보험과 알펜(Alpen)형 보험을 대비한 알버르의 연구가 이에 해당한다(알버르, 1993). 앵글로색슨형 보험은 주로 해상무역에서 비롯된 것으로 투기에 따른 위험 관리가 초점이다. 알펜형 보험은 알프스의 산촌 사람이 16세기에 상호구제회사를 차린 데서 비롯된 것으로, 각자 위험에 처할 확률과 무관하게 요금을 부담하고 위험을 나눈다. 길드, 동업조합, 직업조합, 상호부조 운동 등이 알펜형에 속하며, 여기에는 연대와 상호부조가 기초 원리로 작동한다. 알버르의 이러한 해석은 앞서 설명한 사회보험의 기원에 비하면 지나치게 단선적이지만, 연대와 상호부조의 전통이 연대조직의 모습으로 알펜형 보험을 발전시켰다는 주장은 주목할 만하다.

사회통합이 사회정책과 건강보장에 긍정적 역할을 하는 것처럼 보이지만, 현실 정책에서는 관계가 간단하지 않고 사회연대가 계급연대일 때는 더 복잡하다. 사회보험처럼 위험에 토대를 둔 정책의 재분배 효과는 계급적 이해와 다를 수 있다(Baldwin, 1990). 건강보험의 주요 대상이 건강한 정규직 임금노동자와 건강하지 못한 비정규노동자로 구성되어 있다면, 이들 사이에 건강보험에 관한 판단이 다를 수밖에 없다. 사회정책과 건강보장의 구체적인 형태와 내용에 각 계층과 계급이 어떤 이해관계를 가지고 있으며, 그들 간에 계급 연합이나 갈등이 존재하는지에 따라 제도 채택이나 확장 양상이 달라진다.

사회연대가 축소되는 것이 사회정책이나 건강보장 위축으로 이어지는가 하는 것도 또 다른 관심사이다. 사회의 통합성과 건강문제의 집합적 해결 방식(건강보장)이 불가분의 관계라는 것은 명확하다. 예를 들어, 집합적 또는 공동체적 가치보다는 개인주의적 가치를 지향하는 신자유주의 사회경제체제는 대부분 민영화(privatization)와 건강보장의 축소를 지향한다(Coburn, 2000).

건강보장과 사회연대의 원칙

사회연대를 어떻게 정의하고 해석하든, 많은 나라의 건강보장은 사회연대에 기반을 둔다. 건강한 사람에게서 건강하지 않은 사람에게로, 고소득자에서 저소득자로, 그리고 젊은 나이에서 노인으로 재정이 이전되는 구조 안에서는 사회연대 없는 건강보장제도를 생각하기 어렵다.

1990년대 이후 미국과 유럽을 중심으로 시장 기전 도입과 경쟁 원리가 유행처럼 번졌지만, 건강보장의 장기 추세는 대부분의 나라가 아직도 사회연대 원칙을 유지한다는 것이다. 서로 다른 위험집단 사이의 위험보정(risk adjustment), 원하는 모든 제공자와의 강제적 계약, 동일한 기여율(contribution rate), 동일한 급여 범위, 모든 사회구성원의 강제 가입 등이 사회연대를 토대로 한 제도 원리들이다(Dixon, Pfaff and Hermesse, 2004). 네덜란드와 같이 여러 민간보험자가 경쟁하는 체제에서도 동일한 기여율, 동일한 급여 범위, 강제 가입, 위험집단 간의 위험보정 등의 장치는 변함이 없다.

　경쟁 원리가 연대의 원칙을 해친다는 우려는 오래전부터 있었으나, 사회연대를 '제도화된(institutionalized)' 원칙으로 유지하는 사회에서는 그 영향이 미미하다는 것이 잠정적 결론이다(Dixon, Pfaff and Hermesse, 2004). 경쟁 원리가 사회연대라는 상위 수준의 가치와 충돌할 가능성은 이 경쟁 기전이 어떤 단계에서 어떻게 작동하는가와 관련이 있다. 미시적이고 기술적인 차원에서 작동하는 경쟁 원리는 영향이 적지만, 사회 전반에 일반 원리로 적용되는 경쟁 원리는 파급 효과가 크다.

참고문헌

김기태·박병현·최송식. 1999. 『사회복지의 이해』. 서울: 박영사.
김창엽. 2013. 「건강과 인권 - 한국적 상황과 전망」. ≪보건학논집≫, 제50권 제2호, 85~99쪽.
김창엽 외. 2015. 『한국의 건강 불평등』. 서울: 서울대학교출판문화원.
뒤르켐, 에밀(Emile Durkheim). 1990. 『자살론/사회분업론』. 임희섭 옮김. 서울: 삼성출판사.
알버르, 미셸(Michel Albert). 1993. 『자본주의 대 자본주의』. 김이랑 옮김. 서울: 소학사.
장은주. 2006. 「사회권의 이념과 인권의 정치」. ≪사회와철학≫, 제12호, 187~216쪽.
주동률. 2008. 「가장 합당한 자유주의를 위해 — 롤즈 정의론의 배경, 내용, 특징과 논점들」. ≪철학과현실≫, 제77호(여름), 240~255쪽.
프레드만, 샌드라(Sandra Fredman). 2009. 『인권의 대전환』. 조효제 옮김. 서울: 교양인.
Baldwin, Peter. 1990. *The Politics of Social Solidarity: Class Bases of the European Welfare State, 1875~1975*. Cambridge: Cambridge University Press.
Barro, Robert. 1996. "Health and Economic Growth." Washington, DC: Pan American Health Organization.
Bauernschuster, Stefan, Anastasia Driva and Erik Hornung. 2017. "Bismarck's Health Insurance and the Mortality Decline." CESifo Working Papers. Munich: Munich Society for the Promotion of Economic Research - CESifo GmbH.
Bloom, David and David Canning. 2003. "Health as human capital and its impact on economic performance." *Geneva Papers on Risk & Insurance — Issues & Practice*, Vol. 28, No. 2, pp. 304~315.
Buchanan, Allen E. 1984. "The right to a decent minimum of health care." *Philosophy and Public Affairs*, Vol. 13, No. 1, pp. 55~78.
Cheng, Shou-Hsia and Tung-Liang Chiang. 1997. "The effect of universal health insurance on health care utilization in Taiwan. Results from a natural experiment." *Journal of American Medical Association*, Vol. 278, No. 2, pp. 89~93.
Chou, Shin-Yi, Jin-Tan Liu and James K. Hammitt. 2003. "National Health Insurance and precautionary saving: evidence from Taiwan." *Journal of Public Economics*, Vol. 87, No. 9~10, pp. 1873~1894.
Chou, Ying-Jeng and Douglas Staiger. 2001. "Health insurance and female labor supply in Taiwan." *Journal of Health Economics*, Vol. 20, No. 2, pp. 187~211.

Coburn, David. 2000. "Income inequality, social cohesion and the health status of populations: the role of neo-liberalism." *Social Science & Medicine*, Vol. 51, No. 1, pp. 135~146.

Commission on Macroeconomics and Health. 2001. *Macroeconomics and health: Investing in health for economic development*. Geneva: World Health Organization.

Council of Europe. 2005. *Concerted development of social cohesion indicators: methodological guide*. Strasbourg: Council of Europe Publishing.

Crimmins, Eileen M., Samuel H. Preston and Barney Cohen(eds.). *Explaining Divergent Levels of Longevity in High-Income Countries*. Washington, DC: The National Academies Press.

Cutler, David, Angus Deaton and Adriana Lleras-Muney. 2006. "The Determinants of Mortality." *Journal of Economic Perspectives*, Vol. 20, No. 3, pp. 97~120.

Daniels, Norman. 2008. *Just Health: Meeting Health Needs Fairly*. New York: Cambridge University Press.

Dixon, Anna, Martin Pfaff and Jean Hermesse. 2004. "Solidarity and competition in social health insurance countries." in Richard B. Saltman, Reinhard Busse and Josep Figueras(eds.). *Social Health Insurance Systems in Western Europe*. Maidenhead: Open University Press.

Enthoven, Alain C. 1980. *Health Plan: The Only Practical Solution to the Soaring Cost of Medical Care*. Reading: Addison-Wesley Pub. Co.

Feldstein, Martin. 2005. "Rethinking Social Insurance." *American Economic Review*, Vol. 95, No. 1, pp. 1~24.

Fogel, Robert William. 2004. *The Escape from Hunger and Premature Death, 1700~2100: Europe, America, and the Third World*. New York: Cambridge University Press.

Giedion, Ursula, Eduardo Andrés Alfonso and Yadira Díaz. 2013. "The Impact of Universal Coverage Schemes in the Developing World: A Review of the Existing Evidence." Washington DC: The World Bank.

Friedkin, Noah E. 2004. "Social Cohesion." *Annual Review of Sociology*, Vol. 30, No. 1, pp. 409~425.

Gandjour, Afschin. 2008. "Mutual dependency between capabilities and functionings in Amartya Sen's capability approach." *Social Choice and Welfare*, Vol. 31, No. 2, pp.

345~350.

Gruber, Jonathan and Yelowitz Aaron. 1999. "Public Health Insurance and Private Savings." *The Journal of Political Economy*, Vol. 107, No. 6, pp. 1249~1274.

Gruskin, Sofia and Daniel Tarantola. 2000. "Health and human rights." Working Paper No. 10. Boston: The Francois-Xavier Bagnoud Center for Health and Human Rights.

Heidegger, Martin. 1977. *The Question Concerning Technology and Other Essays*. New York: Garland.

Jenson, Jane and Denis Saint-Martin. 2003. "New Routes to Social Cohesion? Citizenship and the Social Investment State." *Canadian Journal of Sociology*, Vol. 28, No. 1, p. 77.

Komamura, Kohei and Atsuhiro Yamada. 2004. "Who bears the burden of social insurance? Evidence from Japanese health and long-term care insurance data." *Journal of the Japanese and International Economies*, Vol. 18, No. 4, pp. 565~581.

Leary, Virginia A. 1994. "The Right to Health in International Human Rights Law." *Health and Human Rights*, Vol. 1, No. 1, pp. 24~56.

Levy, Helen and David Meltzer. 2008. "The Impact of Health Insurance on Health." *Annual Review of Public Health*, Vol. 29, No. 1, pp. 399~409.

Limwattananon, Supon, Viroj Tangcharoensathien and Phusit Prakongsai. 2007. "Catastrophic and poverty impacts of health payments: results from national household surveys in Thailand." *Bulletin of the World Health Organization*, Vol. 85, pp. 600~606.

Lu, Jui-Fen Rachel and William C. Hsiao. 2003. "Does Universal Health Insurance Make Health Care Unaffordable? Lessons From Taiwan." *Health Affairs*, Vol. 22, No. 3, pp. 77~88.

Mann, Jonathan M. et al. 1994. "Health and Human Rights." *Health and Human Rights*, Vol. 1, No. 1, pp. 6~23.

Mchenga, Martina, Gowokani Chijere Chirwa and Levison S. Chiwaula. 2017. "Impoverishing effects of catastrophic health expenditures in Malawi." *International Journal for Equity in Health*, Vol. 16, No. 25.

McKeown, Thomas. 1979. *The Role of Medicine: Dream, Mirage, or Nemesis?* Oxford: Blackwell.

Meier, Benjamin Mason and Ashley M. Fox. 2008. "Development as Health: Employing the Collective Right to Development to Achieve the Goals of the Individual Right to

Health." *Human Rights Quarterly*, Vol. 30, No. 2, pp. 259~355.
Muntaner, Carles and John Lynch. 1999. "Income inequality, social cohesion, and class relations: a critique of Wilkinson's neo-Durkheimian research program." *International Journal of Health Services*, Vol. 29, No. 1, pp. 59~81.
Nolte, Ellen and Martin McKee. 2004. *Does Health Care Save Lives?: Avoidable Mortality Revisited*. London: Nuffield Trust.
O'Brien, Ellen. 2003. "Employers' benefits from workers' health insurance." *Milbank Quarterly*, Vol. 81, No. 1, pp. 5~43.
OECD. 2011. *Perspectives on Global Development 2012: Social Cohesion in a Shifting World*. Paris: OECD.
Oliver, Adam and Elias Mossialos. 2004. "Equity of access to health care: outlining the foundations for action." *Journal of Epidemiology and Community Health*, Vol. 58, No. 8, pp. 655~658.
Oorschot, Wim van, Wil Arts and Loek Halman. 2005. "Welfare state effects on social capital and informal solidarity in the European Union: evidence from the 1999/2000 European Values Study." *Policy & Politics*, Vol. 33, No. 1, pp. 33~54.
Perry, Craig William and Harvey S. Rosen. 2001. "The Self-Employed are Less Likely to Have Health Insurance Than Wage Earners. So What?" Working Paper Series No. 8316. Cambridge: National Bureau of Economic Research.
Preston, Samuel H. 1975. "The Changing Relation between Mortality and Level of Economic Development." *Population Studies*, Vol. 29, No. 2, pp. 231~248.
Robertson, Ann. 1998. "Critical reflections on the politics of needs: implications for public health." *Social Science & Medicine*, Vol. 47, No. 10, pp. 1419~1430.
Ron, Aviva, Brian Abel-Smith and Giovanni Tamburi. 1990. *Health Insurance in Developing Countries*. Geneva: International Labor Organisation.
Ruger, Jennifer P. 2007. "Rethinking equal access: agency, quality, and norms." *Global Public Health*, Vol. 2, No. 1, pp. 78~96.
Scheil-Adlung, Xenia et al. 2006. "What is the impact of social health protection on access to health care, health expenditure and impoverishment? A comparative analysis of three African countries." ESS Paper No. 24. Geneva: ILO.
Sen, Amartya. 1992. *Inequality Reexamined*. Cambridge, Mass.: Harvard University Press.

_____. 1999. *Development as Freedom*. New York: Knopf.

_____. 2002. "Why health equity?" *Health Economics*, Vol. 11, No. 8, pp. 659~666.

Simmons, Henry E. 2005. *The Health Care Crisis: A Challenge to the Leaders of America's Pension and Health Funds*. Washington, DC: National Coalition on Health Care.

Starr-McCluer, Martha. 1996. "Health Insurance and Precautionary Savings." *The American Economic Review*, Vol. 86, No. 1, pp. 285~295.

Suhrcke, Marc et al. 2005. *The Contribution of Health to the Economy in the European Union*. Luxembourg: Office for Official Publications of the European Communities.

Weissman, Joel S., Constantine Gatsonis and Arnold M. Epstein. 1992. "Rates of avoidable hospitalization by insurance status in Massachusetts and Maryland." *Journal of American Medical Association*, Vol. 268, No. 17, pp. 2388~2394.

White, Deena. 2003. "Social Policy and Solidarity, Orphans of the New Model of Social Cohesion." *Canadian Journal of Sociology*, Vol. 28, No. 1, pp. 51~76.

White House. 1993. *Health Security: The President's Report to the American People*. Collingdale: Diane Publishing Co.

Wilkinson, Richard G. 1997. "Socioeconomic determinants of health: Health inequalities: relative or absolute material standards?" *British Medical Journal*, Vol. 314, No. 7080, pp. 591~595.

Wilson, James. 2009. "Justice and the social determinants of health: an overview." *Public Health Ethics*. Vol. 2, No. 3, pp. 210~213.

World Health Organization. 2010. "Health System Financing: The Path to Universal Coverage." Geneva: World Health Organization.

| 제4장 |

건강보장의 정치경제

이 책 전체의 체계와 통일성, 주제별 균형을 고려하면, 건강보장의 정치경제(political economy)를 독립된 장으로 편성하는 데 이론적·논리적 어려움이 따른다. 첫째 이유는 장을 구분하는 기준이 모호하기 때문이다. 방법론으로서의 정치경제는 일부를 서론에서 다루었고, '건강보장의 역사'(제2장)와 '건강보장제도의 기능과 의의'(제3장)도 정치경제의 일부 내용을 포함한다. 교과서 체계에서 겹치거나 긴밀하게 연결된 내용을 다른 장으로 분리하는 것은 바람직하지 않다. 장을 어떤 추상 수준에서 나눌 것인가도 전체 체계를 혼란스럽게 할 가능성이 있다. 제1부를 관통하는 주제인 건강보장의 개념과 원리 안에서 정치경제가 다른 장과 같은 차원을 다루는지가 관건이다.

몇 가지 문제를 감수하면서 정치경제를 따로 구분하는 중요한 이유는 건강보장을 좀 더 폭넓게 이해하기 위해서이다. 서론에서는 정치경제 방법론을 간단하게 다루면서 실질적 내용을 많이 포함하지 못했고, '건강보장제도의 기능과 의의'에서도 정치경제는 주로 '종속변수'로 취급되었다. '건강보장의 역사'에서 정치경제는 건강보장에 영향을 미친 요인 중 하나이나, 현재를 설명하는 데는 이르지 못했다. 다른 장과 연결되거나 일부 겹치지만, 건강보장을 넓게 이해하는 데 정치경제적 접근이 중요한 역할을 할 것으로 기대한다. 특히 건강보장을 미시 기술(의학 포함)의 과제로 환원하는 문화와 풍토가 강하면,[1] 정치경제적 접근이 기존 시각과 지식, 해답을 '전복'하는 효과를 낼 수 있다.

정치경제는 이질적 요소로 구성된 방법론이자 접근법이지만, 정치와 경제가 긴밀하게 연관된 것으로 이해하는 것은 비슷하다. 정치경제학이 이해하는 정치와 경제의 상호관계는 정치와 경제를 동시에 고려하거나 병렬적으로 연결하는 의미를 넘어 '정치적' 경제를 가리킨다. 일반적 정의에 따르면, 정치경제학은 "정치 행태와 제도 분석에 경제학을 적용하는 방법론"이며(Weingast and Wittman, 2006: 3), "경제 활동을 창출하고 특징짓는 근본 요인의 일부로 역사적·사회적 맥락을 중시하는" 경제와 사회 연구 방법론을 의미한다(Clark, 2001: 868).

건강보장과 연관이 있는 정치경제 전반을 체계적으로 서술하는 것은 이 책의 범위를 넘는다. 몇 가지 특징적인 분석과 해석을 제시해 정치경제적 '접근'의 방법과 특성을 보이고 중요성을 강조하는 것이 이 장의 목적이다.

1. 국가와 건강보장

건강보장체계는 주로 국민국가 단위로 형성되며, 국가가 체계·제도·정책을 둘러싼 대부분 권력을 보유하고 행사한다. 이 권력은 국민국가의 '주권'에 기초한다. 국가가 정치적·경제적으로 건강보장에 어떤 동기와 이해관계를 가지며 어떻게 행동하는가는 건강보장의 특성을 결정하는 가장 중요한 요소 중 하나다.

1) '통치'로서의 건강보장

보통의 의미로 '통치'라는 말을 쓰더라도 이는 건강보장과 무관하지 않다. 현대 국가에서 '국민'이 기초 수준의 의료에 쉽게 접근하는 것은 중요한 권리에 속

---

1) 의과학, 생명과학, 정보통신, 데이터 기술 등의 '혁신'이 건강, 보건의료, 건강보장을 완전히 새롭게 바꿀 수 있다는 낙관적 전망은 지금도 존재하고 앞으로도 사라지지 않을 것이다. 예를 들어 암호화폐(cryptocurrency)가 개발도상국의 보편적 건강보장 확대를 촉진할 것이라는 전망도 있을 정도다(Till et al., 2017). 이런 전망과 지향이 우연이 아니라 정치경제적 요인과 밀접하게 연관되어 있다는 것은 말할 것도 없다.

하고 국가는 이를 충족할 의무를 진다. 국가가 이 요구를 충족하지 못하면 국민의 불만이 쌓이고 심하면 국가 또는 통치자로서의 정당성을 의심받는다.

여러 나라가 보건의료 보장을 통치의 핵심 요소로 받아들이는 것은 이것이 국제적 '규범'으로 작동한다는 뜻이다. 건강보장이 국제 규범이 된 데는 국제연합(UN)이 큰 역할을 했다. 특히 1948년 국제연합 총회가 채택한 '세계인권선언'이 결정적으로 기여했는데, 선언 제22조에는 "모든 사람은 사회의 일원으로서 사회보장을 받을 권리를 가지며, 국가적 노력과 국제적 협력을 통해, 그리고 각 국가의 조직과 자원에 따라서 자신의 존엄과 인격의 자유로운 발전에 불가결한 경제적·사회적 및 문화적 권리들을 실현할 권리를 가진다"라고 규정했다. 1966년 채택되고 1976년 발효된 '경제적·사회적 및 문화적 권리에 관한 국제규약'('사회권 규약')은 세계인권선언의 국제적 규범성을 더욱 강화했다. 사회권 규약 제9조는 "모든 사람이 사회보험을 포함한 사회보장에 대한 권리"를 가지는 것을 인정해, 적어도 원론적으로는 세계 모든 국가가 이 권리를 충족할 의무를 지게 되었다.

국제연합과 세계인권선언은 적어도 두 가지 권력, 즉 국제정치와 지식을 통해 각 나라의 건강보장 이해에 변화를 불러온 것으로 보인다. 국제정치의 권력이란 국제연합 또는 국제정치의 거버넌스가 각 나라의 정치와 정책에 개입하는 것을 가리킨다. 국제연합이 주권을 가진 국민국가(회원국)에 직접 개입하는 데는 한계가 있지만, 다양한 경로를 통해 영향을 미칠 수 있다. 예를 들어, 2016년 이후 국제연합은 '지속가능 개발 목표(Sustainable Development Goals: SDG)'를 주도하고 있는데, 이 목표는 '보편적 건강보장'을 포함해 각 나라가 추진하는 여러 정책과 직간접적으로 관련된다. 자원이 부족하고 국제사회의 지원에 의존하는 국가일수록 국제정치가 미치는 영향력이 크다.

정책을 뒷받침하는 규범이 확산하는 데는 지식의 힘도 무시할 수 없다. 건강보장에서 지식은 건강보장제도의 사회적 편익, 통치 기술('통치술'), 현대 국가의 도덕적 책무 등을 모두 포함한다. 푸코적 의미에서 권력을 가진 지식은 국민국가의 국경에 묶어둘 수 없으며, '확산'이라는 이름으로 다른 국민국가의 정책과 정치에 영향을 미친다. 유엔에 모인 모든 회원국이 건강보장의 권리를 인정하는 선언 채택에 동의했다는 지식은 개별 국가의 국민이 비슷한 제도나 정책을 요구하는 기초가 된다.

푸코적 의미의 지식은 권력과 분리할 수 없다는 점이 중요하다. "그 어떤 지식도 소통, 기록, 축적, 이전의 체계 없이는 형성되지 않는데, 이 체계는 그 자체로 권력의 한 형식이며, 그 체계의 실존과 기능 속에서 다른 권력 형식과 연결된다. 반면 그 어떤 권력도 지식의 추출과 점유 그리고 분배, 또는 지식의 압류 없이는 행사될 수 없다. …… 한편에 인식이 있고 다른 한편에 사회가 있는 것이 아니다. 또는 한편에 학문이 있고 다른 한편에 국가가 있는 것도 아니다. 그저 '지식-권력'의 근본적 형식들이 있을 뿐이다"(푸코, 2016: 67). 인권이나 사회보장에 대한 지식을 권력의 관점에서 해석할 때, 한 국민국가가 특정 시기에 건강보장제도를 도입하거나 구상하는 이유와 동기를 더 풍부하게 이해할 수 있다.

푸코가 제시한 '통치성(governmentality)' 개념을 적용하면 국가 통치는 국가권력이 국민을 지배하는 일반적 행동이나 행태를 넘는다. 통치(성)는 "사람들 일부나 전체의 품행을 형성, 지도하거나 그에 영향을 끼치려고 하는 활동의 형태"이다(고든 외, 2014: 15). 근대국가는 공공의 안전을 내치의 중요한 목적 중 하나로 삼는데, 안전은 정치권력의 자명한 전제조건이 아니라 통치 지형 내에서 여러 원리와 실천이 결합할 수 있게 하는 정치의 방식이자 실천 원칙이다. 푸코가 안전장치로서 사회보장을 거듭 거론한 데서도 알 수 있듯이, 건강보장은 국민의 안전을 보장하는 가장 유력한 통치술 중 하나라 할 수 있다. '인구 전체'를 대상으로 삼는 안전 방법의 세 가지 특징은 "첫째, 안전은 일련의 가능하고 개연적인 사건들을 다룬다. 둘째, 안전은 비용의 비교와 계산에 근거해 가치를 평가한다. 셋째, 안전은 허용된 행위와 금지된 행위 간의 절대적인 이분법적 구분에 근거하기보다는 허용 범위 내에서 최적 평균에 근거해 작동"한다(고든 외, 2014: 43). 푸코가 이해한 안전 방법의 일반적 특징은 건강보장의 기술과 완전하게 부합한다.

푸코는 또한 '생명권력'의 통치성이 '사회적인 것', 예를 들어 국가권력 바깥에 있는 개인의 행동이나 품행, 가치에 개입하는 것이라고 주장했다. 국가는 사회관계의 외부에 위치하면서 사회적인 것을 통치함으로써, 정치적 안전과 사회적 안전의 상호의존적 순환회로를 만들어내려 한다. 예를 들어 자유주의적 통치성은 "통치받는 자들의 자유와 합리성의 작동 안에서, 정치권력의 행사를 제한하고 합리화할 수 있는 원칙을 발견"한다. 강압, 규율, 훈육 등에 의존하지 않고, 개인 스스로 "규범을 내면화해 자기 관리를 하는 규율적 주체"가 되는 것이다(사토 요시유키, 2014: 54). 사회보험은 근대국가의 통치성이 필요로 하는 통치술 중 하나로, "사회적 리스크 개념은 보험 테크놀로지를 사회연대나 사회정의 같은 사회문제들에 획기적으로 적용할 수 있게 해줬다. 보험기술의 주요 초점 중 하나는, 지속적인 감시에 의존하지 않을 수 있는 안전 형태의 기술적 기반으로서 전문 지식을 활용"하는 것이다(고든 외, 2014: 72). 예를 들어, 건강보험의 기술은 모든 가입자가 재정의 안정성에 관심을 가져야 하는 보험 테크놀로지다. 국가가 직접 정치권력을 행사하지 않더라도 통치받는 자들이 스스로 (재정 안정을 위해) '사회적인 것'에 속하는 개인의 행동이나 품행, 가치에 개입한다.

2) '네이션'과 건강보장

'통치성'과 조금 다른 관점에서 국가와 '국민', 자본을 이해하는 접근도 있다. 일본의 문학평론가이자 사상가인 가라타니 고진은 선진 자본주의 국가를 자본=네이션=스테이트가 삼위일체인 시스템으로 파악하면서 이 구조를 다음과 같이 설명한다(가라타니 고진, 2012: 31).

먼저 자본주의 시장 경제가 있다. 하지만 그것은 방치되면 반드시 경제적 격차와 계급 대립으로 귀결된다. 그에 대해 네이션은 공동성과 평등성을 지향하는 관점에서 자본제 경제가 초래하는 모순들의 해결을 요구한다. 그리고 국가는 과세와 재분배나 규칙들을 통해 그 과제를 해결한다. 자본도 네이션도 국가도 서로 다른 것이고 각기 다른 원리에 기초하고 있는 것이지만 여기서는 서로를 보완하는 형태로 결합되어 있다.

이런 시각을 따르면, 건강보장은 자본제 경제가 초래한 모순을 해결할 것을 요구하는 '네이션'의 공동성과 평등성 요구가 국가를 통해 제도적으로 실현된 결과물이다. 중요한 것은 자본-네이션-스테이트의 상호관계로, 신자유주의적

세계화의 흐름 속에서 스테이트와 네이션이 자본에 투항해 말 그대로 자본=네이션=스테이트의 '삼위일체'에 이르렀다는 진단이다.[2] 이 단계에 이르면 네이션에 뿌리를 둔 건강보장은 공동성과 평등성의 원리에서 벗어나 자본의 이해관계를 옹호하게 된다. 이 지점에서 가라타니 고진의 네이션은 푸코의 신자유주의적 통치성 개념과 만난다.

3) 건강보장과 정치체제

국민국가의 정치체제는 건강보장에 강력한 영향을 미친다. 국가권력이 건강보장의 체계, 제도, 정책을 결정하고, 그 결과 건강보장의 특성은 각 나라의 정치체제에 조응한다. 영국의 정책학자 월트(Gill Walt)는 이런 의미의 정치체제를 다음과 같이 설명한다(월트, 2016: 55~57).

> 정치체제란 국가와 정부에 영향을 미치는 여러 가지 힘(force)을 의미하는 추상적 개념이다. 이는 민간 부문(건강보험이나 사회보장 기관과 같은 이익집단, 전문가단체, 민간병원, 제약회사), 정당, 개인 유권자를 모두 포함한다. 또 다른 추상적 개념인 국가도 정치체제의 한 요소인데, 사람들 대부분은 국가를 지역에 따라 구분하는 하나의 사회로 인식한다. 국가는 국내 정책을 수행하고, 민족사회에 영향을 미치며 국제정책을 통해 국가의 국제적 위상에도 영향을 미친다. …… 이스턴의 이론에 따르면, 정치체제는 권위를 가지고 사회적 가치를 배분하는 모든 제도와 과정을 포괄한다. 여기서 가치는 사회 구성원이 중요하고 의미 있다고 생각하는 것으로, 물질적인 것(냉장고나 전화기 등의 소비재), 서비스(양질의 교육 또는 의료), 상징적이거나 영적인 것(공적으로 의견을 말할 권리, 공정한 재판을 받을 권리, 원하지 않는 아기를 가지지 않을 선택권)을 모두 포함한다. 가치를 배분하는 것은 정부가 배분할 가치와 그렇지 않은 것을 선택하는 과정이자 정책을 만들거나 바꾸는 과정이다. 권위를 가지고 가치를 배분하는 것은 정책(주로 정부가 만든다)에

---

2) 사실은 '자본화'되거나 자본에 '포섭'된 것이라 할 수 있다.

영향을 받는 사람이 정당하다고 인정할 수 있는 결정을 가리킨다.

정치체제는 "사회구성원이 중요하고 의미 있다고 생각하는 것"을 충족할 권리, 그리고 이에 대한 국가의 의무를 규정하므로, 한 나라의 건강보장은 그 정치체제가 이해하는 '권리'와 밀접하다. 권리는 기본적으로 권력(특히 국가권력)을 민주적으로 통제하는 것과 관련이 있고, 체제 수준에서 공통으로 작용하는 원리는 건강과 보건을 따로 가리지 않는다(Yamin and Maleche, 2017). 예를 들어, 미국은 적극적 권리인 '사회권'(의료에 접근하는 권리를 포함한다)을 둘러싸고 정치이념과 권력이 나눠진 국가로(Christopher and Caruso, 2015), 고소득 국가 가운데는 유일하게 보편적 건강보장체계에 이르지 못한 것도 이와 연관이 있다.

정치체제는 "국가와 정부에 영향을 미치는 여러 가지 힘"의 결과물로, 이념과 철학(예를 들어 권리)만으로 환원되지 않는다. 조직 노동자나 중간계급의 '권력'과 정치적 영향력이 강한 정치체제에서는 이들의 이해관계를 중요하게 고려할 수밖에 없다. 어떤 정치권력이 집권하는가에 따라 제도와 정책이 달라질 수 있고, 그 결과는 다시 정치체제에 영향을 미친다. 예를 들어, 라틴아메리카 몇몇 국가는 2000년대 '진보 정권'의 시대를 맞아 교육, 보건, 주거 등 사회분야에 투자를 크게 늘렸다. 볼리비아와 에콰도르는 보편적 건강보장, 전 국민 무상 의료, 다문화 접근을 시도했고, 엘살바도르, 니카라과, 베네수엘라, 파라과이, 우루과이, 브라질 등은 일차의료에 중점을 둔 지역보건을 강화했다(Torres-Tavar, 2017).

정치체제는 건강보장의 미시 제도와 정책, 운영에도 영향을 미친다. 건강보장의 '민영화' 시도가 대표적 예다(민영화는 때로 정책을 넘어 거시 수준의 체제 변화를 시도할 때도 있다). 1973년 쿠데타로 집권한 칠레의 피노체트 정권은 권위주의적 신자유주의 정치체제를 지향한 것으로 유명한데, 강압적이고 급격한 시장화 정책 중 하나로 공공 의료보험과 경쟁하는 민간보험(ISAPRES)을 도입했다(Unger et al., 2008). 역사적으로는 칠레 사례가 두드러지지만, 신자유주의 원리와 이에 기초한 정치체제가 세계적으로 확산하는 데는 영국의 대처 행정부와 미국의 레이건 행정부가 구심점이 되었다. 건강과 보건, 건강보장에서 신자유주의적 원리가 확산된 것도 마찬가지다. 대처 행정부는 국정 운영의 핵심 원리로

'신공공관리론'을 수용했고, 영국 공영의료체계는 이에 기초해 지불자(구매자)와 제공자를 분리하는 '내부 시장'을 도입했다(Simonet, 2015). 정치체계의 산물인 영국 건강보장체계의 시장화는 노르딕 국가와 오세아니아 등 다른 나라로 전파되었고, 개발도상국의 건강보장 구상에도 중요 원리로 활용되었다.

2. 건강보장의 경제와 자본주의 경제체제

보건의료와 이를 매개하는 건강보장은 여러 경제 주체가 '가치'를 생산하는 경제·산업 활동이다. 보건의료가 전체 '생산'에서 차지하는 비중은 흔히 국내총생산(GDP) 대비 '국민의료비' 지출로 나타내는데, 많은 고소득 국가에서 10%가 넘는다. 국민 모두를 포괄하는 건강보장체계를 가진 국가에서는 국민의료비 70~80% 이상을 공공 부문에서 지출할 만큼 건강보장의 경제적 중요성이 크다.

건강보장의 핵심 기능은 보건의료 서비스 제공을 보장하는 것이지만, 이를 둘러싼 경제활동은 직접 서비스를 제공하는 보건의료기관이나 보건의료 인력에 그치지 않는다. 서비스를 제공하는 데는 시스템의 다른 요소가 뒷받침되어야 하고, 경제적으로는 특히 자원(인력, 시설, 장비, 물자 등)과 재정이 중요하다. 예를 들어, 제약과 의료기기 산업은 건강보장제도와 정책에 따라 이해관계가 달라지고, 어떤 보건의료 인력이 건강보장에 포함되는가에 따라 일자리 수와 질이 영향을 받는다. 재정을 부담하고 보건의료 서비스를 이용하는(보장받는) 개인, 가계, 기업, 정부도 소비와 지출을 통해 경제적 이해관계에 묶인다.

1) '산업'과 '자본'으로서의 건강보장

건강보장은 보건의료 서비스, 제약, 의료기기, 정보통신, 보험 등의 산업과 연관된다. 건강보장의 대상 인구가 늘고 보장성 수준이 높아지면, 보건의료 서비스 수요가 늘어나고 공급과 이용(소비)이 증가한다. 연관 산업이 성장하고 경제적 가치가 증가하며, 이런 변화는 서비스, 제약, 의료기기 산업에 어떤 형태로든 '확대 지향적'으로 영향을 미친다. 건강보장에서 경제적 이익으로 이어지는

'가치 사슬(value chain)'은 각 나라의 산업구조와 기반에 따라 다르지만, 보건의료 영역에서는 흔히 국제 수준의 가치 사슬이 만들어진다. 예를 들어, 개발도상국의 에이즈 환자가 치료 의약품에 접근하는 데는 국내의 건강보장정책뿐 아니라 국제기구, 원조 공여국, 다국적 제약사 등의 이해관계가 영향을 미친다.

건강보장과 이에 기반을 두고 성장하는 연관 산업의 이해관계가 늘 일치할 수는 없다. 보건의료 서비스 이용이 증가하고 재정 소요가 늘어나는 데 대해 한 사회가 보이는 태도는 때로 양면적이다. 정부 일부 부처(주로 보건 담당)와 당국, 일부 연구자, 일반 시민은 재정 안정에 관심을 두는 데 비해, 다른 정부 부문(주로 경제, 산업 담당 부처)과 기업, 일부 연구자, 이해관계자는 시장을 확대하고 매출을 늘리며 이윤을 키우는 것에 관심이 더 많다. 양면성 가운데 어느 쪽이 우위를 차지하는지는 각각을 뒷받침하는 권력들의 상호관계에 따라 결정된다. 예를 들어, 정부의 직접 재정 부담이 적은 건강보장체계에서는 국가가 재정 확대를 통해 산업의 이해관계를 지지하고 지원하는 대안을 더 쉽게 선택할 수 있다. 국가 부담이 늘더라도 산업 확대를 통해 다른 정치적 목표, 예를 들어 일자리나 국내총생산 증가 등을 달성할 수 있으면, 국가는 산업 친화적 정책을 선택하는 것이 보통이다. 이런 상황에서 재정을 효율적으로 관리해야 한다는 건강보장체계의 내재적 논리는 흔히 형식적인 목표 이상이 되기 어렵다.

건강보장과 이에 연관된 산업이 확대, 성장함에 따라, 이들이 자본주의 경제체제에서 어떤 의미가 있고 어떤 역할을 어느 정도나 하는지가 또 다른 관심사다. 현대적 의료기술이 발전하고 건강보장이 확대되면서, 보건의료기업의 수와 규모가 커지고 일부는 다국적 대기업으로 성장했다. 2017년 ≪포춘(Fortune)≫이 발표한 세계 500대 기업에 포함된 보건의료(health care) 기업은 모두 27개로, 미국 보험회사인 유나이티드헬스그룹(UnitedHealth Group)이 13위, 약국 체인인 씨브이에스(CVS Health)가 14위, 약제 급여 관리(Pharmacy Benefit Management, PBM) 회사인 익스프레스스크립트(Express Scripts Holding)가 53위를 차지했다. 존슨앤존슨, 로슈, 화이저, 바이엘, 노바티스, 사노피, 머크 등의 제약사와 바이오기술사, 미국의 주요 민간보험사(Anthem, Aetna, Humana 등), 미국의 영리 병원 체인(HCA Holdings), 정부 의료서비스 대행 기관(Centene), 의료기술 회사

(Medtronic)도 포함되어 있다.3) 이들이 자본주의 체제가 작동하는 데 어떤 역할과 기여를 하는지는 따로 분석할 필요가 있으나, '세계 500대 기업'과 같은 간단한 지표만으로도 보건의료 관련 자본이 이미 자본주의 체제의 중심에 진입해 있음을 알 수 있다. 영리 병원, 약제급여 관리, 의료서비스 대행 등이 대기업으로 성장한 데서도 알 수 있듯이, 제약이나 민간보험 이외에 의료서비스도 자본 축적의 동력으로 작동한다(Andreazzi and Kornis, 2008).

산업과 자본의 관점에서 건강보장은 '가치 사슬'의 핵심 요소라 할 만하다. 재정 기전을 바탕으로 보건의료 자원과 서비스 제공에 영향을 미치고 간접적으로는 조직과 체계의 틀을 규정한다. 보건의료 서비스와 연관 분야(제약, 기기, 장비, 서비스 등)의 '자본화' 가능성은 (민간보험을 포함한) 건강보장의 틀에 크게 영향을 받을 수밖에 없다(Bahia et al., 2016).

2) 건강보장의 경제 기반

한 사회가 건강보장에 필요한 재정을 조달하려면 물적 토대를 갖추어야 한다. 조세, 보험료, 부담금, 가계 직접 부담, 외국 원조 등을 재원으로 할 수 있으나, 재정의 가용성과 안정성을 보장하는 핵심 토대는 국가 또는 세계 수준의 경제적 부담 능력이다. 새롭게 건강보장체계를 수립하려는 개발도상국은 말할 것도 없고, 오랜 기간 제도를 유지, 운영한 나라도 경제 조건이 뒷받침되어야 한다. 예를 들어, 임금을 대상으로 보험료를 징수하는 나라에서 임금이 오르지 않거나 임금노동자가 늘지 않으면 건강보장의 재정 기반이 흔들릴 수밖에 없다.

건강보장체계가 성립, 운영되기 위해서는 경제적 조건뿐 아니라 '경제체제'와 조응하는 것이 중요하다. 특히 사회보험이 성립, 확대되기 위해서는 경제체제의 산업화 또는 자본주의화가 진전되어야 한다(제2장 건강보장의 역사 참조). 산업화와 자본주의화가 그 자체로 사회보험을 요구하는 정치적·사회적 조건이지

---

3) ≪포춘≫의 홈페이지(http://fortune.com/global500/)에서 보건의료 분야를 선택해 검색한 결과다(2017년 10월 25일 접속).

만, 산업화는 다시 보험 '기술'을 적용하는 데 중요한 조건으로 작용한다. 임금을 받는 다수 노동자가 근접한 공간에서 일하면서 동일한 위험집단을 구성하는, 이른바 '대수의 법칙'은 사회보험이 효율적으로 작동하기 위한 기본 조건 가운데 하나다. 비공식 부문이 크고 비임금 자영자가 많은 나라에서 사회보험을 도입하기 어려운 것도 이 때문이다. 민간보험운영에서도 비슷한 원리가 작용하는데, 미국의 초기 민간 의료보험은 적은 행정 비용으로 많은 가입자를 확보할 수 있었던 대기업에 기반을 두었다.

경제체제의 성격은 시장의 크기와 경제 규모를 포함하는데, 민간 부문의 역할이 클수록 경제 규모가 중요하다. 어떤 이유든 보건의료 시장이 충분히 크지 않으면, 보건의료 시설과 인력, 민간보험과 기업은 시장에 참가할 동기가 줄고 투자나 활동을 피한다. 일정 수준의 경제 규모에 이르지 못한 국가가 건강보장체계에 필요한 각 요소를 충실하게 갖추려면 더 많은 재정을 투입해야 하는 악순환이 발생한다. 예를 들어 작은 남태평양 국가들은 인력을 확보하거나 의약품을 조달하는 데 다른 나라에 비해 훨씬 비싼 비용을 내야 한다.

3) 건강보장의 경제 효과

건강보장은 경제 주체로서의 개인, 가계, 정부, 기업 등에 대해 소득분배, 저축, 빈곤, 보건의료산업, 인적 자본, 노동시장, 기업 활동 등의 영역에서 영향을 미친다. 이에 대해서는 앞서 제3장에서 다루었으므로, 자세한 설명은 생략한다.

4) 건강보장을 둘러싼 '정치적 경제'

건강보장의 산업화는 말할 것도 없고 경제적 기반과 경제 효과 또한 경제 주체들의 권력관계와 이해관계를 반영한다. 기업과 자본의 힘이 강하면 건강보장체계를 구축하고 운영하는 데 이들의 영향력이 더 강하게 작용한다. 조세 방식인가 보험료 방식인가부터 국가-경제-사회권력의 상호관계를 반영하지만, 사회보험 방식 안에서도 경제와 사회권력의 균형이 어떤가에 따라 보험료 부담이 달라진다. 기업과 노동자 사이에 보험료 부담을 배분하는 것은 단지 기술적 문제가 아니라 그들 사이의 권력관계를 반영하는 정치적인 것이다.[4] 경제 주체의 권력과 이해관계가 정치를 통해 표출된다는 점에서 건강보장의 경제는 부분적으로 '정치적 경제'로 해석할 수 있다.

건강보장의 정치경제는 이윤 창출과 자본 축적을 이해관계로 하는 제약기업이나 민간보험에서 전형적으로 작동한다. 미국과 유럽, 일본의 다국적 제약사는 지식재산권 보호를 강화하는 방향으로 자국 정부의 자유무역협정에 개입하며, 때로 국가권력을 동원한 통상 보복도 마다하지 않는다. 1987년 6월 미국제약협회는 브라질이 자신들의 약에 대한 지식재산권을 침해한다고 무역대표부에 제소했고, 협상이 실패하자 레이건 행정부는 관세를 크게 올리는 방식으로 브라질을 제재했다(Harrison, 2004: 100). 미국은 약품에 대한 지식재산권 보호가 강화된 이후인 1990년 6월 보복 조치를 철회했고, 약가는 어떤 형식으로든 상대 나라의 건강보장체계에 영향을 미쳤다.

이윤을 확대하려는 기업과 자본의 동기는 건강보장체계에서 기회를 얻으려 할 뿐 아니라, 적극적으로 국가권력을 통해 건강보장체계 자체를 변화시키고 새로운 시장을 창출한다. 예를 들어, 여러 국가의 건강보장체계 민영화에는 국가권력을 매개로 기업과 자본의 이해관계가 영향을 미친다. 잉글랜드 국가보건서비스는 '개혁' 프로그램의 하나로 '독립제공자(independent sector providers: ISPs)'와 계약을 확대하는 중인데, 독립제공자에는 대기업인 버진 그룹(Virgin Care Group)이나 민간보험사인 BUPA가 포함되어 있다.[5] 잉글랜드 보건부에서 ISP로 흘러간 예산은 2009/2010년 41억 파운드에서 2015/2016년 87억 파운드로 증가했고, 이는 보건부 전체 예산 대비 비중이 4%에서 8%로 늘어난 것이다(Campbell, 2016). 이와 같은 새로운 서비스 공급 방식은 건강보장체계의 지출과 효율성, 질에 영향을 미친다.

---

4) 엄밀한 의미에서는 기업이 내는 보험료도 임금이라 할 수 있으므로, 보험료 배분은 임금이나 잉여가치를 둘러싼 정치적·경제적 권력관계라기보다는 상징적·문화적 의미가 더 강하다.
5) 버진 그룹은 브랜슨(Richard Branson)이 창립한 다국적 기업으로, 버진 항공을 비롯해 60개 이상의 계열사를 가지고 있다.

신자유주의적 자본주의의 가장 중요한 특성 가운데 하나는 국가권력이 새로운 시장을 창출하고 만들어내는 것으로, 건강보장체계도 직간접으로 이를 매개한다. "신자유주의는 공공투자, 사회보장 같은 케인스적 방식으로 시장경제의 메커니즘에 개입하는 게 아니라, 오히려 시장의 조건들, 즉 시장의 존재 조건인 규칙들과 제도들과 같은 '틀'(cadre)에 개입함으로써 경제 과정을 조정하려고" 한다(사토 요시유키, 2014: 41). 이런 관점에 따르면, 신자유주의적 국가권력은 새로운 보건의료 기술과 서비스 개발을 지원하고 건강보장 확대 정책을 펴는 등 새로운 자본주의 시장과 그 조건을 만드는 역할을 한다.6)

건강보장의 정치경제를 둘러싼 여러 주체의 권력관계는 유동적으로 변화한다. 건강보장체계가 만들어지고 특정한 효과를 발휘하는 데는 정치경제적 이해관계가 영향을 미치지만, 일단 제도와 체계가 굳어진 후에는 새로 만들어진 이해관계가 본래의 권력관계를 바꾸고 때로 위협할 수도 있다. 예를 들어, 제약이나 의료서비스 산업이 성장해 권력을 강화하면 처음 시장을 만들고 지원한 국가권력이나 건강보장체계를 압박해 자기 이익을 보호하려 한다. 권력은 경제적인 영역뿐 아니라 정치적·사회적·문화적 영역에서도 강화될 수 있다. 제약사가 약품의 공정가격(또는 계약)을 받아들이지 않고 시장에서 철수한다고 위협하거나 의료제공자가 건강보장의 보건의료 서비스를 회피하거나 왜곡하는 것이 변화된 권력관계를 반영하는 현상들이다.

3. 건강보장과 시민사회

근대 자본주의 국가의 사회적 현상과 변화는 국가-경제-사회권력의 세 주체가 맺는 상호관계로 설명할 수 있다(라이트, 2012). 일본의 야마와키 나오시(山脇直司) 등이 말하는 '공-공공-사'의 삼원론도 이와 비슷하다(민현정, 2009). 건강보장은 다른 사회제도나 정책과 비교하면 세 권력의 균형과 상호 침투로 설명할

---

6) 한국에서 건강검진, 의료관광, 유전체 의학 등은 (의도했든 그렇지 않든) 국가가 새로운 보건의료 시장을 만들기 위해 적극 개입하는 사례들이다. 그중 상당 부분이 건강보장에 영향을 미친다.

수 있는 부분이 많지 않은 것으로 보인다. 건강보장체계와 정책이 정치적 성격보다는 전문적·기술적 성격이 강한 것이 이유일 것이다.

정치경제 측면에서 사회권력 또는 시민사회가 건강보장에 개입하는 것은 주로 민주주의의 과제로, 이는 건강보장 또는 개별 정책이나 영역이 아니라 국가권력 전반에 대한 것이다(김창엽, 2014). 국가권력에 대해 민주주의는 반(反)공공성을 통제하고 견제하는 핵심 수단이라는 의미가 있다. 관료주의와 전문가주의, 비효율, 비민주성 등 국가권력의 폐해와 함께 경제권력에 포획된 신자유주의적 국가 실패 또한 민주적 통제의 대상이다.

민주주의 형태를 대의 민주주의, 결사체 민주주의, 직접 민주주의로 나눌 때, 민주주의 수준에 따라 사회권력이 국가권력을 견제하는 방식은 다양하다. 민주적 통치 방식 중 주목할 것은 에릭 올린 라이트가 "권력이 강화된 참여적 통치(empowered participatory governance: EPG)"라고 부른 것으로, 그는 이것을 심화한 형태의 직접 민주주의로 분류했다(라이트, 2012). 여기에 해당하는 대표적 사례가 브라질의 참여예산제로, 보건의료에서는 민중건강평의회(People's Health Council)에서 비슷한 의의를 찾을 수 있다(Cornwall, 2008).

건강보장 영역에서 시민사회는 국가권력과 때로 협력하지만, 국가권력을 견제하거나 거꾸로 국가권력에 포획당할 수도 있다. 국가 수준의 정책과 제도뿐 아니라 미시적 정책과 의사결정에도 권력의 상호관계가 영향을 미친다는 점이 중요하다. 예를 들어, 건강보장을 둘러싼 의사결정에서 흔히 '사회적(societal) 관점'을 고려한다고 하지만, 이는 국가권력, 경제권력, 전문가 권력, 사회권력 사이의 권력관계를 반영한다(결과가 이런 요구를 충족하는가는 별개 문제다).

민주주의의 과제는 국가권력과 사회권력 사이만이 아니라 경제권력과 사회권력 사이에도 존재하는데, 사회권력이 경제에 개입하는 것은 국가에 개입하는 것과 다르다. 라이트는 사회권력이 경제에 개입할 수 있는 방식으로 사회적 경제, 본소득, 사회적 자본주의, 협동조합적 시장경제, 비시장적 참여민주주의 경제 등 다양한 예를 들었다(라이트, 2012). 건강보장과 보건의료에도 사회권력이 경제권력에 개입할 여지가 있는데, 사회적 기업, 신용협동조합, 의료협동조합 등이 대표적 예가 될 것이다. 이런 관계에서 사회권력이 경제권력에 얼마나 영향력이 있는지, 또는 권력관계의 균형이 어떤지는 상황과 맥락에 따라 다르다.

정책과 의사결정에 권력이 작동한다는 관점에서 보면, 건강보장과 보건의료에서는 '전문가 권력'을 무시할 수 없는데, 여기서도 핵심은 권력 사이의 상호관계와 균형이다. 전문가 권력이 국가권력 또는 경제권력과 어떤 관계를 맺는가도 중요하지만, 이들이 사회권력과 바로 마주치는 직접적 상호관계 또는 국가나 경제를 매개로 하는 간접적 상호관계를 주목할 필요가 있다. 흔히 국가권력이나 경제권력에 비해 불리한 처지에 있는 전문가 권력이 사회권력에 대해서는 유리한 위치를 차지할 때가 많기 때문이다. 사회권력이 가진 지식과 경험은 흔히 전문가 권력에 영향을 미칠 정도에 이르지 못하는 때가 많으나, 사회운동, 그중에서도 건강사회운동(health social movement)이 이런 권력관계를 역전하는 한 가지 모델이 될 수 있다(Brown and Zavestoski, 2005).

4. 건강보장과 국제 정치경제

최근까지 건강보장은 주로 국민국가 내의 과제였고, 다른 나라로 정책이 확산하거나 외국으로부터 정책을 학습하는 정도가 '국제'문제라 할 만한 것이었다. 앞서 설명한 유엔과 세계인권선언의 역할은 각 나라에 건강보장체계가 만들어지는 데 큰 역할을 했지만, 본격적인 국제 정치경제라기보다는 국제기구의 기능과 국제 규범으로 설명할 수 있는 수준이었다. 이른바 세계화가 진행되고 정치와 경제의 통합성이 강화되는 것과 함께, 건강보장에서도 구조와 기능 모두 국제 정치경제의 영향이 커지는 추세다.

1) 국제기구와 국제 거버넌스

세계은행과 국제통화기금이 추진한 '구조조정 프로그램(structural adjustment program)'은 국제기구가 국민국가의 건강보장체계에 영향을 미친 역사적 사례로 가장 유명하다. 아프리카 국가들의 경험이 특히 중요한데, 대상 국가가 많은 데다 영향이 장기간 지속했으며 그만큼 정치적 파장이 컸기 때문이다. 여러 아프리카 국가는 독립 이후 과중한 대외 채무를 지면서 1980년대부터 지불 불능 상태에 빠졌다. 이때 세계은행과 국제통화기금은 이들 국가에 부채 상환에 쓸 재정을 지원하면서 국가 경제와 공공 부문의 '구조' 조정을 요구한다. 1985년까지 아프리카 국가의 3/4이 구조조정 프로그램의 적용을 받았고, 40여 개 나라에서 거의 같은 정책 패키지가 시행되었다. 여기에 포함된 목표는 국제 수지의 균형, 재정 적자 감축, 경제 효율성 개선, 민간 투자 촉진과 수출 진흥 등이다.

재정 적자를 줄이도록 각 나라 정부를 압박한 결과 공공 부문 지출이 감소했고, 보건의료 분야에서는 이에 대응해 많은 나라가 새로 환자 일부 부담제도를 도입했다. 그 전까지 이들 국가는 조세와 외국 원조를 재원으로 무료 서비스를 제공했으므로 환자 직접 부담을 늘리는 것은 일종의 '민영화'라 부를 만한 것이었다. 환자로부터 비용을 조달하면서 서비스의 질과 약품 공급이 개선된 나라도 있었으나, 대체로 보건의료에 대한 접근성이 떨어졌고 특히 저소득층이 큰 영향을 받았다. 공공 부문 인력의 인건비가 줄어들고 임금이 삭감되면서 보건의료 인력 수가 감소했으며, 일부 국가는 공공 인력이 외부에서 사적으로 소득을 보충하는 것을 허용했다. 건강정책의 전반적 기조가 바뀐 것이 더 중요한데, 사회적 책임보다 개인의 역할을 강조하고 건강은 권리라기보다 상품이나 자선의 대상으로 변화했다(Loewenson, 1993).

구조조정 프로그램과 성격은 다르지만, 국제기구와 이에 영향을 미치는 강대국은 현재도 많은 나라의 국내 정책에서 중요한 역할을 담당한다. 대표적인 국제 거버넌스가 2000년 이후 세계적 규모로 진행되었거나 진행 중인 '새천년 개발 목표(Millenium Development Goals: MDG)'와 '지속가능 개발 목표(Sustainable Development Goals: SDG)'이다. 특히 SDG는 하위 목표 중 하나로 '보편적 건강보장(Universal Health Coverage: UHC)'을 포함하고 있어 여러 국민국가의 건강보장에 직접 영향을 미칠 가능성이 크다.

MDG는 주로 빈곤 감소에 초점을 맞추었고 이를 이어받아 SDG는 전체 경제·사회개발로 범위를 넓혔다. MDG와 SDG의 성립과 과정, 결과와 영향은 요약하기 어려우나, 가장 중요한 역할과 기능은 국제 규범을 제안하고 확립했다는 데 있다(Hulme and Scott, 2010). MDG의 여덟 가지 목표 가운데 건강 관련 목표가 세 가지를 차지할 정도였으므로, 보건 분야에서도 어느 정도까지 국제규범이 형성되고 공유된 것은 분명하다. 에이즈, 결핵, 말라리아 등의 감염병 퇴치, 어린이 사망률 감소, 모성건강 증진 등은 모든 개발도상국(과 그 정부)이 반드시 달성해야 할 정책 목표 또는 정치적 목표가 되었다.

MDG가 정한 대상 영역과 목표는 형식이나 수사에 그치지 않고, 국제 규범으로서 개별 국가의 정책과 재정에 직접 영향을 미쳤다. 국제기구와 고소득 국가가 개발도상국을 지원하는 중요한 지침이 되었고, 개발도상국 정부가 재정을 지출하는 데도 핵심 기준으로 작용했다. 한 가지 예로, 2014년 66개 중·저소득 국가를 대상으로 분석한 결과, MDG 관련 지출이 정부 재정의 약 38%와 국내총생산의 약 11.5%를 차지했다(Development Finance International and Oxfam, 2015).

MDG나 SDG와 같은 개발 프로그램이 정부 사업의 핵심을 차지하면, 이 분야에 지출되는 정부 재정만 늘어나는 것이 아니라 개인과 가계 부담도 증가한다. 보건의료에서도 마찬가지여서, 정부와 민간 재정이 증가하고 개인 부담도 늘어나면 국가 경제에서 보건의료가 차지하는 중요성이 커질 수밖에 없다. 이를 나타내는 대표적 지표가 국내총생산 대비 국민의료비 비중이 증가하는 것이다. 예를 들어, 2000~2009년 기간 동안 아프리카 46개국 중 국내총생산 대비 국민의료비 비중이 증가한 나라가 34개국이었던 데 비해 감소한 나라는 10개국에 지나지 않았다(Sambo, Kirigia and Orem, 2013).

보건재정과 의료비가 늘어나는 것은 곧 산업이 확대되고 경제가 성장한다는 뜻이다. 어떤 나라에서는 '시장'이 새로 만들어지거나 커지는 결과로 나타나는데, 자국 기업의 해외 진출을 지원하는 미국 정부의 한 웹사이트가 국제 개발 사업이 창출하는 시장 효과를 잘 보여준다(U.S. Department of Commerce's International Trade Administration, 2015). 이들은 방글라데시의 보건의료를 전망하면서 시장이 확대되고 기업 활동의 기회가 늘어날 것으로 전망했다. MDG와 보편적 건강보장을 배경으로 인구구조 변화, 민간 의료 성장, 정부 재정 규모 증가, 제약산업 발전 등이 성장을 주도한다는 것이 이들의 분석이다.

건강과 보건이 대표적 사회경제 현상인 빈곤과 결합하고 새롭게 해석되었다는 점도 주목할 만하다. MDG에서 "건강은 개인에게 내재적 가치이지만, 또한 인간개발과 빈곤 감소에 핵심 역할을 하는" 것으로 규정되었다(OECD and WHO, 2003: 14). "건강에 투자하는 것은 경제발전을 위한 중요 수단이며 개발도상국이 빈곤 회로를 탈출할 수 있는 전제조건"이라는 관점이 강화되었다. 이런 관점으로 보면, 건강수준을 개선해 인적 자본 축적에 기여하고 의료비 부담을 줄여 빈곤을 감소시키는 건강보장의 역할을 무시할 수 없다. 건강과 빈곤의 상호작용에 주목하면, 건강과 보건은 빈곤 탈출과 경제성장 도구로서 중요한 의의가 있다.

2) 보건외교

'보건외교(health diplomacy)' 개념은 1970년대 말부터 쓰이기 시작해 2000년대 이후 널리 퍼졌다. 이는 국제 수준에서 보건 사안을 다루는 외교로, 국가 사이의 상호관계와 협상을 다루는 '핵심 외교(core diplomacy)', 여러 국가와 다른 행위자가 같이 참여하는 '다자 외교(multistakeholder diplomacy)', 그리고 국제보건 행위자와 다른 참여자(예를 들어 비정부기구, 민간 부문, 특정 국가 공무원 등)를 망라하는 '비공식 외교'의 세 가지 범주로 나뉜다(Katz et al., 2011). 앞서 설명한 국제기구와 국제 거버넌스는 다자 외교, 비공식 외교와 많은 부분이 겹친다.

보건외교는 국내적·국제적으로 외교의 틀 안에서 건강이나 보건 의제를 다루는 차원을 넘어 건강과 보건 의제가 외교(정책)의 핵심 의제에 포함된다고 인식한다. 외교가 정치, 경제, 군사 등의 핵심 사안을 다루면서 부수적 또는 보완적 차원에서 보건의료 요소를 포함하는 것이 아니라, 건강과 보건이 그 자체로 핵심 외교 의제나 과제로 등장했다는 뜻이다. 외교 관점에서 특히 중요한 보건 의제는 안전보장(감염병, 자연재해, 응급 상황 등), 경제(저개발과 감염병의 경제 효과, 보건의료 분야 세계시장 등), 사회정의(사회적 가치, 인권, MDG/SDG, 필수 의약품 접근권, 고소득 국가의 책임 등) 등이다(Kickbusch, 2011). 2010년 아이티 대지진이나 2014년 서아프리카 지역의 에볼라 유행이 좋은 예로, 여기서 감염병의 유행 통제, 이동과 이주, 국제적 지원, 개별 국가와 국제기구의 역할과 책임 분담 등은 그 자체로 핵심 외교문제라 할 수 있다.

보건외교가 개별 국가의 건강보장과 그 체계에 영향을 주는 유력한 통로 중 하나는 공적개발원조(official development assistance: ODA)이다. 국제 거버넌스와 국제 규범이 개별 국가의 정책과 행동에 간접적으로 영향을 미친다면, 원조는 각 국가에 미치는 영향력이 훨씬 더 크다. 저소득 국가에서는 외국 원조에 의존하는 정도가 클수록 공여국이 수원국의 정책에 개입할 가능성이 커진다. 2010년 기준 저소득 국가는 전체 국민의료비 가운데 외부 재원이 차지하는 비중이 28%에 이른다(Elovainio and Evans, 2013: 10). 이들 나라에서는 보편적 건강보장을 달성하는 것은 말할 것도 없고, 건강보장체계나 보건의료제도 일부를 바꾸는 데도 개발원조가 중요한 역할을 한다(Thematic Group on Health for All, 2015).

공적개발원조는 개별 국가의 정치·경제·외교적 이익 추구에도 활용된다. 예를 들어, 일본은 국제 보건외교의 전략적 목표 중 하나로 보편적 건강보장 확대를 지원하기로 하고, 양자간 협력과 다자간 협력의 초점을 이에 맞춘다고 명시했다(Government of Japan, 2013). 일본 정부의 공식 문서에 보편적 건강보장을 지원하기 위해 "일본의 전문성을 국제사회와 공유"하고 "일본의 기술을 활용"한다고 되어 있다. 일본의 전문성과 기술은 어떤 형식으로든 원조 대상국에 영향을 미칠 것이 틀림없다.

참고문헌

가라타니 고진(柄谷行人). 2012. 『세계사의 구조』. 조영일 옮김. 서울: 도서출판b.
고든, 콜린(Colin Gordon) 외. 2014. 『푸코 효과』. 심성보 외 옮김. 서울: 난장.
김창엽. 2014. 「한국 보건의료의 공공성과 대안」. 임종한(편). 『참 좋은 의료공동체를 소개합니다』. 고양: 스토리플래너.
라이트, 에릭 올린(Erik Olin Wright). 2012. 『리얼 유토피아』. 권화현 옮김. 파주: 들녘
민현정. 2009. 「일본 시민사회 성장과 공공성 재편 논의」. ≪민주주의와 인권≫, 제9권 제2호, 281~315쪽.
사토 요시유키(佐藤嘉幸). 2014. 『신자유주의와 권력』. 김상운 옮김. 서울: 후마니타스.
월트, 길(Gill Wart). 2016. 『건강정책의 이해』. 김창엽 옮김. 파주: 한울.
푸코, 미셸(Michel Foucault). 2016. 『비판이란 무엇인가?』. 오트르망·심세광·전혜리 옮김. 파주: 동녘.
Andreazzi, Maria de Fátima Siliansky de and George Edward Machado Kornis. 2008. "Padrões de acumulação setorial: finanças e serviços nas transformações contemporâneas da saúde." *Ciência & Saúde Coletiva*, Vol. 13, No. 5, pp. 1409~1420. http://dx.doi.org/10.1590/S1413-81232008000500007.
Bahia, Ligia et al. 2016. "From health plan companies to international insurance companies: changes in the accumulation regime and repercussions on the healthcare system in Brazil." *Cadernos de Saúde Pública*, Vol. 32, Supl. 2. http://dx.doi.org/10.1590/0102-311X00154015.
Brown, Phil and Stephen Zavestoski(eds.). 2005. *Social Movements in Health*. New York: Wiley-Blackwell.
Campbell, Dennis. 2016. "How much is the government really privatising the NHS?" *The Guardian*, 15 August.
Christopher, Andrea S. and Dominic Caruso. 2015. "Promoting Health as a Human Right in the Post-ACA United States." *AMA Journal of Ethics*, Vol. 17, No. 10, pp. 958~965.
Clark, Charles M. A. 1999. "Political economy: schools." in Phillip Anthony O'Hara(ed.). *Encyclopedia of Political Economy*. New York: Taylor & Francis Routledge.
Cornwall, Andrea. 2008. "Deliberating democracy: scenes from a Brazilian Municipal Health Council." *Politics & Society*, Vol. 36, No. 4, pp. 508~531.

Development Finance International, and Oxfam. 2015. "Financing the Sustainable Development Goals." Government Spending Watch 2015 Report.

Elovainio, Riku and David B. Evans. 2013. "Raising and Spending Domestic Money for Health." London: Chatham House.

Government of Japan. 2013. "Japan's Strategy on Global Health Diplomacy."

Harrison, Christopher Scott. 2004. *The Politics of the International Pricing of Prescription Drugs*. Westport, CT: Praeger.

Hulme, David and James Scott. 2010. "The Political Economy of the MDGs: Retrospect and Prospect for the World's Biggest Promise." *New Political Economy*, Vol. 15, No. 2, pp. 293~306.

Katz, Rebecca et al. 2011. "Defining Health Diplomacy: Changing Demands in the Era of Globalization." *The Milbank Quarterly*, Vol. 89, No. 3, pp. 503~523.

Kickbusch, Ilona. 2011. "Global health diplomacy: how foreign policy can influence health." *British Medical Journal*, Vol. 342, d3154.

Loewenson, Rene. 1993. "Structural Adjustment and Health Policy in Africa." *International Journal of Health Services*, Vol. 23, No. 4, pp. 717~730.

OECD, and WHO. 2003. *Poverty and Health*. Paris: Organisation for Economic Co-operation and Development.

Sambo, Luis Gomes, Joses Muthuri Kirigia and Juliet Nabyonga Orem. 2013. "Health financing in the African Region: 2000-2009 data analysis." *International Archives of Medicine*, 6: 10. http://doi:10.1186/1755-7682-6-10.

Simonet, Daniel. 2015. "The New Public Management Theory in the British Health Care System: A Critical Review." *Administration & Society*, Vol. 47, No. 7, pp. 802~826.

Thematic Group on Health for All. 2015. "Financing Universal Health Coverage in the Post-2015 Agenda." Sustainable Development Solutions Network.

Till, Brian M. et al. 2017. "From blockchain technology to global health equity: can cryptocurrencies finance universal health coverage?" *BMJ Global Health*, 2(4) e000570. DOI: 10.1136/bmjgh-2017-000570

Torres-Tavar, Mauricio. 2017. "Turn left, then right: political changes in Latin America and their impact on health systems." International Health Policies Network. Retrieved in October 27, 2017, from http://bit.ly/2zREYuC.

Unger, Jean-Pierre et al. 2008. "Chile's Neoliberal Health Reform: An Assessment and a Critique." *PLoS Medicine*, 5(4): e79.

U.S. Department of Commerce's International Trade Administration. 2015. Healthcare Resource Guide: Bangladesh. Retrieved October 29, 2017, from https://2016.export.gov/industry/health/healthcareresourceguide/eg_main_092402.asp.

Weingast, Barry R. and Donald A. Wittman. 2006. *The Oxford Handbook of Political Economy*. Oxford: Oxford University Press.

Yamin, Alicia Ely and Allan Maleche. 2017. "Realizing Universal Health Coverage in East Africa: the relevance of human rights" *BMC International Health and Human Rights*, 17(21). http://doi.org/10.1186/s12914-017-0128-0.

| 제5장 |

건강보장체계의 구성과 유형

1. 보건의료체계와 건강보장(체계)

국가보건의료체계의 관점에서 보면 이 책이 말하는 '건강보장'은 재원 조달(financing)에 해당한다. 사회보험 방식에서는 보험료, 국가공영의료체계에서는 조세가 건강보장의 주된 재원이자 보건의료를 공급하기 위한 물적 토대다.

재정에 한정한 좁은 의미의 건강보장체계는 국가보건의료체계에 속하는 다른 재원 조달 방식과 연관성이 있다. 예를 들어 공적 재원 조달은 보충보험으로서의 민간보험과 밀접한 관련성을 가지는데, 재원 조달과 재정 지출의 두 가지 측면에서 상호의존적이다. 또한, 보험료를 주된 재원으로 하는 나라에서도 공공보건(또는 공중보건)에는 조세를 투입하는 것을 흔히 볼 수 있다.

민간보험의 재원은 공적 건강보장체계의 대체재 성격을 가진다. 보충적 민간보험의 재원은 공적 건강보장의 보완재지만, 보장성을 확대하는 과정에서는 경쟁 관계에 놓이는 일도 흔하다. 칠레와 같은 일부 국가에서는 공적 건강보장제도와 민간보험 중 하나를 선택(구입)할 수도 있다. 문제는 두 보험의 원리가 다르다는 것인데, 민간보험은 개인의 위험에 기초해 보험료를 부과하고, 공적 건강보장체계는 집단율(community rate)로 계산한 보험료를 부과해 위험을 분산한다. 위험이 적은 가입자가 적극적으로 민간보험에 가입하면, 이해관계에 따라 공적 건강보장제도의 축소나 확대 반대를 요구할 수 있다. 재정 지출의 상호의존성은 대부분 보장성 수준에 따라 결정된다. 가입자 개인이 공적 건강보장체계와 민간보험을 동시에 이용하면 보장성이 높아지고 이용자 부담은 줄어들며, 결과적으로 의료 이용이 증가할 가능성이 크다. 공적 건강보장체계가 이용자 일부 부담을 부과해도 보충형 민간보험이 이를 급여 대상에 포함하면 의료 이용 억제 효과는 감소한다. 이용자 부담에 대한 민간보험의 보장성이 높을수록 공적 건강보장체계를 이용하는 가입자의 부담은 줄어들고, 의료 이용과 재정 지출이 증가한다.

건강보장체계는 재원 조달 체계로서의 의미가 크지만, 현실에서는 그 이상으로 보건의료체계의 다른 요소에 영향을 미친다. 건강보장체계가 변동함에 따라 의료 인력이나 시설 구성이 영향을 받는 것이 좋은 예다. 건강보장이 전체 보건의료 재정에서 차지하는 비중이 작을 때는 의사 인력이나 병원 시설은 보건의료체계의 한 요소에 지나지 않지만, 건강보장 재정의 비중이 커지면 '권력' 관계가 달라진다. 건강보장 재원의 비중이 일정 수준을 넘으면 인력과 시설은 더는 독립적인 것이 아니라 건강보장체계의 일부가 된다. 건강보장체계가 재원을 독점하면, 건강보장체계와 보건의료체계는 명확하게 구분하기 어렵다.

국가보건의료체계의 하부구조를 설명할 때는 자원-조직-서비스 제공의 핵심 요소와 경제적 지원, 관리의 지원 요소로 이루어지는 개념 틀을 흔히 사용한다 (Kleczkowski, Roemer and Van Der Werff, 1984).[1] 국가보건의료체계의 기본 영역은 보건의료 자원과 그 개발(development of health resources), 자원의 조직화(organized arrangement of resources), 서비스 제공(delivery of health care)으로 구성되는 세 개의 주축 분야와, 이 세 개 분야를 지원하는 재원 조달(economic support)과 정책·

---

1) 1980년대 초 이후 세계보건기구가 몇 차례 국가보건의료체계의 틀을 제시했으나 근본적인 차이는 없다. 비교적 최근에 널리 쓰이는 모델은 국가보건체계를 6가지 영역(system building blocks)으로 구분한 것으로, ① 서비스 제공, ② 보건 인력, ③ 정보, ④ 의료 물품, 백신, 기술, ⑤ 재정, ⑥ 지도력과 거버넌스로 구성되어 있다(World Health Organization, 2007). 이 모델은 체계의 구성요소를 명확하게 한 장점이 있으나 Kleczkowski가 제시한 모형에 비해 다소 정태적이다.

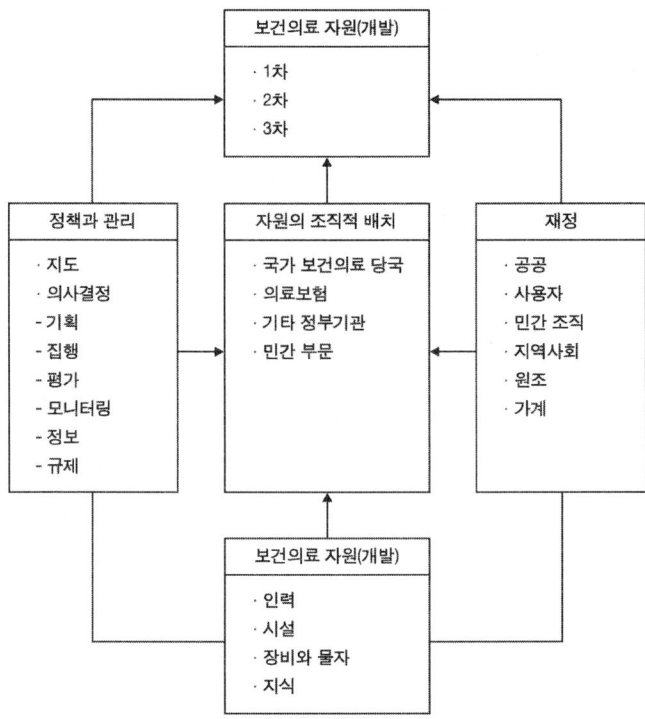

〈그림 5-1〉 국가보건의료체계의 기본 분야와 주요 요소

관리(management)의 두 개 분야로 구성된다. 〈그림 5-1〉에 이 다섯 분야와 각 분야의 세부 요소가 표시되어 있다.[2]

---

2) '모형화'는 세부 분석을 하는 데 지침을 제공하는 장점이 있으나 단점도 무시할 수 없다. 중요한 단점 한 가지는 보건의료체계를 자칫 폐쇄 시스템으로 착각하게 한다는 것이다. Kleczkowski 등이 제시한 모형에서는 '국가보건체계(national health system)'가 상위체계이고 〈그림 5-1〉은 하위에 있는 국가보건의료체계의 '하부구조(infrastructure)'이다. 국가보건체계도 다른 영역과의 관계를 소홀하게 다루고 있지만, 다섯 영역으로 된 하부구조는 사회경제체제의 다른 요소와는 무관한 폐쇄 시스템이라는 인상을 주기 쉽다. 또 하나의 단점은 '체계'를 국가 또는 정부의 관점에서만 규정하는 것이다. 인민/시민/주민/환자의 관점에서 수요(demand) 측면이 빠져 있다는 비판이 제기되지만, '하향적' 관점이 내포하는 기술적 문제보다는 모형 자체가 특정 가치와 지향에 치우칠 수 있다는 것이 더 중요하다. 예를 들어, 현재 모델에서는 지역사회 참여와 주민 역량 강화에 자원 동원 이상의 의미를 부여하기 어렵다.

건강보장체계는 자원을 체계적으로 조직하는 동시에 서비스의 종류와 제공 방식을 결정하고, 직간접으로 자원 개발에 영향을 미친다. 예를 들어 건강보장체계에서 진료보수 지불 단위를 어떻게 하는가에 따라, 또는 급여 범위를 어떻게 하는가에 따라 서비스 제공은 물론 서비스 제공자와 이용자의 행동도 바꿀 수 있다. 건강보장체계가 의료서비스의 질 관리를 주도하면, (일부 '비급여'까지 포함해서) 전체 의료서비스가 건강보장체계의 관리 방식을 벗어나기 어렵다. 건강보장체계는 전체 국가보건의료체계의 특성과 운영에 결정적인 영향을 미친다.

건강보장체계와 보건의료체계는 서로 영향을 주고받는 관계다. 보건의료체계의 요소가 가진 특성이 건강보장의 내용을 규정하기도 하고, 반대로 건강보장의 내용이나 특성에 따라 보건의료체계의 다른 요소가 영향을 받기도 한다. 예를 들어, 한 사회가 건강보장제도(건강보장체계)를 구축하면서 채택할 수 있는 진료보수 지불 방식은 전통과 관습에 기초한 형태를 크게 벗어나기 어렵다. 보건의료체계가 역사적으로 형성, 축적되는 것을 고려하면, 이러한 관련성은 건강보장체계를 설계하거나 운영할 때 제약 조건으로 작용할 수 있다. 예를 들어 행위별 보상제의 경험이 강하고 다른 진료보수 지불제도의 역사가 없으면, 건강보장체계에만 적용하는 새로운 제도를 채택하기는 매우 어렵다. '경로의존성'을 무시할 수 없기 때문이다. 건강보장제도가 보건의료체계를 바꾸기도 하는데, 이번에도 진료보수 지불제도를 예로 들 수 있다. 성숙기에 들어선 건강보장제도에서도 새로운 진료보수 지불제도를 도입하는 일이 흔한데, 일단 건강보장제도가 변화하면 전체 지불제도, 나아가 보건의료체계 전반에 영향을 미친다. 미국의 메디케어에서 시작된 새로운 진료보수 지불제도[진단명 기준 환자군(Diagnosis-related groups: DRG) 체계에 기초한 포괄 보상]는 메디케이드와 민간보험으로 확대되었고, 결국 건강보장 유무에 관계없이 입원 환자에 대한 보편적 보상 방식으로 굳어졌다. 보건의료체계 특히 재정 측면에서 건강보장의 비중이 커지면서 흔히 일어나는 일이다.

건강보장체계는 보건의료체계를 매개로 다른 사회적 영역이나 정책까지 영향을 미친다. 상호관련성은 개념적인 차원을 넘어 겉으로 별 연관이 없어 보이는 영역과도 연결되고, 때로 실질적인 상호작용이 일어나기도 한다. 예를 들어,

대학교육은 교육정책에 속하지만 보건의료 인력 양성을 매개로 건강보장과도 밀접하게 연관된다. 보건의료 인력의 양적·질적 적절성은 교육의 결과인 동시에, 건강보장제도의 운영, 재정 지출, 또는 성과 등에 영향을 미치는 투입 요소다. 건강보장체계의 경제적 효과도 비슷한 관점에서 볼 수 있다.

2. 건강보장체계의 구성

건강보장체계의 목적은 경제적 부담을 줄여 보건의료에 대한 접근성을 보장하는 것이다. 궁극적 목적이 경제적 불안정에 대한 보호장치인가 또는 건강수준을 향상하기 위한 것인가 하는 논란은 남지만, 직접 기대하는 효과는 보건의료에 대한 접근성을 보장하는 데 중점이 있다. 건강보장체계는 이를 위한 필수 요소를 포함하고, 이 요소들은 구조와 기능으로 나누어진다.

기능 면에서 건강보장체계의 핵심은 '보장성(universal coverage)'이다. 보장성을 일률적으로 정의하긴 어려우나, 일반적으로 포괄 대상 범위, 급여, 비용 부담 등을 기준으로 한다. 보장성의 여러 측면을 이해하는 데는 세계보건기구가 〈그림 5-2〉와 같이 제안한 3차원 틀이 유용하다(World Health Organization, 2010).

이 틀을 활용하면 보장성의 개별 과제나 정책을 세부적으로 제시할 수 있으나, 현실과 부합하지 않는 측면도 있다. 대표적인 것이 직접 지불 비용과 급여

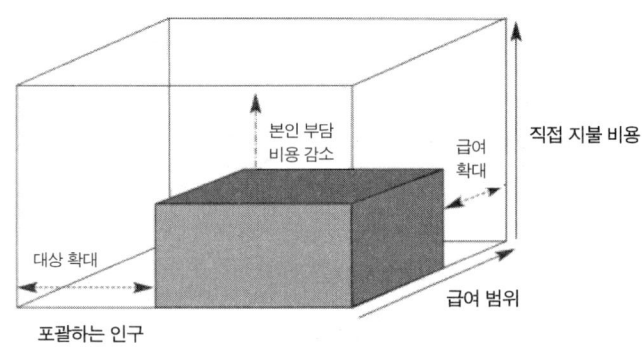

〈그림 5-2〉 **건강보장체계의 보장성을 구성하는 요소**

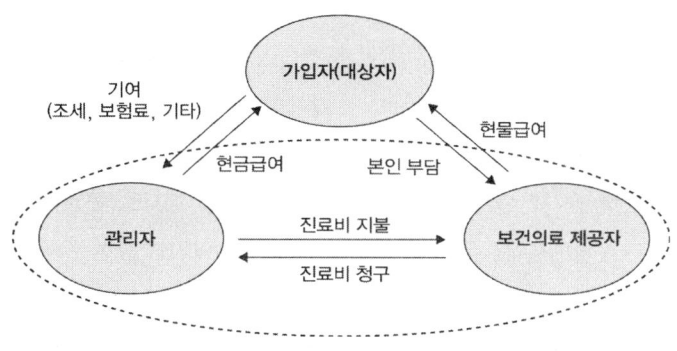

〈그림 5-3〉 건강보장체계의 행위자와 상호관계

주: 점선은 관리자와 보건의료 제공자가 통합된 형태.

범위의 관계다. 이 그림만으로는 급여 범위와 직접 지불 비용이 독립된 현상이자 과제처럼 보이지만, 급여 범위에 따라 직접 지불해야 하는 비용이 크게 달라지므로 실제로는 두 기준을 분리하기 어렵다.

행위자 측면에서 건강보장체계를 구성하는 '주체'는 크게 가입자(대상자), 관리자, 보건의료 제공자로 구분할 수 있다. 〈그림 5-3〉은 주체와 행위자의 상호관계를 나타낸다. 이 가운데 가장 중요한 역할을 하면서도 국가별로 다양한 형태를 보이는 것이 '관리자'이다. 관리자는 가입자와 보건의료 제공자를 매개하고 체계의 운영 전반을 책임지는데, 하나의 관리자만 존재하는 것은 아니다. 주로 정부나 보험자가 그 역할을 하지만, 드물게는 민간보험(또는 그 연합)이 담당하기도 한다.

행위자 사이에서 일어나는 상호작용은 건강보장체계의 기능별 요소를 구성하는 것으로, 이에는 재정, 급여, 진료비 보상, 가입자와 제공자 관리 등이 포함된다.

1) 재원 조달

재원은 건강보장체계가 유지, 운영되는 데 가장 중요한 요소다. 사회 체제의 성격과 개별 구성요소의 특성과 무관하게 물적 토대가 튼튼해야 건강보장체계가 작동한다.

성숙한 공적 건강보장체계에서 재원은 조세 또는 공적 보험료가 대부분을 차지하고 다른 재원은 보조적 역할을 넘지 않는다. 보조 재원으로는 이용자 일부 부담, 민간보험 보험료, 특별부담금, 복권, 외국 원조 등이 있을 수 있다. 특별부담금은 주된 재원 이외에 일시적 또는 장기간에 걸쳐 별도로 부담하는 재원을 가리킨다. 주로 담배와 술 등 건강에 직접 악영향을 미치는 물품에 부담금을 부과하는데, 드물게는 약품 광고, 화석 연료(석탄, 석유), 안전 관련 물품 등에도 적용하자는 주장 또는 사례가 있다. 담배와 술에 붙이는 부담금은 대표적인 '죄악세(sin tax)'로, 여러 논란이 있지만 많은 나라가 보조 재원으로 활용한다.

'보험료'는 공적 건강보장체계와 민간보험에서 같은 의미가 아니라는 주장도 있다. 이런 맥락에서 기여금(contribution)과 보험료(premium)를 구분해서 쓰자는 의견도 있으나, 큰 의미가 있는 것 같지는 않다.

기여금과 보험료의 차이보다 사회보험을 통해 재원을 조달할 때 제도와 체계 전체의 특성이 어떻게 달라지는지가 더 중요하다. 건강보험을 비롯한 사회보험은 원리와 목표는 물론 운영에 이르기까지 끊임없이 민간보험의 영향을 받는다. 가입자들이 사회보험과 민간보험을 같은 차원으로 생각하면, 사회보험은 자칫 '경쟁' 관계에 있는 민간보험과 비슷한 모습이 될 수 있다.

2) 급여와 급여 제공/자

사전적으로 급여(給與)는 자격을 갖춘 대상자에게 주는 돈이나 현물(물품)을 뜻한다. 건강보장체계에서도 급여(benefit)는 체계의 목적에 부합하는 자격을 갖춘 대상자에게 제공하는 돈이나 서비스를 의미한다. 건강보장의 급여는 크게 돈(현금)과 서비스(현물)로 나눌 수 있는데, 보통 현금급여와 현물급여로 부른다. 상병수당은 대표적인 현금급여이고, 의료서비스는 대표적인 현물급여이다.[3] 대부분

---

3) 노동의 대가로 노동자에게 지급하는 현물급여는 조금 다른 뜻으로 쓰인다. 즉 임금으로서의 현물급여(truck system)는 노동의 대가인 임금을 현금이 아닌 현물로 지급하는 것으로, 기업의 생

건강보장제도가 급여의 목적과 종류에 따라 현물과 현금급여를 함께 제공한다.

현물급여에는 대개 서비스를 제공하는 제공자(provider)가 있게 마련이므로, 재원을 관리하는 관리자로서는 제공자와 어떤 관계를 형성하는지가 중요하다. 서비스 제공자와 관리자가 같을 수 있지만(통합) 나누어진 형태가 더 많다. 후자에서는 서비스 제공자가 이용자(가입자, 대상자)에게 현물급여를 제공하고, 관리자는 그 대가(비용)를 제공자에 지불한다. 서비스의 두 주체인 제공자와 이용자 그 누구도 아닌 제3자인 관리자가 비용을 관리하고 지불하는 형태로, 이런 관리자를 '제3자 지불자(third party payer)'라고 부른다.

제3자 지불 방식에도 여러 종류가 있으나, 서비스 제공자와 이용자 모두의 행동에 영향을 미친다는 점은 같다. 이들이 직접 비용을 처리하지 않는다는 것이 중요한 공통점이다. 이용자는 서비스 이용에 따른 비용의 크기를 의식할 필요가 없고, 제공자도 이용자가 부담하는 비용이 얼마나 큰지 관심을 두지 않는다. 이처럼 비용 의식(cost consciousness)이 약해지면 서비스 제공과 이용이 늘어나기 쉬운데, 이에 대해 상반된 두 가지 태도가 있다. 하나는 필요한 서비스를 경제적 장애를 느끼지 않고 충분하게 이용(제공)한다는 긍정적 측면이고, 다른 하나는 필요 이상으로 서비스를 이용(제공)할 수 있다는 부정적 측면이다.

직접 비용을 부담하지 않아서 의료 이용이 많아지는 것을 막기 위해 대부분 제도는 환자가 일부 비용을 부담하게 하는 제도, 즉 이용자 일부 부담제도를 운영한다. 중요한 것은 기술적 성격이 강한 이 제도도 어떤 가치를 중시하는가에 따라 제도 설계와 결과가 달라진다는 사실이다. 과다한 의료 이용을 막기 위해 직접 부담하는 비용을 늘리면 꼭 필요한 의료 이용까지 억제하는 부작용이 생긴다. 특히 경제적 약자가 타격을 받고 불평등이 심해질 수 있다. 의료서비스에 대한 필요를 (모두가 동의할 정도로) 객관적으로 정할 수 없으므로, 같은 정책을 두고 '도덕적 해이'를 막는 효과와 필수 의료에 대한 접근성 제한이라는 양면성이 나타난다.[4]

산물을 임금의 일부로 지급하는 것을 말한다.
4) 불필요한 의료 이용을 줄이려면 이용자 일부 부담을 피할 수 없다고 하지만, 이용을 '합리화'하

보건의료 서비스 중심의 현물급여를 제공하는 데는 보건의료 전문직(개인)과 보건의료 조직(기관)이 핵심 역할을 한다. 전체 건강보장에서 현물급여의 중요성이 압도적으로 크기 때문에 건강보장체계와 급여 제공자가 존재하는 방식, 반응 양식, 행태 등은 서로 강력한 영향을 미친다. 개인이든 기관이든 급여 제공자는 대부분 건강보장제도 성립 이전부터 존재하고, 건강보장체계는 과거부터 존재하던 제공자의 존재 방식과 행태를 무시할 수 없다. 예를 들어 건강보장체계 성립 시점에 전통의학이 존재하고 이들의 비중이 작지 않다면, 새로운 건강보장체계가 이들을 완전히 배제하기는 어렵다. 반대로 새로운 건강보장체계가 제공자의 전통적 존재 방식과 행태를 바꿀 수도 있다. 건강보장이 어떤 서비스(예: 보건교육, 예방 서비스)를 제도화하면, 새로운 제공자와 새로운 서비스가 개발된다.

현대 보건의료체계와 건강보장체계에서는 의사와 병원이 대표적인 제공자다. 의사는 근무 장소에 따라 병원 의사와 의원(클리닉, 일차의료) 의사로 나눌 수 있고, 전문 영역에 따라 일차진료의(가정의, 일반의, primary care physician)와 전문의(specialist, consultant)로 구분한다. 체계에 따라 조금씩 다르지만, 의원 의사 대부분은 일차진료의 역할을 하고 전문의는 병원 의사로 일하는 것으로 구분하는 나라가 많다. 일부 국영의료체계를 제외하면 건강보장체계에서 일차진료의는 개인이 소유하는 의원을 운영하며, '시장'에서의 성격은 소상인과 비슷하다. 일차진료의와 전문의의 적정한 구성(mix)이 중요한데, 일차진료의의 적정 비중과 역할이 체계 수준에서 건강수준, 비용효과, 형평성 등의 성과와 관련되기 때문이다(Starfield, Shi and Macinko, 2005).

병원도 건강보장체계에서 핵심 역할을 하는 구성요소다. 병원의 여러 특성은 건강보장체계와 무관하지 않은데, 그중에서도 소유 형태(ownership)가 중요한 역할을 하는 나라가 많다. 소유 형태는 크게 공공(public)과 민간(private)으로 나눌 수 있지만, 이는 원형(prototype)이자 이념형일 뿐 실제 특성은 복잡하고 형태

는 데는 건강보장체계와 제도의 맥락에 따라 여러 방안이 있을 수 있다. 이용자 일부 부담은 제도적으로는 환자가 자유롭게 제공자를 선택하고 행위별 보상에 기초해 제3자가 지불하는 체계를 전제할 때가 많다. 주치의제도(인두제)가 있거나 엄격한 의료공급(이용)체계가 작동하는 상황에서는 이용자 일부 부담의 의미나 효과가 달라진다.

도 다양하다. 많은 제도에서 소유 형태가 관심 대상이 되는 이유는 보건의료 서비스 제공의 효율과 형평에 많은 영향을 주기 때문이다. 흔히 공공은 형평을 추구하는 데는 유리하지만 효율성에는 단점이 있고 민간은 그 반대라는 단순한 구분이 많으나, 이는 지나친 이분법인 데다가 충분한 근거를 가진 것도 아니다. 예를 들어 독일의 한 연구에 따르면, 민간병원이 반드시 효율적으로 운영된다는 결론을 낼 수 없었다(Tiemann, Schreyögg and Busse, 2012). 평등과 효율은 상충하는 것으로 갈등을 피할 수 없다는 주장도 있지만(Okun, 1975), 같은 차원에서 서로 상충하는 가치라고 말하기 어렵다. 형평이 어떤 사회적 제도(institution)나 조직이 달성하고자 하는 1차 목표(primary objectives)인데 비해, 효율은 이런 1차 목표를 달성하기 위해 고려해야 할 2차 목표에 지나지 않는다(Le Grand, 1990). 건강보장체계에 적용하면, 형평성 개선이 1차 목표이고 효율은 이 목표를 제대로 달성하기 위한 부차적 또는 기술적 성격을 지니는 체계도 있을 수 있다.

민간 제공자는 소유 주체가 어떤 성격을 가지는가에 따라 다양한 동기와 행태를 보인다. 체계 수준에서는 특히 영리를 추구하는(for profit) 조직이나 기관이 어떤 행태를 보이는가에 관심이 크다. 영리 병원의 행태와 성과는 미국에서 분석한 결과가 많은데(다른 나라에는 영리 병원이 거의 없다), 환자나 이용자에 미치는 영향이 좋지 않다는 평가가 다수를 차지한다. 영리를 1차 목표로 하는 영리 병원은 공공성이 강한 서비스를 덜 제공하고(Horwitz, 2005), 일반적으로 비영리 병원보다 질적 수준이 낮다(Devereaux et al., 2002).

3) 체계 관리

건강보장체계 관리는 주로 국가와 정부를 생각하기 어려우나, 사회마다 구체적인 형태와 역할은 천차만별이다. 보험 방식에서는 보험자가 관리 주체가 되고 국가는 정책과 감독 기능에 한정하는 국가도 많다.

체계 관리는 건강보장체계의 일상적 활동으로, 관리의 영역과 내용, 방식은 각 건강보장체계의 성격에 따라 달라진다. 조세를 재원으로 하면 보험료를 징수하는 기능은 필요하지 않다. 건강보험에 자영자가 포함되어 있는지 아닌지에 따라 보험료 징수 범위와 관리 구조도 달라진다.

건강보장체계의 관리 영역은 주로 기능별로 나뉘는데, 가입자 관리, 재정관리, 급여 관리 등이 핵심이다. 가입자 관리는 가입과 가입자 관리, 기여(조세나 보험료)의 징수, 재정관리, 가입자로부터의 청구 관리, 서비스 이용 관리, 가입자의 건강관리 등을 포함한다. 급여 관리는 서비스 구매, 질 관리, 제공자로부터의 청구 관리 등이 중요한 요소이다. 여기에 기능별 관리를 지원하는 일반 관리, 기획, 기타 지원 기능이 추가된다.

건강보장의 관리체계는 전통적인 관료제 구조와 크게 다르지 않지만, 최근에는 여러 국가에서 근본 변화를 요구받고 있다. 보건의료와 건강보장을 둘러싼 이해당사자가 늘었고, 특히 재정을 부담하는 당사자의 참여 요구가 급증하는 상황이다. 국가 운영 전반에 민주적 참여 요구가 강화되는 추세 때문에라도, 이제 단순한 '관리' 차원에서 건강보장체계 '운영'을 이해하는 것은 충분하지 않다. 국가 이외에 시장과 시민사회 등이 참여하는 새로운 거버넌스(governance) 개념 또는 민주주의 문제에 주목할 필요가 있다. 정책이 아니라 정치가 중요해진 것도 비슷한 맥락이다.

3. 건강보장체계의 분류

건강보장체계를 보건의료체계로부터 구분해 유형화할 수 있는지, 그리고 유형화하는 것이 어떤 의미가 있는지는 명확하지 않다. 건강보장을 재원 조달에 한정된 것으로 좁게 보면 건강보장체계를 따로 분류할 필요성은 크지 않다. 여기서는 건강보장이 보건의료체계의 성격에 결정적 영향을 미친다고 전제하고, 건강보장체계와 보건의료체계가 불가분의 관계에 있다고 본다.

1) 유형 분류의 기준

흔히 사용하는 건강보장체계 분류는 주로 재원 조달 방식에 따른 것이다. 예를 들어 뢰머(Roemer, 1976: 15~16; 1991: 64~67)는 재원 조달 방법을 개인 부담,

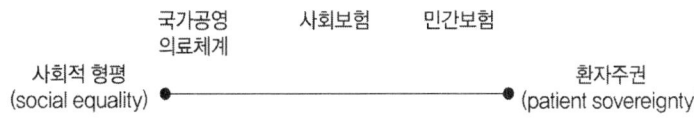

〈그림 5-4〉 OECD의 건강보장체계 유형 분류

자선, 자발적 보험, 사회보험, 일반 예산 등으로 나누었다. 〈그림 5-4〉와 같은 OECD(1987)의 유형 분류도 재원을 일차 기준으로 삼았다는 점에서 비슷하다.

건강보장을 재원으로 좁혀서 보면 위의 분류 이상으로 논의할 이유는 많지 않지만, 건강보장과 연계해 보건의료체계 유형을 검토할 필요는 있다. 가장 중요한 이유는 흔히 건강보장체계와 보건의료체계 유형이 명확하게 구분되지 않는다는 점이다. 예를 들어, 보건의료체계를 분류할 때 시장 개입의 정도에 따라 기업형, 복지지향형, 보편/포괄형, 사회주의/중앙계획형 등으로 나눌 수 있는데(Roemer, 1991: 95~98), 재원 조달 방법과 따로 뗄 수 없을 정도로 밀접한 관련이 있다. 특히 보건의료체계에 속하는 요소를 추가해 유형을 분류하면, 미시 수준에서 더 정확하게 체계를 분류할 수 있는 장점이 있다.

이상과 같은 '복합적' 유형 분류는 재정과 서비스 공급에 초점을 맞추었지만, 주로 구조를 중심으로 분류해 기능과 특성을 동태적으로 설명하기 어려운 단점이 있다. 1990년대 후반부터 등장하기 시작한 것이 신제도주의적 접근으로, 이는 보건의료정책이 배태되는 제도적 틀과 제도가 어떻게 정책이나 정치를 만들어내는가에 따라 분류하는 방법이다(Burau and Blank, 2006). 대표적으로 모런(Moran, 2000)은 보건의료체계를 보건의료 서비스의 소비, 공급, 생산에 대한 거버넌스를 기준으로 ① 확고한 지시 통제 유형(entrenched command and control health care states), ② 코포라티즘 유형(corporatist health care states), ③ 공급 유형(supply health care states) 등으로 나누었다. 소비는 보건의료에 대한 공공의 접근 가능성과 총의료비 지출 중 공공의 비중으로, 공급은 병원의 공공성(소유 형태와 규제)과 의사의 공공 통제(공공 부문 의사 비중과 전문가의 자기 규제 정도)로, 그리고 생산은 의학적 혁신에 대한 통제 정도로 평가할 수 있다. 이러한 유형 분류는 재정 중심의 분류에서 나아간 것으로, 현대 국가의 보건의료에 대한 이해를 확장했다.

보건의료체계가 아니라 건강보장체계 자체에 초점을 두면 체계를 구성하는 요소와 관심이 비슷한 복지국가 유형을 빌리는 편이 유용할 수도 있다. 가장 유명한 복지국가 유형 분류는 에스핑-안데르센의 것으로(Esping-Andersen, 1990: 21~29), 그는 사회적 권리(social rights)와 계층화(stratification)를 복지국가의 변이를 구분하는 기준으로 삼았다. 사회권은 탈상품화(de-commodification)와 같은 뜻으로 쓰이는데, 근대적 의미에서 사회적 권리가 도입되면 노동(나아가 인격)이 갖는 상품으로서의 성격이 완화되기 때문이다. 즉, 사회서비스가 권리(rights)로 인정되어 사회적으로 제공되면, 개인은 시장에 의존하지 않고 살아갈 수 있고 인간과 노동의 탈상품화가 일어난다. 바꾸어 말하면, 탈상품화는 개인 또는 가족이 시장에 참여하는 것과 상관없이 사회적으로 받아들일 수 있는 생활수준을 유지하는 정도(the degree to which individuals, or families, can uphold a socially acceptable standard of living independently of market participation)를 뜻한다(Esping-Andersen, 1990: 37). 계층화(또는 계층 구분)란 복지국가 체계나 프로그램이 전체 구성원을 대상으로 하는 보편적인 것인가 또는 계급이나 계층별로 달리하는 것인가를 가르는 기준이다. 이 개념은 어떤 사회정책이 보편적인가 아닌가 하는 차원을 말하는 것이라기보다는, 사회계층화를 완화 또는 심화시키는 전체 복지체계의 특성을 뜻한다. 에스핑-안데르센이 계층화 정도를 나타내는 지표로 활용한 것이 자산조사(means test)에 기초한 빈곤 프로그램의 비중, 민간 연금과 민간 의료보험의 비중 등이다.

에스핑-안데르센이 정립한 복지국가 유형은 자유주의(liberal), 보수적 또는 조합주의(코포라티즘, corporatist), 사회민주주의 복지체제(social democratic welfare-state regimes)로 나뉜다. 이 분류는 이후 복지국가를 논의하는 데 큰 영향을 미쳤으나, 비판도 적지 않다. 가장 근본적 비판은 유형 분류가 무용하다는 것이다. 한 국가의 여러 사회정책이나 프로그램이 유형화를 할 수 있을 정도로 동질적이지 않으므로, 모든 정책을 묶어 하나의 유형으로 규정하기 어렵다(Kasza, 2002). 복지국가의 유형 분류나 에스핑-안데르센의 복지국가 유형론을 논의하는 것은 이 글의 범위를 벗어나는 것으로 판단하고 더 이상의 자세한 설명은 생략한다.

한 가지 지적할 것은 에스핑-안데르센의 유형 분류에서 건강보장은 중요한 기준으로 사용되지 않았다는 점이다. 메랭(2000: 139)이 주장하듯, 에스핑-안데르센은 질병에 걸렸을 때 이루어지는 보상만 고려하고 다른 보건의료 특성은 거의 분석 대상에 포함하지 않았다. 이 때문에 에스핑-안데르센의 복지국가 유형과 건강보장체계의 성격은 잘 들어맞지 않는 것이 많다. 예를 들어 그의 분류에서는 미국, 캐나다, 일본, 영국 등이 자유주의 복지체제로 분류되어 있으나 (그 중 한 요소인) 보건의료체계 또는 건강보장체계는 지나치게 편차가 크다. 현실적으로 영국의 국가공영의료체계를 미국과 같은 유형, 즉 자유주의 유형에 동시에 포함할 수 없다면, 보건의료체계 또는 건강보장체계에 에스핑-안데르센의 복지국가 유형 분류를 그대로 적용하기는 어렵다(Bambra, 2005b).

탈상품화와 계층화를 기준으로 삼은 에스핑-안데르센의 문제의식은 건강보장체계를 분류하는 데도 가치가 있다. 건강보장에서 탈상품화 수준이란 보건의료가 시장에 의존하는 정도를 가리킨다. 영국의 보건학자 뱀브라(Clare Bambra)는 이를 국내총생산(GDP) 중 민간의료비 지출 비중, 전체 병원 병상 중 민간병상 비중, 그리고 건강보장체계의 적용을 받는 인구 비율 등 세 가지 지표로 산출할 것을 제안했다(Bambra, 2005b). 이 시도는 보건의료를 전체 복지국가 유형에서 분리해 그 특성을 명확하게 설명하려는 것이나, 기준과 결과가 얼마나 정확하게 현실을 반영하는지는 더 많은 연구가 필요하다. 예를 들어, 고소득 국가에서는 건강보장체계의 적용을 받는 인구 비율이 큰 차이를 보이지 않기 때문에 지표의 민감도가 떨어진다.

건강보장체계 분류는 에스핑-안데르센의 복지국가 분류와 조금 달라질 수밖에 없다. 자유주의 유형과 사회민주주의 유형에 속하는 국가가 다르고, 유형의 이름도 다르게 하는 것이 합리적이다. 여기서는 다른 유형의 이름은 그대로 따르고 사회민주주의 유형은 '보편주의'라는 용어를 대신 사용한다.[5]

---

5) 이 용어는 히로이 요시노리(2000)의 의료보장체계 분류를 따온 것이다.

2) 자유주의 유형

자유주의(liberalism) 유형은 국가 개입이 최소한에 머무르고 사회보장 급여가 제한적이며, 자격 조건을 엄격하게 따지고 자산조사를 거쳐 대상자를 편입하는 국가 유형이다(Esping-Andersen, 1990). 미국, 영국, 캐나다, 오스트레일리아, 아일랜드 등이 이 유형에 속한다.

건강보장체계에서는 어떤 기준을 적용하더라도 이들 국가를 같은 유형으로 묶기 어렵다. 일차적인 이유는 미국이 예외적인 위치를 차지하고 있기 때문으로, 미국은 고소득 국가 가운데 유일하게 보편적(universal) 건강보장체계가 없다.[6] 어떤 기준을 적용하더라도 독특하고 예외적인 특성을 보이는 미국 이외에는 오히려 탈상품화 정도가 높은 국가로 구성되어 있다(Bambra, 2005a). 이 분류에 부합하는 국가가 미국 한 나라 정도에 지나지 않아서 따로 유형을 구분할 필요가 없을 정도다.

미국의 건강보장체계를 자세하게 논의할 필요는 없을 것이나,[7] 이 유형이 가진(또는 가질 수 있는) 일반적 특성은 주의를 기울일 필요가 있다. 에스핑-안데르센의 문제의식을 따르면, 이 유형의 특성은 탈상품화 수준이 낮고 계층별로 건강보장의 적용이 차별적이라는 점이다. 국가가 관장하는 공보험이 없거나 미약하고 민간보험에 의존하는 정도가 높으며, 민간보험도 어디에 가입했는가에 따라 보장성과 추가 부담 정도가 달라진다. 대체로 보건의료비 지출 중 개인 부담의 수준이 높고 가계 지출에서 의료비가 차지하는 비중이 높다. 빈곤층을 포함한 경제적 약자에게는 별도의 공공부조를 통해 최소한의 기초 의료서비스를 제공하는 경향을 보이는데, 이 유형의 특성으로 볼 때 보편적 적용보다는 자산조사를 거쳐 대상자를 선별한다.

서비스 공급에서는 민간 부문이 중요한 역할을 담당한다. 민간 위주의 공급

---

6) 오바마케어 이후 건강보장 인구가 크게 늘었으나, '전 국민' 체계라고 하기에는 아직 한계가 있고 지속가능성이나 확장 가능성에 대한 정치적인 전망도 불투명하다.
7) 자세한 내용은 김창엽(2005)을 참조할 것.

체계가 반드시 민간 중심의 재원 조달 방식을 요구하는 것은 아니지만, 민간 중심의 재원 조달과 공적 공급체계가 조화하기는 쉽지 않다.[8]

3) 보수적 또는 코포라티즘(corporatism) 유형

에스핑-안데르센이 제안한 분류에 따르면, 이 유형에서는 급여(복지 서비스)가 소득에 연계되는 것이 보통이고 주로 고용주를 통한 관리 방식을 채택하고 있으며 상대적으로 가족의 역할이 크다. 계층에 따른 프로그램 구분이 명확한 편이고 재분배 효과는 작다(Esping-Andersen, 1990). 코포라티즘이라고 하는 것은 이 유형에 속하는 국가에서 형성된 복지국가체제가 국가, 노동, 자본이라는 3자 사이의 타협의 산물(tripartism)이기 때문이다. 국가, 시장, 시민사회, 가족 등 다양한 이해당사자 사이에서 균형을 잡아야 했던 것은 독일에서 사회보험이 출범할 당시부터 당면했던 문제였다. 복지국가의 성립과 확대 과정에서 자본과 노동은 상대적으로 자율성을 유지하고, 임금, 물가, 복지 등 각 계급의 관심사를 절충과 타협으로 결정하는 코포라티즘적 체계가 성립되었다.

건강보장체계에서 이 유형은 사회보험 체계를 택한 국가들과 대체로 일치하는데, 사회보험 체계는 보험료를 기본 재원으로 하는 건강보장체계를 가리킨다. 보험료는 주로 고용과 연계된 임금(payroll)에서 나오며 사용자와 근로자가 분담한다. 분담 비율은 국가에 따라 다르나, 국제노동기구의 권고는 근로자의 부담 정도가 전체의 50%를 넘어서는 안 된다는 것이다. 관리 측면에서 임금, 특히 큰 규모의 노동자 집단에서 재원을 조달하기가 가장 쉬우므로, 공식 부문의 비중이 크고 소득이 정확하게 파악되는 임금노동자의 비율이 높을수록 사회보험의 운영이 쉽다(Normand and Weber, 1994). 이러한 이유로 사회보험 도입 초기에는 공식 부문 임금노동자를 대상으로 하고 이후 대상자를 확대한 나라가 많다.

---

8) 공공 재원이 부족한 일부 저소득 국가는 시설과 인력 등 공급체계는 공공 위주면서도 재원은 민간에 의존하기도 한다. 공공 부문이 병원이나 보건소를 운영하지만, 환자 직접 부담이 많은 형태다.

초기에 공식 부문 임금노동자에서 출발했더라도 비공식 부문과 비임금노동자를 어떻게 대상에 포함하고 관리하는가는 중요한 과제다. 공식 부문의 임금노동자를 중심으로 한 건강보장체계는 여기에 해당하지 않는 인구를 분리하거나 배제할(계층화) 가능성을 안고 출발한다. 사회경제 발전이나 산업화와 밀접한 관련이 있지만, 비공식 부문 종사자나 비임금노동자에 대해서는 주된 건강보장체계와는 별개로 공공부조나 민간보험이 보완적 역할을 할 수밖에 없다.

비공식 부문과 비임금노동자를 건강보장체계에서 어떻게 포함 또는 배제하는가는 제도마다 다르다. 오래전 사회보험제도를 확립한 여러 유럽 국가가 비임금노동자를 포함하지 않는 데 비해, 상대적으로 늦게 사회보험을 도입한 몇몇 국가(일본, 한국, 타이완 등의 동아시아 국가와 태국 등)는 짧은 기간 안에 모든 국민을 적용 대상으로 포함했다. 차이를 보이는 역사적 배경은 좀 더 자세하게 분석되어야 하겠으나, 비임금노동자를 모두 포함하는 것이 계층화 정도는 덜 한 것으로, 즉 코포라티즘적 성격이 약한 것으로 해석할 수 있다.

국가가 개입하는 정도는 자유주의 유형보다는 강하지만 사회민주주의 유형보다는 약하다. 재정 측면에서는 국가 개입이 없거나 관리운영비(행정 비용)를 지원하는 정도에 머무르고, 일부 예외를 제외하면 급여비 지출에는 재정을 직접 지원하지 않는다. 보험료 징수를 비롯한 보험 업무는 정부에서 독립된 보험자가 수행하는 것이 보통이나, 보험자는 엄격한 정부 규제를 받고 다른 국가 기능과 긴밀하게 결합해서 사실상 국가기구에 해당한다. 보험자가 기능을 수행하기 위해서는 훈련된 인력, 법체계, 보험료 징수를 위한 소득 파악과 징수체계 등이 필요하므로 국가가 개입하는 것은 피하기 어렵다.

연금이나 고용보험과 달리, 건강보장체계에서는 급여의 계층화가 두드러지지 않고, 일반적으로 보험료 기여 기간이나 기여수준(기여액)에 관계없이 급여가 동일하다. 건강보장은 현물급여가 큰 비중을 차지하므로, 주로 현금급여인 연금이나 고용보험과 달리 계층으로 나누는 것이 어렵다.

4) 보편주의 유형

급여를 모든 사람에게 보편적으로 적용하고, 급여수준이 높으며, 국가 개입이 강한 유형이다. 복지국가 유형 분류에서 사회민주주의 유형에 속하는 국가(스웨덴, 노르웨이, 핀란드, 덴마크 등) 이외에도 영국, 아일랜드, 뉴질랜드 등도 이 유형에 해당한다(Bambra, 2005a). 재정 측면에서는 국가가 직접 재정을 조달하고 지원한다. 북한, 쿠바 등 완전한 국영의료체계를 운영하는 일부 나라를 제외하면, 보편주의 유형은 사실상 국가공영의료체계(National Health Service)를 뜻한다.[9]

이 유형에서는 정도의 차이가 있지만 조세(일반 예산)를 주된 재원으로 한다. 모든 국민을 대상으로 하는 보편적(universal) 제도이고, 원칙적으로 재정 상태, 연령, 성, 직업, 거주지 등과 무관하게 의료에 대한 접근성에 제한을 두지 않는다(Maynard and Bloor, 1996; Powell, 2000). 의료제공자와 접촉 시점에서 진료비는 무료이며,[10] 이를 위해 국가가 의료를 직접 공급하거나 서비스 공급을 사실상 관리, 통제한다. 필요와 요구 측면에서는 환자(소비자) 스스로 필요(needs)를 제기하는 것이 아니라, 국가가 주도적으로 평가하고 판단하는 국가중심적 특성을 보인다(Klein, 2001).

보편주의 유형의 원칙이 완벽하게 지켜지기는 어렵다. 제공 시점에 서비스가 무료라는 원칙이 있지만, 영국이나 스웨덴 같은 나라도 초기에는 이런 원칙을 제대로 지킬 수 없었다. 현재도 치과와 안과 진료, 약제비 등은 완전 무료의 원칙에서 벗어나 급여 범위에서 제외되어 있거나 이용자가 일부 부담을 져야 한다. 포르투갈 등도 마찬가지여서, 급여 범위가 제한되고 보장성이 낮아서 상당 부분을 민간보험에 의존해야 한다(Barros, Machado and Simões, 2011).

---

9) 국영의료체계는 별도 분류로 다루지 않는다. 다룰 가치가 없어서가 아니라 이론적으로 쟁점이 별로 없기 때문이다.
10) 국가공영의료체계를 채택하고 있는 국가에 따라 실제로는 적용 인구, 이용자 부담 등의 원칙이 지켜지지 않는 경우도 있다(Dixon and Mossialos, 2000).

4. 건강보장체계 유형의 평가

앞에서 다룬 여러 유형의 건강보장체계를 하나의 기준으로 평가하는 것은 불가능하다. 한 유형에 속한 국가를 동질적인 것으로 보고 평가하기도 쉽지 않다. 유형을 나누는 이유 가운데는 평가라는 목표가 내재해 있지만, 세부 평가를 하는 데는 한계가 있다.

건강보장체계 평가에 보장성, 효율성, 건강수준, 형평성, 질 등의 기준을 적용하는 데에는 큰 이견이 없다. 이들 기준은 명확히 구분되어 배타적인 것이 아니라, 서로 밀접한 연관을 맺으며, 상호의존적이다. 예를 들어 효율성은 단독으로 성립하는 개념이 아니라 건강수준과 밀접한 연관을 맺는다.

보장성을 기준으로 하면 보편주의 유형이 분명한 강점을 보인다. 전체 국민을 적용 대상으로 하므로 인구 전체를 포괄하고 급여수준도 높다. 서비스를 받는 시점에서 비용을 지불하지 않으므로 접근성도 문제가 되지 않는다. 〈표 5-1〉에서 비교한 각 나라의 가계 소비지출 구조는 간접적으로 보장성 수준을 반영한다. 보건의료비 비중을 기준으로 하면, 미국이 압도적으로 높고 한국이 그다음이며, 일본과 캐나다가 중간 수준에 속한다. 보편주의 유형과 코포라티즘 유형이 섞인 유럽연합이 가장 낮다.

의료비 지출을 기준으로 하면, 효율성 수준은 유형별로 큰 차이를 보이지 않는다. 자유주의 유형인 미국이 압도적으로 의료비 지출 비중이 높지만, 2015년 기준(세계은행 통계)으로 독일, 프랑스, 노르웨이, 스웨덴 등이 모두 GDP의 10~12% 내외로 비슷하다. 영국은 9.1% 수준으로 비교적 낮은 수준이나 과거와 같은 정도는 아니다. 이런 결과는 의료비 지출 수준이 체제 전체의 성격에 영향을 받기보다 구체적인 제도 내용과 운영에 더 크게 영향을 받는다는 것을 나타낸다.

건강수준이나 질 수준을 건강보장체계 유형과 직접 연관시킬 수 있는지도 확실하지 않다. 건강보장체계뿐 아니라 다양하고 복잡한 요인들이 건강과 질에 영향을 미치고, 어떤 건강수준인가 또는 어떤 질인가에 따라서도 영향을 다르게 해석할 수 있기 때문이다. 2007년 코먼웰스펀드(Commonwealth Fund)의 6개국

〈표 5-1〉 주요 나라의 가계 소비지출 구조

(2011~2013년, %)

	미국	유럽연합	캐나다	호주	일본	한국
주거, 난방 시설	18.7	24.7	24.7	23.8	25.3	16.5
식료품	6.8	12.4	9.4	10.0	13.7	13.6
교통	10.2	12.8	24.7	10.8	11.8	12.0
의료·보건	20.9	3.8	4.4	6.2	4.6	6.6
여가, 문화	8.9	8.8	8.5	10.0	9.2	7.8
식당, 호텔	6.4	8.2	7.0	6.6	6.5	8.2
의복	3.4	5.0	4.1	3.2	3.4	5.2
가구	4.2	5.5	5.5	4.2	3.9	3.3
통신	2.4	2.6	2.5	2.4	3.0	4.3
술, 담배	2.1	4.1	3.5	3.5	2.6	2.1
교육	2.4	1.1	1.6	4.4	2.2	6.7
기타	13.5	11.1	13.4	15.1	13.8	13.8
계	100.0	100.0	100.0	100.0	100.0	100.0

자료: European Union(2015).

(오스트레일리아, 캐나다, 독일, 뉴질랜드, 영국, 미국) 비교분석 결과 또한 해석이 쉽지 않다(Davis et al., 2007). 질적 수준 중 예방 서비스에서는 미국이 가장 높은 수준을 보였으나 만성질환 관리, 안전, 진료의 조정(coordination), 환자 중심 진료 등에서는 5, 6위를 기록했다. 영국이 전반적으로 질 수준이 높았고 독일이 그다음이었다. 이런 결과를 유형별로 일반화할 수는 없으나, 자유주의 유형이 반드시 질이 높다는 통념은 옳지 않다.

각 유형에 대한 평가와 연관된 논의 한 가지는 조세 방식과 사회보험 방식 중 어느 쪽을 선택하는가 하는 문제이다. 세계적으로 조세 방식을 택한 국가가 더 많지만, 최근 공적 건강보장체계를 새로 만들거나 확대하려는 많은 국가가 사회보험 방식을 선호한다(Wagstaff, 2007). 2016년 시작된 지속가능 개발 목표(Sustainable Development Goals: SDG)에 '보편적 건강보장'이 포함되면서 보험 방식을 선호하는 경향은 더 강해졌다.

사회보험을 선호하는 데는 이 방식이 더 효율적이고 양질의 의료서비스를 제공할 수 있다는 가정이 작용한다. 정부가 직접 재원을 조달해야 하는 조세 방식에 대한 정치적·사회적·행정적 부담도 영향을 주는 것이 사실이다. 중요하게 고려할 것은 적어도 선진국에서는 사회보험 방식이 더 효율적이고 의료서비스의 질이 높다는 증거가 없다는 점이다(Wagstaff, 2007). 행정적으로 보험료를 더 쉽게 징수할 수 있거나 보험 방식이 재정 위기 때 더 안전하다고 장담하기도 어렵다. 지금까지의 연구와 경험을 종합하면 재원 조달 방식은 중요하지 않으며, 그보다는 공공 부문의 역할, 진료보수 지불제도, 일차의료의 비중 등이 더 중요하다(Wagstaff, 2007).

조세와 보험료라는 재원 조달 방식의 차이가 건강보장체계의 특성에 어떤 영향을 미치는가 하는 문제는 좀 더 많은 논의와 연구가 필요하다. 앞에서 재원 조달 방식이 중요하지 않다는 연구결과를 제시했지만, 이는 경제적인 분석에 치중한 결과다. 건강보장체계의 유형은 단지 재정 또는 경제적 측면뿐 아니라 다양한 사회적·문화적 토대 위에 구축된다. 예를 들어, 건강이나 보건의료에 대한 개인과 사회의 책임 의식은 자유주의 유형과 보편주의 유형 사이에 큰 차이를 보인다. 계량적 지표로는 잘 포착되지 않지만, 사회경제적 원리가 종합된 결과로서 건강보장체계가 '생활세계'에 미치는 영향을 분석할 필요가 있다.

참고문헌

김창엽. 2005. 『미국의 의료보장』. 파주: 한울.

메랭, 프랑수아-자비에(François-Xavier Merrien). 2000. 『복지국가』. 심창학 외 옮김. 파주: 한길사.

히로이 요시노리(広井良典). 2000. 『일본의 사회보장』. 장인협 옮김. 서울: 소화.

Bambra, Clare. 2005a. "Cash Versus Services: and the Decommodification of Cash Benefits and Health Care Services." *Journal of Social Policy*, Vol. 34, No. 2, pp. 195~213.

_____. 2005b. "Worlds of Welfare and the Health Care Discrepancy." *Social Policy and Society*, Vol. 4, No. 1, pp. 31~41.

Burau, Viola and Robert H. Blank. 2006. "Comparing health policy: An assessment of typologies of health systems." *Journal of Comparative Policy Analysis: Research and Practice*, Vol. 8, No. 1, pp. 63~76.

Barros, Pedro P., Sara R. Machado and Jorge de A. Simões. 2011. "Portugal: Health System Review." *Health Systems in Transition*, Vol. 13, No. 4, pp. 1~156.

Davis, Karen et al. 2007. "Mirror, mirror on the wall: an international update on The comparative performance of American health care." New York: The Commonwealth Fund.

Devereaux, P. J. et al. 2002. "A systematic review and meta-analysis of studies comparing mortality rates of private for-profit and private not-for-profit hospitals." *Canadian Medical Association Journal*, Vol. 166, No. 11, pp. 1399~1406.

Esping-Andersen, Gøsta 1990. *The Three Worlds of Welfare Capitalism*. Princeton: Princeton University Press.

European Union. *The EU in the world, 2015 edition*. Luxembourg: EU Publication Office.

Horwitz, Jill R. 2005. "Making Profits And Providing Care: Comparing Nonprofit, For-Profit, And Government Hospitals" *Health Affairs*, Vol. 24, No. 3, pp. 790~801.

Kasza, Gregory J. 2002. "The Illusion of Welfare." *Journal of Social Policy*, Vol. 31, No. 2, pp. 271~287.

Kleczkowski, Bogdan M., Milton I. Roemer and Albert van der Werff. 1984. *National health systems and their reorientation towards health for all*. Geneva: World Health Organization.

Klein, Rudolf. 2001. "What's Happening to Britain's National Health Service?" *New England Journal of Medicine*, Vol. 345, No. 4, pp. 305~308.

Le Grand, Julian. 1990. "Equity Versus Efficiency: The Elusive Trade-Off." *Ethics*, Vol. 100, No. 3, pp. 554~568.

Maynard, Alan and Karen Bloor. 1996. "Introducing a Market to the United Kingdom's National Health Service." *New England Journal of Medicine*, Vol. 334, No. 9, pp. 604~608.

Moran, Michael. 2000. "Understanding the welfare state: the case of health care." *British Journal of Politics and International Relations*, Vol. 2, No. 2, pp. 135~160.

Normand, Charles and Axel Weber. 1994. *Social Health Insurance: A Guidebook for Planning*. Geneva: WHO.

OECD. 1987. *Financing and delivering health care: a comparative analysis of OECD countries*. Paris: OECD.

Okun, Arthur M. 1975. *Equality and efficiency, the big tradeoff*. Washington, DC: Brookings Institution.

Powell, Martin. 2000. "Analysing the 'new' British National Health Service." *International Journal of Health Planning & Management*, Vol. 15, No. 2, pp. 89~101.

Roemer, Milton Irwin. 1976. *Health care systems in world perspective*. Ann Arbor: Health Administration Press.

_____. 1991. *National health systems of the world*. Volume I. New York: Oxford University Press.

Starfield, Barbara, Leiyu Shi and James Macinko. 2005. "Contribution of Primary Care to Health Systems and Health." *The Milbank Quarterly*, Vol. 83, No. 3, pp. 457~502.

Tiemann, Oliver, Jonas Schreyögg and Reinhard Busse. 2012. "Hospital ownership and efficiency: A review of studies with particular focus on Germany." *Health Policy*, Vol. 104, No. 2, pp. 163~171.

Wagstaff, Adam. 2007. *Social Health Insurance Reexamined*. Washington, DC: World Bank.

World Health Organization. 2007. *Everybody business : strengthening health systems to improve health outcomes: WHO's framework for action*. Geneva: WHO.

_____. 2010. *World Health Report. Health Systems Financing: the Path to Universal Coverage*. Geneva: WHO.

제2부

건강보장 재정

| 제6장 |

건강보장 재정: 서론

건강보장 이론의 '각론'을 재정으로 시작하면 장단점이 있다. 물적 토대에서 시작해 논리 흐름이 자연스러운 것이 장점이라면, 투입 요소인 재원을 중시하고 건강보장의 가치나 목적을 소홀하게 다루는 인상을 주는 것은 단점이다. '산출물' 또는 '목표'라 할 수 있는 급여와 서비스 이용에서 출발하는 편이 재정의 도구적 성격을 드러내는 데는 장점이 있다.

1. 건강보장과 재정의 의의

정치·사회·경제체계의 특성과 무관하게 모든 사회 활동은 자원(resource)을 필요로 한다. 건강보장도 마찬가지여서, 체계가 작동하는 데에는 물적 자원과 인적 자원을 비롯한 여러 자원이 필요하다. 재정(또는 재원이나 재원 조달, financing)은 여러 다른 자원을 동원하거나 만들 수 있는 출발점으로, 인력, 시설, 장비, 지식과 같은 자원은 재정 없이는 존재할 수 없다. 재정이 자원 그 자체는 아니어서 다른 자원과 성격이 다르지만, 자원이 성립하는 토대이므로 사실상 자원의 교환 또는 이전(transfer)과 같다. 〈그림 6-1〉은 건강보장체계 내에서 서로 다른 주체들 사이의 관계를 나타내는데, 가입자는 정부나 보험자에게, 그리고 이들은 다시 제공자에게 재정을 이전한다(Mossialos and Dixon, 2002). 정부, 사회

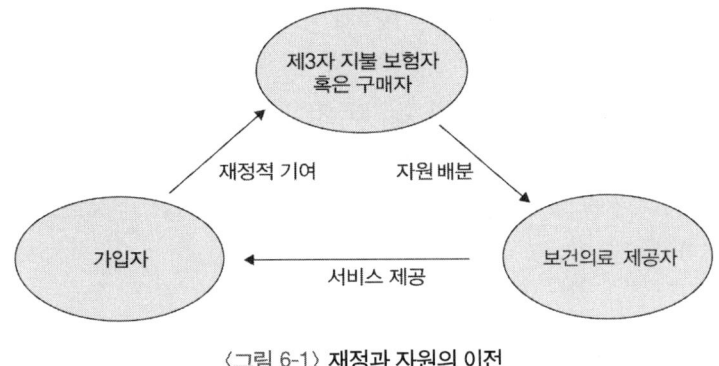

〈그림 6-1〉 재정과 자원의 이전

보험의 보험자, 민간보험 등 제3자 지불자 또는 구매자(purchaser)는 가입자가 질병에 걸렸을 때 제공자의 서비스를 보장(보증)한다. 이들은 가입자를 재정적 위험으로부터 보호하는 동시에 제공자에게 보상하는 기능을 수행한다.

1) 자원의 제약

한 사회가 자원을 어떻게 관리하는가는 모든 사회적 활동을 유지하고 발전하는 데 가장 중요한 과제 가운데 하나로, 특히 자원이 충분하지 않은 조건에서는 이런 과제가 더 두드러진다. 자원을 조달하고 관리하는 방식은 사회경제체제에 따라 차이가 있지만, 자본주의 경제체제에서는 자원을 마련하고 관리하는 재정의 역할이 크다. 정부, 기업, 가계(가족) 등 다양한 경제 주체는 재정을 통해 자원을 마련하므로, 제약 조건으로서의 재정은 자원의 '유한성'과 같은 뜻이다.

전체 사회경제체제 시각에서 건강보장은 자원을 배분해야 할 영역이다. 국방, 교육, 경제, 사회간접자본 등과 자원 배분을 두고 경쟁하는데, 대부분 국가에서는 사회적 또는 공적으로 쓸 수 있는 자원의 범위 안에서, 즉 일정한 제약 조건 아래에서 영역별로 자원을 배분한다. 배분된 건강보장 재정은 여러 단계를 거쳐 각 세부 영역별로, 예를 들어 일차진료와 병원 부문으로 나누는 과정을 거친다.

자원 배분에는 흔히 '희소성' 또는 '한정된 자원' 논리가 동원되는데, 여기에는 권력관계가 작용할 수 있다는 점을 유의해야 한다. 보건 또는 건강보장 영역에 쓸 수 있는 자원이 한정된 것은 틀림없지만, 그 '제약'은 필연적인 것이 아니라 다른 영역과의 (권력) 경쟁 속에서 결정된 것이다. 거시 영역 간의 배분 또한 고정된 것이 아니라 정치경제적 상황과 권력관계에 따라 달라질 수 있다. 국방이나 사회간접자본에 쓸 재정을 건강보장으로 옮길 수 있다면, 건강보장에 쓸 재정은 이미 주어져 변화할 수 없는('한정된') 것이 아니다.

2) 건강보장 재정과 보건의료 재정

많은 국가에서 건강보장 재정이 보건의료 재정 전체를 좌우한다. 국가가 직접 관장하는 행정과 관리, 자원 개발, 보건사업 등에도 재정이 필요하지만, 대체로 건강보장 재정이 보건의료 재정의 핵심을 차지한다. 사회보험의 보험료나 일반 예산과 같은 공적 재원뿐 아니라 민간보험이나 개인 부담 또한 건강보장 재정에 포함해야 한다. 미국과 같이 민간보험이 주도하는 예외적인 국가를 제외하면, 민간 재원도 대부분 건강보장체계 내에서 보완적으로 조달되고 지출된다.

3) 보건의료체계, 건강보장체계, 그리고 재정

건강보장 재정은(보건의료 재정도 마찬가지지만) 건강보장체계, 더 나아가 보건의료체계를 구성하는 핵심 요소다. 2000년 세계보건기구의 『세계보건보고서(World Health Report: WHR)』는 보건의료체계의 구성요소를 재정, 자원 개발, 서비스 제공, 관리(stewardship) 등 네 영역으로 나누었다(World Health Organization, 2000).[1] 이는 뢰머 등이 제안한 국가보건의료체계의 기본 구성요소와 비슷한데

---

1) 'stewardship'을 '관리'라고 옮겼으나, 이 말은 우리말로 바꾸기 쉽지 않다. 『세계보건보고서』에서는 같은 말을 국가 보건을 위한 효과적인 관리(the effective trusteeship of national health)라고 정의했다. 국가나 정부의 활동이 효율과 기술적 측면을 넘어 윤리적·규범적 측면을 가지고 있다는 것을 강조해서 "국민의 복지를 위한 정부의 한 기능으로, 대중의 신뢰와 합법성을 얻은 활동(a function of governments responsible for the welfare of populations and concerned

(Kleczkowski, Roemer and Van Der Werff, 1984), 『세계보건보고서』에서 재정이 체계 안에서 평면적으로 배치되어 있다면 뢰머 등이 제시한 틀에서는 재정이 간접적으로 작용한다. 재정은 '경제적 지원(economic support)' 개념으로 표현되고, 다른 구성요소가 작동하는 것을 '지원'하는 역할을 한다. 이 틀에 따르면 재정의 역할은 '보조적'인 것 또는 '수단'으로 이해할 수 있다. 자원(인력, 시설, 물자 등)을 조달하고 만들어내는 것, 자원을 배치·조직·규율해 제도(institution)로서 작동하게 하는 것(정부, 보험 등), 서비스 공급(치료, 예방, 재활 등)이 체계를 구성하는 주된 활동(activity)이다. 재정은 그 자체로는 이런 활동을 만들어내지 못하지만 주된 활동이 일어날 수 있도록 지원한다.

재정의 역할은 물적 투입 요소에 그치지 않고 재원의 성격과 위험분산의 형태, 방식 등을 통해 전체 보건의료체계와 건강보장체계에 영향을 미친다. 예를 들어, 주로 조세로 재원을 마련하는 체제는 보건의료 공급체계 또한 공공 부문의 비중이 큰 쪽으로 발전하기 쉽다. 재원이 서비스 공급뿐 아니라 자원 개발에도 영향을 미치므로, 재정이 어떤 성격을 가지는가에 따라 자원, 그리고 자원을 통한 서비스 공급도 달라진다.

4) 건강보장 재정의 역사성

보건의료와 건강보장에는 오랜 기간 자연 발생적으로 발전해온 '경로'로서의 틀과 근대 제도의 성격이 함께 반영된다. 건강보장의 역사가 오랜 국가일수록 제도의 원리와 체계에는 역사적 경험이 더 많이 녹아 있다. 건강보장은 문화적 요소까지 포함하므로, 모든 제도에 공통으로 적용할 수 있는 일관된 원리와 체계는 찾기 어렵다(Saltman, Busse and Figueras, 2004). 예를 들어, 비슷한 사회보험 유형에 속하는 독일과 프랑스 사이에서도 재정 운용 방법은 차이가 크다. 독일 건강보험에 크게 영향을 받은 일본은 독일과 비슷한 보험 방식을 도입했지

---

about the trust and legitimacy with which its activities are viewed by the general public)"이라고 정의하기도 한다(Saltman and Ferroussier-Davis, 2000).

만, 일본 사회의 맥락에서 비교적 이른 시기에 비임금노동자(자영자)까지 건강보험에 포함했다.

건강보장 재정의 역사성, 나아가 건강보장체계 전체의 역사성과 밀접한 관계에 있는 것이 사회연대 정신이다. 특히 건강보장 발전의 원형이라 할 수 있는 유럽 국가의 사회보험은 사회연대를 빼고 생각하기 어렵다(Saltman and Dubois, 2004). 사회 규범으로서의 연대는 각 사회에서 기독교, 마르크시즘적 전통, 노동운동, 민족주의적 감성 등을 바탕으로 오랜 기간 축적된 것으로, 두 차례 세계대전 등 큰 사회변동을 겪으면서도 큰 틀을 유지했다. 네덜란드의 사회연대는 자기 이해, 정치적 관심, 실용주의적 합리성, 이타주의 등에서 나왔고, 프랑스는 혁명 이후 오랜 기간 형성된 박애(우애)와 평등 정신이 기초가 된다.

2. 건강보장 재정의 기능

보건의료 재정은 관점에 따라 재원, 지출, 수입(income)으로 나누어지고, 이들 사이에는 등식이 성립한다(Evans, 1997; Mossialos and Dixon, 2002). 수입은 공급자가 재화나 서비스를 제공하면서 획득하는 것이다.

건강보장 재정은 흐름의 관점에서 파악하는 것이 유용하다. 건강보장체계에 참여하는 당사자들은 각자의 관점에서 재정을 이해하지만, 이는 하나의 실체를 여러 측면에서 보는 것에 지나지 않는다. 다음 공식에서 볼 수 있듯이, 재정에는 재정을 모은다는 의미에서 재원, 모은 재정의 지출, 그리고 서비스나 자원의 제공자에게 가는 보상이라는 세 가지 성격이 있다. 재원은 조세(TF), 사회보험료(SI), 이용자 부담(UC), 민간보험료(PI)의 합으로 구성되고, 지출은 여러 상품과 서비스의 단위 가격(P)에 각 상품의 양(Q)을 곱한 값이다. 이는 제공자의 총수입, 즉 자원이나 투입 요소의 양과 구성(W)에 단위당 가격 또는 요금(rate, Z)을 곱한 값과 같다. 제공자의 수입에는 의사나 병원의 수입 이외에도 재료나 장비, 약품 등을 공급함으로써 올리는 수입도 모두 포함된다.

$$TF + SI + UC + PI = P \cdot Q = W \cdot Z$$

건강보장 재정은 단순히 재원을 통해 재정을 조달하는 것에 그치지 않고, 상품이나 서비스의 생산과 소비, 제공자의 수입이나 보상에 직접 관계된다.

건강보장체계의 기능(functions)은 크게 재정과 서비스 공급으로 구분할 수 있고, 재정은 ① 재정 조달과 징수, ② 서로 다른 재원(기금) 사이의 위험분산(risk pooling), ③ 서비스 구매(purchasing)의 기능으로 나누어진다. 건강보장의 고유한 특성을 잘 나타내는 것이 위험분산 기능인데, 세금이나 보험료를 사전에 기여(지불, prepayment)하고 여러 사람의 재정 지출 위험을 모으는 것을 가리킨다. 위험분산을 통해 고소득자에서 저소득자로, 건강한 사람에서 건강하지 못한 사람으로, 일부에서는 젊은 연령에서 노인으로 재정 재배분이 일어난다(Gottret and Schieber, 2006). 구매는 재정을 활용해 서비스를 획득하는 것으로, 가입자가 이용하는 서비스(급여)를 조달하는 과정이다.

3. 건강보장 재정 정책의 목표

정책 목표를 어떻게 정하는가에 따라 건강보장 재정의 운영 구조와 내용도 달라진다. 쿠친은 건강보장 재정 정책의 목표를 구분해 거시적인 보건의료체계 수준의 목표와 중간 수준 목표를 함께 제시했다(Kutzin, 2008). 체계 수준의 목표는 최종 목표를, 중간 수준 목표는 최종 목표를 이루는 과정에서 필요한 도구적 목표를 뜻한다. 이에 따르면, 재정 정책의 체계 수준 목표는 모든 사람을 재정적인 위험에서 보호하고 재정 부담이 공평하게 배분되게 하는 것(equitable distribution)이다.

1) 재정적인 위험에서 보호하는 것

재정적인 위험에서 국민을 보호하는 것이 건강보장 재정의 핵심 목표라는 데는 이견이 없다. 질병 또는 의료 이용 때문에 개인과 가계의 경제적 안정이 위협받지 않도록 하는 것이 건강보장의 당연하고 본질적인 목적이다. 경제적 안정을 정의하는 방법에는 여러 의견이 있으나, 일반적으로는 재정 위험이 일정 수준(역치, threshold)을 넘어서는 안 된다는 원칙을 적용한다. 절대적 기준보다는 주로 상대적 기준을 적용하는데, 소득수준이나 대처 능력에 따라 실제 재정 위험이 다르기 때문이다. 상대적 기준을 적용하면, 비용의 절대 규모가 아니라 재정 안정성을 위협하는 지출 수준이 중요하다.

'일정' 수준에는 두 가지 기준이 흔히 쓰인다. 하나는 의료비 때문에 빈곤에 빠지지 않아야 한다는 기준이고, 다른 하나는 수입이나 지출 중 일정 비중 이상을 의료비로 지출해서는 안 된다는 기준이다(Wagstaff and van Doorslaer, 2003).

질병과 의료 이용 때문에 개인이나 가계가 빈곤에 빠지는 것은 어떤 기준과 관점에서도 바람직하지 않다. 건강보장 관점에서는 질병 때문에 경제활동에 참여하지 못해서 초래된 빈곤이 아니라 보건의료비 지출로 발생한 빈곤이 중요한데, 실제로는 엄격하게 구분하기 어렵다. 질병은 흔히 노동력 상실로 이어지고, 소득 감소와 보건의료비 지출이 함께 일어나기 때문이다. 상대 비중은 다르지만, 소득 감소와 비용 지출이 한꺼번에 빈곤에 영향을 미친다고 볼 수 있다. 반드시 '빈곤화'가 아니어도 전체 지출 중 보건의료비 비중이 어떤 수준을 넘는 것은 바람직하지 않다. 의료비 지출이 지나치게 많으면 다른 효용, 예를 들어 여가나 교육, 주거에 대한 지출이 그만큼 줄어든다. 빈곤과 지나친 보건의료비 지출의 어떤 기준을 적용하든, 재정 위험을 막지 못하는 건강보장체계는 본질적 목표를 달성했다고 할 수 없다.

재정 정책의 원론적 목표는 추상적 수준에서 가치와 의의가 있지만, 정책과 의사결정에는 명확하지 않은 점이 많다. 위험에서 보호하는 기준, 특히 일정 수준 이상으로 과다한 의료비가 지출되어서는 안 된다는 목표는 논쟁거리다. 지나치게 높은 비중의 의료비 지출을 보통 위험성 의료비 지출(catastrophic health expenditure)이라고 하는데,[2] 구체적으로 지출 범위를 정의하는 방법부터 '높은' 비중의 기준을 어느 선으로 해야 하는지 등 쉽게 정할 수 없는 문제가 많다. 먼

---

[2] 'catastrophic health expenditure'의 우리말 번역은 아직 확정되지 않았다. '재난성 의료비 지출'과 '과부담 의료비 지출'이라는 용어가 흔히 쓰이지만, 전자는 조금 지나치고 후자는 약한 느낌이 있다. 필자는 건강보장 재정의 취지를 반영해 '위험성'이라는 개념을 쓸 것을 제안한다.

저, 분모를 수입(income)으로 할지 필수 지출(예: 식품품비)을 제외한 지출 능력 (ability to pay)으로 할지 정해야 한다(Wagstaff and van Doorslaer, 2003). 수입보다는 지출이 경제적 능력을 더 잘 반영한다는 의견이 많지만, 모두가 동의하는 것은 아니다. 필수 지출을 어떻게 정의하고 계산해야 하는지도 문제다.[3] 수 등 (Xu et al., 2003)은 식품품비의 비중이 45~55 백분위에 속하는 가구의 식품품비를 기본 생계비로 사용하고 가구 크기를 보정한 후 지출 능력을 계산했다. 이 과정을 거친 후에도 어느 정도의 지출이 위험성인지 정하는 일이 남는데, 기준은 다소간 자의적일 수밖에 없다. 수 등(Xu et al., 2003)은 의료비 지출이 40%를 넘는 때를 위험성 지출이라고 정의했지만, 특별한 근거가 있는 것은 아니다. 연구자에 따라 총수입의 5~20%로 서로 다르게 정의하고, 지출 능력을 기준으로 10, 20, 30, 40%로 나누어 제시하기도 한다(Wagstaff and van Doorslaer, 2003). 단지 기술적 문제라기보다는, '위험성'이라는 취지를 존중해 지출 수준에 따른 부정적 영향을 평가해 정하는 것이 원칙이다.

수 등(Xu et al., 2007)이 116개국의 위험성 의료비 지출 정도를 분석한 결과, 각 나라와 재정 체계에 따른 차이가 상당했다.[4] 체코, 슬로바키아, 영국 등은 거의 0%에 가깝지만, 브라질과 베트남은 10%가 넘었고, 평균은 2.3%, 중간값은 1.47%였다.[5] 한국은 1999년 자료를 바탕으로 할 때 1.9% 수준으로, 평균보다는 낮으나 중간값보다는 높다. 주목할 결과 한 가지는 위험성 의료비 지출을 경험한 가구 비율에 의미 있는 영향을 미치는 변수가 사전 기여(조세 또는 보험료)의 비중과 소득 형평성이었다는 점이다. 사전 기여의 비중이 높을수록(즉 보험료나 조세 비중이 사후 이용자 부담 비중보다 크면 클수록) 그리고 소득 분포가 평

---

3) 기술적 문제도 있다. 수입에서 필수적인 지출을 제외할 때 결과가 0 또는 음수면 어떻게 처리할지가 중요하다. 저소득층은 작은 비용 변화에도 민감해서 소득수준에 따라 위험성 지출 수준이 달라지는 것도 고려해야 한다.
4) 최근에는 이 정도의 대규모 비교연구를 찾기 어렵다. 라틴아메리카 등 일부 지역을 대상으로 한 국가 간 비교연구가 있을 뿐이다(Knaul et al., 2011).
5) 평균보다 중간값이 크게 낮은 것은 평균값 이하에 더 많은 국가가 모여 있고 상대적으로 적은 수인 일부 국가가 높은 값을 보인다는 의미이다. 이는 한국이 단순 값으로는 평균 이하이나, 국가별 순위로는 중간 수준에 미치지 못한다는 뜻이기도 하다.

등할수록 위험성 의료비 지출 비중이 작았다. 중위 소득 범위에서는 보험료 방식을 택한 국가가 조세 방식이나 혼합형보다 위험성 의료비 지출 비중이 작았으나 전체 국가에서는 이런 효과가 사라졌다. 이런 결과는 건강보장체계의 보장성과 소득 형평성이 높으면 위험성 의료비 지출을 줄일 수 있다는 것을 뜻한다.

의료비 지출 때문에 새로 빈곤선 이하로 떨어지거나 빈곤이 더 심화했는지 보는 방법, 즉 빈곤화 접근법(impoverishment approach)도 있다. 이는 소득수준과 무관하게 지출 비중을 기준으로 삼는 방식에 비해 과다한 의료비 지출이 초래하는 부정적 결과, 즉 빈곤에 초점을 맞춘 방법이다.

가장 간단한 방법은 가계 지출에서 의료비 지출을 포함한 것과 제외한 것을 비교할 때 빈곤선을 기준으로 또는 빈곤선 아래에서 어떤 변동이 있는지를 관찰하는 것이다. 이 방법에서는 먼저 빈곤선 기준을 정해야 하는데, 빈곤이 무엇인지부터 정의해야 하므로 간단한 문제가 아니다. 빈곤을 소득이 없거나 적은 것으로 정하면 과제가 단순해진다. 대부분 국가가 정책 목적으로 공식 빈곤선을 정해서 쓰고, 국제기구가 제안한 절대 빈곤선도 활용할 수 있다.[6]

빈곤선 이하로 떨어진 인구를 나타낼 때는 빈곤율(headcount index)을, 빈곤이 심화한 정도를 나타낼 때는 주로 빈곤격차(갭) 지수(poverty gap index)를 쓴다. 빈곤격차 지수(PGI)는 다음과 같이 정의할 수 있다.

$$PGI = \frac{1}{N} \sum_{i=1}^{N} \frac{G_i}{Z}$$

$G_i = (Z - y_i) \, I(y_i < Z)$
단, Z: 빈곤선, y_i: 소득, I: ( )안의 표현이 참이면 1, 아니면 0

---

6) 빈곤선을 정하는 기준은 자세하게 논의하지 않는다. 상대빈곤선 기준을 보면, OECD는 중위소득의 40, 50, 60%, 일본은 평균소비지출의 68%, 세계은행은 평균소득의 1/3(개발도상국)과 1/2(선진국)을 기준으로 제시했다(우석진, 2011). 한편 세계은행은 2016년 기준 하루 1인당 미화 1.9달러(2011년 구매력 기준)를 절대빈곤선 기준으로 삼는다.

예를 들어 4명의 소득이 각각 1, 2, 3, 4이고 빈곤선이 3이라면, 빈곤격차 지수는 PGI=[(3 - 1) / 3 + (3 - 2) / 3] / 4 = 0.25가 된다.

보건의료비 지출을 기준으로 경제적 보호 효과를 판단하면 보건의료비 지출이 초래하는 부정적 영향을 파악할 수 있다. 특히 빈곤화 정도는 건강보장은 물론 보건의료와 다른 사회정책에도 영향을 미친다. 이 방법의 한계는 건강보장 재정 정책의 효과와 의의를 비용 지출에 한정하는 것이다. 지출뿐 아니라 수입도 개인과 가계의 경제적 위험에 큰 영향을 미치며, 수입은 건강한 노동력을 바탕으로 한 경제활동에 의존하는 정도가 크다. 건강이 경제활동을 유지, 회복하는 데 중요한 요소라면, 건강보험 재정 정책 또한 (부분적이고 간접적인 영향이라 하더라도) 이를 고려해야 한다.

2) 공평한 재정 부담

재정 부담이 공평하게 이루어져야 한다는 목표도 가치를 의심하기 어렵지만, 기준을 정하고 적용하는 것은 또 다른 과제다. 능력에 맞는 재정 부담이 당연한 원칙이라 해도, '공평성'이나 '형평성'을 보장하는 분담과 기여가 무엇을 뜻하고 그 수준이 어느 정도인지는 쉽게 정하기 어렵다.

공평한 재정 분담의 핵심 기준은 소득과 건강위험(health risks)이다. 소득 기준이 더 많은 부담 능력을 가진 사람이 더 많이 부담하는 형평성의 문제라면, 건강위험 기준은 건강위험과 재정 부담 수준을 연계할 것인지에 대한 문제다.

이 두 기준 이외에도, 자원 분포와 연관된 보건의료 이용과 접근성을 함께 고려해야 한다(Wagstaff, 2001). 보건의료 이용과 접근성이 대상자에 따라 불평등하게 분포되어 있으면, 부담의 형평성이라는 개념이 성립하기 어렵다. 예를 들어, 인력이나 시설이 부족한 농촌이나 산간 지역에 사는 사람들에게 도시민과 소득이 같다고 같은 수준의 재정 분담을 요구하는 것은 형평성에 부합하지 않는다.

소득에 따른 재정 부담

소득수준이 같으면 같은 부담을 하는 것이 수평적 형평성(horizontal equity)이다.

이 원칙은 비교적 분명해 보이지만, 현실에서는 자주 논란이 생긴다. 예를 들어, 한국의 건강보장에서는 건강보험의 지역가입자와 직장가입자 사이에 보험료 부담이 공평한가 하는 논란이 끊이지 않는다. 재정 부담의 기준이 전체 소득인지 또는 기초 생계비를 제외한 지불 능력(ability to pay)인지, 소득이라면 근로소득이나 금융소득 등 어떤 범위까지 포함해야 하는지 등이 중요한 논점이다.

수평적 형평성이라는 원칙에는 이의가 적지만, 더 많은 능력을 갖춘 계층(사람)이 더 많은 부담을 해야 한다는 원칙, 즉 수직적 형평성(vertical equity)은 원칙부터 논란이 많다. 소득에 비례하는(proportional) 것으로 충분한지, 아니면 소득 누진적(progressive)이어야 하는지 의견이 나뉜다.[7] 소득 비례 또는 소득 누진적인 체계가 형평성을 달성하는 효과가 있더라도, 일반 조세가 아닌 건강보장 재정에서 이를 추구해야 하는지는 또 다른 문제다. 건강보장 재정만으로 한정할 때 조세 방식으로 하는 것이 보험 방식보다 소득 재분배 효과가 더 크다는 주장이 있지만(Breyer and Haufler, 2000), 건강보장 재정이 소득 재분배를 목적으로 해야 하는지는 의견이 일치하지 않는다.[8]

소득에 따른 재정 부담의 공평성을 평가할 때는 보건의료에 대한 접근성과 이용을 고려해야 한다. 서비스 이용은 재정 부담의 또 다른 모습이라는 점이 중요하다. 예를 들어 공적 보건의료비 지출의 분포는 재정 부담의 공평성을 간접적으로 나타내는데, 많은 국가에서 고소득층이 저소득층보다 더 많은 정부 보조금을 받는다. 보건소를 통해 공적 서비스(사실상 보조금이다)를 제공하면, 지리적·문화적 접근성이 좋고 쓸 수 있는 시간도 더 많은 고소득층에 혜택이 쏠릴 가능성이 크다. 결과적으로 재정 부담의 공평성은 나빠지는 셈이다.

---

7) 소득이 높을수록 부담 비율이 올라가는 것을 소득 누진적, 그 반대를 소득 역진적이라고 한다. 대부분 국가에서 직접세에 비하면 간접세가, 조세에 비하면 보험료가, 조세나 보험료에 비하면 본인(직접) 부담이 소득 역진적이다.
8) 필자는 소득 누진적인 것이 원칙이라고 생각한다. 소득 재분배에 기여한다는 점도 있지만, 고소득층이 필요보다 더 많이 의료를 이용할 가능성이 크다는 것이 주된 이유다. 소득 누진적 재정 분담이 계층 사이의 의료 불평등을 완화할 수 있다고 본다.

건강위험에 따른 재정 부담

건강위험에 따른 재정 부담은 사전(prepayment)과 사후로 나눌 수 있다. '사전'은 주로 재원 조달을 위한 부담을, '사후'는 의료 이용을 비롯한 지출과 관련된 부담을 가리킨다.

재원 조달 과정에서는 대부분 국가가 건강위험에 따른 재정 부담 원칙을 비슷하게 적용한다. 공적 건강보장체계에서는 개인별 재정 부담과 건강위험을 연계시키는 일이 드물다. 사회보험에서도 보험료를 깎아주는 경우가 있으나, 이는 네덜란드와 같이 민간 성격이 강한 다보험자 체제에서 특정 집단을 통해 단체계약을 하는 대상에 한정된다(Ministry of Health, Welfare and Sport, 2012). 이때도 개인별 건강위험까지 고려하는 것은 아니다.

지출에 연계하는 개인의 재정 부담은 세금이나 보험료와 달리 개인 요인에 따라 결정된다. 대표적인 것이 환자가 의료를 이용할 때 일부 부담금을 내는 것으로, 대부분 건강보장체계가 여러 수준과 형태로 이 방식을 활용한다. 일부 부담금과는 형태와 목적이 다르지만, 일부 국가에서는 특정 대상자에게 특정 행동에 따라 사후에 보상하는 방법도 쓴다. 미리 정한 건강행동을 하는 사람 또는 의료 이용을 하지 않은 사람에게 현금을 비롯한 다양한 형태로 보상('no-claim bonus')을 하는 방식이다. 한 예로, 독일은 2004년 이후 조합에 따라 여러 건강 행태 또는 의료 이용에 대해 금전적·비금전적 보상을 실시했다(Schmidt, 2008).

일부 부담과 건강 행태에 따른 사후 보상은 형평성에 부정적 영향을 미친다. 재원 조달이 아니라 의료 이용에 개입하는 목표를 가지고 있어도 결과는 비슷하다. 경제적 약자에서 가계지출 대비 의료비 비중이 높은 주된 이유가 이용자 부담금이며, 건강 행태에 따른 사후 보상도 경제적 약자에게 불리하게 작용한다(Schmidt, 2008). 고소득층이 저소득층에 비해 좋은 건강 행태를 가지고 있을 가능성이 크고, 건강 행태를 바꿀 능력이나 여건도 더 유리하다.

건강보장 재정의 형평성은 소득을 비롯한 부담 능력, 건강위험, 의료 이용, 직접 비용 부담 등 여러 요인이 함께 작용한 결과이다. 형평 수준을 분석하거나 형평에 영향을 미치는 정책 목표를 세울 때는 여러 요인을 동시에 고려해야 한다.

> ### 스위스 건강보험의 보험료
>
> 스위스 국민은 건강보험에 강제로 가입해야 하는데, 61개의 민간보험 회사(2013년 기준) 중 선택해서 가입할 수 있다. 보험자는 어떤 이유로든 가입을 거부할 수 없고, 가입자는 1년에 두 번 1월 1일이나 7월 1일에 보험자를 바꿀 수 있다. 기본 급여는 모든 보험자에서 같으므로 회사별로 다양한 급여의 '상품'을 판매한다.
>
> 각 보험자(보험회사)의 보험료는 지역사회 보험료율(community rating) 방식을 취하는데, 성과 건강 상태와 무관하게 모든 가입자에게 같은 보험료를 적용한다. 연령별로는 어린이, 청년, 성년으로 나누어 다른 보험료를 부과할 수 있다. 각 보험사는 주나 더 하부 단위로 나누어진 집단이 지출한 의료비를 기준으로 보험료를 계산하는데, 일정액 공제제(deductible)나 관리의료 시행 여부, 의무 사고보험 가입 여부 등에 따라 개인 보험료를 조정하기도 한다.
>
> 같은 보험료를 내는 데 따르는 문제점을 줄이기 위해 연방과 주 정부가 일반 예산에서 보조금을 지급하는데, 소득과 자산을 고려한 자산조사를 통해 액수를 결정한다. 개인이나 가족이 내는 보험료가 소득의 일정 비중(예: 10%)을 넘지 못하게 하거나, 소득에 따라 보조금을 차등 지급하는 주도 있다. 저소득층은 보험료 전체를 주 정부가 부담하기도 한다.
>
> 보험 가입자의 특성에 따라 보험사의 위험이 달라지므로, 위험을 보정해 보험회사 간에 재정을 이전한다. 2011년 말까지 위험보정 기준은 성과 연령이었으나, 2012년부터 직전 연도 입원 여부를 새로운 요소로 포함했다.
>
> 자료: Pietro et al.(2015: 92~102).

3) 지속가능한 재정

세계보건기구와 쿠친의 제안에는 포함되어 있지 않지만, 건강보장 재정 정책의 궁극적인 목표 중 하나로 재정의 안정성 또는 지속가능성(sustainability)이 포함되어야 한다. 지속가능성을 하위 수준인 기능이나 중간 목표가 아니라 체계(시스템) 수준의 목표로 해야 하는 것은 이 목표에 따라 다른 여러 기능과 중간 목표들이 영향을 받기 때문이다. 예를 들어, 재원 조달이 안정되려면 조세나 보험료 구조가 이에 맞추어 안정적이어야 하는데, 이는 단순히 관리나 행정의 문제가 아니다. 경제활동과 국가 재정 상황, 노동시장과 임금 등 여러 영역이 이에 영향을 미친다. 재정 정책의 초점을 지출에 맞추면 건강보장체계의 서비스 제공과 이용 정책이 달라진다. 건강보장의 재정 안정은 이러한 요소를 모두 고려하는 종합적인 목표가 되어야 한다. 특히 정부 차원의 공공재정관리(public financial management)와 긴밀하게 결합하지 않으면 재정의 안정성이 위협받고 결과적으로 제도의 성과를 보장할 수 없다(Cashin et al., 2017).

지속가능성이라는 목표는 다른 두 가지 목표보다 이론적 정합성이 떨어질 수 있는데, 앞서 제시한 두 가지 목표를 달성하는 수단 정도로 볼 수도 있다. 지속가능성을 체계 수준의 목표로 해야 한다는 이유는 좀 더 현실적이다. 대부분의 나라에서 지속 가능성 때문에 재정적 보호와 공평한 재정 부담이라는 목표까지 위협받는 것을 고려해야 한다.

4) 재정 정책의 중간 목표

재정 정책은 재정과 직접 관련된 목표뿐 아니라 다른 목표를 달성하는 데에도 연관된다. 예를 들어, 재정 정책은 보건의료 자원 개발에 간여해 건강 향상이라는 목표에 간접적으로 영향을 미친다. 이 때문에 직접적인 목표를 포함한 여러 정책 목표를 달성하기 위한 중간 목표를 정할 수 있다(Kutzin, 2008). 여기에는 ① 형평성 있게 자원을 배분하고 서비스를 공급하는 것, ② 서비스의 질과 효율성을 향상하는 것, ③ 투명성과 책임성을 높이는 것, 그리고 ④ 재정관리의 효율성을 증진하는 것 등이 포함된다. 이 중 투명성과 책임성을 높이는 것과 재정관리의 효율성을 높이는 것은 재정 정책의 전반적인 성과를 향상하기 위한 중간 목표이다. 즉, 재정적 위험에서 사회구성원을 보호하고 공평하게 재정을 부담하기 위해서도 이런 정책 기반을 구축해야 한다.

재정 정책의 목표를 달성하려면 자원 배분과 서비스 공급, 서비스의 질을 포함하는 통합적 접근이 필요하다. 이들 요소는 건강보장 재정과 직접 관계가 없는 것으로 보일 수도 있으나, 재정이 서비스 제공으로 이어지기 때문에 무시할 수 없는 정책 대상이다. 재정적인 위험으로부터 시민을 보호하고 공평하게 재정을 부담하기 위해서는 형평성 있는 자원의 배치와 서비스 공급, 서비스의 질 등을 중요한 정책 목표로 포함해야 한다. 예를 들어, 인적·물적 자원이 부족한 지역이 있다면 건강보장체계의 보호를 받고 있다 하더라도 실제로는 서비스를 이용할 수 없고 재정적인 위험에 노출될 수 있다. 재정 부담도 공평하지 못하다.

4. 사회보험의 원리

재원으로서의 보험료는 재원의 종류에서 논의하지만, 건강보장의 원리로서 사회보험은 이 장에서 다루는 것이 적절할 것 같다. 사회보험이 가장 보편적인 재원 조달 방식의 하나인 데다, 재정 조달 방식을 넘어서 건강보장의 원리 문제를 제기하기 때문이다.

1) 사회보험의 일반 원리

사회보험은 역사적으로 노동자들의 예상하지 않은 임금손실을 보전할 목적으로 출발했다. 이런 성격 때문에 사회보험 급여는 초기부터(또는 적어도 초기에는) 필요나 사회계층에 따른 것이 아니라 기여에 따라 결정되었다. 연금(보험)에서 기여와 급여의 연계는 더욱 분명하게 드러난다. 사회보험은 원론적으로 다음과 같은 공통 요소를 포함한다(Clasen, 2001).

- 적용 범위(coverage): 노동시장에서의 위험과 연계
- 위험분산: 노동시장에서 위험을 공유하는 집단 사이에서 위험을 분산하는 것이 기본
- 급여 대상(eligibility): 일정 수준(횟수 또는 양) 이상으로 기여한 경우에 한정
- 정부 규제/개입: 기여 여부와 관계없이 개입
- 급여수준(entitlement): 현재의 필요가 아니라 과거 기여수준에 따라 결정
- 재원: 세금이 아닌 보험료가 대부분

이러한 원칙은 사회보장이 확대되면서 대부분의 국가에서 많은 변화를 겪는다. 예를 들어, 연금은 빈곤과 직접 연관되기 때문에 많은 국가가 무기여(non-contributory) 연금제도를 시행하고 재원에서도 정부의 역할이 과거보다 커졌다. 건강보험도 최근에는 초기 원칙을 그대로 적용하기 어렵다. 빈곤층, 학생 등 취약 집단에서 기여와 급여를 연계시킬 수 없고, 건강보험은 현물급여가 많아 적용 범위, 위험분산, 급여수준 등에서 원칙을 수정했다.

최근 국가 개입이 증가했지만, 아직 '보험'으로서의 특성을 나타내고 정책도 그 영향을 받는 것이 적지 않다. 대표적인 분야가 연금으로, 많은 나라에서 기여 수준에 따라 연금 급여가 달라진다. 장기요양보험의 재정을 설계할 때 급여 대상 연령을 고려하는 것도 기여와 급여가 연계되는 '보험적' 사고에서 벗어나기 어렵기 때문이다.

2) 건강보험의 원리

사회보험으로서의 건강보험은 보험의 일반 원리를 따라 질병 발생의 불확실성과 대수의 법칙을 바탕으로 한다. 대수의 법칙에 따르면, 집단의 크기가 클수록 그 안에 속한 개인의 행동을 예측하는 것이 따로 떨어진 한 개인의 행동을 예측하기보다 쉽다. 이는 보험에서 '위험'을 정확하게 예측하는 것과도 연관되는데, 개인의 질병 발생은 불확실하지만 일정 기간 이상 집단을 관찰하면 확률적으로 질병이나 손상을 예측할 수 있다. 보험에서는 예측 가능성과 함께 위험의 발생 확률도 문제가 된다. 미국에서 조사한 결과에 따르면, 한 달 기간에 입원할 정도로 심각한 질병이나 손상이 있을 확률은 1000명 중 한 명에도 미치지 못했다(Green et al., 2001).

개인이나 가계가 큰 건강문제, 특히 위급하고 생사가 달린 문제에 당면하면 그 크기와 관계없이(때로는 경제적 파탄을 무릅쓰고) 비용을 지출한다. 때로 비용 지출이 가계에 큰 타격을 줄 수 있는데, 이에 대비해 발전해온 제도가 보험이다. 문제는 위험에 따라 보험에 가입하는 동기가 다른 것이다. 위험이 큰 사람은 보험에 가입하려는 동기가 크지만, 위험이 없거나 적으면 보험에 가입하려 하지 않는다. 건강보험에서는 비용 지출 가능성이 큰 사람들(예를 들어 노인, 만성질환을 앓는 사람)이 주로 보험에 가입하고, 건강하고 젊은 사람들은 가입을 꺼린다. 이를 역선택(adverse selection)이라 하는데, 원하는 사람만 가입하는 임의보험이 실패하는 대표적 이유다. 비용을 지출할 사람만 보험에 가입하는 위험을 피하기 위해서는 모든 대상자를 강제적으로 가입하게 하는 사회적 장치가 필요하다. 모든 사람이 개인 위험과 관계없이 가입해야, 건강한 사람과 건강하지 못한 사람, 고소득자와 저소득자, 젊은 사람과 노인 등이 하나의 집단에 포함되고 위험이 평균화된다.

사회보험으로서 건강보험이 갖는 또 하나의 의의는 사전 기여(prepayment)이다(Hsiao et al., 2007). 능력이 있는 개인은 보험 없이도 자기 부담으로 서비스나 약을 구매할 수 있지만, 능력이 없는 개인은 조기 진단이나 치료, 예방 서비스 등을 회피할 가능성이 크다. 건강보험은 이런 상황에서 비용효과적인 서비스 이용을 확대할 수 있는 중요한 수단이다. 의료 이용에 부담이 줄면서 지나치게 이용이 많아질 수 있는 것은 사전 기여의 부정적 측면이지만, 무엇을 '과다' 의료이용으로 볼 것인지는 논쟁적이다.

사회보험의 원리를 종합하면 사회보험으로서의 건강보험은 다음과 같은 몇 가지 특성을 나타낸다(Hsiao et al., 2007).

첫째, 강제 가입이 사회보험의 가장 중요한 특성이다. 지불 능력에 따라 임금이나 소득의 일정 비율을 기여한다.

둘째, 보험료를 납부해야 급여를 받는다. 이는 조세 방식과 뚜렷하게 구분되는 건강보험의 특징으로, 이 때문에 급여에서 제외되는 구성원이 존재할 수 있다. 급여에 '계층화'가 나타나는 것도 문제지만, 건강보험의 보험료와 급여가 연계되는 것은 사회보험으로서의 건강보험의 원리를 교란하기 쉽다. 보험료를 내지 못하면 급여가 중지되는 것이나 급여를 이용하지 않으면 보험료를 깎아주는 것은 전형적인 보험의 원리다.

셋째, 가입자와 보험자가 일종의 사회계약으로 보험료와 급여를 정하고 이는 법적 구속력을 가진다. 대부분 사회보험은 가입자와 보험자가 협상을 통해 계약 내용을 정한다.

사회보험이 이런 특성을 실현하기 위해서는 몇 가지 전제조건을 충족해야 하는데, 보험료를 납부할 동기가 있어야 하고, 일정 수준 이상의 제공자가 존재해야 하며, 경제성장이 뒷받침되어야 한다(Hsiao et al., 2007). 보험료 징수와 관리를 위한 행정체계를 갖추고, 집합적 방식의 건강·의료보장에 대한 정치적·사회적 환경도 성숙해야 한다. 많은 저개발국이 사회보험을 발전시키지 못한 것은 재정 부족만 문제가 아니라 이런 전제조건을 갖추지 못했기 때문이다.

사회보험의 전제조건 중 하나로 최근 주목받는 것이 사회자본(social capital)이다. 사회자본의 정의는 매우 다양하나, 대체로 일정 집단을 형성하는 구성원이 공동의 이익을 위해 협력과 참여를 창출하는 무형의 자산을 가리킨다(한국개발연구원, 2007: 2~3). 사회자본이 축적된 사회일수록 집합적 행동이 쉽고, 이는 사회보험(건강보험)이 발달하는 데 도움이 될 수 있다는 것이 주장의 핵심이다. 사회자본과 집합적 행동을 연결하는 것은 사회자본의 수준이 높은 지역에서 비공식적인 위험분산이 발달해 있다는 경험적 관찰을 근거로 한다. 특히 위험집단의 규모가 작고 역선택의 가능성이 높아 보험원리가 작동하기 어려운 조건에서 사회자본의 역할에 대한 관심이 크다. 사회자본이 지역을 기반으로 한 건강보험이 발전하는 데 이바지할 수 있다는 주장이 대표적이다(Jowett, 2004).

참고문헌

우석진. 2011. 『우리나라 빈곤의 실태와 대응방안』. 서울: 국회예산정책처.

한국개발연구원. 2007. 『한국경제사회와 사회적 자본』. 서울: 한국개발연구원.

Breyer, Friedrich and Andreas Haufler. 2000. "Health Care Reform: Separating Insurance from Income Redistribution." *International Tax and Public Finance*, Vol. 7, No. 4-5, pp. 445~461.

Cashin, Cheryl et al. 2017. *Aligning Public Financial Management and Health Financing*. Geneva: World Health Organization.

Clasen, Jochen. 2001. "Social Insurance and the Contributory Principle: A Paradox in Contemporary British Social Policy." *Social Policy and Administration*, Vol. 35, No. 6, pp. 641~657.

Pietro, Carlo de et al. 2015. "Switzerland: Health system review." *Health Systems in Transition*, Vol. 17, No. 4, pp. 1~288.

Evans, Robert G. 1997. "Going for gold: The redistributive agenda behind market-based health care reform." *Journal of Health Politics, Policy & Law*, Vol. 22, No. 2, pp. 427~465.

Gottret, Pablo E. and George Schieber. 2006. *Health Financing Revisited: A Practitioner's Guide*. Washington, DC: World Bank.

Green, Larry A. et al. 2001. "The Ecology of Medical Care Revisited." *New England Journal of Medicine*, Vol. 344, No. 26, pp. 2021~2025.

Hsiao, William C. et al. 2007. *Social Health Insurance for Developing Nations*. Washington, DC: World Bank.

Jowett, Matthew. 2004. "Theoretical insights into the development of health insurance in low-income countries." Discussion Paper 188. York: University of York Centre for Health Economics.

Kleczkowski, Bogdan M., Milton I. Roemer and Albert van der Werff. 1984. *National Health Systems and Their Reorientation towards Health for All*. Geneva: World Health Organization.

Knaul, Felicia M. et al. 2011. "Household catastrophic health expenditures: a comparative analysis of twelve Latin American and Caribbean Countries." *Salud Pública de*

México, Vol. 53, Suppl, 2, pp. S85~S95.

Kutzin, Joseph. 2008. "Health financing policy: a guide for decision-makers." Copenhagen: WHO Regional Office for Europe.

Mossialos, Elias and Anna Dixon. 2002. "Funding health care: an introduction." in Elias Mossialos et al.(eds.). *Funding Health Care: Options for Europe*. Buckingham: Open University Press.

Ministry of Health, Welfare and Sport. 2012. *Health Insurance in the Netherlands*.

Saltman, Richard B. and Odile Ferroussier-Davis. 2000. "The concept of stewardship in health policy." *Bulletin of the World Health Organization*, Vol. 78, No. 6, pp. 732~739.

Saltman, Richard B. and Hans F. W. Dubois. 2004. "The historical and social base of social health insurance systems." in Richard B. Saltman, Reinhard Busse and Josep Figueras(eds.). *Social Health Insurance Systems in Western Europe*. Maidenhead: Open University Press.

Saltman, Richard B., Reinhard Busse and Josep Figueras. 2004. *Social Health Insurance Systems in Western Europe*. Maidenhead: Open University Press.

Schmidt, Harald. 2008. "Bonuses as Incentives and Rewards for Health Responsibility: A Good Thing?" *Journal of Medical Philosophy*, Vol. 33, No. 3, pp. 198~220.

Wagstaff, Adam. 2001. *Measuring Equity in Health Care Financing: Reflections on and Alternatives to the World Health Organization's Fairness of Financing Index*. Washington, DC: World Bank.

Wagstaff, Adam and Eddy van Doorslaer. 2003. "Catastrophe and impoverishment in paying for health care: with applications to Vietnam 1993-1998." *Health Economics*, Vol. 12, No. 11, pp. 921~933.

World Health Organization. 2000. *The World Health Report 2000 - Health Systems: Improving Performance*. Geneva: World Health Organization.

Xu, Ke et al. 2003. "Household catastrophic health expenditure: a multicountry analysis." *The Lancet*, Vol. 362, No. 9378, pp. 111~117.

_____. 2007. "Protecting Households From Catastrophic Health Spending." *Health Affairs*, Vol. 26, No. 4, pp. 972~983.

| 제7장 |

건강보장 재원

건강보장 재원은 다양하다. 조세와 사회보험료가 잘 알려진 중요 재원이라면, 민간보험료, 특별부담금, 외국 원조, 기부금, 복권 등은 상대적으로 비중이 작다. 비중이 작다는 것은 일반적인 경향이 그렇다는 것일 뿐, 각 나라가 반드시 같은 추세를 따르는 것은 아니다. 개발도상국에서는 외국 원조가 건강보장 재원의 대부분을 차지하는 예도 쉽게 찾아볼 수 있다. 어느 나라도 한 가지 재원으로 건강보장체계를 운영할 수 없고, 주된 재원이 있더라도 다른 재원을 보조적으로 활용해야 한다. 대표적인 보조 재원이 민간보험과 이용자 일부 부담 또는 직접 부담금이다.

1. 재원 조달의 원칙

건강보장 재원은 공공 재원으로서 다음과 같은 조건을 갖추어야 한다(Gottret and Schieber, 2006).

- 적절성과 안정성: 양적으로 충분하고 안정적이며 미래에도 수요 변화에 충분히 대응할 수 있어야 함.
- 효율성: 다른 분야에 부정적 영향을 미치지 않아야 함.

- 형평성: 소득 등 부담 능력에 따라 공평하게 분담해야 함.
- 편리한 징수와 관리: 관리와 행정이 쉽고 효율적이어야 함.
- 정치적 수용성: 투명하고 널리 수용될 수 있어야 하며 용도가 명확해야 함.

이런 조건들을 모두 갖추기는 쉽지 않다. '소득에 따른 공평 부과'는 소득 파악 능력을 갖추어야 한다는 필수 조건을 고려해야 한다. 지역적으로 분산된 사람들에게 보험료를 징수하려면 하부 단위까지 잘 갖추어진 효율적 행정관리 조직이 필요하다.

1) 적절성과 안정성

건강보장 재원을 적절한 규모로 조달하는 능력은 재정 기능이 갖추어야 할 필수 조건이다. 이 조건을 어려움 없이 충족할 수 있는 국가는 현실에서는 찾기 어려운데, 어느 국가든 재원을 무한정 쓸 수 없기 때문이다. 재정 부족은 개발도상국 또는 저소득 국가일수록 두드러진다. 절대 소득이 낮은 데다가 비공식 부문이 광범위하게 존재하고 재원 조달을 위한 행정관리 체계도 취약하다. 이들 나라에서는 일반 조세보다는 목적세 또는 간접세에 의존하는 경향이 강하다 (Gottret and Schieber, 2006).

안정성이라는 조건도 중요한데, 경제적·사회적 변화에 따른 변동성이 적고 예측 가능성이 큰 것을 가리킨다. 보험료를 주요 재원으로 하고 임금을 기초로 하는 방식에서는 경제 상황이 나빠져 임금이 하락하면 재정 규모가 줄어든다. 특별부담금도 마찬가지이다. 담배에서 징수하는 부담금은 흡연율에 따라 규모가 달라진다.

2) 효율성

여기서 효율성은 다른 조건이 같으면 주어진 목표 안에서 재원 조달이 다른 분야에 부정적 영향을 미치지 않는 것을 뜻하는데, 건강보장 재정 조달 방식이 경제에 어떤 영향을 미치는지가 중요한 관심 대상이다. 예를 들어, 건강보장을 위한 조세나 보험료, 특별부담금은 고용, 저축, 은퇴, 정부 재정 등 여러 경제 분야에 영향을 줄 수 있다. 건강보장 재정이 자체 목표와 목적을 달성하면서도 다른 분야에 나쁜 영향을 미치지 않도록 하는 것이 효율성 과제다.

건강보장 재정이 다른 분야에 큰 영향을 주는 대표적 국가가 미국이다. 미국에서는 의료비 지출과 이에 필요한 재원 때문에 공공과 민간을 가릴 것 없이 건강보장 재정이 다른 분야에 미치는 영향이 크다. 특히 공공 부문의 의료비 지출은 연방정부와 주 정부 예산에 큰 부담으로 작용한다. 2015년 기준 메디케어와 메디케이드 지출이 연방정부 지출의 15%와 9%를 차지할 정도로 크다(Kaiser Family Foundation, 2016). 민간보험을 통한 재원 조달이 기업에 부담으로 작용하는 것도 미국 건강보장 재정의 특징이다. 세계적인 자동차회사가 직원과 그 가족의 보험료와 의료비를 부담하느라 차 한 대를 만드는 데 미화 1500달러가 더 든다고 주장한 것은 유명한 일화다(Connolly, 2005). 미국과 달리 건강보장 재정 전부 또는 일부를 조세로 조달하는 국가들도 효율성을 추구해야 하는 것은 마찬가지다. 건강보장 지출이 빠르게 늘어나고 높은 수준에 도달하면 정부의 예산 운영이 큰 압력을 받게 되는데, 예산 지출은 경제와 사회정책 전반에 영향을 미친다.

건강보장을 위한 재원은 단기에 소모되는 것으로, 장기적 경제 효과가 크지 않다. 특히 연금에 비하면 저축과 은퇴에 미치는 영향이 미미하다. 건강보장의 재정 부담 크기에 따라 임금과 고용 등이 영향을 받을 수 있지만, 재원 조달 방식에 따라 장기적인 경제 효과가 달라질 가능성은 적다. 비공식 부문의 비중이 큰 경제에서는 파급효과가 다른데, 건강보장 재정을 어떻게 조달하는가에 따라 임금과 고용이 영향을 받을 수 있다. 콜롬비아에서는 보험료 인상으로 임금과 고용이 감소했지만, 독일에서는 보험료 인상에 따른 효과가 거의 없었다(Wagstaff, 2007).

3) 형평성

형평성은 반대가 거의 없는 재원 조달의 핵심 원리다. 제6장에서 설명한 것과 같이, 수직적·수평적 형평성을 모두 달성할 수 있도록 제도가 설계되어야 한다.

원칙

형평성 원칙을 적용하려면 먼저 어떤 범위에서 형평성을 판단할지 정해야 한다. 공적 체계의 기여(조세, 보험료 등)로 한정할지, 개인 부담이나 민간보험을 포함해 전체 재정으로 할지에 따라 형평성 정도는 달라진다. 겉으로 드러나는 것은 주로 공적 체계의 기여이지만, 원론적으로는 전체 재정을 모두 고려하는 것이 취지에 맞다. 특히 공적 보장이 비중이 작고 이용자가 직접 부담하는 비중이 클 때는 더욱 그렇다. 문제는 전반적인 형평성 수준을 평가하는 것이 공적 체계의 기여를 형평성 있게 설계하는 것과 바로 연결되지 않을 수도 있다는 점이다. 전체 재정 구조가 빈곤층에 불리하게 되어 있다 하더라도, 공적 체계의 기여(와 누진성)를 결정하는 것은 별도의 과제이기 때문이다. 공공 부문의 기여 구조를 설계할 때는 전체 형평성 수준과 무관하게 공적 기여에 한정할 수밖에 없다.

형평성을 어떻게 정의하고 어느 수준을 목표로 해야 하는지도 간단하지 않은 과제다. 기여 구조가 소득에 누진적이어야 하는지부터 논란이 있다. 재원 종류와 관계없이 역진적인 구조를 용인하기는 어렵지만, 일반 조세가 아닌 건강보장 기여금이 반드시 소득 누진적일 필요가 있는지는 의견이 일치하지 않는다. 지난 20~30년간 조세체계의 누진성이 완화되어온 국제 추세도 주목할 필요가 있다. 대표적인 누진세인 소득세는 많은 국가에서 단일 세율(flat rate) 또는 소득계층을 줄이는 방향으로 변화했다(Torres, Mellbye and Brys, 2012). '신자유주의적' 국제 추세만 고려하면, 건강보장 기여금이 누진적이어야 한다는 주장은 과거보다 수용되기 어려운 형편이다.

누진성에 대한 논의와 달리 현실에서는 역진성을 줄이는 것이 더 중요한 과제다. 사회보험체계를 운영하는 많은 국가에서 건강보장 재정 부담이 소득 역진성을 나타내는데(O'Donnell et al., 2008; Wagstaff et al., 1999), 건강보장 재정이 소득 재분배를 주 목적으로 하지 않는다는 이유가 누진성을 소홀하게 하는 결과를 낳는다. 누진성과 역진성을 평가할 때는 소득수준이 높을수록 의료 이용이 많고 건강보장 재정 지출이 많다는 사정도 같이 고려해야 한다. 종합적으로는 조세체계의 변화 추세와 관계없이 건강보장 기여가 충분히 소득 누진적인 구조를 갖도록 설계하는 것이 합리적이다.

누진적인 부과(부담) 체계에 동의하더라도 문제는 남는다. 조세든 보험료든 누진성의 정도와 방법이 다양하기 때문이다. 실제 조세나 건강보장의 기여 구조를 설계할 때는 소득 구간과 구간별 세율(보험료율), 상한(ceiling)과 하한(floor), 감면(공제, deduction), 면제(면세, exemption) 등이 누진성과 연관된다. 기여에 상한을 설정하면 역진성을 나타낼 수밖에 없지만, 일정 소득 이하를 과세(부과) 대상에서 면제하면 누진성이 강화된다.

보험료를 부과할 때는 무엇을 기준으로 부과하는지도 중요한 논점이다. 소득의 일부 또는 전체를 대상으로 할 것인지, 현물 형태로 지급되는 부가급여도 포함할 것인지, 또 소득 이외에 자산까지 포함할 것인지 등을 결정해야 한다. 사회보험의 전통은 자산을 보험료 부과 대상에서 제외하고 소득도 근로소득에 한정했는데, 이는 노동 능력의 상실을 보상하는 제도에서 출발해 원리와 경험, 공통의 이해가 크게 변화하지 않았기 때문이다. 최근 들어 경향이 바뀌고 많은 국가가 근로소득 이외의 다른 소득까지 확대하는 경향을 보이는데, 프랑스, 독일, 네덜란드 등이 대표적 국가다(Wagstaff, 2007).

형평성의 측정

재원의 형평성을 측정하는 지표로는 카콰니 지수(Kakwani index)가 널리 쓰인다. 카콰니 누진성 지수라고도 부르는 이 지수는 재원 조달이 비례성(proportionality)에서 벗어나서 어느 정도나 누진적인지를 나타낸다(Wagstaff and van Doorslaer, 2000). 소득계층별 지불전 소득(prepayment income)과 의료비 지불(조세, 보험료 등 포함)의 누적곡선은 〈그림 7-1〉의 L_{pre}와 L_{pay}와 같이 나타낼 수 있다. 카콰니 지수는 이 두 곡선이 만드는 면적의 두 배로 정의되고,[1] 이는 지불 집중도 지수(concentration index)에서 지불 전 소득의 지니계수(Gini

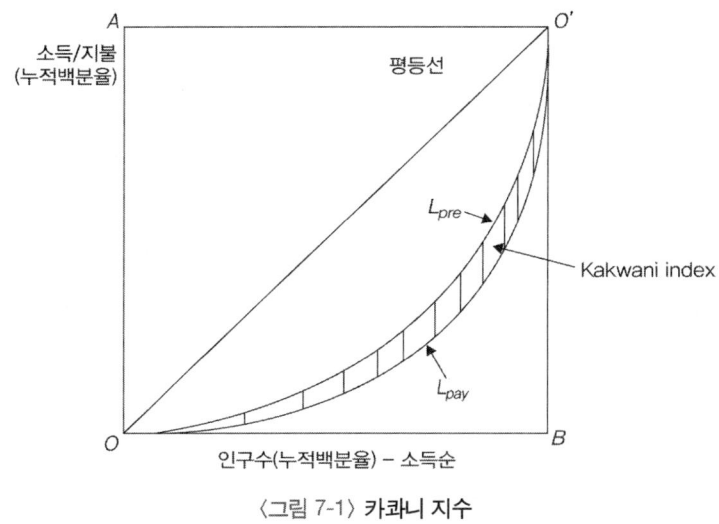

〈그림 7-1〉 카콰니 지수

coefficient)를 뺀 값과 같다. 집중도 지수는 -1에서 1 사이의 값을, 지니계수는 0에서 1 사이의 값을 갖기 때문에 카콰니 지수는 -2에서 1 사이에서 변동한다. 〈그림 7-1〉처럼 카콰니 지수가 (+) 값을 보이면 소득의 누적곡선에 비해 보건의료비 지불이 고소득층에게 상대적으로 더 집중되므로 재원 조달이 소득에 누진적이라고 할 수 있다.

이 지표를 활용해 건강보장 재원의 누진성을 평가하면, 직접세와 전체 조세는 대체로 누진성을 보이나 민간보험과 직접 지불은 소득 역진적으로 나타난다. 유럽 국가들과 미국을 대상을 한 분석에서는 카콰니 지수를 기준으로 직접세 0.04~0.28, 간접세 -0.15~0.01, 사회보험 -0.16~0.18, 민간보험 -0.25~0.17, 직접 지불 -0.40~0.00 등의 분포를 보였다(Wagstaff et al., 1999). 전체적으로는

---

1) 〈그림 7-1〉에서 지니계수와 집중도 지수는 평등선(OO')선과 소득 곡선 또는 집중곡선이 만드는 면적으로 표시된다. 지니계수의 경우, 완전 평등이면 소득 곡선과 평등선이 일치하므로 면적은 0이고, 완전 불평등이면 평등선과 소득 곡선이 만드는 면적은 삼각형 OBO'이다. 집중도 지수도 비슷하나 지니계수와 달리 평등선 위에도 존재할 수 있다는 차이가 있다. 따라서 그림에서 L_{pre}는 OBO'의 범위 안에서 움직이고, L_{pay}는 OAO'B 전체에서 움직인다. 지수는 전체 사각형 면적에서 해당 면적이 차지하는 비율이기 때문에 면적의 두 배이다.

누진성이 크지 않다. 국가별로는 영국과 프랑스가 누진성이 강하고, 네덜란드와 포르투갈은 역진성이 두드러진다.

세계보건기구는 2000년에 세계 각국의 보건의료체계를 평가하면서 공평한 재원 분담을 나타내는 새로운 지표를 제안했다. 이는 수직적·수평적 형평성을 모두 포괄하는 총괄 지표의 특성이 있다. 2000년 『세계보건보고서』에 나온 지표를 수정해 최종적으로 제안된 지표의 정의는 다음과 같다(Xu et al., 2003a).

이 정의는 표준편차를 구하는 식과 비슷하다. 평균과의 차이에 세제곱을 한

$$FFC = 1 - \sqrt[3]{\frac{\sum_{i=1}^{n}|HFC_i - \mu|^3}{n}}$$

FFC: fairness in financial contribution(index).
HFC: household financial contribution, 지불 가능한 가계지출 중 의료비 지출의 비.
i: *i*번째 가구.
μ: HFC의 평균

것은 분포상 꼬리 쪽으로 치우친 값(위험성 의료비 지출 포함)에 더 큰 가중치를 주기 위한 것이다. 지수 값이 0에서 1 사이에 위치하고 1쪽에 가까울수록 공평한 부담을 나타내도록 1에서 값을 빼고, 처음 값의 단위와 같도록 세제곱근을 구했다.

이 지표는 하나의 지표로 형평성을 나타냈기 때문에 수직적 형평성과 수평적 형평성을 분리할 수 없는 점, 의료비 지출 비중(HFC) 자체가 지수에 영향을 미치는 점, 식품비 등 필수적인 비용을 제외하고 부담할 수 있는 가계 지출을 정한 점 등 여러 한계가 지적되었다(Wagstaff, 2001). 그중에서도 대표적인 비판은 평균과 각 가구의 부담이 보이는 차이를 사용함으로써 역진성과 누진성을 같은 차원으로 취급했다는 것이다. 이러한 한계는 세계보건기구가 공평한 부담을 같은 부담(equal burden)으로 정의한 데서 비롯된 필연적 결과다. 역진성과 누진성을 같은 차원으로 이해하는 것은 윤리적으로는 물론 정책적으로도 효용성이 떨어진다.

4) 정치적·사회경제적 수용성

건강보장 재원을 어떤 규모와 방식으로 조달할 것인지의 문제는 건강보장체계의 목표와 그에 대한 경제적·사회적 수용성과 밀접한 관련이 있다. 특히 저소득 국가에서는 전반적인 재정 능력 이외에 수용성을 중요하게 고려해야 한다. 새로운 재정을 부담해야 하거나 그 크기가 지나치게 크면, 경제적 수용성이 떨어진다. 식료품비, 주거비 등 일차적 소비지출의 비중이 크면, 새로운 재정을 부담할 능력이 감소하고 참여와 순응도가 떨어져 제도나 체계가 정착하기 어렵다.

사회적·문화적 수용성도 중요하다. 보험료는 조세보다 용도가 명확해서 수용성이 높을 수 있지만, 새로운 재정 부담에 대한 저항은 그만큼 더 강할 수도 있다. 건강의 우선순위가 낮고 보건의료나 건강보장에 대한 신뢰가 낮을 때 더 그렇다. 자원이 부족해서 보건의료에 쉽게 접근할 수 없는 지역에서 수용성이 떨어지는 것도 비슷한 맥락이다.

새로운 재정 부담과 수용성은 건강보장 급여의 성격에도 영향을 받는다. 건강한 인구(예를 들어 청년)는 지금 시점에서 재정을 부담하지만, 장기간이 지난 후에 혜택을 받는 급여(서비스 이용)는 이용 여부와 양이 불확실하다. 청년층이 장기요양보장에 필요한 재정을 부담하려 하지 않는 것은 현재 시점에는 이용할 수 없는 급여의 성격 때문이다. 건강보장의 경험이 짧고 사회연대의 기반이 약하면, 미래에 확률적으로 받을 혜택만으로는 제도 저항을 피하기 어렵다.

수용성과 관련된 또 한 가지 문제는 재정 부담과 지출 주체가 달라 갈등이 있을 수 있다는 점이다. 건강보장은 기본적으로 개인이나 집단 사이에서 속성에 따라 (소득이 높은 계층에서 낮은 계층으로, 건강한 인구에서 건강하지 못한 인구로, 젊은 세대에서 노인 세대로) 재정을 이전한다. 기여한 재정에 비해 급여가 적다고 인식하면 재정 부담이 늘어나는 것에 부정적일 수밖에 없다. 건강보장의 본래 취지나 원리가 갈등을 내재하는데, 적은 수의 사람에게 급여(지출)가 집중되고 (상대적으로 건강한) 대부분 가입자는 기여에 비해 적은 급여를 받는다. 사회연대나 제도에 대한 신뢰가 충분하지 않으면, 건강보장 창설이나 확대를 지지하는 사람은 적고 반대 세력이 더 커질 수 있다.

제도 또는 제도적 기구(institution)로서 건강보장체계를 얼마나 신뢰하는지도 수용성에 영향을 미친다. 신뢰의 문제는 추상적 차원에서 제도의 가치와 효용을 어떻게 인식하는가 하는 것부터 제도를 운영하고 관리하는 주체(정부, 공적 기구 등)를 믿는 것까지 여러 층위에 걸쳐 있다. 가장 구체적 수준에서는 건강보장 기구와 그 주체가 재정을 투명하고 효율적으로 관리한다는 믿음이 없으면 재정 조달 단계부터 사회적 동의와 지지를 받기 어렵다.

2. 재원의 종류와 성격

나라마다 건강보장 재원은 다양하고 재원의 특성도 다르다. 재원 종류별로 고유한 특성이 있지만, 맥락에 따라 같은 재원도 다른 특성을 나타낸다. 소득 역진성이 크다고 알려진 재원도 세부 제도 운영에 따라 누진성을 보일 수 있다.

1) 조세

조세는 많은 국가가 건강보장을 위해 주로 활용하는 재원으로, 사회보험료와 더불어 가장 보편적인 형태의 건강보장 재원이다.

주 재원을 조세로 할 때 가장 큰 장점은 전체 인구를 포괄해 위험분산을 최대로 키우는 것, 즉 보편성을 확보하는 것이다. 건강보장세나 건강세 등 목적세를 만들면 일부 인구만 대상으로 할 수 있지만, 일반 재원에는 개인, 가계, 기업 등 모든 경제 주체가 기여해야 한다. 일반 조세를 재원으로 하면 조세 부담 수준이나 위험 요인, 의료 이용 가능성과 관계없이 모든 인구를 건강보장 대상으로 해야 하고, 위험분산 효과도 커진다. 인구 집단을 구분할 필요가 없으므로 관리운영이 단순하고 간편하다는 장점도 있다.

조세로 건강보장 재원을 조달하면 더 큰 소득 재분배 효과를 기대할 수 있으나(Breyer and Haufler, 2000), 사회보험보다 효과가 크지 않다는 주장도 있다(Xu et al., 2003b). 재원 조달 방식 한 가지로 소득 재분배가 일어나기보다는 상세 설계에 따라 누진성과 재분배 효과가 달라진다.

재원을 모으는 관점에서는 일반 조세가 비교적 간단하다. 조세의 내용이나 특성과 관계없이 총재정에서 건강보장 재정을 어떻게 배분할 것인지 결정하면 된다. 직접세와 간접세, 일반 조세와 목적세, 국세와 지방세 등을 구분하거나 세목별로 '기여'를 다르게 구성하면 행정관리가 간편하다는 장점은 크게 줄어든다.

직접세와 간접세

직접세는 개인과 가구, 기업 등에 직접 부과하는 조세로, 소득세, 법인세, 소유세(property tax) 등을 포함한다. 직접세는 행정이 간편하고 관리가 쉬운 장점이 있으나, 소득이나 기업 이익 등 세원을 정확하게 파악할 수 있어야 공평한 부과를 할 수 있다. 조세정책의 하부구조가 형평과 효율성에 큰 영향을 미친다.

대표적인 직접세가 소득세이다. 소득세는 대부분 누진 구조로 되어 있어, 누진성의 정도가 일정 수준 이상이면 소득 재분배 효과를 기대할 수 있다. 누진성은 소득 파악의 정확성과 함께, 소득계층과 세율, 상한과 하한, 감면, 면제 등에 따라 영향을 받는다. 예를 들어, 민간 의료보험을 비롯한 보험료, 교육비, 저축 등 높은 소득계층에 유리한 감면(공제)이 많으면 누진성이 약해진다.

간접세는 거래와 상품에 부과되는 세금으로, 소비세, 부가가치세, 관세 등이 대표적이다. 소득 역진성을 보일 때가 많아 건강보장 재원으로 바람직하지 않다는 주장이 강하지만, 맥락과 제도 운영에 따라 장점을 활용할 수도 있다. 예를 들어, 소득 파악이 제대로 되지 않고 비공식적 부문이 큰 경제에서는 직접세보다 징수가 간단하고 조세 탈루를 막기 쉽다. 담배나 술과 같이 건강과 관련된 상품에 세금을 부과해서 소비에 영향을 줄 수 있고, 고가 상품에 특별세(예: 한국의 특별소비세)를 부과하면 보완적으로 역진성을 줄일 수도 있다(Mossialos and Dixon, 2002).

소비세(consumption tax)를 건강보장 재원으로 해야 한다는 주장도 있다. 소득 파악이 쉽지 않은 조건에서 소비가 지불 능력을 더 잘 반영할 수 있고, 특히 소비세는 개인 저축이나 기업 투자를 저해하지 않아 경제성장과 장기적 효용이 있다는 것이다(Savedoff, 2004). 소비세는 단점도 분명하고 이에 따른 반론이 강하다. 소비지출은 개인의 소비성향과 행동을 반영하므로 지불 능력을 정확하게 평가하기 어렵고 소득 역진성도 피하기 힘들다.

소득 누진성을 기준으로 삼으면 직접세와 간접세, 또는 소득세와 소비세 사이의 장단점은 명확하게 나눌 수 없다(Savedoff, 2004). 조세의 종류보다는 조세체계의 효율성과 지출 구조가 더 큰 영향을 미치기 때문이다. 조세를 누진적으로 부과, 징수하더라도 의료를 이용할 때 이용자 부담이 크면 건강보장 재정은 소득 역진성을 보인다. 소득세가 누진적이어도 소득 파악이 정확하지 않으면 누진성의 의미는 약해진다.

재원 종류만으로 소득 누진성이 결정되지 않는 것은 분명하지만, 제도로서의 재원이 함축(상징)하는 '지향성' 또는 그에 대한 압력도 고려할 필요가 있다. 조세 형태가 소득 누진성과 무관하다는 것은 현재 상황을 나타낼 뿐 변화의 방향이나 가능성까지 그런 것은 아니다. 직접세는 현재 상황과 무관하게 내재적 논리와 지향 때문에도 누진성을 강화하는 쪽으로 유·무형의 압력을 받을 가능성이 크다. 어떤 재원을 택하는가에 따라 누진성의 장기 결과가 달라질 수 있다. 지금 누진성에 큰 차이가 없다고 해서 직접세와 간접세가 차이가 없다는 것은 단기적인 시각이다.

국세와 지방세

미국 메디케이드의 일부 재원이나 스위스 각 주가 건강보험료를 보조하는 재원은 지방세에서 나온다. 지방세의 장점은 투명성이 높고, 지역 책임성을 강화할 수 있으며, 지역의 선택과 기호, 우선순위를 반영할 수 있는 것 등이다(Mossialos and Dixon, 2002). 지역 격차 때문에 수평적 형평성이 문제가 될 수 있고 때로 재원이 불안정하다는 것은 단점이다. 지역별로 조세 부담 능력에 차이가 크면, 일부 지역은 재정이 불안해지고 형평성 때문에 지역 사이에 재정을 조정해야 하는 과제가 생긴다. 국세보다 과세 대상이 제한되어 소득 재분배 효과도 한계가 있다.

어느 정도의 국세와 지방세 배분이 적정한지는 정해진 규칙이 없다. 조세 기법의 발전, 조세 효과를 이해하는 정도, 경제구조 변화, 인구사회 변동 등에 따라 배분 방식을 조정하지만, 대부분 국가에서 정치적·사회적 요인이 더 중요하다.

목적세와 일반 조세

목적세(earmarked tax, hypothecated tax)는 특정 목적을 위해 부과하고 그 목적에 한정해서 사용하는 조세를 가리킨다. 목적세는 수입 부문에서 건강보장 재정의 일부를 구성할 수 있고(전체 재정=일반조세+목적세), 지출 측면에서도 한 가지 목적세로 여러 목적에 지출할 수 있다. 경제학적 관점에서는 목적세가 일반 재원보다 효율성이 떨어지는 것으로 평가하는데, 대부분 목적세가 지출 용도를 정해놓기 때문이다. 수혜자 부담 원칙을 적용할 수 있으면(예: 통행세), 때로 형평성에 도움이 되고 유권자의 선호를 반영하는 장점이 있다. 건강보장 재정에서 흔히 보는 목적세는 담배세이다.

정부 재정이 부족하거나 불안정한 때는 재정 배분에서 건강보장 재정의 우선순위가 낮아지는데, 이때 건강보장에 지출하는 목적세가 있으면 재정 안정성이 높아진다. 조세 저항이 있을 때는 용도가 명확하고 재정 흐름을 쉽게 파악할 수 있어 납세 저항을 줄일 수 있다. 목적세는 납세자들이 재정 부담과 서비스를 연결해서 인식하므로, 자원이 부족하거나 비용효과적인 기술이 제공되지 않을 때 납세자가 개선을 요구하는 효과가 있다(Mossialos and Dixon, 2002). 건강에 영향을 미치는 상품(담배, 술 등)에 세금을 부과해 간접적으로 건강 향상 효과를 거둘 수 있는 것도 목적세의 장점에 들어간다.

목적세는 단점도 적지 않다. 첫째, 목적세는 세출을 계획하고 세입을 결정하기보다 세입에 따라 지출이 결정되는 경향을 보인다. 담배세가 대표적인 예로, 담배 판매량에 따라 수입이 결정되는 구조여서 재원 총액이 사후에 정해질 수밖에 없다. 둘째, 여러 세원으로 구성된 일반 조세보다 목적세의 세입 구조를 바꾸는 것이 더 어렵다. 일반 예산의 세입을 10% 늘리는 것과 담배세 수입을 10% 늘리는 것을 비교하면, 관심과 논란이 집중되는 담배세 인상이 더 어렵다. 목적세 세입이 경기나 소비에 영향을 받으면 재원 조달은 안정성이 떨어진다. 셋째, 일반 조세와 건전한 상호관계(일종의 권력관계)가 수립되지 않으면 재정 확보와 지출의 효율성이 감소한다. 목적세에 여유가 있을 때는 다른 용도로 전용되기 쉽고, 일반 재정이 충분하지 않으면 목적세가 있다는 것 때문에 조세로부터 재원 배분을 받기 어렵다. 마지막으로, 목적세를 부담하는 납세자가 차별적 자원 배분을 요구할 수 있는 것도 단점이다. 흡연자들이 담배세를 흡연과 관련된 질병이나 시설에 더 많이 배분하라고 요구할 수 있는데, 차별적 배분은 자원 배분을 왜곡할 뿐 아니라 급여를 기여에 연계하면 공적 건강보장의 원칙을 훼손한다.

2) 사회보험료

사회보험료[2]는 조세와 더불어 보편적인 건강보장 재원으로, 국가가 책임을 지지 않는 것이 가장 중요한 특징이다. 국가는 관리자 역할만 하고 자본과 노동 사이에서 타협과 조정을 통해 재정 부담을 배분한다. 생계를 책임진 전업 노동자(주로 남성, breadwinner)와 그 가족(배우자와 자녀)이 임금을 기초로 생활하고, 노동자가 노동에 종사하지 못할 때 일시적으로 사회보험이 급여를 제공하는 원리다. 이 전제가 흔들리면 사회보험은 불안정해지는데, 최근 들어 세계적으로 나타나는 노동시장과 가족구조 변화를 이런 관점에서 볼 필요가 있다.

건강보험료와 조세

건강보험료는 목적세와 장단점이 비슷하다. 보험료는 처음부터 다른 재원과 구별되어 일정한 목적(건강보험 재원)에만 쓰이지만(earmarked), 조세는 목적이 정해져 있지 않다.[3] 재정을 부담하는 당사자로서는 일반 조세보다 건강보험료의 용도, 부담 수준, 관리 등이 가시적이고, 부담과 연계된 편익(보험 급여)도 명확하다(Breyer and Haufler, 2000; Mossialos and Dixon, 2002).

국가의 부담과 책임은 비교적 작다. 이론적으로는 당사자, 즉 노동과 자본의 책임(accountability)이 더 크고, 이 때문에 조세보다 사회적 수용성이 높은 것이 보통이다. 조세보다 목적과 용도, 책임과 그 범위가 뚜렷하므로 정치적 영향을

---

[2] 여기서 사회보험료는 사회보험 전체가 아니라 (사회보험에 속하는) 건강보험료를 가리킨다. 뒤에서 다룰 민간보험 보험료와 구분하기 위해서다. 내용 중 '사회보험'이라는 표현은 맥락에 따라 건강보험과 같은 의미이거나 고령, 고용, 산재 등을 포함한 넓은 의미가 섞여 있다.

[3] 특별한 목적을 정해놓았더라도 범위는 다를 수 있다. 건강보험료와 같이 비교적 범위가 좁은 것이 있는가 하면, 범위가 넓은 사회보장 기여금처럼 개별 급여를 분리할 수 없는 때도 있다.

덜 받는 것도 특징이다.

보험료와 조세가 차이가 있는지는 의견이 엇갈린다. 일부에서는 보험료가 목적세와 다를 것이 없는 조세 또는 준조세라고 주장한다. 정부가 책임지는 정도가 다르다는 지적도 있지만, 이는 코포라티즘적 요소가 강하던 초기 사회보험의 특징일 뿐이다. 국가적 차원에서 건강보험 재정 문제가 발생하면 어떤 형태로든 정부가 개입해야 하므로, 사회보험료와 조세(목적세)의 차이를 지나치게 강조하는 것은 큰 의미가 없다. 실무적으로도 조세와 보험료를 엄격하게 구분해 고정된 것으로 보기 어렵다. 재정 운영과 관리, 책임 정도에 어느 정도 차이가 있지만, 굳이 차이를 강조하는 데는 건강보장 재정에 대한 국가의 책임 문제가 연관된 때가 많다.

최근 들어 조세보다는 사회보험 방식으로 재원을 조달하고자 하는 경향이 강하다. 새로 건강보장체계를 만드는 국가는 물론, 이미 조세를 주요 재원으로 하던 국가들이 사회보험 방식에 큰 관심을 보이는 것이 사실이다. 사회보험 방식을 추진하는 데는 급여와 연계해 새로운 재원을 동원하기 쉽다는 장점과 함께 국가의 재정 책임 문제가 중요한 요인으로 작용한다. 조세를 재원으로 하면 국가 책임이 직접적·전면적·일상적이 되므로, 국가 책임을 분산하는 데에는 사회보험이 유리하다. 이런 관심이나 경향과 달리, 주요 고소득 국가 중에 조세 방식을 사회보험 방식으로 바꾼 사례는 없고, 사회보험 방식이 조세보다 더 낫다는 증거도 찾기 어렵다(Wagstaff, 2007).

비공식 부문이 크고 사회보험이 이를 적절하게 관리할 수 없다면(즉 다수가 사회보험의 영역 밖에 남아 있다면) 사회보험 재정을 효율적으로 관리하는 것은 매우 어렵다. 이때는 임금에 기초한 보험료보다 일반 조세로 재원을 조달하는 것이 더 효율적일 수도 있다(Wagstaff, 2007). 태국과 같이 조세와 보험료를 모두 주요 재원으로 하는 것도 선택할 수 있는 한 가지 대안이다.

사회보험료의 성격

사회보험에서는 임금노동자의 직접 기여가 핵심이다. 최근에는 비임금노동자도 사회보험에 포함되는 체제가 늘었지만, 사회보험의 근간은 임금노동자, 그

중에서도 전업(full-time) 노동자다. 이러한 사회보험에서 노동자가 부담하는 보험료가 어떤 의미가 있는지는 중요한 이론적 질문이다.

사회보험료와 조세(소득세) 모두 주로 임금을 기준으로 일정한 부담을 강제하지만, 소득 재분배를 목적으로 하는 소득세와 보험 재정을 충당하는 것이 일차 목적인 보험료는 의미가 다르다. 사회보험료는 사용자가 재정 일부를 기여하는데, 이러한 점도 조세나 민간보험 보험료와 차이가 난다.

사회보험료의 성격을 이해하는 데 참고할 만한 것이 사회보험 도입 당시 독일 마르크스주의자들이 내놓았던 주장이다. 당시 사회보험은 주로 기여에 연계하는 급여를 원칙으로 했으나, 마르크스주의자들은 노동자가 사회보험에 기여하는 것에 반대했다(림링거, 1997: 172~173). 노동자가 받는 임금이 겨우 생존할 수 있을 정도였기 때문에 기여 능력이 없고, 보험 대상이 되는 보험사고가 자본주의 체계에서 생긴, 즉 노동자는 책임이 없는 문제라는 것이다. 임금을 기준으로 하면 (임금수준이 낮아) 급여수준도 적정 수준 이하라는 것과 사용자 부담이 많을수록 자본주의가 빨리 무너질 것으로 예측했던 것도 반대 이유였다. 주목할 것은 고용주가 부담하는 기여금도 본래 노동자가 생산한 가치라고 주장했다는 점이다. 이 주장을 따르면, 임금이든 보험료든 노동자가 생산한 가치에서 나오므로 고용주가 부담하는 기여금도 임금의 다른 형태다. 조금 다른 관점에서 고용주가 부담하는 기여금을 간접 임금 또는 사회적 임금과 비슷한 것으로 해석할 수도 있다. 본래 간접 임금 또는 사회적 임금은 국가가 노동자에게 제공하는 여러 편익(주거, 교육, 의료, 복지 등)을 뜻한다. 고용주의 기여도 직접적인 임금은 아니지만 건강보장 서비스를 이용하면 임금을 받는 것과 마찬가지다. 둘 중 어떤 관점을 채택하더라도 고용주가 부담하는 보험료는 고용주의 부담 또는 시혜라기보다 간접 형태로 지급되는 임금이라고 보는 것이 합리적이다.

노동자가 내는 보험료는 조세와 비교하면 사적(private) 요소가 더 강하다. 집합적 문제 해결 방식이지만 자구적(self-help) 성격을 가진 부담이라 할 수도 있다. 사회보험도 '보험'인 만큼 강제성을 제외하면 공적 보장의 성격은 그만큼 약하다.

건강보험료는 주로 임금(근로소득)을 기초로 했지만 최근 유럽 국가를 중심으로 변화하는 조짐이 나타난다. 프랑스는 비임금 소득을 포함하기 위해 재원 중 조세의 비중을 높였고, 네덜란드는 임금의 비중을 재정의 절반으로 줄이는 대신 나머지를 가입자들로부터 정률로 징수하는 방식으로 전환했으며, 독일 역시 임금 비중이 작아지고 중앙정부 보조금이 늘어났다(Stolpe, 2011; Wagstaff, 2007). 전통적인 산업구조와 노동시장 구조가 바뀜에 따라 임금 중심의 건강보험료 부담 방식도 그대로 유지하기 어렵게 되었다.

보험료 부과 기준

사회보험료를 결정하는 전통적 기준은 근로소득, 즉 임금이었다. 이는 건강보험이 시작 초기에 확립된 것으로, 기여와 급여를 연동하고 (의료서비스를 제공하기보다는) 소득 보전을 주목적으로 했기 때문이다(Breyer, 2004). 질병으로 발생하는 임금손실을 보전해야 했으므로 기여 기준도 근로소득인 것이 자연스러웠다.

건강보험을 새로 도입하는 국가는 물론이고, 오랜 기간 건강보험을 운영한 나라들에서도 환경이 근본적으로 변화했다. 노동시장 구조가 바뀌면서 제조업, 대기업의 비중이 작아지고 서비스 산업의 중요성이 커진 것이 대표적 변화다. 산업구조가 바뀌면 보험료를 결정하는 기준도 과거의 틀을 그대로 유지하기 어려운데, 소득, 그중에서도 근로소득만으로는 재정 부담의 형평성과 보험료 징수의 효율성을 확보하기 어렵다.

보험료를 결정할 때는 소득에 연계할지, 소득에 연계하면 소득 범위를 어떻게 할지 먼저 정해야 한다. 보험료와 소득을 연계하는 것은 대부분 국가가 택하는 공통된 정책인데, 주요 고소득 국가 중에는 스위스 정도가 예외에 속한다. 스위스에서도 보험료가 가계소득의 일정 비율을 넘으면 정부가 지원금을 보조하므로 소득에 연계하는 것이나 마찬가지다(Breyer, 2004; Pietro et al., 2015). 많은 나라가 소득과 보험료를 연계하는 것은 임금손실을 보전하던 사회보험의 전통적 기능에서 유래된 것으로, 현물급여 중심으로 바뀐 이후에도 '경로'가 크게 달라지지 않았다.

소득을 기준으로 건강보험료를 부과할 때 포함하는 소득 종류는 일정하지 않은데, 주로 근로소득 중심의 보험료가 된 이유는 앞에서 설명한 것과 같다. 근로소득을 중심으로 하면 보험료 산정이 간단하고 징수에 비용이 덜 든다. 대부분 공적 체계에 노출되어 투명하고 공평한 보험료 부과를 할 수 있는 것도 장점이다. 무시하기 어려운 단점도 있는데, 전반적으로 근로소득의 비중이 줄어들면서 납부자(피보험자)의 지불 능력을 충분히 반영하지 못하는 것이다(Breyer, 2004). 노동시장을 왜곡할 가능성도 있다. 근로소득에 소득세와 보험료 모두를 부과하면, 납세자는 공식 부문에서 얻는 근로소득보다 비공식 부문에서 얻는 소득을 선호할 가능성이 있다.

임금손실을 보전하는 의의가 줄어든 현대 건강보험에서 보험료를 근로소득에만 의존해야 한다는 논리는 설득력이 약해졌다. 비임금노동자를 건강보장에 포함할 때도 근로소득 중심의 보험료 부과는 한계가 있다. 일부 유럽 국가는 이런 문제의식을 반영해 보험료 부과 대상(base)을 넓히는 대신 근로소득에 대한 보험료율은 낮추었다.

비임금노동자의 보험료

사회보험이 임금노동자를 중심으로 하더라도 보편적 건강보장체계를 구축하려면 비임금노동자까지 포괄해야 한다. 비임금노동자를 대상으로 한 건강보험에서는 보험료를 형평성 있게 부과하고 징수하는 것이 핵심 과제이다. 위험집단을 어떻게 구성하는가에 따라 달라지지만, 임금노동자와 비임금노동자 사이는 말할 것도 없고 비임금노동자 사이에서도 형평성 문제가 생길 수 있다. 비임금노동자는 소득이 발생하는 구조와 방식이 임금노동자와 다르므로 정확한 소득을 파악하기 어렵다. 대표적인 비임금노동자인 농업 노동자는 계절에 따라 소득이 다른 데다, 임금노동자와 같은 의미의 소득을 산정하기도 쉽지 않다.

보편적 건강보장체계를 목표로 했던 개발도상국 대부분은 비임금노동자가 보험료를 내게 하는 데 실패했다(Wagstaff, 2007). 소득 파악과 이에 기초한 보험료 부과가 어려운 것이 결정적인 이유다. 개발도상국에서 사회보험 방식의 재원 조달이 어렵다고 하면 보험료를 내기 어려운 빈곤층을 떠올리기 쉬우나, 저소득층을 보험에 포괄하는 것은 일부 문제일 뿐이다. 사회보험을 택하더라도 보험료를 내기 어려운 빈곤층은 정부가 재정을 지원하는 것이 정당하고 당연하다. 빈곤계층이 아닌 집단에 보험료를 부과하고 징수하는 것이 더 어려운데, 소득을 정확하게 파악할 기반이 취약하고 행정관리에도 큰 비용이 든다. 보험료 부과를 간소하게 하거나 다른 방식의 재원 조달을 병행하는 것이 대안이다.

보험료의 경제적 영향

사회보험은 시행 초기부터 사용자가 보험료 일부를 기여했으므로, 보험료가 어떤 경제적 영향을 미치는지에 대한 관심은 주로 기업에 집중되었다. 이를 제외하면 건강보험의 성격 때문에 경제적 영향에 관심이 적은 편이다. 건강보험 재정은 대부분 단기 소모성 재정으로, 기업이나 노동자에게 미치는 장기 효과가 그리 크지 않다.[4]

보험료 징수

보험료 징수 기관은 나라마다 다르다. 건강보험조합(sickness fund)이 다수지만, 건강보험조합 연합(룩셈부르크), 정부 산하 특별조직(벨기에), 국세청(네덜란드) 등 다른 형태도 많다(Busse, Schreygg and Gericke, 2007). 특정 형태를 선택한 데에는 이론적 장단점보다 역사적 경험이 더 중요하게 작용한 것으로 보인다.

건강보험에 대한 정부 재정 지원: 논리와 현실

관리운영비 지원을 제외하면 정부가 사회보험에 재정을 지원하는 논리와 타당성은 분명하지 않은 점이 있다. 한국 건강보험도 예외가 아니다. 직장가입자가 교직원이거나 공무원일 때(즉 국가가 사용자 지위일 때)는 정부 재정의 성격이 분명하지만, 일반 건강보험을 지원하는 논리는 분명하지 않다.

정부가 재정을 계속 지원하는 원형으로서의 사회보험의 원리와는 일치하지 않는다. 사회보험은 가입자가 중심이 되어 정부로부터 반(半)독립적으로 운영하고 재정도 독립성을 유지하는 것이 원칙이다. 동아시아 국가는 자영자에 재

---

4) 제3장 '건강보장제도의 기능과 의의'를 참조할 것.

〈표 7-1〉 건강보험 방식의 OECD 국가에서 시행 중인 국고 지원의 내용

국가	국고 지원 내용	국고 지원 수준
오스트리아	분만수당	분만수당의 70%
벨기에	관리운영비	사회보장제도 관리운영비
캐나다(일부 주)	제도별 건강보험 재정	재정의 일부
체코	재정 적자, 특정 계층의 급여비	재정 적자 전액, 특정 계층 급여비 전액
핀란드	재정 적자	부족분 전액
그리스	보험료, 급여비	피보험자 임금의 3.8%
헝가리	재정 적자	재정 적자 전액
룩셈부르크	보험료	보험료의 35%, 분만수당 전액
멕시코	보험료	보험료의 일부
네덜란드	재정 적자	재정 적자 전액
폴란드	재정 적자	재정 적자 전액
스페인	일반 재정	재정의 일부
스위스	보험료	저소득층에 대한 부담금
프랑스	일반 재정	재정의 일부
일본	특정 계층(자영자)의 급여비	급여비 일부

자료: 최병호 외(2006); 원자료는 미국 사회보장청의 『Social Security Programs throughout the World』(2004).

정을 지원한다는 명분으로 국가가 직접 개입했지만, 오래전부터 사회보험을 운영한 유럽 국가들에서는 비슷한 예를 찾기 어렵다.

최근 들어 국가가 개입하는 사회보험 재정은 주로 건강보험 적자 보전과 특정 계층(주로 빈곤층) 지원에 초점이 있다(〈표 7-1〉 참조). 사회보험 방식을 택하면 국가가 빈곤계층을 지원하는 책임을 회피하기는 어렵다. 정부가 건강보험 적자를 보전하는 것은 사회보험의 '국가화' 현상을 반영한다. 건강보험이 보편성을 강조하고 사회구성원 전체를 대상으로 하면서, 국가가 아닌 다른 주체가 건강보험 재정의 포괄적 책임을 지기 어렵게 되었다.

동아시아 국가인 한국, 일본, 타이완 등에서 볼 수 있는 정부의 재정 지원은 성격이 조금 다르다. 정부의 재정 책임 또는 빈곤층 지원을 넘어 비임금노동자, 특히 자영자를 정부 재정으로 지원하는 성격이 두드러진다. 건강보험 시행 초기부터 자영자를 가

입 대상으로 포함하면서, 보험 재정을 분담하는 사용자가 없다는 이유로 재정을 지원했다. 이 때문에 자영자에 대한 재정 지원 규모가 상당한 수준인데, 일본은 2007년 기준 지역 건강보험 재정의 58.3%를 정부가 지원하며 타이완은 총 보험료의 26%를 정부(중앙과 지방)가 부담한다(이규식 외, 2010).

자영자에 대한 정부 지원은 논란이 많고 논리가 취약하다. 자영자는 사용자 부담분이 없어 정부가 이를 대신한다는 주장이 강하지만(특히 동아시아 국가), 논리적으로 튼튼하지 못한 것은 마찬가지다. 임금노동자에서 적용되는 사용자 부담분이 다른 형태의 임금이라는 주장을 받아들이면, 정부가 사용자 부담분을 대신해야 한다는 주장은 성립하기 어렵다. 자영자를 일률적으로 지원하면 부담능력이 다른 고소득층을 함께 지원하는 것도 문제다.

정부가 건강보험에 상당 정도의 재정을 지원하는 것이 동아시아 국가들의 공통 특징으로, 전형적인 사회보험과는 다른 유형이라는 평가가 많다. 전형적인 사회보험이 아니라 보험과 조세의 혼합 또는 절충 형태라고 주장하는 연구자도 있다(히로이 요시노리, 2000: 55).

3) 다른 재원들

조세와 보험료가 건강보장 재원의 주축이라면, 민간보험, 지역을 기반으로 한 자발적 보험, 의료저축계좌, 개인 부담, 외국 원조 등의 다른 재원도 존재한다. 대부분 국가에서 보조 역할을 하지만, 어떤 나라에서는 단독으로 또는 다른 재원과 함께 핵심 재원으로 쓰인다. 예를 들어 미국에서는 민간보험이 가장 중요한 재원이다.

민간보험

조세 또는 보험료가 주된 재원인 건강보장체계에서 민간보험은 개인의 직접 부담과 함께 중요한 보조 재원으로 활용된다. 민간보험은 보장 범위와 형태가 다양하고 그 역할도 제도별로 큰 차이가 있다. 민간보험에 대한 구체적인 내용은 별도의 장으로 다룬다(제18장 참조).

지역을 기반으로 한 보험

조세나 보험료로 재정을 조달하기 어려운 몇몇 국가(주로 개발도상국)에서 지역을 기반으로 한 건강보험(community-based health insurance: CBHI) 또는 지역기반 재정 조달(community-based financing: CBF)을 실험했다. CBHI는 비교적 작은 지역 단위에서 비영리로 운영되는 상호부조 방식의 자발적 건강보험을 일컫는다(Carrin, Waelkens and Criel, 2005). 개발도상국에서 보편적 건강보장체계를 수립하는 과정의 중간 단계가 될 수 있다는 이유로 1980년대 후반 이후 주목을 받았다(Mladovsky and Mossialos, 2008; Wang and Pielemeier, 2012).

재원 측면에서 CBHI가 가지는 가장 큰 한계는 소규모 지역을 기반으로 하므로 규모가 작고 주민 참여율이 높지 못하다는 것이다. 258개의 프로그램을 검토한 연구에서는 50% 이상이 규모가 500명 이하인 것으로 나타났다(Jacobs et al., 2008). 사회보험 식의 강제 가입이 어려우므로 참여율도 낮은 편이다(Carrin, Waelkens and Criel, 2005). 역사가 짧고 충분한 경험이 축적되지 않아서 가능성을 판단하기는 이르지만, 낙관적 의견은 많지 않다. 공공 부문의 적극적 역할과 지역사회 참여 활성화 등 충분한 조건을 갖추어야 성과를 볼 수 있다는 평가가 일반적이다(Odeyemi, 2013).

이용자 직접 부담

이용자 부담을 건강보장 재원에 포함해야 하는지는 의문이지만, 건강보장체계와 무관하지 않은 '재원'인 것은 분명하다. 가장 보편적인 이용자 직접 부담은 건강보장체계 바깥에서(건강보장이 성숙하지 않은 사회의 모든 서비스, 또는 건강보장의 범위에서 벗어난 서비스)에서 이용자가 직접 지불하는 비용(direct payment)과, 건강보장체계 안에서 일부를 부담하는 비용이다.

직접 부담 중 특기할 만한 것은 공적인 건강보장체계에 속하면서도 비공식적 이용자 부담(informal payment)이 있다는 점이다. 형태는 서비스 제공 후에 작은 선물을 하는 것부터 서비스 제공 이전에 상당액의 현금을 제공하는 것까지 다양하다. 선진국에서는 드물지만 그리스와 프랑스 등의 유럽 국가에서 일부 볼 수 있고, 일본과 한국, 타이완 등의 동아시아 국가에서도 나타난다. 가장 범위가 넓

> ### 우간다의 지역을 기반으로 한 건강보험(CBHI)
>
> 우간다에서는 공공 부문이 의료서비스의 60%를 담당하고 30%는 민간 비영리, 10%는 민간 영리 부문이 담당한다. 전체 비용 중 이용자가 직접 부담해야 하는 비용이 54%에 이른다. 우간다에서 CBHI는 1996년 시작되었다. 병원이 운영하는 프로그램이 많은데, 일차의료를 제공하고 병원이 의뢰를 받는 형태다. 보건부와 원조 기구가 초기 훈련과 프로그램 기획을 지원하고, 운영 적자와 물자 등도 외부 지원으로 해결하는 경우가 많다.
>
> 'Save for Health'가 유일하게 지역사회가 운영하는 것으로, 1999년부터 2005년까지 운영되었고 모두 2840명이 가입했다. 마을 단위로는 최소 100명 이상이라야 가입이 가능하고, 역선택을 방지하기 위해 새로 가입한 사람은 3개월 후부터 자격을 부여했다. 보험료는 연간 미화 2달러이다. 진료비는 어느 시설을 이용하느냐에 따라 다른데, 중심병원에서 비가입자는 외래 3달러, 입원 15달러를 지불해야 한다. 가입자는 12%를 할인해준다. 운영 방식은 신용대출(credit) 방식 위주인데, 가입자는 먼저 보험료를 내고 질병에 걸리면 대출을 받는 형식이다. 나중에는 보험 방식도 도입되었다.
>
> 결과적으로 CBHI는 중요한 역할을 하지 못했는데, 수요와 공급 모두 문제가 있었다. 수요 측면에서는 지역사회에서 많은 가입자를 모으기 어렵고, 병원 중심으로 운영되어 지역사회의 참여가 어려우며, 정보와 이해가 부족했다. 비슷한 과거 경험 때문에 생긴 불신, 보험료 납부의 어려움 등도 원인이었다. 공급 측면에서는 지속적인 제도 틀을 유지하지 못했고, 의료제공자 또한 제도에 대한 정보와 이해가 부족했다.
>
> 자료: Basaza, Criel and Van der Stuyft(2007).

고 전체 재정에서 차지하는 비중이 큰 곳은 동유럽 국가들이다(Mossialos and Dixon, 2002; Stepurko et al., 2013). 동유럽 국가에서 비공식 지불의 비중이 매우 큰 것은 다음과 같은 몇 가지 이유 때문이다.

· 공공 부문 내에서의 재원 부족: 약과 같은 물자를 구매하거나 부족한 임금을 보충한다.
· 민간 서비스 부족: 민간 부문이 충분하게 발달해 있지 않아 경제적으로 여유

있는 계층이 질 높은 서비스나 추가 서비스를 구한다.
- 제공자의 책임을 높이는 수단: 제3자 없이 직접 거래를 통해 소비자가 제공자에게 직접적인 책임을 요구할 수 있다.
- 문화 전통: 남부 유럽, 동유럽, 러시아 등에서는 이런 방식이 오랜 전통을 가지고 있어 잘 없어지지 않는다.

제공자가 상당한 수입 감소를 감수해야 하는 상황이면, 비공식 지불을 공식 이용자 부담으로 바꾸기가 쉽지 않다. 이를 줄이기 위해서는 정부의 규제와 정확한 정책 수단이 필요하다.

의료저축계좌

의료저축계좌(medical savings account: MSA)는 그동안 싱가포르의 건강보장제도를 일컫는 고유명사와도 같았다. 2000년대 이후에는 미국에서 건강저축계좌(health savings account: HSA)가 건강보장 개혁의 핵심 방안 중 하나로 추진되었고, 새로운 재원 조달 방식이자 건강보장의 틀로 수용되었다(김창엽, 2005; Center for Policy Research, 2012). 의료저축계좌는 비과세 또는 과세를 유보하는 것을 조건으로 개인 또는 가족 단위로 만들어진 저축계좌로, 개인이나 그 가족의 보건의료 서비스 이용에만 사용할 수 있도록 용도를 제한한 계좌를 가리킨다. 제도 측면에서는 의료저축제도라고도 부른다.

사회보험 또는 민간보험은 한 사람의 위험을 같은 시기 여러 사람으로 분산하는 단면적 위험분산(cross-sectional risk pooling)을 목적으로 한다. 이에 비해, 의료저축제도는 한 개인이 겪게 되는 특정 시기의 위험을 장기간에 걸쳐 분산하고자 하는 시기 간(時期間) 위험분산(inter-temporal risk pooling)이 목적이다. 한 사람(또는 가족)에게 평생 질병이나 사고가 드물게 발생한다고 가정하고 위험을 장기간에 걸쳐 분산할 목적으로 (건강한 시기에) 개인 소유의 계좌에 매월 일정액을 적립한다. 실제 제도를 시행할 때는 대부분 강제저축 형태를 띠게 된다.

의료저축계좌가 사회보험과 근본적으로 다른 점은 개인 소유라는 것이다. 제도 설계에 따라 마음대로 빼내 쓸 수 없게 하는 등 재산권 행사를 제한하기도 하지만, 남은 돈을 유산으로 남기거나 이전할 수 있어 개인이 소유권을 갖는다.

제도의 핵심이자 찬성자들이 기대하는 것은 이 제도의 경제적 유인 동기가 작동하는 것이다. 개인과 가족에게는 의료서비스를 덜 이용하는 데 따르는 재정적 인센티브가 생긴다. 의료 이용을 줄여서 사용하지 않은 기금이 개인 계좌에 적립하고, 나중에 의료서비스가 필요할 때 사용하거나 의료서비스가 아닌 다른 용도로 쓸 수 있다. 유인 동기가 작동하면 각 개인은 계정에 든 저축을 불리기 위해 노력하고 필요하지 않다고 생각하는 의료 이용, 즉 비용 지출을 줄인다. 환자의 경제적 동기는 의료 이용을 억제하는 것에 그치지 않고 질과 비용을 기준으로 스스로 제공자를 선택하는 효과도 발생한다. 이론적으로는 비용 절감과 질 향상에 긍정적인 영향을 줄 것이라고 기대한다.

문제는 이런 기대가 충분한 경험적 근거에 기초하지 않았다는 점이다. 환자 또는 소비자에게 제공되는 정보가 충분치 않으며, 정보 처리 과정 또한 복잡하고 불완전한 것이 중요한 한계로 작용한다. 환자가 독립적으로 의료 이용을 결정할 수 없고, 특히 큰 비용을 지출하는 입원이나 수술은 주로 의료제공자가 결정하는 점도 고려해야 한다.

재정 측면에서는 사회보험 방식과 결합하지 않으면 건강보장제도로서의 완결성을 가질 수 없는 한계도 있다. 시기 간 위험분산만으로는 건강보장에 필요한 재정적 보호 수준을 달성하기 어렵기 때문이다. 예를 들어, 한국을 기준으로 월 50만 원을 저축해도 저축액은 연간 600만 원에 지나지 않고, 이 정도 저축은 큰 비용을 지출할 때 위험에 대처할 수 없는 수준이다. 이런 이유로 싱가포르와 미국 모두 의료저축계좌는 사회보험 또는 민간보험과 더불어 혼합적인 재원 조달 방식으로 활용된다.

보론 __ 싱가포르의 의료저축계좌

싱가포르는 국가적 건강보장체계로 의료저축계좌(MSA) 제도를 시행하는 대표적인(사실상은 유일한) 국가로 알려져 있다. 스스로는 이에 대해 비교적 긍정적으로 평가하고 있으나, 외부 관찰자의 평가는 엇갈린다.

1) 배경

현재와 같은 싱가포르 의료저축제도의 기원은 1955년 독립 이전에 설립된 중앙저축기금(Central Provident Fund: CPF)에서 찾을 수 있다. 중앙저축기금은 노동자들이 퇴직 후에 일정 소득을 유지하기 위해 자조(self-help)의 정신에 기초해 설립된 것으로, 일종의 강제저축 제도이다. 제도의 바탕이 된 자조의 원칙은 당시 후진적 경제였던 싱가포르로서는 불가피했던 선택이었다고 한다(김성숙, 1998). 자조란 개인이 곤란에 처했을 때 먼저 가족이 돌보고 가족이 하지 못할 때 이웃과 지역사회가 책임진다는 정신이자 철학이다. 정부는 개인과 민간조직의 기능이 충분하지 못할 때 비로소 개입하고, 직접 지원보다는 개인, 가족, 민간조직을 활성화하는 것을 자기 역할로 한다. 창립 이후 중앙저축기금의 성격은 바뀌었지만, 기본 원칙은 지금까지도 사회보장제도 구성과 내용에 영향을 미친다.

중앙저축기금은 노동자들에게 연금을 지급하기 위해 시작했으나, 시간이 지나면서 저축 범위가 늘어나고 급여 범위도 넓어졌다. 의료저축계좌도 추가된 급여 중 하나로, 1984년 도입된 메디세이브(Medisave)를 기원으로 한다. 1965년 독립 이후 이 제도가 도입되기 이전까지 싱가포르의 의료서비스는 대부분 공공의료기관이 담당했고 재정도 일반 조세로 조달했다. 식민지 지배국이었던 영국 의료제도의 특성을 반영해, 의료서비스는 무료로 제공하거나 이용자가 최소한만 부담했다. 의료저축계좌는 1970년대 이후 보건의료비 지출이 증가하고 체계의 비효율성과 생산성 저하가 나타나면서 싱가포르 정부가 새로 창설한 대안 체계였다. 이미 존재하던 중앙저축기금에 의료저축계좌를 포함했는데, 새로운 제도였지만 저축기금의 틀 안에 있다는 점에서는 경로의존성도 무시할 수 없다.

의료저축계좌는 싱가포르 정부의 정책기조를 반영하는 자연스러운 발상이기도 한데, 일찍부터 개인의 책임을 강조하는 자조의 철학이 정부의 기본 방향이었고 보건의료 또한 예외가 아니었다(Barr, 2001). 정부 역할은 기본 보건의료를 보장하는 수준에 그친다. 개인이 비용 일부를 부담해야 하고, 좋은 서비스를 받으려면 더 많이 부담하는 것이 원칙이다.

2) 구조

싱가포르에서 의료저축제도는 메디세이브, 메디실드(Medishield), 메디펀드(Medifund)의 3층 구조로 구성되는데, 이는 시기 간 위험분산을 특징으로 하는 메디세이브의 본질적 한계를 보완하는 것이다. 사회보험 또는 공공부조 성격을 띠는 보완적 제도가 없으면 의료저축계좌가 제대로 기능하기 어렵다.

메디세이브

중증과 장기질환 등 비용을 많이 지출하는 이용 이외에 일반 입원과 외래진료비를 조달한다. 개인별 계좌에 일정 금액을 적립하는 의료저축계좌로 널리 알려진 싱가포르 MSA는 좁은 의미에서 메디세이브를 가리킨다.

모든 국민이 메디세이브에 의무적으로 가입하며, 기여금을 매월 개인 저축계좌에 적립한다. 실제로는 CPF 산하에 퇴직, 주택, 대학교육 등을 대비하기 위한 '보통 계좌(ordinary account)'와 노인연금 등을 위한 '특별 계좌(special account)', 의료저축계좌가 같이 운영되고, 소득에서 한꺼번에 납부한다. 전체 기여는 연령군별로 다른데, 피용자 부담과 사용자 부담으로 나누어지고 기여율과 분담 정도는 매해 조정한다. 2015년 기준 45~50세 연령군은 임금의 37%(사용자 17%, 피용자 20%)를 납부한다(Central Provident Fund Board, 2015: 25). 계좌별로는 임금의 19%가 보통 계좌, 8%가 특별 계좌, 10%가 메디세이브에 배분된다(45~50세).

계좌의 이자소득에는 과세하지 않으며, 적립금에는 최소 은행 수준의 이자를 보장한다. 적립금은 본인뿐 아니라 가족 치료에도 쓸 수 있고, 납입액이 적립액 상한선을 넘으면 보통 계좌로 자동 이전되어 주택이나 학자금 등으로 투자할 수 있다. 55세에 적립금을 찾을 수 있는데, 이때도 법정 적립금은 남겨놓아야 한다.

메디세이브 적립금은 입원 진료와 일부 외래진료(만성질환 일부, 예방접종, 검진, 영상검사 등) 등 정해진 때 인출해 사용한다. 다른 외래 진료 대부분은 이용자가 직접 부담해야 하고, 이 비용을 부담할 목적으로 민간보험에 가입할 수 있다. 입원 의료비도 메디세이브로 모두 부담할 수 있는 것은 아니고 한도가 정해져 있다. 잔고가 모자라면 직계 가족의 계좌에서 꺼내 쓰기도 한다.

메디실드 라이프

메디세이브가 비교적 소액의 입원 진료비만 보장하는 한계가 있어, 1990년 중증의 장기입원에 필요한 치료비를 조달하는 메디실드를 도입했다. 일종의 사회보험으로 다른 사회보험과 마찬가지로 단면적 위험분산을 목적으로 한다. 연령에 따라 일률적으로 낮은 수준의 보험료를 부담하고, 보험료는 메디세이브에서 자동으로 인출하는 방식이었다.

임의 가입 방식으로 운영하던 메디실드는 2015년 11월부터 강제 가입인 메디실드 라이프(Medishield Life)로 바뀌어 전체 인구를 포함하게 되었다. 메디실드에 비해 급여가 확대되면서, 보험료가 인상되고 정부의 중·저소득층 지원도 늘어났다.

메디펀드

개인이 진료비를 부담할 수 없는 상황일 때 진료비를 보조하기 위한 일종의 사회안전망으로 1993년 시작되었다. 진료비를 부담할 수 없는 사람은 병원을 통해 정부에 보조를 신청할 수 있다. 병원에 속한 의료복지요원이 자산조사 방법으로 보조를 신청한 사람의 상황을 파악한다. 이 자료를 바탕으로 병원 소속의 메디펀드위원회가 보조금 지급 여부와 지급 수준을 결정한다. 신청자 대부분이 지원을 받는다고 한다.

3) 평가

 의료저축계좌는 이용자의 수요에 영향을 미쳐 지출을 줄이려는 대표적 방법이지만, 실제 비용 억제 효과는 부정적이다. 의료저축계좌를 도입한 이후에도 의료비 지출이 계속 증가했는데, 의료기술 도입 증가 등 공급 부문의 비용 상승을 관리하지 못했던 것이 핵심 원인이다(Hsiao, 2001). 정부가 병원에 재정을 지원하고 기술도입을 엄격하게 통제했는데도 의료비가 계속 증가한 것만 보더라도 의료저축계좌의 효과는 강하지 못하다(McKee, 2013).
 이론적으로도 의료저축계좌가 수요 억제에 효과가 있다고 하기는 근거가 부족하다. 메디세이브는 주로 입원 지출에 쓰이는데, 입원은 외래보다 제공자와 환자 사이의 정보 불균형이 심하고 환자가 의사결정을 주도하기 어렵다. 강력한 경제적 인센티브 구조를 포함하지만, 이용자 수요에 영향을 미치는 데 한계가 있다.
 의료저축계좌가 전체 건강보장체계의 중요 재원으로 기능하지 못하는 것이 가장 중요한 한계로, 전체 재정의 구성비로 판단할 때 의료저축계좌의 역할은 미미하다. 한보라봉차이(Hanvoravongchai, 2002)는 1999년 국민의료비 지출 중 메디세이브가 차지한 비중은 8%에 지나지 않고 메디실드와 메디펀드를 합해도 10%에 미치지 못하는 것으로 추정했다. 의료저축계좌가 재정을 절감하는 효과가 있다 하더라도 전체 재정에서 차지하는 비중이 이 정도에 지나지 않으면 큰 의미가 없다.
 재정 절감보다는 형평성 문제가 더 심각한데, 이용자 직접 부담이 32%에 이를 정도여서 의료 불평등을 피하기 어려운 상황이다. 의료저축계좌의 저축이 늘어나고 재원으로서 역할이 커진다는 예측도 있지만, 현재까지는 한 국가의 바람직한 재원 조달 방식이라고 인정하기 어렵다.

참고문헌

김성숙. 1998. 「싱가포르의 연금제도」. ≪국민연금≫, 제63호, 18~20쪽.

김창엽. 2005. 『미국의 의료보장』. 파주: 한울.

림링거, 가스통 V.(Gaston V. Rimlinger). 1997. 『사회복지의 사상과 역사』. 한국사회복지학연구회 옮김. 파주: 한울.

이규식 외. 2010. 「건강보험 국고지원에 대한 해외사례 비교 연구」. 서울: 국회예산정책처.

최병호 외. 2006. 「국민건강보험 국고지원 개선방안」. 세종: 한국보건사회연구원.

히로이 요시노리(広井良典). 2000. 『일본의 사회보장』. 장인협 옮김. 서울: 소화.

Barr, Michael D. 2001. "Medical Savings Accounts in Singapore: A Critical Inquiry." *Journal of Health Politics, Policy and Law*, Vol. 26, No. 4, pp. 709~726.

Basaza, Robert, Bart Criel and Patrick van der Stuyft. 2007. "Low enrolment in Ugandan Community Health Insurance Schemes: underlying causes and policy implications." *BMC Health Services Research*, Vol. 7, No. 1, p. 105.

Breyer, Friedrich and Andreas Haufler. 2000. "Health Care Reform: Separating Insurance from Income Redistribution." *International Tax and Public Finance*, Vol. 7, No. 4~5, pp. 445~461.

Breyer, Friedrich. 2004. "How to Finance Social Health Insurance: Issues in the German Reform Debate." *The Geneva Papers on Risk and Insurance*, Vol. 29, No. 4, pp. 679~688.

Busse, Reinhard, Jonas Schreygg and Christian Gericke. 2007. "Analyzing changes in health financing arrangements in high-income countries: a comprehensive framework approach." Washington, DC: The World Bank.

Carrin, Guy, Maria-Pia Waelkens and Bart Criel. 2005. "Community-based health insurance in developing countries: a study of its contribution to the performance of health financing systems." *Tropical Medicine & International Health*, Vol. 10, No. 8, pp. 799~811.

Center for Policy Research. 2012. "America's Health Insurance Plans." Retrieved April 20, 2017, from http://www.ahip.org/HSA2012/.

Central Provident Fund Board. 2015. *ACPF Board Annual Report 2015*. Singapore: Central Provident Fund.

Connolly, Ceci. 2005. "U. S. Firms Losing Health Care Battle, GM Chairman Says." *Washington Post*, February 11, 2005.

Gottret, Pablo E. and George Schieber. 2006. *Health financing revisited: a practitioner's guide*. Washington, DC: World Bank.

Hanvoravongchai, Piya. 2002. "Medical Savings Accounts: Lessons Learned from International Experience." EIP/HFS/PHF Discussion Paper No. 52. Geneva: World Health Organization.

Hsiao, William C. 2001. "Behind the Ideology and Theory: What Is the Empirical Evidence for Medical Savings Accounts?" *Journal of Health Politics, Policy and Law*, Vol. 26, No. 4, pp. 733~738.

Jacobs, Bart et al. 2008. "Bridging community-based health insurance and social protection for health care – a step in the direction of universal coverage?" *Tropical Medicine & International Health*, Vol. 13, No. 2, pp. 140~143.

Kaiser Family Foundation. 2016. *The Facts on Medicare Spending and Financing*.

Mladovsky, Philipa and Elias Mossialos. 2008. "A Conceptual Framework for Community-Based Health Insurance in Low-Income Countries: Social Capital and Economic Development." *World Development*, Vol. 36, No. 4, pp. 590~607.

McKee, Martin. 2013. "Medical savings accounts: Singapore's non-solution to healthcare costs." *British Medical Journal*, Vol. 347, f4797.

Mossialos, Elias and Anna Dixon. 2002. "Funding health care: an introduction." in Elias Mossialos et al.(eds.). *Funding health care: options for Europe*. Buckingham: Open University Press.

Odeyemi, Isaac AO. 2014. "Community-based health insurance programmes and the national health insurance scheme of Nigeria: challenges to uptake and integration." *International Journal for Equity in Health*, Vol. 13, No.1, 20.

O'Donnell, Owen et al. 2008. "Who pays for health care in Asia?" *Journal of Health Economics*, Vol. 27, No. 2, pp. 460~475.

Pietro, Carlo de et al. 2015. "Switzerland: Health system review." *Health Systems in Transition*, Vol. 17, No. 4, pp. 1~288.

Savedoff, William. 2004. "Tax-Based Financing for Health Systems: Options and Experiences." Geneva: World Health Organization.

Stepurko, Tetianab et al. 2013. "Informal payments for health care services - Corruption or gratitude? A study on public attitudes, perceptions and opinions in six Central and Eastern European countries." *Communist and Post-Communist Studies*, Vol. 46, No.4, pp. 419~431.

Stolpe, Michael. 2011. "Reforming Health Care-The German Experience." IMF Conference, Public Health Reforms: Challenges and Lessons for Advanced and Emerging Europe. Paris, June 21, 2011.

Torres, Carolina, Kirsti Mellbye and Bert Brys. 2012. "Trends in Personal Income Tax and Employee Social Security Contribution Schedules." Paris: OECD.

Wagstaff, Adam. 2001. *Measuring equity in health care financing: reflections on and alternatives to the World Health Organization's fairness of financing index*. Washington, DC: World Bank.

_____. 2007. "Social Health Insurance Reexamined." Washington, DC: World Bank.

Wagstaff, Adam and Eddy van Doorslaer. 2000. "Equity in health care finance and delivery." in Anthony J. Culyer and Joseph P. Newhouse(eds.). *Handbook of Health Economics*. Amsterdam: Elsevier.

Wagstaff, Adam et al. 1999. "Equity in the finance of health care: some further international comparisons." *Journal of Health Economics*, Vol. 18, No. 3, pp. 263~290.

Wang, Hong and Nancy Pielemeier. 2012. "Community-Based Health Insurance: An Evolutionary Approach to Achieving Universal Coverage in Low-Income Countries." *Journal of Life Sciences*, Vol. 6, No. 3, pp. 320~329.

Xu, Ke et al. 2003a. "Summary measures of the distribution of household financial contributions to health." in C. J. L. Murray and David B. Evans(eds.). *Health system performance assessment: debates, methods and empiricism*. Geneva: WHO.

_____. 2003b. "Household catastrophic health expenditure: a multicountry analysis." *The Lancet*, Vol. 362, No. 9378, pp. 111~117.

| 제8장 |

위험분산과 구매

 이 장에서는 건강보장 재정의 기능 중 위험분산과 서비스 구매(purchasing)를 다룬다. 위험분산과 구매를 같은 장에 배치한 것은 재원 조달과 구분되는 두 기능만의 공통점이나 논리 구조가 있어서가 아니라, 편의를 위한 것임을 밝혀둔다.
 재원 조달과 위험분산, 서비스 구매는 건강보장 재정의 다른 측면을 나타내지만, 서로 구분하기 어려운 상호관련성도 있다. 예를 들어, 위험분산을 넓게 해석하면 재정 조달과 서비스 구매 모두를 포함하는, 보기에 따라서는 건강보장체계 전체라고 할 수 있을 정도다. 여기서는 다른 장과의 구분을 고려해 위험분산과 서비스 구매를 좁은 의미로 해석한다.

1. 위험분산

 보건의료를 이용해야 할 필요(니즈, needs)는 다른 일상의 필요와 달리 불확실성이 높으므로, 개인이 지출할 비용을 예상하고 대비하기 어렵다. 비용 지출은 시기와 규모라는 두 가지 불확실성을 피할 수 없고, 이 때문에 의료 필요는 일반적으로 위험(risk)의 형태로 나타난다.[1]

---

1) 불확실성과 위험은 다양한 측면에서 다르게 정의할 수 있다. 그중 하나로 허버드가 정의한 것에

1) 위험집단과 위험분산

건강보장체계에서 위험분산(risk pooling)이란 크고 예측할 수 없는 개인의 위험을 예측하고 전체 구성원에게 분포되도록 건강보장 재정을 모으고 관리하는 것을 가리킨다(Gottret and Schieber, 2006).[2] 세계보건기구는 위험분산을 개인적 위험의 결과를 적정화하기 위해 여러 위험을 모으는 것으로 정의했다(World Health Organization, 2000). 어떤 정의를 택하든, 개인이나 가계가 단독으로 부담하기 어려운 위험으로부터 그 개인과 가계를 보호하려는 것이 위험분산의 목적이다. 위험분산이 효과가 있으면 위험을 공유하는 구성원 사이에서, 즉 사고가 없는 구성원에서 사고가 있는 구성원으로 횡적 지원(cross-subsidization)이 일어난다. 형평성과 효율성 관점에서 건강보장체계는 적절한 위험분산 기능을 발휘해야 한다(Smith and Witter, 2004).

위험을 분산하는 데 필수 전제는 위험(비용 지출)이 실현되기 이전에 위험집단(risk pool)의 구성원이 재정적 기여를 한다는 것이다(사전 기여, prepayment). 위험집단에 참여하는 각 개인은 나중에 재원(pooled revenue)에서 비용 지출을 하든 그렇지 않든 미리 정한 재정적 기여를 해야 한다. 사전 기여는 위험집단과 구성원 모두가 비용 지출 여부에 따라 서로를 선택하지 않도록 한다. 즉, 위험집단은 비용 지출을 하지 않을 구성원을 고를 수 없고, 각 구성원은 비용을 지출할 가능성이 클 때만 선택해서 위험집단에 참여할 수 없다.

사전 기여 방식으로도 비용을 지출할 가능성을 예측하고 행동하는 것까지 막기는 어렵다. 이는 민간보험에서 흔히 볼 수 있는 현상으로, 가입자와 보험자 모

따르면, '불확실성(uncertainty)'은 완전한 확실성이 모자라는 것으로 둘 이상의 가능성이 있는 상태이고, '위험(risk)'은 불확실하지만 손실, 손상, 위기, 또는 다른 좋지 않은 결과를 초래할 가능성이 있는 상태를 가리킨다(Hubbard, 2009: 80).

2) 'risk pooling'을 직역하면 '위험 모으기'이나 여기서는 '위험분산'으로 옮긴다. 'risk spreading' 또는 hedge라는 말도 위험분산으로 옮길 수 있어서 혼란을 부를 수 있으나, 이미 익숙한 '위험분산'을 그대로 쓰기로 한다. 위험을 공유해 분산하는 단위 집단을 뜻하는 risk pool은 '위험집단'으로 부른다. 사회보험 방식의 체계에서 이 위험집단은 실제로는 각 단위 보험자 또는 질병기금(sickness fund)이다.

두에서 나타날 수 있다. 어떤 개인이 미래에 의료비용을 지출할 가능성이 크면 보험에 가입해 위험을 회피하려 할 것이다. 문제는 가입자와 보험자 사이에 건강 상태나 의료를 이용할 가능성에 대해 정보의 불균형이 있다는 점이다. 일반적으로 가입자는 스스로 비용을 지출할 가능성(질병, 건강 상태, 의료 이용 의도 등)에 대해 보험자보다 더 정확하게 안다. 비용을 지출할 가능성이 큰 사람은 적극적으로 보험에 가입하려 하고, 가입에 제약이 없으면 이런 특성을 가진 사람을 중심으로 위험집단이 구성된다. 이를 '역선택(adverse selection)'이라 부른다.[3] 이와는 반대로, 보험자는 비용을 지출할 가능성이 큰 개인을 회피하려 할 것이다. 노인이나 건강이 나쁜 사람은 피하고 젊고 건강한 사람을 선택해서 가입시킬 수 있으면, 민간보험의 운영 효율과 이익은 커질 것이다. 위험이 더 작은 개인을 골라서 위험집단을 구성하는 것을 단물 빨기(cream skimming) 또는 위험 고르기(risk selection)라고 한다.

2) 위험분산의 유형

스미스와 위터(Smith and Witter, 2004)는 위험분산 유형을 크게 네 가지로 나누었다. 위험을 분산하지 않는 유형(no risk pool), 단일 집단형(unitary risk pool), 분립형(fragmented risk pool), 재정 조정 분립형(integrated risk pool)이 그것이다. 여기에 미국과 같은 환경의 민간보험에서 일어나는 위험분산을 또 하나의 유형으로 보탤 수 있다. 민간보험에서 위험분산은 계획된 것이 아니라 사후에(ex post) 결과적으로 일어나므로, '시장형' 위험분산이라 불러도 좋을 것이다.

단일 집단형

모든 구성원이 의무적으로 위험분산에 참여한다. 재정은 중앙집중적인 단일

---

[3] 'adverse selection'과 '역선택'은 '불리함'을 전제하는 표현인데, 보험 가입자 관점에서는 역선택이 경제적으로 합리적 행동일 수 있다. 영어와 한글 표현 모두 보험자에게 바람직하지 않다는 '가치' 판단을 내포한다.

체계로 관리되며, 모든 구성원에게 같은 급여를 제공하는 것이 보통이다. 위험분산의 효과가 크고 재정예측이 쉬우며, 행정·관리비가 적게 든다.

서로 다른 특성이 있는 모든 대상자를 같은 위험집단으로 묶기는 쉽지 않다. 위험집단을 구성할 때 구성원의 경험과 인식(예를 들어 문화적 동질성)이 수용성에 영향을 미친다. 예를 들어, 동질 집단으로서 인식이 없는 상태에서 위험이 아주 다른 두 인구집단을 한 위험집단으로 묶으면 위험이 적은 집단이 반대할 수 있다. 위험은 곧 재정을 지출할 가능성이므로 경제적 이해관계가 현실을 제약한다. 단일 집단형 위험분산의 또 다른 단점은 책임성 문제이다. 위험이 분산되는 만큼 재정 책임도 분산되므로, 가입자는 지출을 의식하는 정도가 약해진다. 지나친 지출을 억제하는 동기가 약해지고 의료 이용이 늘어날 수 있다고 하나, 이런 부작용이 나타난다는 경험적 근거는 뚜렷하지 않다.

이런 이유로 한 국가 전체가 단일 집단형 위험분산을 채택하기는 쉽지 않다. 사회보험의 역사가 어느 정도 오래된 국가 중에는 타이완이나 한국 정도가 예외인데, 이들도 기술적 장단점이 아니라 정치적·사회적 요인 때문에 이 유형을 선택한 것이다.

분립형

둘 이상 위험집단이 존재하는 유형으로, 가입자는 거주지, 고용 상태, 개인 특성(연령, 질병 등), 개인 선택 등의 기준에 따라 서로 다른 위험집단에 속한다. 독일의 건강보험처럼 개인이 위험집단을 선택할 수 있는 체계도 있으나, 지역, 연령, 고용 등에 따라 규칙으로 정해져 개인이 선택할 수 없는 제도가 더 많다. 비슷한 특성을 보이는 사람들로 작은 규모의 위험집단을 구성하므로, 구성원의 수용성이 높고 관리가 쉬우며 책임성이 높아질 수 있다.

위험집단에 따라 대상자 수와 비용 지출의 확률이 달라지는 것은 단점이다. 예를 들어, 위험집단을 행정 구역별로 구성하면 대상자 수에 차이가 날 수밖에 없다(예: 도시와 농촌). 규모가 작은 집단은 비용 지출의 변동성이 커지고 위험분산 효과가 줄어든다. 더 큰 문제는 집단별로 평균적 위험이 다른 것으로, 위험집단 간에 건강수준, 연령, 소득수준 등이 다르면 의료 이용과 비용 지출에 차이가 생긴다. 일반적으로 노인의 의료비 지출이 크기 때문에(고위험) 노인이 많은 위험집단은 큰 비용을 지출할 위험을 안게 된다. 분립형 방식에서는 급여에도 차이를 둘 수 있으나 흔하지는 않다.

위험집단에 따라 비용 지출이 다르면 세금이나 보험료 등 기여수준이 달라져 형평성 문제가 발생한다. 위험집단을 개인이 선택할 수 없을 때 형평은 더 중요한 관심사가 된다. 어느 위험집단에 속하는지에 따라 같은 조건(예: 소득)을 가진 개인 사이에서도 기여수준이 달라질 수 있다. 예를 들어, (전체 의료비 지출이 비슷하다는 것을 전제하면) 개인 소득이 같아도 더 부유한 집단에 속하면 기여율이 낮아진다.

위험집단을 개인이 선택할 수 있을 때는 형평성과 함께 효율성 문제가 생긴다. 위험집단(보험자)끼리 경쟁하는 환경에서 운영의 효율성 이외에 구성원의 위험에 따라 보험료가 영향을 받기 때문이다. 젊고 건강한 가입자를 많이 확보한 보험자는 보험의 운영 효율과 무관하게 비용 지출이 적고 보험료는 낮아진다. 서로 다른 위험집단 사이에 더 건강하고 위험이 적은 가입자를 확보하려는 경쟁이 심해지면 시장이 왜곡되기 쉽다.

재정 조정 분립형

분립형의 기본 형태는 그대로 두고 각 위험집단 사이에 나타나는 차이를 줄이는 기전을 따로 마련한 유형이다. 여기서는 각 위험집단 사이에서 나타나는 위험분산의 격차(이는 곧 재정 지출의 격차이다)를 줄이기 위해 재정 중 일부를 통합해 운영한다. 분립형이지만 위험에 따라 재정을 조정하는 것은 단순히 기술적 문제가 아니다. 사회보험의 기본정신인 사회연대와 분립식 운영의 효율성을 조화하는 의미가 더 크다(van de Ven et al., 2003).

일부 재정을 공유하는 방법은 크게 사전(prospective)과 사후(retrospective) 방식으로 나눌 수 있다. 사전 조정은 정해진 규칙에 따라 미리 정한 재정을 모으는(pooling) 것이고, 사후 조정은 재정을 지출한 후 그 결과에 따라 재정을 이전하는 것이다. 전자는 재정을 예측할 수 있으므로 보험료를 정확하게 산정할 수 있고, 비용 지출을 예방하는 유인 동기가 생기며, 개별 위험집단(보험자)의 효율적

운영을 촉진한다(van de Ven et al., 2003). 후자에서는 충분하고 효과적인 조정을 할 수 있지만, 개별 위험집단이 효율적인 재정 운영을 할 동기는 크지 않다.

재정을 조정할 때 가장 큰 과제는 위험을 공유하는 방식을 정하는 일이다. 가장 간단한 방법은 어떤 속성을 가진 구성원 수에 따라 일정액을 기여하는 방법으로, 경제활동인구 1인당 일정액이나 65세 이상 노인 인구 1인당 일정액을 공동 재정으로 하는 것이다. 이런 단순 방식만으로는 실제 위험의 차이를 제대로 반영하기 힘들어서 많은 나라가 예외적인(outlier) 위험이나 고위험군, 또는 일정한 조건을 추가로 '보정'해 재정을 배분한다(van de Ven et al., 2003). 합리적으로 공동 재정을 배분하는 데에는 반드시 위험을 보정해야 하고, 성, 연령, 건강 상태, 의료 이용, 비용 지출 등을 대표적 보정 '변수'로 활용한다. 위험보정에 포함할 특성을 선택할 때는 각 위험집단(보험자나 질병기금)이 효율적으로 행동하는 유인 동기가 있어야 하고, 공정해야 하며, 쉽게 실행(적용)할 수 있어야 한다.

민간보험의 위험분산

여기서 말하는 민간보험은 사회구성원의 건강보장을 위해 상당한 역할을 하는 민간보험, 예를 들어 미국에서 볼 수 있는 민간보험을 가리킨다. 민간보험에서 위험분산은 제한적이지만, 실제로는 어느 정도 위험분산 효과를 나타낸다(Marquis and Buntin, 2006). 여기에는 적어도 두 가지 기전이 작용한다. 첫째는 민간보험이 위험선택을 하는 정도가 그리 심하지 않다는 것으로, 주로 정부의 규제 때문이다. 미국의 일부 주는 일정 조건을 충족해야 민간보험이 계약 연장을 거부할 수 있도록 정해놓았다. 둘째 이유는 보험료 수준을 통제하기 때문이다. 민간보험은 흔히 위험수준에 따라 보험료를 올리는데, 위험수준에 정비례해서 보험료를 올리는 것이 아니라 위험수준의 증가에 미치지 않는 수준으로 보험료를 인상한다(Pauly and Herring, 2007). 위험이 높은 가입자의 위험 일부가 전체 위험집단 속에서 부분적으로 분산된다.

3) 위험분산 방법과 관리

이상과 같이 위험분산의 유형을 나눌 수 있지만, 이는 대강의 분류일 뿐 기술적으로 결정해야 할 사항이 적지 않다. 위험분산은 사회연대, 효율, 자기 책임성 등 사회구성원의 인식과 가치에 따라 달라지고, 기술적 과제를 넘어 정치·사회적인 논점으로 바뀌는 일도 흔하다.

위험집단의 크기

위험집단의 크기는 위험분산의 효과에 직접 영향을 미친다. 다른 제약이 없다면 위험집단의 크기가 클수록 위험분산에 유리하지만, 일정 수준 이상으로 커지면 관리운영이 복잡하고 위험분산의 합리성이 떨어진다.

위험집단의 크기가 작으면 재정 지출의 변동성이 크고 재정예측이 어려우므로, 작은 집단은 변동성을 줄이는 방법을 활용한다(Smith and Witter, 2004). 다른 위험집단과 일부 재정을 공유하거나 기간을 늘려 위험분산 효과를 키운다. 높은 비용 지출이 예상되는 사람을 제외하거나 일부 급여를 제외하는 방법도 쓸 수 있으나, 가입자가 반발할 수 있으므로 쉽게 채택하기는 어렵다.

지역을 기반으로 한 건강보험에서는 재정 불안정을 줄이는 한 가지 방법으로 재보험(reinsurance)을 활용할 수 있다(Dror, 2001). 재보험은 위험집단의 크기를 키우는 장점이 있으나, 개별 보험과 마찬가지로 도덕적 해이와 역선택의 문제가 나타난다. 재보험에 가입하는 개별 보험으로서는 비용 지출 가능성이 클수록 가입 동기가 강해지고, 이는 재보험이 비용을 지출하는 원인으로 작용한다.

위험집단의 구성원 기준

어떤 특성을 가진 사람이 어느 위험집단에 속할지를 정하는 기준으로 가장 널리 쓰이는 것은 거주지와 직장이다. 이 기준은 혼란을 초래할 가능성이 적고 구성원들의 현실 경험과도 잘 부합해서 수용성이 높다. 직업과 소득, 자산 등의 기준은 이보다는 경계가 덜 명확하고 변동성이 크다.

소득을 기준으로 하면 구성원 기준에 따라 위험분산 정도가 직접 영향을 받는다. 위험집단 내에 저소득층 비중이 지나치게 높으면 별도 장치(예: 일정 소득 이하에 대한 정부의 재정 지원)가 없으면 위험분산 효과가 떨어진다. 일부 국가처럼 고소득층이 위험집단에서 빠질(opt out) 수 있도록 허용하는 것도 재정 안정성과 위험분산 효과를 줄인다.

위험보정

대부분의 분립형 재정 체계에서는 위험보정이 중요한 과제이다. 보정할 위험요소를 선정하는 데는 다음 조건을 고려해야 한다(van de Ven et al., 2003).

- 적절한 유인: 각 기금이 효율성과 건강증진 활동은 촉진하면서 대상자를 선별하거나 정보를 왜곡하지 않을 동기가 있어야 한다. 노인 인구의 비중을 보정 요소로 포함하면 노인이 가입하는 것을 꺼릴 이유가 없다.
- 공정성: 위험분산의 본래 목적을 충분히 달성할 수 있어야 하고, 고위험군을 대상으로 하는 기금의 재정이 충분한 수준으로 보전되어야 한다.
- 실행 가능성: 자료가 가장 중요하다. 정확한 자료를 쉽게 구할 수 있고, 조작하기 어려우며, 개인정보 보호와 상충하지 않아야 한다. 각 기금과 이해당사자가 수용하는 것도 중요하다.

현실에서 이런 조건을 모두 만족하는 요소를 선택하기는 쉽지 않다. 비교적 오랜 역사가 있는 유럽 국가는 다양한 위험보정 요소를 활용하는데, 성과 연령, 지역 정도로 몇 가지만 적용하는 국가(스위스)부터 성, 연령, 장애, 소득, 고용상태, 사망률, 가족 구성, 사회계층, 도시화, 만성질환 등 훨씬 많은 요소를 고려하는 국가(벨기에)까지 편차가 크다(van de Ven et al., 2007).

위험보정이 실제 효과가 있는지는 확실하지 않다. 유럽 국가를 기준으로 할 때, 위험보정 기술은 개선되는 것으로 보이지만 특정 위험 요인을 가진 대상자를 선별하는 '위험 고르기' 행태는 더 커졌다(van de Ven et al., 2007). 결론적으로 위험보정은 아직 불완전한 상태에 머물러 있다. 보건의료 이용이나 비용 지출의 원인을 충분히 이해하지 못한 상태에서 완전한 위험보정은 기대하기 어렵다.

2. 구매

구매(purchasing)는 국가 또는 보험자가 건강보장에 필요한 보건의료 서비스를 조달하는 것을 가리킨다. 이론적으로는 "재정적 자원을 서비스 생산자에게 배분하는 기전(a mechanism by which those who hold financial resources allocate them to those who produce health services)"으로 표현할 수 있다(Figueras, Robinson and Jakubowski, 2005).

서비스 조달은 보건의료 서비스가 생산되는 것을 전제하므로 인력, 시설, 장비, 물자 등 물적 자원과 밀접하게 연관되어 있다. 국가나 보험자는 재정을 지출해 서비스를 구입하고, 재원은 제공자(공급자)로 유입된다. 국가나 보험자가 서비스를 구매하는 것이 보건의료 인력이 얻는 수입의 원천이 되는 셈이다.

구매 과정은 건강보장체계마다 공통점이 거의 없을 정도로 다양한 모습을 보인다. 인력이나 시설이 공공에 속해 있으면서 국가가 서비스 구매와 공급을 모두 책임지는 나라가 있는가 하면, 민간 제공자가 대부분이어서 국가나 건강보험이 계약을 통해 서비스를 구매하는 나라도 있다. 사회보험 방식에서는 제도 시행 초기부터 서비스 생산과 구매를 분리한 형태가 많았으나, 이들 국가에서도 구매는 미리 정한 진료보수를 지불하는 수준 정도로 소극적 활동에 머물러 있었다. 계약도 비용이나 효율성에 초점을 두기보다는 같은 조건으로 집단계약을 하는 형태가 많았다.

구매 과정을 전체 체계의 효율과 성과를 올리는 기전으로 활용하기 시작한 것은 1990년대 이후다. 여기에는 공영의료체계를 운영하는 국가가 구매와 서비스 공급을 분리하고 구매 과정을 전략적으로 활용하기 시작한 것이 큰 영향을 미쳤다. 최근에는 건강보험 방식에서도 소극적인 구매와 계약에서 탈피해 전략적 구매(strategic purchasing)를 강조한다.

1) 이론적 배경

구매는 조직 간 거래 형태로 이루어지는데, 구매자가 미리 정한 관계(주로 계약)를 통해 서비스 제공자로부터 보건의료 서비스를 구입하는 것이 핵심이다.

이때 구매는 주로 조직 사이에서 이루어지며, 조직의 경제적 행동과 상호관계에 따라 구체적인 내용을 구성하게 된다. 예를 들어 건강보험의 보험자는 다양한 제공자로부터 서비스를 구입하는데, 제공자(예를 들어 의사나 병원)는 서비스를 제공하기 위해 조직화해야 한다. 둘 이상의 조직 사이에서 자원(서비스, 물자 등)이 이동하고, 계약에 따라 이동이 규율을 받는다. 보험자와 제공자 사이에는 서비스 종류, 양과 질, 보상의 수준과 방법 등이 정해져야 하고, 내용과 조건에 따라 유인(incentive)과 역유인(disincentive)이 나타난다.

조직과 조직 행동, 조직 사이의 관계는 다음과 같은 몇 가지 영역으로 나누어 설명할 수 있다(Forder, Robinson and Hardy, 2005).

조직의 체계화와 유인 동기

현대 보건의료는 전문화되어 있고 관련 조직도 마찬가지이다. 기능 분화에 따라 고도로 전문화된 조직은 서로 다른 기능 사이에 조정(coordination)이 일어나야 한다. 병원에서는 누가 행정관리를 담당하고 누가 진료를 담당할지, 영역별·난이도별 진료는 어떻게 나눌지, 미리 정해놓는다. 조직과 조직 사이에도 기능 분화와 전문화가 진행된다.

조직이 효과적으로 움직이기 위해서는 조직과 그 조직에 속한 개인에게 적절한 동기(motivation)를 부여해야 한다. 동기를 유발하는 데 필요한 것이 유인(인센티브)인데, 경제적 유인을 포함해 다양한 유인이 있다. 의사에게 고정된 봉급을 주는 것은 일반적으로 생산성에 큰 영향을 미치지 못하지만, 성과급을 추가하면 생산성이 달라질 수 있다.

보건의료에서는 경제적 유인이 동기를 부여하는 유일한 방법이 아니라는 점이 중요하다. 경제적 유인이 강력한 동기 부여 방법에 포함되지만, 비경제적 유인도 얼마든지 있을 수 있다.

거래와 계약

기능이 분화하고 전문화하면 특정 기능을 전담하는 조직을 만들어야 한다. 이때 특정 기능을 수행하는 조직과 다른 조직 사이에서 거래(transaction)가 일어나며, 조직과 그 조직에 속한 개인 사이에서도 거래가 발생한다. 거래를 통해 조직과 그 조직에 속한 개인은 자원을 교환하고, 계약은 개인이나 조직 사이의 상호관계를 조정하고 합의하는 틀이다.

거래는 측정과 평가, 협상, 모니터링 비용을 수반한다. 서비스나 상품의 질과 양을 파악하고 이를 누가 사용하는지 평가하는 데는 모니터링이 필요하다. 어떤 때는 여러 참여자와 주체가 중복해서 평가와 모니터링을 하는 때도 있어서 비용을 증가시키는 원인이 된다. 건강보험이 구매하는 서비스의 질을 평가하기 위해 정부, 보험자, 민간 기구(가입자를 대신해서)가 모두 모니터링을 하는 것이 대표적 사례다.

계약은 일반적으로 법적 합의보다 범위가 넓어, 비공식 계약, 구두 계약, 암묵적 합의 등도 계약 형태로 인정되고 효력을 발휘할 수 있다. 어떤 형태로든 당사자의 행동을 제약하고 일정한 조건 안에서 보상을 하는 기전으로 작용하는 것이 계약의 특성이다.

합리성의 제한

개인이 완전히 합리적으로 행동하는 것을 전제하는 신고전주의 경제학과 달리 조직 경제학에서는 제한된 합리성(bounded rationality), 즉 합리성이 제한된다는 전제에서 출발한다. 개인은 정보를 탐색하고 해석하는 과정에서 여러 가지 제약 때문에 완전한 합리성을 발휘할 수 없고, 일정 범위의 노력, 특히 일정한 범위의 정보를 바탕으로 불완전한 결정을 할 수밖에 없다. 이러한 개인과 조직의 속성은 계약에 큰 영향을 미친다. 불완전한 정보와 그 결과로서의 불완전한 합리성 때문에 불완전한 계약을 감수해야 한다. 기존 계약을 갱신하고 새로 계약을 맺을 때 계약 당사자가 완전히 합리적이라면, 처음(zero-base)부터 모든 정보를 다시 수집하고 가장 합리적인 대안을 찾을 것이다. 현실에서는 그런 조건을 기대하기 어렵고, 한정된 범위 안에서 대안을 찾거나 기존 계약을 개선하는 정도에 머무른다. 처음부터 모든 정보를 수집하고 모든 대안을 탐색하려면 엄청난 비용이 들기 때문이다. 계약이 불완전하다는 것은 계약을 통해 조직과 개인의 행동을 조정하고 동기를 부여하는 것이 불완전할 수밖에 없다는 것을 뜻한다.

주인-대리인 이론

거래 당사자 사이에는 흔히 정보의 불균형이 존재한다. 병원에서 병원장과 의사 사이에서 보상에 대해 계약(거래)한다고 가정하면, 보상의 기초가 되는 병원의 운영 성과에 대해 의사가 가진 정보가 병원장보다 적을 수밖에 없다. 이에 비해 의사가 얼마나 열심히 일할지는 병원장보다 의사 자신이 더 잘 안다. 제공자 조직이 보험자나 정부와 거래할 때도 마찬가지다. 제공자 조직은 제공자의 질 수준이나 능력을 더 잘 알고, 보험자나 정부는 건강보장의 재정 능력을 더 정확하게 평가한다.

이러한 이유로 거래에는 두 가지 다른 유형의 당사자가 있을 수 있는데, 하나는 주인(principal)이고 다른 하나가 대리인(agent)이다. 주인은 양질의 상품이나 서비스를 원하지만 필요한 전문 지식이나 기술은 없는 거래 당사자를 가리키고, 대리인은 지식이나 기술을 가지고 과업을 수행할 수 있어 일정 부분 주인으로부터 위임을 받는 당사자를 가리킨다. 지역구 주민(주인)과 국회의원(대리인), 일반 의사(주인)와 의사협회(대리인), 보험 가입자(주인)와 보험자(대리인)의 관계가 주인-대리인 관계라 할 수 있다.

주인-대리인 사이에는 둘의 관계 때문에 필연적으로 생기는 문제들이 존재한다. 주인은 상품이나 서비스를 충분히 알지 못하는 상태에서 대리인이 제공하거나 매개한 상품이나 서비스를 받아들여야 한다. 주인이 전문 지식과 기술이 부족해 일부 권한을 대리인에게 위임한 결과다. 주인은 대리인이 주인의 이해관계에 따라 충실하게 과업을 수행하는지 완전하게 판단할 수 없다. 과업 수행 정도를 판단하는 데도 대리인이 더 유리하기 때문이다. 대리인에게 적절한 유인 동기가 작동하는지도 문제이다. 대리인이 주인의 이해관계를 충실하게 반영해 업무를 수행할 동기가 없으면, 대리인은 과업을 제대로 수행하지 않는다.

건강보장체계에서 주인-대리인 관계는 다면적인데, 적어도 세 가지 이상의 주인-대리인 관계가 존재하는 것으로 볼 수 있다. 첫째, 구매자(국가나 보험자)가 가입자나 국민에 대해 대리인 역할을 하는 것으로, 구매자는 가입자의 이해를 반영해 양질의 서비스를 구매하는 책임을 진다. 둘째, 구매자인 국가나 보험자를 제공자가 대리하는 관계다. 구매자는 보건의료 서비스를 조달하는 역할을 하는데, 이들은 제공자가 양질의 서비스를 적절하게 제공할 것을 기대한다. 이 둘의 관계는 계약으로 정해지는 특징이 있다. 세 번째 관계는 정부와 구매자의 관계이다. 여기서 구매자는 정부 내에서 대리인 역할을 하는 별도 단위이거나 조직일 수 있다. 정부가 건강보장 전체를 관리하는 역할(stewardship)을 한다면, 구매자는 전체 틀 안에서 구매라는 구체적 과업을 담당하는 당사자이다. 이런 관계는 정부가 보험자나 독립 조직에 구매 기능을 부여할 때 더 잘 드러난다.

2) 구매자의 역할과 기능

구매자는 건강보장체계의 형태에 따라 달라지는데, 가장 흔한 형태는 정부 또는 정부에 속한 독립기관, 사회보험의 보험자 등이다. 구매자가 수행하는 여러 기능 중에는 가입자(적용 대상자)와 정부를 대리하는 것이 가장 중요하다. 그중에서도 급여 서비스를 제공자로부터 구매하는 것이 핵심 기능이다.

가입자의 대리인

예를 들어 건강보험 보험자가 제공자로부터 급여 서비스를 구매하는 것과 같은 관계이다. 구매자가 가입자의 대리인 역할을 하면 가입자는 대부분 의사결정을 구매자에게 위임한다. 위임을 통해 가입자나 환자는 의사결정에 필요한 비용을 줄일 수 있는데, 여기서 비용은 정보를 탐색하고 계약에 필요한 측정 비용 등을 포함한다. 구매자와 제공자의 거래에는 빈도와 기간, 평판, 신뢰, 사회 자본 등을 중요하게 활용한다. 거래 과정에서 측정과 협상에 드는 비용을 최소로 줄이기 위한 것이다.

1990년대 이후 영국의 기금 보유 일반의(fundholding GP)는 전통적인 구매자와는 다른 독특한 지위를 얻었다. 제공자가 환자를 대리해 병원서비스를 구매하는 역할을 했는데, 대리인이 전문 지식과 정보를 가진 의사라는 점이 특징이다.

정부 대리인

정부가 건강보장 목표 달성의 책임을 지면 구매는 이 목표에 부합해야 한다.

목표를 부여하는 과정은 대체로 관료적 위계구조를 통하는데, 정부가 목표를 정하고 보험자가 이를 수행하는 방식이 보편적이다. 과거에는 엄격한 위계 구조가 많았으나, 최근에는 분권과 위임이 확대되는 경향을 보인다. 분권이 진행되면 조정과 동기 부여 등의 과제가 함께 늘어난다.

3) 전략적 구매

건강보장이 효율과 성과 때문에 처음 구매 기전에 주목한 것은 1990년대 이후이다. 건강보험에서 보험자와 제공자가 서비스 구매를 계약한 역사는 짧지 않지만 그 관계는 소극성을 벗어나지 못했다. 일부 국가공영의료체계가 구매와 서비스 공급을 분리하면서 전략적 구매(strategic purchasing)에 관심을 두고 구매 과정과 방식을 활용하기 시작했다.

전략적 구매의 의의

전략적 구매는 서비스 제공자에게 효과적으로 자원을 배분해 체계 전체의 성과를 향상하는 것을 목표로 한다(Figueras, Robinson and Jakubowski, 2005). 건강 필요, 우선순위, 정책 목표 등을 고려해 자원을 배분하면 자원을 효과적으로 활용하고 체계의 성과를 개선하는 데 도움이 된다. 유럽 국가, 특히 공영의료체계를 운영하던 국가들이 전략적 구매에 큰 관심을 보였는데, 1980년대 중반 이후 관료주의와 비효율성에 대한 비판이 커진 것이 중요한 계기였다. 전략적 구매를 통해 새로운 관리 방식을 확산하고 관료적 업무 수행에서 벗어나 기술적 효율성을 개선하는 것을 기대했다. 분권화된 관리체계, 성과와 연계한 보상, 질과 성과를 중시하는 문화 등이 새로운 관리 방식을 대표하게 되었다.

개발도상국에서도 정부가 직접 서비스를 공급하는 것보다는 성과에 기초한 계약(performance-based contracting)으로 서비스의 효율성과 질을 개선하려는 움직임이 활발하다. 세계은행 등 사회경제 개발에 관여하는 국제기구가 적극적인데, 이들이 계약 방식을 옹호하는 이유는 다음과 같다(Loevinsohn, 2008: 82~83).

- 결과 중심: 특히 객관적으로 측정할 수 있는 결과나 산출물을 정의할 수 있으면 효과가 더 크다.
- 유연성: 형식주의, 관료주의적 관성, 불필요한 정치적 간섭 등을 피하고 혁신성, 창의성을 높일 수 있다.
- 부패 감소
- 생산적 경쟁
- 관리 자율성
- 정부 역할 재설정: 정부가 세부 관리 기능에서 벗어나 방향을 정하고 제시하는 역할(stewardship)에 집중할 수 있다.

이론적으로는 가능성이 있다 해도, 전략적 구매나 계약 방식이 어떤 성과를 낼 수 있는지는 확실하지 않다. 개발도상국에서 일부 긍정적인 결과가 나타났다는 보고가 있으나 결론을 내리기는 이르다. 생산적 경쟁을 촉진할 수 있다고 강조하지만, 현실에서 이런 경쟁이 일어나는 조건은 단순하지 않다(Ssengooba, McPake and Palmer, 2012). 성과를 객관적으로 측정해야 하나, 건강보장체계에서 명확한 성과 정의와 객관적 측정 또한 만만한 과제가 아니다.

전략적 구매의 실행

전략적 구매를 실행하는 과정에서는 다음 세 가지 사항을 결정해야 한다(Figueras, Robinson and Jakubowski, 2005).

- 필요와 비용효과를 고려할 때, 어떤 서비스(보건의료 개입)를 구매할 것인가?
- 계약 방법, 보상 방법과 수준 등을 포함해 어떻게 구매할 것인가?
- 질과 효율성을 고려할 때 어떤 제공자로부터 구매할 것인가?

간단해 보이는 이 사항들을 결정하기 위해서는 연관된 다양한 측면을 이해하고 각각의 효과를 검토해야 한다. 어떤 서비스를 구매할지를 결정하는 것과 함께 제공자에 대한 보상 방법과 수준도 상세하게 정할 필요가 있다. 예를 들어,

전략적 구매의 대표적 경험으로 꼽히는 영국 일차진료의의 기금 보유 방식에서는 제공자들이 건강한 대상자를 고르는 이른바 '단물 빨기' 문제가 나타날 가능성이 제기되었다. 위험보정으로는 문제를 해결할 수 없으므로 높은 비용의 서비스는 계약에서 제외하는 등 구매 방법을 개선해야 한다는 주장이 나왔다(Martin, Rice and Smith, 1998). 질 성과에 따라 보상을 차등하는 구매 방식(pay for performance)도 마찬가지다. 질을 정확하게 평가하기 어려우면, 전략적 목표를 달성하지 못한 채 부작용만 커진다.

실제 전략적 구매가 효과를 발휘하기 위해서는 여러 전제조건을 충족해야 한다(Figueras, Robinson and Jakubowski, 2005). 첫째, 가입자(소비자)의 역량을 키우고 이들의 의견을 반영하는 것이 필요하다. 가입자의 건강 필요를 정확하게 평가해 구매 과정에서 중요 기준으로 활용하고, 이들의 관점, 가치, 선호를 반영하며, 구매자의 책무성을 강화하는 구조가 되어야 한다. 둘째, 정부의 방향 설정 기능이 중요하다. 정책 목표를 구매 결정으로 연결하고, 통합적인 규제와 감독 체계를 갖추어야 하며, 정부의 역량과 신뢰도를 개선해야 한다. 셋째, 비용효과적인 계약을 할 수 있어야 한다. 계약을 전체 기획과 통합하고, 믿을 만한 근거를 활용하며, 성과와 연동된 보상체계를 구축하는 것이 바람직하다. 특히 계약을 통해 질 향상을 목표로 하는 것이 중요하다.

라이트(Light, 1998)도 전략적 구매가 효과를 발휘하기 위해서는 여러 가지 특성과 조건을 갖추어야 한다고 지적했다. 그는 구매자가 강력해야 기대효과를 달성할 수 있다고 강조했다. 그가 주장한 조건 중 몇 가지를 소개하면 다음과 같다.

첫째, 구매자가 크고 강력해야 한다. 지역적으로 흩어져 있거나 힘이 약하면, 고위험집단 관리, 팀 접근, 위험분산, 효과적인 하청 계약(subcontract), 거래 비용 분산 등이 제대로 되기 어렵다. 특히 구매자의 힘이 중요한데, 제공자에 영향을 미치고 바꿀 수 없으면 전략적 구매는 공허한 주장에 그치기 쉽다.

둘째, 서비스가 통합되도록 유도해야 한다. 집단의 전체 질병 과정을 포함할 수 있어야, 비용을 절감하고 필요하면 자원을 재배분할 수 있다. 서비스와 제공이 여러 영역으로 나누어지면, 서비스의 질이 떨어지고 다른 영역 간에 비용과 서비스를 전가하는(shifting) 현상이 나타난다.

셋째, 좋은 비교 자료를 보유해야 한다. 가격, 생산, 질, 서비스 등을 비교할 수 있는 정확한 자료가 없으면 전략적 구매는 불가능하다. 초기부터 구매자가 어떤 결과를 원하는지 명확하게 제시하고 포괄적인 정보 체계를 구축하는 것이 중요하다.

넷째, 환자의 선택이나 환자에 대한 반응성이 구매를 판단하는 절대 기준은 아니다. 자칫 필요를 넘어 수요를 창출하고 비용을 늘릴 가능성이 크다.

다섯째, 좋은 관리자가 필요하다. 당연한 전제조건이지만 현실에서 이 요건을 충족하기 쉽지 않다.

여섯째, 임상 조직(clinical organization)을 바꾸는 데 투자해야 한다. 조직은 병원, 기관뿐만 아니라 서비스 제공 방식과 제공자 조직을 모두 포함한다. 이런 변화는 시간과 비용이 필요하지만, 이것 없이는 장기 효과를 기대하기 어렵다.

일곱째, 일차의료를 잘 관리해야 한다. 질 수준과 비용의 변이, 병원 의뢰 등을 면밀하게 모니터링하고, 이를 토대로 불필요하게 전문의나 병원으로 의뢰하는 것을 줄여야 한다.

여덟째, 의료 전문직의 자율성보다 책임성(accountability)을 강조해야 한다. 전통적으로 의료 전문직이 강조하는 자율성은 비효율적인 의료 제공의 원인이 되는 때가 많다. 책임성이 자율성을 대신해야 한다.

라이트의 주장에는 이견이 있을 수 있다. 예를 들어, 환자의 선택과 반응성이 우선순위가 낮다는 의견은 동의하지 않는 사람이 많을 것이다. 그의 의견과 반대로 가입자의 능력을 키우고 의견을 반영할 필요가 있다는 주장도 강하다. 의료 전문직의 자율성과 책임성 문제도 다양한 의견이 나올 수 있다. 구체적으로는 의견이 나뉠 수 있지만, 전략적 구매가 효과를 내는 데는 여러 전제조건이 필요하다는 사실은 부인하기 어렵다. 시행하는 것 그 자체에 의미를 두기보다는, 필요한 조건을 충족해야 효과가 나타난다는 것을 유념할 필요가 있다.

전략적 구매에 지나치게 큰 기대를 거는 것은 곤란하다. 구매의 특성에 영향을 미치는 거시 제도와 체제의 한계를 그대로 둔 채 전략적 구매에만 집중해서는 정책 목표를 달성하기 어렵다. 거시 제도(예를 들어 진료비 보상제도)를 바꾸기 힘들거나 거기에는 관심이 없는 관료와 관료체제가 미시 정책과 프로그램(전략적 구매)에만 관심을 기울이는 것은 아닌지 주의할 필요가 있다.

전략적 구매의 효과

전략적 구매가 체계에 어떤 효과를 미치는지는 평가가 충분하지 않다. 장기 효과를 보기에는 이르다는 점도 있지만, 분석 방법이 어렵다는 것도 중요한 한계로 작용한다. 다른 정책이나 개입 때문에 나타나는 효과와 전략적 구매의 효과를 명확하게 구분하는 것은 불가능하다. 앞으로도 이런 한계를 극복하기는 쉽지 않겠지만, 전략적 구매는 앞으로도 상당 기간 각 나라 건강보장체계의 성과를 높이는 핵심 전략으로 남아 있을 것이다.

뉴질랜드의 전략적 구매 경험: 경쟁에서 협동으로

2000년 전후로 뉴질랜드는 네 개의 지역보건 당국에서 구매를 담당했다. 중앙정부는 지역 인구에 따라 각 보건 당국에 재원을 배분하고, 각 보건 당국은 계약을 통해 1차와 2차 의료서비스를 구매하는 책임을 졌다. 각 보건 당국의 이사는 중앙정부가 직접 임명했는데, 이사들이 지역의 이해가 아니라 중앙정부의 계획과 방침에 따르게 하기 위한 것이었다.

전략적 구매에 따라 여러 제공자 사이에 경쟁과 협업이 일어나게 되었다. 공공병원은 응급의료서비스를 제공하면서 민간병원은 물론 일차진료의와 경쟁해야 했다. 병원에 고용된 조산사는 병원의 경계를 넘어 일차진료의와 협조 관계를 구축했다.

이런 구조에서 구매자는 이중의 압력을 받았다. 지역사회는 배분되는 재정을 최대한으로 늘리라고 압박했고, 중앙정부는 비용 절감 목표를 달성하라고 요구했다. 구매자는 압력에서 벗어나기 위해 혁신적인 방안을 찾았는데, 역설적으로 실제 방법은 지역사회의 여러 네트워크에 의존하는 것이었다. 처음에 정부가 의도한 것은 구매자를 지역사회로부터 단절하는 것이었으나, 구매자는 오히려 지역사회와 밀접한 관계를 형성해야 했다. 지역사회에 의존한 이유는 두 가지였다. 이미 존재하거나 알고 있는 최선의 실행 방법을 찾을 수 있는 데가 지역사회였고, 지역과 제공자 네트워크 없이는 정책을 실행할 수 없었기 때문이다.

그 결과 국가와 지역사회 모두 경쟁적 계약보다는 협동에 기초한 문제 해결 방식을 추구하게 되었고, 단기간이 아닌 장기적이고 상호관계를 중시하는 계약으로 바뀌었다. 일방통행보다는 지역사회의 목소리를 더 많이 반영하는 통합적 접근이 활성화되었다.

자료: Fougere(2001).

4) 자본 투자

건강보장체계의 구매자가 병원이나 다른 시설 등에 직접 자본 투자를 하는 것을 구매로 볼 수 있는지는 논란거리다. 자본 투자 또한 가입자에게 적정한 서비스를 제공하려는 활동으로, 구매와 비슷한 목표와 의의가 지닌다는 점은 분명하다. 구매가 자원을 배분하는 활동이라는 것도 자본 투자와 구매를 같은 차원에서 이해해야 하는 이유다.

건강보장에서 자본 투자는 보건의료 서비스를 제공하는 시설과 장비에 투자하는 것을 가리킨다. 건강보장체계 유형과 무관하게 많은 국가가 자본 투자, 특히 병원 부문에 대한 투자를 책임진다. 공공 부문이 강한 나라에서는 오래전부터 정부가 직접 개입하고 투자했던 영역이다.

조세에 기반을 둔 건강보장체계에서는 국가가 자본 투자를 하는 것이 자연스러우나 건강보험은 사정이 다르다. 건강보험 지출의 성격을 어떻게 이해하는지에 따라 자본 투자에 지출할 수 있는지 정할 수 있다. 자본 투자의 가장 중요한 주체인 정부의 역할에 따라 건강보험의 역할도 달라진다. 일부 라틴아메리카 국가들처럼 건강보험이 일부 집단의 건강보장을 위한 '폐쇄형' 재정체계면 국가가 이들만을 위해 자본을 투자하는 것은 정당화하기 어렵다.

건강보장과 별개로 정부가 자본 투자를 하는 대표적인 나라가 독일이다. 독일은 1972년부터 시행된 병원재정법(Hospital Financing Act)에서 자본 투자는 주정부가 부담하고 병원 운영비는 질병기금에서 보상하는 이중 재원체계를 구축했다(Busse and Schwartz, 1997). 정부가 작성한 병원계획에 포함되어야 개별 병원은 자본 투자를 받을 수 있고, 정부가 전체 계획 속에서 병원의 병상이나 전문과목 등을 관리한다. 정부가 자본 투자를 주도하면 병상이나 장비가 필요 이상으로 늘어나거나 그 결과 의료비가 지나치게 증가하는 것을 어느 정도 통제할 수 있다.

독일의 예와 달리 건강보험 재원을 직접 자본 투자 목적으로 쓰는 나라도 있다. 프랑스는 건강보험기금에서 병원 건축 비용 일부를 지원하고, 벨기에도 건강보험 재정에서 병원 건축비를 지원한다(Thompson and McKee, 2004). 일부 국가의 사례가 있지만 대체로 건강보험이 직접 자본 투자를 하는 예는 많지 않다.

건강보장 재원으로 직접 자본 투자를 하는 논리적 근거는 명확하지 않다. 여러 유럽 국가에서는 공공 부문의 비중이 크고 병원에 대한 자본 투자에서도 상대적으로 정부 역할이 크다. 민간 소유의 병원은 대부분 비영리로 공공병원의 특성과 명확하게 구분되지 않는다. 건강보장체계의 성격과는 무관하게 모든 병원 투자가 정부의 공적 개입으로 이해될 여지가 있다.

건강보장의 자본 투자는 서비스 제공과 보건의료비 관리 측면에서 건강보장의 근본 목표가 무엇인지에 따라 정당성이 가려진다. 자원 분포가 적절하지 않을 때 이를 보완하는 것을 건강보장체계의 적극적 책임으로 해석하면 자본 투자가 당연하다. 다른 측면에서, 보건의료비 지출이 자원과 밀접한 관련이 있다는 점도 중요하다. 보건의료 인력과 시설이 보건의료비 지출의 핵심 요인인 상황에서는 자본 투자가 보건의료비 지출 관리를 위한 적극적인 개입 방법의 하나다.

참고문헌

Busse, Reinhard and Friedrich W. Schwartz. 1997. "Financing reforms in the German hospital sector: from full cost cover principle to prospective case fees." *Medical Care*, Vol. 35, No. 10 Suppl, pp. OS40~49.

Dror, David M. 2001. "Reinsurance of health insurance for the informal sector." *Bulletin of the World Health Organization*, Vol. 79, pp. 672~678.

Figueras, Josep, Ray Robinson and Elke Jakubowski(eds.). 2005. *Purchasing to Improve Health Systems Performance*. Maidenhead: Open University Press.

Forder, Julian, Ray Robinson and Brian Hardy. 2005. "Theories of purchasing." in Josep Figueras, Ray Robinson and Elke Jakubowski(eds.). *Purchasing to Improve Health Systems Performance*. Maidenhead: Open University Press.

Fougere, Geoff. 2001. "Transforming health sectors: new logics of organizing in the New Zealand health system." *Social Science & Medicine*, Vol. 52, No. 8, pp. 1233~1242.

Gottret, Pablo E. and George Schieber. 2006. *Health Financing Revisited: A Practitioner's Guide*. Washington, DC: World Bank.

Hubbard, Douglas W. 2009. *The Failure of Risk Management: Why It's Broken and How to Fix It*. Hoboken, NJ: John Wiley & Sons, Inc.

Light, Donald W. 1998. "Is NHS purchasing serious? An American perspective." *British Medical Journal*, Vol. 316, No. 7126, pp. 217~220.

Loevinsohn, Benjamin. 2008. *Performance-based Contracting for Health Services in Developing Countries: A Toolkit*. Washington, DC: World Bank.

Marquis, M. Susan and Melinda Beeuwkes Buntin. 2006. "How Much Risk Pooling Is There in the Individual Insurance Market?" *Health Services Research*, Vol. 41, No. 5, pp. 1782~1800.

Martin, Stephen, Nigel Rice and Peter C. Smith. 1998. "Risk and the general practitioner budget holder." *Social Science and Medicine*, Vol. 47, No. 10, pp. 1547~54.

Pauly, Mark V. and Bradley Herring. 2007. "Risk Pooling And Regulation: Policy And Reality In Today's Individual Health Insurance Market." *Health Affairs*, Vol. 26, No. 3, pp. 770~779.

Smith, Peter C. and Sopie N. Witter. 2004. *Risk Pooling in Health Care Financing: The*

Implications for Health System Performance. Washington, DC: World Bank.

Ssengooba, Freddie, Barbara McPake and Natasha Palmer. 2012. "Why performance-based contracting failed in Uganda – An "open-box" evaluation of a complex health system intervention." *Social Science and Medicine*, Vol. 75, No. 2, pp. 377~383.

Thompson, Ceri R. and Martin McKee. 2004. "Financing and planning of public and private not-for-profit hospitals in the European Union." *Health Policy*, Vol. 67, No. 3, pp. 281~291.

van de Ven, Wynand P. M. M. et al. 2003. "Risk adjustment and risk selection on the sickness fund insurance market in five European countries." *Health Policy*, Vol. 65, No. 1, pp. 75~98.

_____. 2007. "Risk adjustment and risk selection in Europe: 6 years later." *Health Policy*, Vol. 83, No. 2, pp. 162~179.

World Health Organization. 2000. *The World Health Report 2000 – Health Systems: Improving Performance*. Geneva: World Health Organization.

제3부

건강보장 급여

| 제9장 |

건강보장 급여의 원리

사전에서는 급여(給與)를 돈이나 물품을 주는 것 또는 그 돈이나 물품이라고 정의한다. 급여가 노동의 대가로 받는 임금이나 급료를 뜻하는 말로 주로 쓰이는 이유도 이 때문이다. 건강보장에서 급여는 조금 더 좁은 뜻으로 쓰이는데, 제도의 목적을 달성하기 위해 가입자에게 제공되는 보건의료 서비스나 돈을 가리킨다.[1]

1. 건강보장 급여의 의의

건강보장에서 급여의 가장 큰 의의는 가입자를 보호하는 직접적인 수단이라는 점이다. 급여는 건강보장제도의 목적을 달성하기 위한 필수적인 요소로, 건강보장은 현금이나 서비스를 제공해 질병이나 경제적 위협으로부터 가입자(대상자)를 보호하고자 한다. 급여수준과 범위에 따라 보호 수준은 다르지만, 급여의 목표가 곧 건강보장제도의 존재 이유(raison d'être)라 할 정도다.

건강보장 급여는 비용 지출의 원천이자 재정 조달의 목적이기도 하다. 건강

---

1) 이 용어가 언제 한국에 들어와 어떻게 굳어졌는지는 확실하지 않다. 다만, 일제강점기 신문 보도에도 이 용어가 나타나는 것으로 보아 일본에서 수입되어 자연스럽게 정착된 것으로 보인다.

보장 재원의 대부분은 급여로 지출되고, 급여 범위, 급여 이용량, 가격 등에 따라 재원 규모가 결정된다. 많은 나라가 급격한 건강보장 지출 증가에 당면한 상태에서 급여 관리는 재원 조달 못지않은 중요한 과제다. 특히 고령화와 만성질환 증가, 새로운 의학 기술의 확산 등은 건강보장 급여를 관리하는 데 큰 도전이 아닐 수 없다. 급여 확대와 변화는 곧 재정과 직결되므로, 두 가지를 따로 다루는 것은 불가능하다.

급여의 또 다른 의의는 국가/보험자와 제공자, 그리고 가입자/대상자와 제공자를 매개한다는 점이다. 보건의료 제공자는 급여(현물)를 제공하고 비용을 보상받는데, 이는 건강보장 재정이 급여를 통해 제공자에게 이전되는 것을 뜻한다. 성숙한 공적 건강보장체계에서는 건강보장 급여에서 발생하는 보상이 제공자가 얻을 수 있는 수입 중 큰 비중을 차지한다. 급여의 제공 방식과 범위, 규제와 인센티브에 따라 제공자 행태가 큰 영향을 받을 수밖에 없다.

2. 급여의 유형

건강보장 급여는 크게 현물급여(benefit-in-kind)와 현금급여(cash benefit)로 나눌 수 있다. 현물급여란 예방, 치료, 재활 등과 같이 직접 서비스로 제공되는 급여로, 서비스나 물자를 제공하는 형태와 현물 구매를 전제로 일부를 현금으로 지급하는 형태가 있다. 증서(바우처)는 세부 방법에 따라 현금급여로 분류하거나 현물급여에 포함한다.

유럽의 건강보장은 상병수당(sickness benefit)과 같은 현금급여가 더 오래되었다. 중세 이후 길드에서 발달한 자발적인 상호부조의 전통에서는 질병 때문에 노동하지 못하는 대상자에게 수입을 보전하는 일종의 상병수당을 지급했다. 건강보장제도 초기에는 치료나 약물과 같은 의료가 큰 비중을 차지하지 않았으므로, 현물급여는 근대 의료나 병원이 발달한 후에 오늘날과 비슷한 모습을 갖추었다. 중세 이후 수도원 등의 시설에서 행해졌던 휴양이나 치료를 현물급여로 보아야 한다는 주장도 있다(Levy, 1944). 과거 수도원 등의 수용 시설에서 환자가 휴양하거나 치료를 받았으며, 이때 환자가 소속된 길드 등이 비용을 대신 지불했으므로 현물급여와 다르지 않은 것이다.

같은 건강보장제도 내에서도 한 가지 급여 형태만 존재하는 것은 아니다. 현물, 현금, 증서 등이 공존할 수 있고, 대부분은 급여 성격을 고려해 여러 형태를 함께 활용한다. 예방 서비스에는 증서가 적합하지만, 치료는 현물급여가 대부분이다. 서비스 제공 주체의 성격도 급여 형태에 영향을 미치는데, 공공 부문이 서비스 공급을 전담하는 시스템에서는 현금급여 형태로 서비스를 보장하기는 어렵다.

1) 현물급여

현물급여와 현금급여는 장단점이 달라 제도 목적과 가치에 따라 선택이 달라진다. 이론적으로, 특히 경제학적으로는 현금급여가 현물급여보다 효율적이라는 주장이 널리 받아들여지지만, 건강보장에서는 더 중요한 다른 가치를 고려해야 한다는 주장이 강하다. 건강보장에서 가장 관심이 큰 것은 급여가 목표로 하는 표적집단(targeted group)에 정확하게 전달되는지다. 질병이 있는 사람에게 치료 서비스를 제공하는 것이 건강보장 급여의 목표라면, 환자가 현금급여를 치료에 사용하지 않고 효용이 더 큰 다른 곳에 쓰면 이 목표를 달성할 수 없다. 건강보장체계에서 대체로 현물급여의 비중이 큰 것은 이 때문이다. 교육, 보육, 주택, 노동시장 프로그램 등에서 현물급여가 널리 쓰이는 이유도 비슷하다.

건강보장이 현물급여를 선호하는 이유는 다양하다(Currie and Gahvari, 2008). 현물급여가 대상자를 구분하는 데 더 효율적이라는 주장이 있는데, 현금급여는 스스로 대상자라고 주장하는 사람을 구분하기 위해 자산조사(means test)를 거쳐야 한다. 자산조사는 비용이 많이 들고 정확하게 대상자를 구분하기 어려워 표적집단만 급여 대상으로 고르는 데 한계가 있다. 현금급여와 달리 현물급여는 현물(서비스)이 그 자체로 대상자를 구분하는 도구로 쓰일 수 있다. 이를 현물급여의 '자체표적화(self-targeting)' 기능이라고 한다. 고혈압을 치료하는 서비스를 현물급여로 제공할 때, 건강한 사람은 이 급여를 이용할 동기가 없고 실제 이용하기도 어렵다. 무자격자를 배제하는 데 현물급여가 더 유리하다는 것도 비슷한 주장이다(Toumanoff, 1986).

현물급여가 널리 적용되는 이유에 대한 또 다른 설명은 이른바 '사마리아인의 딜레마(Samaritan dilemma)'라고 부르는 것으로, 교육 분야에서 흔히 경험하는 일이다. 급여 대상인 빈곤층이 빈곤을 벗어나기 위해서 투자를 해야 하는데, 정부는 대상자가 현금급여를 투자에 쓴다고 확신하지 못한다. 정부로서는 급여를 제공할 수도 안 할 수도 없는 상태가 되는데 이것이 경제학자 뷰캐넌(James M. Buchanan)이 말하는 사마리아인의 딜레마이다. 이때는 조건을 달아서 현금급여를 하거나 현물급여 또는 다음에서 설명할 증서(바우처)제도를 도입해 문제를 줄일 수 있다. 보건의료에서는 국가가 주도하는 공적 보험이 이런 역할을 한다(Coate, 1995).

보호자주의(paternalism)로도 현물급여를 선호하는 이유를 설명할 수 있다.[2] 사회가 빈곤층의 소비 행태에 관심을 두면 급여 대상자의 선호보다는 사회적 선호가 작동한다. 보호자주의 시각에서는 빈곤층이 현금을 다른 용도로 (효용이 더 높더라도) 쓰면 사회 전체의 편익이나 효용을 높이지 못한다고 판단한다. 여기에는 건강이나 교육, 복지 프로그램에서는 형평성이 중요하다고 보는 가치관이 영향을 미치는데, 개인의 선호나 판단이 아니라 사회적 관점에서 평등이 중요하다고 본다. 당사자보다는 국가나 사회가 건강, 교육, 복지 등의 효용을 더 잘 판단한다는, 즉 이를 일종의 가치재(merit goods)로 보는 보호자주의적 관점도 작용한다.

급여 종류에 따라서는 현물급여 방식이 낮은 가격을 유지하는 데 도움이 된다. 예를 들어 의료나 주택을 직접 공급하면 민간 부문의 서비스를 구매하는 방법보다 가격을 낮출 수 있다. 주택을 직접 지어 임대하면 민간주택을 임대하는 것보다 싸고 일반 주택 임대료(시장가격)에도 영향을 미친다. 현물급여는 눈에 잘 띄어 정치적 수용성이 높다는 장점도 있다.

---

[2] 보호자주의는 '부권주의' 또는 '온정주의' 등으로도 번역한다. 이 책에서는 보호자주의로 통일해서 사용한다.

2) 현금급여

현금급여는 일정 조건을 충족하는 대상자에게 현금으로 제공하는 급여로, 이를 어떻게 사용하는지는 국가나 보험자가 간섭하지 않는다. 서비스를 특정하지 않고 현금으로 지급하면 장단점이 모두 나타난다.

건강보장 범위 안에 있으면 현금급여 재원도 건강보장체계(현물급여를 위주로 하는)와 구분하지 않지만, 일부 국가는 현금급여 재원을 별도 보험이나 조세 방식으로 마련한다. 스웨덴에서는 현물급여 재원은 조세이지만 상병수당이나 모성수당 등의 현금급여 재원은 보험료로 따로 조성한다(Glenngård et al., 2005).

현금급여의 특성

현금급여는 급여 대상을 명확하게 정의할 수 있어야 효과와 효율성을 기대할 수 있다. 현물급여보다 부정청구가 쉬워 급여가 필요한 대상자를 제대로 골라낼 수 있어야 한다. 부정청구와는 반대로 필요한 대상자가 빠질 수도 있는데, 현물급여가 필요(예를 들어 질병)를 쉽게 증명할 수 있는 데 비해 현금급여는 자격이 있는 것을 따로 증명해야 한다.

현금급여는 서비스의 종류와 양을 예측할 수 있어야 제대로 작동한다. 급여가 필요를 충족하지 못해 건강보장의 취지를 달성하지 못하거나, 필요보다 너무 많은 급여를 지급하는 일이 생길 수 있다. 과소와 과다 모두 비효율적이기는 마찬가지다.

현금급여가 목적을 달성하려면 환자나 보호자가 스스로 편익을 최대화하는 조건, 즉 필요한 서비스를 판단하고 결정할 수 있어야 하지만, 건강보장에서는 의학적·전문적 판단이 필요한 때가 많아 이 조건을 충족하기 어렵다(Stone, 2001). 현금급여는 비전문가도 판단할 수 있고 기준이 명확한 서비스(또는 물품), 예를 들어 기술적으로 단순한 서비스, 개인 간호나 일상 기능 지원, 간단한 장비나 설비 등에 적용하는 것이 바람직하다.

급여를 받는 사람의 효용(utility)을 극대화하는 것이 현금급여가 갖는 가장 큰 장점인데, 각 개인이 서로 경합하는 재화나 서비스 중에서 효용을 극대화하는 조합을 구성할 수 있다. 서비스의 범위나 방식이 빠르게 변화하고 이에 시장이 민감하게 반응하는 조건에서는 현금급여 방식이 유리하다. 현금급여가 시장을 만들거나 확대해 다양한 요구에 빠르게 부응할 수 있기 때문이다. 서비스 이용에 따르는 오명이나 낙인이 줄어들고 행정이 간편하다는 장점도 있다.

현금급여의 장점은 경제적 '합리성'을 전제로 하지만, 급여를 받는 사람이 항상 합리적인 행동을 하는 것은 아니다. 현금급여의 가장 큰 단점은 급여(현금)를 본래 목적에 맞게 사용하지 않고 다른 용도로 전용할 수 있다는 점이다. 예를 들어 건강을 위한 급여를 사회적으로 바람직하지 않은 용도(담배, 술, 도박 등)에 지출할 수 있다. 다른 목적에 쓰는 것이 개인의 효용을 높일 수 있어도 급여가 본래 목적을 달성하지 못하면 사회 전체의 효용은 줄어든다. 이용자들이 선택한 서비스의 질을 모두 평가하기 어렵다는 점, 그리고 부정청구의 동기가 큰 것도 중요한 문제점이다.

일반 보건의료 서비스 전체에 현금급여를 적용하기는 쉽지 않다. 단점과 부작용이 크지 않은 범위에서 부분적으로 활용되는데, 건강보장체계에서 가장 흔한 현금급여는 상병수당과 모성/부성수당(maternity/paternity benefit, 이하 모성수당이라고 함)이다. 미국과 유럽 일부 국가, 한국과 일본 등에서는 일부 장기요양 서비스에도 현금급여를 적용한다(Stone, 2001).[3] 장기요양 서비스에서 부분적이나마 현금급여를 제공하는 것은 앞서 설명한 조건을 크게 벗어나지 않기 때문이다. 주로 일상생활을 지원하는 장기요양 서비스는 급여 대상자(소비자)가 서비스 필요나 질을 비교적 잘 판단할 수 있다.

현금급여의 내용

건강보장체계에 속하는 현금급여로 가장 전통적이고 보편적인 것 중 하나가 상병수당으로, 노동자가 질병이나 손상으로 일하지 못하는 기간 동안 소득손실

---

3) 장기요양 서비스를 건강보장체계에 포함할 것인지는 논란거리이지만, 많은 국가에서 현실적으로 건강보장체계의 한 요소로 되어 있는 것이 사실이다. 건강보험과 분리해 별도의 사회보험제도를 운영하는 나라는 독일, 일본, 한국 등이다.

을 보전하려는 것이다. 한국은 건강보장의 역사가 짧아 상병수당에 대한 인식이 낮은 편이나, 대부분 선진국에서는 오래전부터 건강보장의 법정급여로 되어 있다. 처음에는 임금노동자를 중심으로 한 제도였으나 최근에는 자영자도 포함하는 나라가 많다.

상병수당의 급여수준이나 기간은 다양한데, 손실된 소득의 전부(노르웨이) 또는 일부(스웨덴 80%, 독일 70%, 일본 2/3 등)를 수당으로 받는다(문성웅 외, 2015). 급여를 받기 위해서는 상병 이전에 임금을 받던 상태(또는 수입이 있는 상태), 사용자로부터 임금이나 유급휴가를 받을 수 없는 상태(자영자는 더는 수입이 없는 상태) 등 전제조건을 충족해야 한다. 질병에 걸리기 전 일정 기간 근무하거나 보험료를 납부하는 등 자격 조건을 정해놓은 나라가 많다. 대부분 국가에서는 급여를 받을 수 있는 최장 기간(스웨덴 364일, 독일 78주, 일본 18개월 등)이 있다.

모성수당은 출산 전후의 여성 노동자에게 출산휴가 기간의 임금손실을 보전하는 것을 목적으로 한다. 유산, 입양 등에 같은 급여를 제공하는 나라도 있다. 모성수당은 상병수당과 기본 목적이 같아서 함께 관리하는 나라가 대부분이고, 다른 조건도 상병수당과 비슷하다.

3) 증서(바우처) 제도

현물급여와 현금급여의 장점을 모두 살리려고 하는 급여 형태가 증서(바우처, voucher) 제도이다. 증서는 정해진 범위 안에서 서비스나 물품을 구매하고 비용 대신 지불할 수 있도록 정부나 보험자가 발행해 자격 있는 사람에게 주는 것을 가리킨다. 이 제도에서 서비스나 물품을 판매한 제공자는 받은 증서를 발행자에게 제시하고 비용을 받는다. 증서 제도는 단위 서비스나 물품에 들어가는 비용이 일정할 때, 또는 비용을 안정적으로 예측할 수 있는 서비스에 적용하는 것이 보통이다(World Bank, 2005). 보건의료에서는 산전 진찰이나 예방접종, 건강검진 등에 많이 쓰인다.

증서 제도는 교육 분야, 특히 미국에서 여러 시도가 있었고 최근에는 다른 나라와 다른 분야로 퍼져나가는 추세다. 건강보장 영역에서는 개발도상국에서 결핵이나 에이즈 등 명확하게 구분되는 특성을 가진 집단과 공공성이 강한 서비스에 관심이 집중되어 있다.

증서 방식은 현물급여와 현금급여의 중간에 위치하는 것으로, 장단점도 두 방식과 겹치되 정도가 달라진다. 현금급여가 대상자의 효용을 최대화하는 방식이라면, 증서 제도의 효용은 현금급여보다는 작고 현물급여보다는 크다. 일반적으로 말하는 증서 제도의 장점은 다음과 같다(World Bank, 2005).

첫째, 목표 대상자에게 더 쉽고 효율적으로 급여를 제공할 수 있다. 주로 빈곤층에게 급여를 제공할 목적으로 공공병원이나 보건소에 예산을 지원하면 목표를 달성하기 어렵다. 기관을 이용하는 사람들이 빈곤층에 한정되지 않고, 정보나 지리적 요인 때문에 빈곤층이 서비스에 접근하는 것이 어려울 수 있다. 이때 예산이 아니라 빈곤층에 속하는 각 개인에게 증서를 주면 목표 대상자에게 급여가 도달할 가능성이 커진다. 목표 대상자가 특성을 가진 집단, 예를 들어 범법자(마약중독, 성노동자 등)나 낙인을 두려워하는 환자(결핵, 나병, 에이즈 등) 등에서는 더 큰 효과를 발휘할 수 있다. 이런 장점은 제도를 어떻게 설계하는가에 따라 단점이 되기도 한다. 전체에게 보편적 급여를 제공하는 체계에서 일부 집단에 증서로 자격을 부여하면 오히려 낙인이나 오명의 원인이 될 수 있다.

둘째, 객관적 필요에 비해 적게 이용하는 서비스를 촉진한다. 개인이 인식하는 효용은 크지 않으나 사회적 효용이 큰 서비스(예: 예방 서비스)가 여기에 해당한다.

셋째, 관리 측면에서 장점이 있다. 비용을 부정하게 청구하는 것을 방지할 수 있고, 분석이나 정보 생성에 필요한 자료 수집이 쉽다. 많은 개발도상국에서 임신이나 출산, 영아 사망 등의 정보를 정확하게 알기 어려운데, 증서 방식으로 더 쉽게 자료를 수집할 수 있다.

넷째, 제공자가 수요를 창출하기 어렵다. 의료 이용의 주도권이 이용자에게 있고 이용량이 증서로 통제되면 제공자가 수요를 창출하는 것을 억제한다. 증서 방식으로 산전 진찰 서비스를 제공하면 미리 정한 급여 항목과 양을 넘기 어렵다.[4]

다섯째, 환자의 선택과 만족도가 증진될 수 있다. 제공자나 서비스 종류가 미리 지정되어 있거나 하나뿐일 때는 이런 장점이 실현되기 어렵지만, 제공자나 서비스를 선택할 수 있을 때는 선택에 따른 효용이 높아진다. 이는 바우처 제도를 지지하는 핵심 논리 중 한 가지다. 소비자가 제공자를 선택할 수 있으면 제공자 사이에 경쟁을 유도하고(민간과 공공 모두 해당한다) 서비스 제공의 효율성이 높아진다는 것이다.

건강보장체계에서 증서 제도는 비용 대비 효과가 증명된 서비스를 일부 계층(주로 빈곤층이나 고위험군)에 제공할 때 많이 활용된다. 특히 공공서비스의 품질과 효율성이 낮을 때 취약계층에 서비스의 선택권을 부여해 효율성과 형평성을 동시에 해결할 수 있는 수단이라는 주장이 많다(정광호, 2007). 직접 공급하는 것보다 경쟁 시장을 만드는 것이 더 효율적이라고 판단하기 때문이다(Bhatia and Gorter, 2007). 소비자가 구매의 주도권을 쥐고 경쟁과 효율을 촉진한다는 증서 제도의 논리는 개발도상국이나 비교적 공공성이 강한 서비스 또는 취약계층에 한정되지 않는다. 일부 고소득 국가에서는 전반적인 건강보장체계 '개혁'의 방안으로도 거론될 정도다.

선택과 효율성 논리를 바탕으로 이 제도의 장점이 거론되지만, 장점에 대한 근거가 충분하지 않고 다른 부작용이 나타날 가능성도 크다. 증서가 낙인 구실을 할 가능성은 앞에서 이미 언급했다. 증서는 현금과 마찬가지로 제도가 설정한 목적 이외에 사용될 수 있는데, 미국의 음식 구매 증서(food stamp)가 현금처럼 유통되는 것이 대표적 예다. 증서가 가진 부작용을 방지하기 위해 각종 규제를 함께 시행하지만, 규제 비용이 추가로 발생하므로 비효율이 더 심해진다(정광호, 2007).

증서 제도의 논리 기반이 취약한 것이 더 중요한 한계다. 소비자와 이용자가 합리적으로 제공자를 선택하고 그 결과 제공자 사이에 경쟁이 발생한다는 것은

---

4) 보건의료체계의 성격에 따라 증서가 비효율적인 이용을 촉진하는 통로가 될 수도 있다. 증서가 최소 수준의 서비스를 보장하는 대신, 급여 범위 밖에서 관련 서비스를 유도할 수 있기 때문이다. 산전 진찰을 증서로 보장하되 초음파 촬영이나 선천성 기형에 대한 선별검사는 증서에 포함되어 있지 않으면 이런 종류의 위험이 커진다. 제공자는 증서가 보장한 서비스 이외에 관련 서비스를 추가로 이용하게 유도하고, 그 결과 불필요한 서비스가 과잉 공급될 수 있다.

근거가 충분하지 않다. 보건의료에서 소비자 선택과 제공자의 경쟁이 제대로 작동하기 어려운 것은 널리 알려져 있다. 증서 제도에서도 질과 비용에 따라 소비자가 제공자나 급여를 선택한다는 증거는 부족하다. 일부 개발도상국의 공공보건 서비스에서 부분적으로 얻은 경험을 증서 제도의 장점으로 일반화하기는 어렵다.

3. 급여 항목과 범위의 원칙

현실에 존재하는 모든 보건의료 기술, 시설과 장비, 서비스를 건강보장 급여에 포함할 수는 없다. 모든 항목을 급여로 하는 것은 현실적으로 불가능하지만, 건강보험 급여의 목적과 가치를 고려하면 바람직하지도 않다.

건강보험 급여의 대상과 범위를 정하는 것은 건강보장 급여의 몇 가지 특성과 밀접한 관련이 있다. 첫째, 건강보장 급여는 건강보장 재정을 기반으로 하며, 재정 능력을 넘어 급여를 제공하기는 어렵다. 가치가 있더라도 무한정 급여를 확대할 수는 없다. 둘째, 급여는 대상자의 건강수준과 삶의 질을 향상하고 사회 구성원을 재정적으로 보호하는 건강보장체계의 목표를 달성하는 데 이바지해야 한다. 자원을 무한정 쓸 수 없을 뿐 아니라, 모든 자원은 건강보장의 고유한 목적을 달성하는 데 기여하는 것이 원칙이다. 셋째, 급여는 실제 효과를 발휘할 수 있어야 한다. 기술과 과학의 측면에서 시술이나 약품, 장비, 시설 등의 급여는 '효과성'을 요구한다. 어떤 시술이나 약품이 건강을 증진하고 질병을 예방·치료하는 데 효과가 없으면 급여에 포함할 이유가 없다.

1) 한정된 자원과 배분

건강보장체계의 급여 범위 결정은 한정된 자원을 전제하고 출발한다. 공공과 민간 모두 마찬가지다. 민간보험은 이런 고민을 하지 않을 것 같지만, 여기서도 모든 대상자에게 모든 급여를 제한 없이 제공할 수 없으므로 사정이 비슷하다.

자원이 한정된다는 조건은 사회의 모든 영역이 부닥치는 공통 전제다. 공공

영역(민간 부문 또는 사적 영역에 대응해서), 건강보장(다른 기능이나 정책 분야에 대응해서), 급여 범위(건강보장의 다른 주제에 대응해서) 등 모든 영역에서 의사결정은 자원이 한정된다는 제약 조건을 피할 수 없다. 부족한 자원을 가능하면 적정하게 배분하는(allocate) 과제가 필연적으로 등장하고, 이는 자원 투입의 우선순위(priority) 결정으로 이어진다.

우선순위를 정할 때는 효율성과 정의(justice)가 중요한 가치 기준으로 작용한다. 효율성은 한정된 자원을 어떤 분야나 대상에 먼저 배분해야 하는가에 관한 질문으로, 최소 자원으로 가장 큰 효과를 얻으려는 것이다. 한정된 자원 때문에 특정 영역이나 집단에 먼저 또는 더 많은 자원을 배분하는 것(이는 곧 효율성이라는 과제다)이 효율성 문제라면, 무엇을 근거로 왜 어떤 영역이나 집단을 우선하는가를 정당화하는 근거가 정의의 문제다. 예를 들어, 어떤 자원을 배분할 대상으로 어린이와 노인의 두 연령집단을 고려한다고 가정하자. 자원 제약 때문에 두 집단 모두에 투자하거나 비용을 지출할 수 없다면, 둘 가운데 어린이에 우선순위를 높게 둘 수 있다. 이 결정은 정당화될 수 있는가? 그 근거는 무엇인가? 이런 판단은 누구나 동의할 수 있는 것인가, 아니면 특정 집단의 시각이나 견해를 반영한 것인가? 이런 여러 질문이 정의의 문제를 둘러싼 논점들이다.

효율성과 정의는 반드시 같은 방향으로 움직이지 않으며 항상 조화로운 것도 아니다. 투입에 비추어 가장 큰 효과를 보는 것을 효율성 기준이라 할 수 있으나, 이는 사회 전체의 효용을 최대화하는 것을 목표로 하는 공리주의의 가치와 다르지 않다. 공리주의적 최대화는 분포를 고려하지 않는데, 사회 전체의 효용을 최대화한 상태가 어떤 개인이나 집단을 부당하게 처우해서 달성되면 이를 공정하다고 할 수 없다.

일부를 희생하지 않고 효용을 극대화할 수 있다고 해도, 효용을 정확하게 측정하기 어려운 것이 큰 도전이다. 측정의 정확성을 판단하는 것은 논외로 하더라도, 각 개인의 효과(효용)를 공통의 잣대로 비교할 수 있는지부터 문제다. 공리주의나 후생경제학에서는 효과(효용)의 총량을 측정하기 위해서 어떤 외부적 자극(개입)에 대해 모든 개인이 경험하는 효과(효용)는 같다는 표준가정(standard assumption)을 채택한다(황경식, 1985: 351). 이런 가정은 논리적으로 취약해 실제 판단에 적용하기 어렵다.

건강보장의 급여 범위를 둘러싼 우선순위 결정은 과거보다 중요성이 더 커졌다. 자원이 한정된다는 전통적 조건 이외에도, 질병 부담의 변화, 고령화, 의학 기술 발전 등으로 보건의료에 대한 요구(demand)가 급속도로 증가하기 때문이다. 동원할 수 있는 자원보다 요구가 더 빨리 늘어나면 자원의 상대적 제약은 더 커지고, 우선순위를 정하는 것이 그만큼 더 복잡하고 어렵다. 의학 기술 발전은 효율성과 정의의 문제를 더 복잡하게 한다. 최근에 개발된 약품들은 삶의 질을 높이는 효과가 크지만, 전통적인 잣대(예를 들어 수명 연장이나 조기사망 예방)로는 기여가 그리 크지 않은 것이 많다. 작은 인구집단이나 드문 질병을 대상으로 하는 의약품은 사회에 미치는 효과를 측정하기가 더 어렵다. 어떤 약품을 먼저 포함할지 정할 때마다 논란이 커질 수밖에 없는 상황이다.

1990년대 이후 여러 나라에서 자원 배분과 우선순위 결정에 관심이 늘어난 것은 이런 조건을 배경으로 한다. 사회적인 논란이 클수록 명시적인(explicit) 방법으로 우선순위를 결정하려는 것은 그만큼 어렵고 논쟁적이기 때문이다. 나라별로 우선순위를 결정하는 방법은 크게 두 가지 경향으로 나눌 수 있는데, 하나는 우선순위 결정의 원칙을 정하는 방법이고, 다른 하나는 결정 기준이나 원칙보다 결정 과정을 명확하게 정하는 방법이다(Sabik and Lie, 2008). 스웨덴, 노르웨이, 네덜란드, 덴마크 등이 전자에 속하고, 영국, 이스라엘, 뉴질랜드, 미국의 오리건주(Oregon) 등이 후자에 속한다(이들 사례에 대한 자세한 내용은 제10장 참조). 둘 가운데 어느 한 가지 방법만으로는 모든 논란을 없애기 어렵다. 원칙이나 과정을 정해놓아도 실제 결정할 때는 다른 많은 요소를 고려해야 한다.

2) 급여수준의 충분성

급여의 충분성, 즉 급여가 건강보장제도의 목적을 달성할 수 있을 정도로 충분한 것은 건강보장 급여, 나아가 건강보장체계가 갖추어야 할 근본 조건이다. 자원의 제약은 충분성을 추구하는 과정에서 고려할 조건일 뿐, 충분성에 이르지 않는 근거는 되지 못한다.

급여수준의 충분성은 '보장성' 지표로 나타낼 수 있으나, 급여수준이 건강보장체계의 목적을 달성할 수 있을 정도로 충분한지 판단하기는 쉽지 않다. 의학과 의료, 급여 효과가 내포한 불확실성과 모호함 때문에 절대적이고 유일한 기준은 존재하지 않는다. 많은 나라가 개념과 원칙으로는 충분한 급여수준을 말하지만 실제로는 논란이 많은 것도 이 때문이다.

접근성

공적 건강보장체계가 정하는 '적절한' 급여 범위는 한 사회가 의료에 대한 접근성을 어느 수준까지 보장할 것인지에 달려 있다. 접근성은 한정된 자원을 전제하는 현실과 함께 건강과 의료에 대한 사회적 가치를 반영한다. 사회적·제도적 목표를 무엇으로 정하든 한 사회가 보장하는 최저 수준의 의료나 건강은 그 사회의 가치를 반영할 수밖에 없다.

접근성을 어느 수준까지 보장할 것인지 모두가 동의하는 결론을 내리기는 어렵다. 접근성에는 최소 두 가지 측면이 있는데, 하나는 '무엇'에 대한 접근인가, 또 하나는 '어느' 정도의 접근인가 하는 것이다. 접근성의 정도(수준)에 대해서는, 의료에 접근하는 것이 방해받아서는 안 된다는 가장 소극적 수준부터 국가가 모든 구성원에게 평등한 접근을 보장해야 한다는 가장 적극적 수준까지 범위가 넓다(Ruger, 2007). 무엇에 대한 접근을 보장하는지도 쉽게 결론을 내리기 어렵다. 접근성은 흔히 필요(needs)를 기초로 정해진다고 하지만, 필요는 말할 것도 없고 이를 충족하는 보건의료 서비스도 그 구성이 매우 이질적이다. 객관적이고 의학적인 판단만으로 필요를 판별할 수 없으며, 역사·사회·문화적 조건에 큰 영향을 받는다. 필수 서비스와 그렇지 않은 것을 명확하게 나누는 것은 사실상 불가능하다.

대부분 국가나 건강보장체계는 접근성의 보장 수준을 추상적으로 정의한다. 표현은 다르지만, 적정(optimum), 기본(basic), 일차(primary), 필수(essential), 의학적으로 필요한(medically necessary) 등이 보장성 수준을 나타내는 개념이다. 이 중 '적정 수준의 최소한(decent minimum)'이라는 개념을 주목할 필요가 있는데, 접근성의 보장 수준을 국가가 책임져야 한다는 주장(적극적)과 국가가 보건의료에 접근하는 것을 방해해서는 안 된다는 주장(소극적)의 중간 정도에 위치한다. 좀 더 구체적으로는, 최소한의 품위 있는 삶을 위해 필요한 것에 대해 객관적으로 측정할 수 있는 접근성 수준이라고 정의한다(Savulescu, 2001). 이 개념은 현실적으로 유용하다는 주장이 적지 않으나(Buchanan, 1984), 맥락에 따라 수준이 달라져 객관적이고 보편적인 기준을 정하기 어려운 점은 마찬가지이다. 오히려 '최소한(minimum)'이라는 용어와 개념 때문에 보건의료에 대한 접근성을 두 층위로 분리하는 문제가 생긴다. 보건의료와 접근성을 두 층으로 나누면, 최소 수준을 넘는 보건의료는 권리나 목표에서 제외되는 결과가 발생한다.

접근성에 대한 여러 정의가 추상적이고 모호한 점이 있지만, 모든 사람이 받아들일 수 있는 객관적인 기준이나 지표를 만드는 일이 가장 중요한 것은 아니다. 추상적 정의는 각 제도에서 현실 조건과 환경, 역사적 경험, 사회구성원의 인식과 요구 등의 요소와 상호작용을 거쳐 다양한 보장성 수준으로 나타난다. 현실 조건 속에서 접근성에 대한 원리와 목표를 합의하고, 사회적 상호작용을 거치면서 기본선을 보장하고 확대하는 과정이 더 중요할 수도 있다.

필수 보건의료

개념으로는 필수, 기초, 적정 등을 구분할 수 있으나, 건강보장제도에서 현실적 의미는 크게 다르지 않다. 한정된 자원 범위 안에서 사회구성원에게 반드시 제공해야 할 최소한의 건강보장 급여를 뜻한다고 봐도 무방하다. 여기에서는 용어를 통일하기 위해 기본급여(basic package)로 부르기로 한다.[5] 대부분 건강보장체계는 기본급여의 범위를 정하는데, 실제 범위는 나라마다 다르다(Hoffmeyer and McCarthy, 1994). 영국에서는 일차의료를 급여에 포함하나 프랑스나 뉴질랜드는 명시적이지 않다. 캐나다에서는 약품 구입비는 급여에서 제외되고, 잉글랜드에서는 처방약의 일부 비용을 이용자가 부담한다.

---

5) 기본급여라는 용어를 공식적으로 사용하는 대표적인 나라가 네덜란드이다. 이 나라에서 기본급여 방식의 접근이 두드러지는 이유는 건강보장체계의 특성 때문이다. 여러 민간보험회사가 사회보험의 보험자로 경쟁하는 방식이므로 어느 보험자든 의무적으로 제공해야 할 급여(기본급여)의 범위를 정해야 한다.

나라마다 기본급여의 범위가 다른 것은, 서로 다른 급여 원칙과 기준을 적용하기 때문이다. 치료 효과와 비용효과(cost-effectiveness), 치료의 필요성, 질병의 중증도, 개인의 책임 여부, 보장의 효율성 등 복잡하고 다양한 원칙을 적용한다(Rutten and van Busschbach, 2001). 원칙에는 쉽게 동의하더라도 구체적인 결정에는 또 다른 기준과 적용 원칙이 필요하다. 예를 들어, 가장 중요한 원칙 중 하나라 할 수 있는 비용효과성도 실제 적용은 단순하지 않다. 예를 들어, 오스트레일리아나 네덜란드에서는 높은 비용효과 비(比)를 가진 약물 다수가 급여 범위에 포함되지 못했지만, 질병 부담이 큰 몇몇 질환에 대한 치료는 비용효과성이 떨어지는 데도 기본급여에 포함되었다. 비용효과성이 급여 범위를 정하는 유일한 기준이 아니었기 때문이다.

기본급여 개념에 기초하면 급여가 두 개 영역(계층)으로 나누어진다는 비판이 있다(Ruger, 2008). 앞서 언급한 '적정한 최소'에 대한 비판과 비슷한데, 기본이나 적정의 기준을 어떻게 정하더라도 결과적으로 체계와 대상을 두 개 이상으로 나누어 '계층화'한다는 것이 비판의 요지다. 대부분 국가에서 공적 영역과 사적 영역이 역할을 분담한다고 할 때, 공적 영역은 '기본'에 치중하고 그 기준 이상은 개인 부담을 비롯한 사적 영역이 담당하는 이원적 구조가 될 가능성이 크다. 급여가 두 층으로 나누어지면 양쪽의 접근성 수준과 질에 격차가 나기 쉽고, 건강보장체계뿐 아니라 사회체제 전반을 양분해 계층화할 수 있다.

3) 급여의 효과성

급여는 서비스·시술(procedure)·검사(test)·재료(material)·약품 등 몇 가지 영역으로 나눌 수 있는데, 세부적으로는 영역마다 많은 항목을 다양하게 포함한다. 이들 항목은 모두 고유한 목적을 이루고자 하고, 급여로 포함할 때는 그 목적을 제대로 달성할 수 있다는 것을 전제한다.

모든 급여 항목이 이러한 판단을 거치지 못하는 것이 현실적 문제다. 많은 보건의료 서비스는 객관적 근거에 기초하기보다 오랜 기간 축적된 환자와 의료 전문직의 경험 또는 통찰로 선택된 것이다(U. S. Congress Office of Technology

Assessment, 1994). 이렇게 선택된 보건의료는 건강보장이 목표하는 효과와 가치를 달성할 수 있는지 계속 질문을 받아야 하고, 보건의료의 결과가 중요할수록 그리고 비용이 많을수록 더 엄격한 가치판단이 필요하다.

급여 항목의 가치는 재정, 즉 건강보장의 효율적인 재정 지출에 한정되지 않는다. 급여 항목의 적절성 기준은 보건의료에 대한 보편적 판단 기준과 크게 다르지 않다. 즉 건강보장 급여도 안전성, 유효성, 효과성, 효율성, 질 등 급여의 기본 요건을 갖추어야 한다.

가장 전통적 기준은 안전성으로, 특정한 상황(예: 특정 질병, 의사, 병원 등)에서 위험을 감수할 수 있는 수준을 가리킨다(Institute of Medicine, 1985: 258). 약품과 재료, 시술 등 어떤 급여도 안전하지 않으면 가치가 없다. 모든 보건의료는 편익과 위험을 동시에 내포하므로, 안전성 기준을 충족하려면 최소한 편익이 위험보다 커야 한다. 안전성을 판단할 때 편익과 위험을 모두 평가하는 것은 이 때문이다.

시술이나 행위의 안전성은 비교적 최근에 중요한 문제로 등장했고, 환자에게 영향을 미치는 안전 문제를 통합적으로 다룬 것은 1990년대 이후부터다. 미국과 영국을 중심으로 환자 진료의 안전성이 매우 미흡하다는 실증적 연구결과가 발표되었고(Brennan et al., 1991; Leape et al., 1991; Vincent, Neale and Woloshynowych, 2001), 이어서 미국 의학연구소(Institute of Medicine)의 보고서가 나오면서 안전 문제가 중요한 관심사로 등장했다(Kohn, Corrigan and Donaldson, 2000).

유효성과 효과성은 엄격한 의미로는 서로 다른 개념이다. 어떤 의학적 문제를 해결할 때 얻을 수 있는 편익(benefit)에 관한 관심이란 점은 같으나, 유효성은 이상적 조건, 효과성은 평균적 조건 또는 적정한 조건에서 산출한 결과를 가리킨다(Institute of Medicine, 1985). 어떤 고혈압 치료약이 실험실에 가까운 이상적 조건에서 나타내는 효과(유효성)는 현실에서 나타나는 효과(효과성)와 다르다. 현실에서는 환자마다 반응성이 다르고 투약 횟수를 지키지 못할 수도 있으며 이상반응이 나타나기도 한다. 유효성은 효과성을 충족하는 필요조건이지만 충분조건은 될 수 없고(Flay, 1986), 현실의 조건과 제약 때문에 효과성은 대체로 유효성보다 작다.

효율성은 유효성이나 효과성에 경제적 관점을 보탠 것이다. 일반적으로는 보건의료체계의 특정 산출물(output)과 그 산출물을 만들기 위해 쓰인 투입 자원(input)의 관계를 가리킨다(Agency for Healthcare Research and Quality, 2008). 비용효과분석(cost-effectiveness analysis)이나 비용효용분석(cost-utility analysis)이 가장 유명하지만, 평가 목적에 따라 다양한 방법이 쓰인다.

급여의 가치는 기준별로 여러 가지 방법으로 평가한다. 평가에는 실험실 검사(laboratory test), 임상시험(clinical trial), 역학 조사와 관찰(epidemiological and observational methods), 비용 분석, 시뮬레이션과 모델링, 집단 판단(group judgment), 전문가 의견, 문헌 분석 등의 방법을 활용한다(Institute of Medicine, 1985). 실험실 검사를 통해 약물의 안전성이나 효과를 평가할 수 있고, 역학 조사나 관찰을 통해 시술의 효과나 효율을 판단할 수 있다. 각각의 방법을 구체적으로 설명하는 것은 생략한다.

급여의 가치 평가는 전체 대상자에게 적용하기 위한 것으로, 한두 가지 개별 평가를 판단 기준으로 삼는 것은 합리적이지 않다. 특별한 결과를 얻은 한두 가지 연구와 개별적인 판단이 아니라 객관적이고 보편적인 근거가 필요하다. 이런 요구를 반영한 대표적 노력이 근거에 기반을 둔 의학(evidence-based medicine: EBM)또는 근거에 기반을 둔 보건의료(evidence-based healthcare: EBH)이다. 코크런 컬래버레이션(Cochrane Collaboration, 2008)의 정의에 따르면 EBH는 "개인 환자 진료나 보건의료 제공 과정에서 의사결정을 할 때 현재까지 만들어진 최고의 근거를 성실하게 활용하는 것(conscientious use of current best evidence in making decisions about the care of individual patients or the delivery of health services)"을 의미한다. 여기서 '최고의 근거'는 적절하고 타당한 연구를 통해 만들어진 최신 정보를 가리키는 것으로, 여러 보건의료의 효과, 특정 물질에 노출되었을 때 나타날 수 있는 유해성, 진단 검사의 정확성, 예후 인자의 예측 가능성 등을 모두 포함한다. 최고의 근거를 만들고 수집하기 위해서는 목적에 맞는 방법과 전략을 사용해야 한다. 최근에는 근거에 기초하는 것은 물론이고 투입과 비교해 상대적으로 더 좋은 건강결과를 얻는 것이 중요하다는 의미에서 '가치기반(value-based)' 보건의료를 강조하는 추세다(Porter, 2010).

원칙적으로 건강보장 급여는 '근거'를 기준으로 결정되어야 하지만, 실제로는 이런 기준을 지키기 어려울 때가 많다. 근거가 충분하고 기준을 적용할 수 있어도, 근거가 실제 의사결정으로 이어지려면 여러 조건이 필요하다. 급여 결정에는 근거의 질, 의료제공자의 인식과 실제 행위, 환자의 인식과 태도 등 여러 가지 요소가 작용하기 때문이다. 더 많은 지식이 축적되면 근거 수준이 높아지고, 급여에 대한 의사결정에도 근거가 점점 더 중요한 역할을 할 것으로 예상한다.

캐나다의 신의료기술평가

신의료기술평가(health technology assessment: HTA)는 보건의료 기술의 효능, 안전성, 효과, 비용효과 등에 대한 근거를 제공해 합리적인 정책 결정을 지원하고자 하는 평가 영역이다. 캐나다에서 HTA는 의료기술의 채택과 퇴출, 건강보험의 급여 결정, 오래된 기술의 적용 등과 관련된 의사결정을 지원하는 역할을 하고 있다.

캐나다에서 HTA 활동은 대개 정부 지원을 받는 공공기관이 수행한다. 국가 차원에서 1989년 'Canadian Coordinating Office for Health Technology Assessment(CCOHTA)'가 설립되었고, 이후 활동 영역이 넓어짐에 따라 2006년 'Canadian Agency for Drugs and Technologies in Health(CADTH)'로 이름을 바꾸었다. CCOHTA가 만들어진 이후 주별로도 비슷한 기관이 설립되었는데, 현재 퀘벡, 온타리오, 앨버타 주가 따로 평가기구를 운영하고 있다.

이들 기관이 수행한 평가 결과는 보고서, 요약 보고(brief), 전자 공시(electronic bulletin) 등 여러 방법으로 정부에 보고되고 다른 영역으로도 전파된다. 오랜 기간이 걸리는 연구도 있지만 응급 자문을 위한 신속 평가(rapid assessment)도 시행한다. 평가 결과는 주로 정부의 정책 결정자가 활용하지만, 의료기관, 의료 전문가, 환자 단체 등도 중요한 사용자들이다. 평가는 주로 효과와 경제성에 집중되고, 때로 사회적·윤리적 측면을 다루기도 한다.

HTA의 결과는 주로 주 정부의 정책 결정에 영향을 미친다. 예를 들어 퀘벡주에서는 21건의 평가 중 3건을 제외한 나머지 모두가 정책 결정에 직접 영향을 미쳤다. HTA로 인한 비용 절감은 연간 1600만~2700만 달러에 이를 것으로 추정된다.

자료: Hailey(2007).

4. 누가 어떻게 정하는가

급여의 종류, 범위, 수준을 결정하는 것은 기술적 문제인 동시에 정치경제와 사회문제이기도 하다. 예를 들어, 장기요양보험에 현금급여를 인정할지 말지를 결정할 때 재정 사정을 기술적으로 판단하는 것 이외에도 가족, 여성, 노동시장 등에 대한 정치경제·사회적 판단이 필요하다. 무엇보다 급여 결정이 단순히 기술적 문제가 아니라는 점을 인식하는 것이 중요하다.

급여를 합리적으로 결정하는 데 가장 중요한 요건은 좋은 거버넌스를 구축하는 것이다.[6] 건강보장 급여에서 거버넌스는 "급여를 설계하고 조정하는 과정과 구조"를 가리키는 것으로, 조직, 기관, 기업, 정부가 자신의 일을 처리하는 '게임의 규칙'을 정하는 역할을 한다(Giedion and Guzmán, 2017: 30~31).

거버넌스로서의 구조는 각 나라 건강보장체계에 따라 다양하게 구성할 수 있지만, 좋은 거버넌스가 요구하는 과정의 특성은 공통점이 많다. 건강보장 급여를 결정하는 과정에서 필요한 특성은 투명성, 이해관계자 참여, 체계적이고 잘 조정된 의사결정 구조, 일관성과 안정성 등이다.

건강보장 급여를 둘러싼 정치경제적·사회적 권력관계는 때로 정책관리의 거버넌스 이상으로 중요하다. 건강보장 급여의 확대와 축소는 거시 차원에서 복지국가의 확대 또는 축소와 무관하지 않으며, 이는 다시 복지국가의 정치와 직결된다. 건강보장 급여는 여러 계층·계급의 사회경제적 이해와 맞물려있고, 주로 정당을 매개로 현실 정치에 연결된다. 기업과 자본도 중요한 역할을 할 수 있다.

미시적으로는 다양한 이해관계 집단이 의사결정에 참여하고 영향을 미치려 노력한다. 노동, 시민, 사용자, 보험 가입자도 이해관계 속에 있지만, 급여 결정에 직접 영향을 받는 보험자, 환자(집단), 의료제공자, 제약과 의료산업 등이 가장 적극적인 참여자이자 행위자(actor)다.

---

6) 제도로서의 급여 결정 구조와 과정은 제11장 '급여와 급여 결정의 관리'에서 자세하게 다룬다.

참고문헌

문성웅 외. 2015. 『주요국의 상병수당제도 현황 고찰 및 시사점 연구』. 원주: 건강보험정책연구원.

정광호. 2007. 「바우처 분석: 한국과 미국을 중심으로」. ≪행정논총≫, 제45권 제1호, 61~109쪽.

황경식. 1985. 『사회정의의 철학적 기초』. 서울: 문학과지성사.

Agency for Healthcare Research and Quality. 2008. "Health Care Efficiency Measures: Identification, Categorization, and Evaluation." AHRQ Publication No. 08-0030. Rockville: Agency for Healthcare Research and Quality.

Bhatia, Mrigesh R. and Anna C. Gorter. 2007. "Improving access to reproductive and child health services in developing countries: are competitive voucher schemes an option?" *Journal of International Development*, Vol. 19, No. 7, pp. 975~981.

Brennan, Troyen A. et al. 1991. "Incidence of adverse events and negligence in hospitalized patients. Results of the Harvard Medical Practice Study I." *New England Journal of Medicine*, Vol. 324, No. 6, pp. 370~376.

Buchanan, Allen E. 1984. "The right to a decent minimum of health care." *Philosophy and Public Affairs*, Vol. 13, No. 1, pp. 55~78.

Coate, Stephen. 1995. "Altruism, the Samaritan's Dilemma, and Government Transfer Policy." *The American Economic Review*, Vol. 85, No. 1, pp. 46~57.

Cochrane Collaboration. 2008. "Evidence-based medicine and health care." Retrieved June 27, 2008, from http://www.cochrane.org/docs/ebm.htm.

Currie, Janet and Firouz Gahvari. 2008. "Transfers in Cash and In-Kind: Theory Meets the Data." *Journal of Economic Literature*, Vol. 46, No .2, pp. 333~383.

Flay, Brian R. 1986. "Efficacy and effectiveness trials (and other phases of research) in the development of health promotion programs." *Preventive Medicine*, Vol. 15, No. 5, pp. 451~474.

Giedion, Ursula and Javier Guzmán. 2017. "Defining the Rules of the Game Good Governance Principles for the Design and Revision of the Health Benefits Package." in Amanda Glassman, Ursula Giedion and Peter C. Smith(eds.). *What's In, What's Out? Designing Benefits for Universal Health Coverage*. Washington, DC: Center for Global Development.

Glenngård, Anna H. et al. 2005. *Health Care Systems in Transition – Sweden*. Copenhagen: WHO Regional Office for Europe.

Hailey, David M. 2007. "Health technology assessment in Canada: diversity and evolution." *Medical Journal of Australia*, Vol. 187, No. 5, pp. 286~288.

Hoffmeyer, Ullrich K. and Thomas R. McCarthy. 1994. "Summary and overview." in Ullrich K. Hoffmeyer and Thomas R. McCarthy(eds.). *Financing health care*. Boston: Kluwer Academic Publishers.

Institute of Medicine. 1985. *Assessing medical technologies*. Washington, DC: National Academy Press.

Kohn, Linda T., Janet Corrigan and Molla S. Donaldson. 2000. *To err is human: building a safer health system*. Washington, DC: National Academy Press.

Leape, Lucian L. et al. 1991. "The nature of adverse events in hospitalized patients. Results of the Harvard Medical Practice Study II." *New England Journal of Medicine*, Vol. 324, No. 6, pp. 377~384.

Levy, Hermann. 1944. "The economic history of sickness and medical benefit since the puritan revolution" *The Economic History Review*, Vol. a14, No. 2, pp.135~160.

Porter, Michael E. 2010. "What is value in health care?" *New England Journal of Medicine*, Vol. 363, No. 26, pp. 2477~2481.

Ruger, Jennifer P. 2007. "Rethinking equal access: Agency, quality, and norms." *Global Public Health*, Vol. 2, No. 1, pp. 78~96.

_____. 2008. "Ethics in American Health 2: An Ethical Framework for Health System Reform." *American Journal of Public Health*, Vol. 98, No. 10. pp. 1756~1763.

Rutten, Frans and Jan J. van Busschbach. 2001. "How to Define a Basic Package of Health Services for a Tax Funded or Social Insurance Based Health Care System?" *European Journal of Health Economics*, Vol. 2, No. 2, pp. 45~46.

Sabik, Lindsay and Reidar Lie. 2008. "Priority setting in health care: Lessons from the experiences of eight countries." *International Journal for Equity in Health*, Vol. 7, No. 1, p. 4.

Savulescu, Julian. 2001. "Justice and Healthcare: The Right to a Decent Minimum, Not Equality of Opportunity." *The American Journal of Bioethics*, Vol. 1, No. 2, pp. 1~3.

Stone, Robyn I. 2001. "Providing Long-Term Care Benefits In Cash: Moving To A Disability

Model." *Health Affairs*, Vol. 20, No. 6, pp. 96~108.

Toumanoff, Peter. 1986. "Exclusion Costs and the In-Kind Transfer." *Kyklos*, Vol. 39, No. 3, pp. 443~447.

U.S. Congress Office of Technology Assessment. 1994. *Identifying health technologies that work: searching for evidence*. Washington, DC: U.S. Government Printing Office.

Vincent, Charles, Graham Neale and Maria Woloshynowych. 2001. "Adverse events in British hospitals: preliminary retrospective record review." *British Medical Journal*, Vol. 322, No. 7285, pp. 517~519.

World Bank. 2005. *A guide to competitive vouchers in health*. Washington, DC: World Bank.

| 제10장 |

급여 범위와 우선순위

자원을 합리적으로 배분하려면 우선순위를 정해야 한다. 자원이 한정된 상태에서 우선순위를 정해 배분하는 것이어서, 자원 배분과 우선순위 결정은 사실상 같은 뜻으로 사용한다(Ham and Robert, 2003). 건강보장의 급여 항목과 범위에 우선순위를 정하는 것은 자원을 합리적으로 배분하는 핵심 수단이다.

급여 범위와 우선순위를 정하는 기준과 방법을 논의하기에 앞서 기술적 접근의 한계를 인식하는 것이 중요하다. 급여 범위 결정은 흔히 정치적(넓은 의미에서) 영향을 받는데, 이때 기술적 방법과 기준은 기껏해야 참고자료로 쓰일 수 있을 뿐이다. 급여 결정의 '정치적' 성격은 새로운 현상이 아니며, 1980년대부터 명시적 기준을 사용해 급여 범위를 정하려는 움직임이 나타났다. 영국이나 스칸디나비아 나라들에서는 국가 차원에서 급여가 정치화되었다. 이들 나라에서는, 살릴 수 있는 환자를 건강보장에서 배제하는 사례들이 계속 나타났고, 이는 언론과 여론을 통해 큰 정치적 압력으로 작용해 급여 결정에 영향을 미쳤다(Sabik and Lie 2008).

이런 상황에서 우선순위의 공통기준을 합의하기는 쉽지 않다. 기준을 정할 때 의학적 중요성, 가치(value), 필수 등의 원칙적 기준을 적용할 수 있으나, 구체적 결정을 하는 데는 큰 영향을 미치지 못한다. 급여 결정 과정은 하나의 정치적 과정으로 이해해야 하며, 다양한 이해당사자 사이에서 경쟁과 갈등, 타협, 상호작용을 통해 우선순위가 정해진다(Martin et al., 2003).

이런 조건 속에서도 우선순위 결정 '과정'을 개선하려는 시도는 끊이지 않는다. 일관된 기준으로 내용(예를 들어 급여의 종류)을 결정할 수 없으면 과정의 정당성이 더 중요하다. 이런 맥락에서 여러 전문가가 대중(지역사회 주민) 참여와 토론 활성화, 적절한 원칙, 정책과 보건의료 수행에 대한 영향 등을 강조한다(Sabik and Lie, 2008).

정치적 측면과 기술적 측면을 모두 포함해서 급여 결정에 쓰이는 많은 기준과 방법은 서로 배타적이기보다는 보완적이다. 여러 원리와 방법을 함께 사용하며, 시간상으로 순차적(sequential)이기보다는 반복적인(iterative) 특성을 보인다.

1. 우선순위 결정의 수준

우선순위 결정은 자원 배분의 모든 단계에서 일어난다. 공적 건강보장체계에서는 전체 자원 가운데 얼마나 많은 자원을 건강보장에 배분할지 먼저 결정해야 한다. 이렇게 정해진 건강보장 재원은 다시 지역, 대상 집단 또는 서비스 영역별(예: 건강증진/예방/치료/재활, 노인/성인/청소년/어린이)로 우선순위에 따라 배분된다(Ham, 1997). 이후 구체적인 질병과 치료 형태별로 배분하고, 다시 환자 집단에 따라 배분하며, 마지막 단계에서 환자 개인에게 돌아갈 자원을 결정한다. 이들 단계를 단순화하면 미시 배분(micro-allocation)과 거시 배분(macro-allocation)으로 나눌 수 있는데(McMillan, 2002), 일반적으로 어떤 환자에게 자원을 배분할지 결정하는 단계부터 미시 배분으로 구분한다.

우선순위를 결정하는 기준과 방법은 단계에 따라 다르다. 지역별로 자원을 배분하기 위해서는 지역의 건강수준, 사회경제적 수준 등 지역 변수를 활용해야 하나, 질병별 또는 개인별 우선순위를 정할 때는 지역 변수가 큰 의미가 없다. 거시 배분에는 투입한 재정을 얼마나 가치 있게 썼는지가 중요하지만, 미시 배분에서는 다른 논리를 적용해야 한다(McMillan, 2002).

오래전부터 많은 나라가 관심을 보인 것은 상위 수준(거시 수준)의 자원 배분이다. 영국이 대표적인 국가인데, 국가 수준의 보건의료 예산을 지역별로 배분

〈표 10-1〉 **영국에서 지방별 자원 배분에 쓰인 변수(York model)**

필요를 반영하는 변수	일반 급성기	정신과
75세 미만 인구의 표준화 만성질환 유병비(比)	✓	
75세 미만 인구의 표준화 사망비	✓	✓
경제활동 인구 중 실업률	✓	
혼자 사는 노인 인구 비율	✓	✓
혼자서 부양하는(single carer)가구의 피부양자 비율	✓	
홀부모 가정 인구 비율		✓
부양자가 없는 가구의 피부양자 비율		✓
영구적인 질병을 가진 성인 비율		✓
식민지 영연방(New Commonwealth) 출신 인구 비율		✓

자료: Diderrichsen, Varde and Whitehead(1997).

하면서 불평등을 줄이기 위해 상당한 노력을 기울였다. 재정을 합리적으로 배분하기 위해 1970년대 중반 이후 자원배분실무작업단(Resource Allocation Working Party: RAWP)을 구성하고 방법론을 개발했다. RAWP의 작업은 자원 배분 방법을 체계화한 첫 시도라는 점에서 발전 과정을 좀 자세하게 소개한다.

첫 단계는 1977년에서 1990년까지의 시기로, 자원에 대한 필요를 평가하고 이를 기초로 지방별로 자원을 배분한 시기다(Diderichsen, Varde and Whitehead, 1997). 처음으로 자원 배분에 필요한 공식을 개발하고 적용했다는 데서 의의를 찾을 수 있는데, 지역별 사망률이 필요를 나타낸다고 보고, 자원 배분의 기준으로 활용했다. 두 번째 단계는 1991년부터 1995년 사이의 시기다. 그동안 축적된 실제 자료를 바탕으로 여러 변수를 적용한 주민 1인당 가중치를 개발해 적용했으나, 불평등을 악화시킨다는 비판이 강했다. 3단계인 1995년부터 소규모 지역에 관한 생태학적 연구를 바탕으로 병원서비스 이용의 결정 요인을 분석했고, 〈표 10-1〉과 같은 건강과 사회적 결정 요인을 분석에 포함했다. 통계 방법도 개선되어 병원서비스 이용에 영향을 미치는 병상 수와 일반의 수 등의 요인을 새로 포함했다. 초기에는 방법론, 과정, 결과 등이 모두 논란거리였으나 과정이 개선되고 기술이 발전되면서 배분 방법이 정착되었다. 이런 자원 배분 방법은 영국내 보건 기획은 물론 오스트레일리아, 스칸디나비아 국가들 등 다른 나라에도 영향을 미쳤다(Bevan, 1998).

상위 수준의 결정뿐 아니라 질병이나 개별 급여(약품, 시술, 장비 등), 개인 등에 대한 미시적 결정도 중요한 관심사다. 최근 우선순위 결정이 사회적 관심을 끌고 때로 논란을 부르는 것은 미시 수준에서 우선순위를 결정해야 할 상황이 늘었기 때문이다.

미시와 거시 수준의 의사결정 방법은 때에 따라 다를 수 있으나 원칙적인 고려 사항은 많은 부분이 겹친다. 이 장에서 논의하는 원칙은 일부를 제외하면 대부분 공통 원칙이라 할 수 있다.

2. 우선순위 결정의 원칙

어떤 환자를 급여 대상으로 할 것인지 또는 한 환자에게 어느 수준의 급여를 제공할지 등 미시 수준에서 우선순위를 정할 때는 원칙이 필요하다. 나이, 발병에 대한 개인 책임, 예후, 대기 기간, 다른 사람에게 미치는 편익, 대상자의 가치나 자격, 비용 지불 능력, 급박성 등이 기준으로 쓰일 수 있다(McMillan, 2002). 거시 수준에서도 원칙이 필요한데, 건강수준, 지역의 사회경제적 요인, 인구 특성 등을 기준으로 활용한다.

실제 우선순위를 결정하는 데 필요한 고려 사항은 훨씬 많은데, 좀 더 보편적이고 공통적인 원칙이 필요하다. 우선순위 결정에 적용되어온 원칙은 크게 필요, 비용효과 최대화 원칙, 형평, 무작위의 원칙(lottery) 등으로 나눌 수 있다(Cookson and Dolan, 2000; McMillan, 2002). 최근에는 시장 기전에 의존하는 방법도 늘어났다(Gugushvili, 2007).

1) 필요에 따른 배분

가장 영향력이 강하고 자주 적용되는 원칙으로, 주로 의료 전문직을 비롯한 전문가들이 많이 주장한다. 개인 수준의 우선순위뿐 아니라 상위 수준에서 자원을 배분할 때에도 쓰인다. 문제는 필요(needs)를 어떻게 정의하는가에 따라 결정이 크게 달라질 수 있다는 점이다(Carr-Hill, Maynard and Slack, 1990).

필요를 정의할 때 가장 많이 쓰는 방법은 필요를 질병(불건강, ill health) 수준으로 나타내는 것이다(Cookson and Dolan, 2000; Hasman, Hope and Østerdal, 2006). 이에 따르면 사망 직전의 상태가 필요 수준이 가장 높고 자원 배분의 우선순위도 가장 앞선다. 이 때문에 거시 수준에서 자원을 배분하는 공식을 만든 RAWP는 지역별 표준화사망비(standardized mortality ratio)를 자원 배분의 근거로 사용했다.

미시 수준에서는 사망과 같은 명확한 기준을 적용할 수 없다. 흔히 유병 상태(morbidity)를 기준으로 활용하는데, 어떤 지표를 쓰는가에 따라 필요의 수준을 나타내는 결과가 달라 일관성을 유지하기 어렵다(Carr-Hill, Maynard and Slack, 1990). 예를 들어, 기능 저하를 나타내는 지표와 어떤 질병을 앓는 비율인 유병률은 의미가 서로 다르고 필요에 따른 자원도 다르다. 또 다른 방법은 유병 상태에 통증이나 고통, 삶의 질 등을 추가하는 것으로, 객관적인 건강수준에 주관적인 건강인식을 통합한 것이다. 이런 기준을 적용하면 곧 사망하지도 않고 별다른 고통도 없는 만성질환(예: 만성 간염)의 우선순위는 낮아진다.

어떤 측면에서 필요를 정의하는지도 중요하다. 하스만 등(Hasman, Hope and Østerdal, 2006)은 세 가지 다른 측면에서 필요를 해석할 수 있다고 주장했다.

첫째, 회복 가능성과 상관없이 본래의 나쁜 건강 상태(poor initial state)를 필요로 해석할 수 있다. 여기서는 필요가 반드시 자원 배분과 연결되지는 않는다. 심한 운동장애가 있는 뇌성마비 환자는 보건의료 서비스에 대한 필요가 크지만, 치료로 얻을 수 있는 개선 효과는 미미하고 자원 배분의 필요성도 명확하지 않다. 자원 배분의 관점에서 필요는 절대적인 것이 아니라 조건(condition)과 개입(intervention)을 같이 생각해야 한다. 개선 효과가 작아도 각 개인이 큰 가치를 부여할 수 있으므로, 객관적 효과가 크든 작든 필요가 다르지 않다는 주장도 있다(Harris, 1987).

두 번째는 정상 기능을 할 수 없을 때 필요가 존재한다는 시각이 있다. 정상 기능이란 사회구성원으로 충분하게 활동할 수 있을 정도로 신체적 건강과 자율성을 유지하는 것을 뜻한다. 예를 들어, 침대에서 일어날 수 없는 기능 상태에서 혼자 움직일 수 있으면 정상 기능을 (부분적으로) 회복했다고 하고, 어떤 개입으로 그 변화가 일어날 수 있을 때 필요가 존재한다고 본다.

세 번째는 상당한 건강수준 향상(significant gain)이 있어야 필요가 있다고 보는 시각이다. 앞의 두 가지 시각은 보건의료 개입이 얼마나 큰 효과를 내는지는 고려하지 않지만, 여기서는 얼마나 편익이 큰가를 중요한 기준으로 삼는다. 건강 상태는 계량적으로 측정할 수 있고 절대적·상대적 가치를 매길 수 있다고 가정하는데, 예를 들어 질 보정 생존년수(quality adjusted life years: QALY)가 대표적인 계량 방법이다. 건강수준 개선의 가능성을 필요로 해석할 때도, 미리 정한 절대적 기준을 넘는 개선(significant absolute gain)이 있어야 개입이 필요하다고 보는 견해와, 다른 것과 비교해서 더 많이 개선되었을 때(significant relative gain) 필요가 있다고 보는 견해로 나누어진다. 이런 관점에서 필요를 정의하면 자원 배분 결과는 뒤에서 설명하는 효용 최대화 접근과 같아진다.

2) 사회적 효용 최대화

사회 전체의 효용(utility)이 최대가 되도록 우선순위를 결정하는 원칙이다. 여기서 효용은 개인 효용은 물론 건강수준, 삶의 질 등 다양한 요소를 포함할 수 있다. 우선순위를 정하는 대표적 기준이 비용 대비 효용이다.

QALY

비용 대비 효용(cost-utility)을 측정할 때는 보건의료 중재에 필요한 비용과 그 결과 산출되는 효용을 함께 고려한다. 효용을 측정하는 대표적 도구는 'QALY'로, 건강 상태에 따라 완전한 건강(=1)과 죽음(=0) 사이의 값을 부여한 다음 생존년수를 '보정'한다.[1] 이렇게 하면 질이 0.5인 삶 10년은 완전한 건강 상태(1)의 삶 5년과 같다. 보정에는 중요한 전제가 있는데, 심한 불편이나 장애를 가지

---

1) 이론적으로는 보정값이 음수(-)가 될 수도 있다. 삶의 질이 죽는 것보다 못하면 음수가 된다.

고(낮은 질의 삶) 길게 사는 것보다 짧더라도 건강하고 질이 높은 삶을 선택할 것이라는 가정이다(Harris, 1987). 보정한 결과들 사이에 값이 같다는 것으로 이해하기 쉽지만, 사실은 건강하고 짧게 사는 삶을 선호한다고 가정한다.

QALY를 활용한 간단하고 전형적인 우선순위 결정 방법은 QALY당 비용을 비교하는 것으로, 단위 QALY당 비용이 낮을수록 우선순위는 올라간다. 1QALY를 올리는 데 1만 원이 드는 시술과 10만 원이 드는 시술이 있으면 전자가 당연히 우선순위가 높다. 실제 QALY당 비용(cost per QALY)은 진료 종류에 따라서 상당히 큰 차이가 있다(Torrance, 1987). 예를 들어 관상동맥우회술(coronary artery bypass graft)이 학교 결핵검사 프로그램에 비해 QALY당 비용이 훨씬 적다. 우회술은 개인 환자의 급성질환에 대한 치료지만 결핵검사 프로그램은 결핵을 보균하고 있지 않은 많은 학생을 검사하기 때문에 전체 비용은 더 비싸질 수 있다. 결핵검사는 먼 장래에 발병할 보균자들을 상당수 포함하므로, 편익 발생이 장기간에 걸쳐 분산되고 지출은 현시점에 발생한다. 비용과 편익의 할인율까지 고려하면 결핵검사의 QALY당 비용은 더 증가한다.

효용 최대화 접근법의 한계

사회 전체의 효용을 기준으로 자원을 배분하는 방법이 정의의 원칙에 어긋난다는 비판이 많다. 비용효과에 따른 자원 배분 원칙을 그대로 적용하면, 어떤 특성을 가진 개인이 급여 대상자에 포함되는지, 또 그 효용의 분포가 어떤지는 그리 중요하지 않다. 분포가 편중되더라도 총량이 더 크면 더 바람직하다고 보기 때문에, 이런 공리주의적(utilitarianistic) 접근은 불평등 문제에 무관심하다. 개인의 가치를 중요하게 생각하지 않고 집단의 가치에 매몰된다거나 개인을 수단으로 간주한다는 비판도 맥락이 비슷하다(Ruger, 2008). 대표적인 예가 QALY에 대한 비판으로, QALY는 낮은 질의 삶을 길게 사는 것보다 짧더라도 질이 높은 삶을 선택할 것이라고 가정하고 '건강한' 삶의 총량을 우선순위 기준으로 삼는다. 이런 관점이면 총량으로 더 많은 QALY를 산출하거나 QALY당 비용이 적은 치료의 우선순위가 높아진다. 한 사람의 QALY가 많이 증가하는 치료법(5년×1명)과 비교해, QALY는 적지만 사람 수가 더 많은 치료법(1년×10명)의 우선순위도 올라간다.

사회적 효용의 총량을 측정하는 방법도 논란이 많다. 대표적인 측정 도구인 QALY만 하더라도 서로 다른 목적을 가진 치료법이나 시술, 질병을 비교할 수 없다는 주장이 강하다(Harris, 2005). 본래 적은 잠재적 가능성을 가진 사람, 예를 들어 장애인이나 노인에는 가중치를 덜 부여하기 때문에 이들을 차별하는 것도 문제다. 어떤 시술이나 치료가 삶의 질이나 생명을 얼마나 증가시키는지를 기준으로 하면, 노인은 남아 있는 생존년수가 적어 청년층보다 불리하다. 심한 장애가 있는 사람의 기대 여명은 건강한 사람보다 짧을 가능성이 크다. 이런 이유로 건강한 사람보다 노인이나 장애인의 치료법에서 QALY가 낮게 산출된다. 성이나 인종을 차별하는 결과가 빚어지기도 하는데, 성이나 인종에 따라 예후가 나쁘거나 치료 효과에 차이가 나면 그 결과가 QALY에 반영된다. 서로 다른 치료법이나 연령, 성, 인종 등을 포괄하는 공통의 측정도구로 QALY를 쓰면, 의도하지 않아도 연령, 성, 인종을 차별하는 수가 있다(Harris, 1987).

3) 형평의 원칙

형평의 원칙은 건강 불평등을 완화하는 방향으로 자원 배분의 우선순위를 정해야 한다고 주장하는데, 얼마나 적극적인지는 조금씩 다르다. 가장 적극적인 주장은 건강수준 자체에 불평등이 없어야 한다는 것으로, 이들은 모든 사람이 비슷한 건강수준을 누릴 수 있어야 한다고 본다. 예를 들어 전체 생애를 두고 볼 때 비슷한 건강과 수명을 누릴 수 있어야 한다는 '공정한 수명론(fair innings argument)'이 이에 해당한다(Cookson and Dolan, 2000).

이런 원칙이 불합리하다는 의견도 있다. 모든 사람이 똑같이 건강이 나쁜 상태(건강수준이 평등)인 집단이 일부 집단은 다른 집단보다 건강한 상태에 있는 것(건강수준이 불평등)보다 바람직한지 묻는다(Olsen, 1997). 더 중요한 주장은 보건의료 자원 배분만으로 건강 불평등을 완전히 해결할 수 없다는 것이다. 시설이나 인력 이외에도 많은 생물학적·사회적 요인이 건강수준에 영향을 미치기 때문에 완전히 평등한 건강수준은 사실상 불가능하다. 이런 이유로, 건강수준이 평등해야 한다고 주장하는 사람은 많지 않다.

형평의 원칙에 완전히 부합하지는 않지만 비교적 가까운 관점이 롤스의 최소극대화(maximin) 원칙이다. 롤스는 사회적·경제적 재화를 배분할 때 가장 불리한 사람의 처지를 최대한 개선하는 것을 목표로 해야 한다고 했다. 그는 건강이나 보건의료를 '기초적 사회재(primary social good)'에 포함하지는 않았으나,[2] 일부 국가에서는 보건의료 자원 배분에 최소극대화 원칙을 비슷하게 적용하려고 시도했다. 예를 들어, 1987년 노르웨이의 뢰닝위원회(Lønning)는 보건의료 자원 배분의 우선순위를 결정하는 가장 중요한 기준으로 중증도(severity)를 제시했는데(Norheim, 2003), 치료를 받지 않을 때 초래되는 결과가 위중한 순서로 우선순위를 매겼다. 가장 불리한 처지에 있는 환자(중증도가 높은 질환)가 최대로 개선되는 것을 목표로 함으로써 최소극대화 원리를 적용했다고 해석할 수 있다(Olsen, 1997). 이런 원칙이 형평의 원칙에 부합하는지는 논쟁적이다. 가장 불리한 사람의 처지가 개선될 때 차등을 받아들이면 분포의 불평등을 문제로 삼는 형평의 원칙과는 거리가 있는 것이 사실이다.

형평의 원칙을 자원 배분의 기준으로 삼자는 주장 가운데 가장 체계적이고 영향력이 큰 것은 (건강수준 그 자체보다는) 건강에 대한 '기회' 균등을 보장해야 한다는 것이다. 이 주장에 따르면 자유롭고 평등한 시민의 능력을 보호하는 데는 건강과 유관한 기회를 공정하게 보장하는 것이 가장 중요하다. 자유평등주의(liberal egalitarianism)에 기초한 평등 주장이 대부분 이런 흐름 속에 있는데, 형평을 지향하지만 스스로 한 선택의 결과는 개인이 책임을 져야 한다고 주장한다(Cappelen and Norheim, 2006). 이런 자유평등주의에 속하는 한 가지 시각이 '운' 평등주의(luck egalitarianism)이다. 이는 사람들에게 배분되는 기회나 복지 또는 자원은 개인 책임을 벗어난 요인에 따라 결정해서는 안 되며, 개인의 선택 결과에 따른 불평등을 제외하고는 사회가 이를 보상해한다고 주장한다. 흔히

---

[2] 한국에서는 'primary social good'을 대부분 '사회적 기초재'로 번역한다. 강조점에 따라 다를 수 있으나, 여기서는 롤스가 사회적 재화를 강조한 것으로 보고 '사회재'에 초점을 두었다. 기본적 자유, 소득과 부, 책임, 자기 존중의 사회적 기초 등을 포함한 것으로 미루어, 사회재라는 표현이 더 적절하다고 판단한다.

개인이 선택할 수 없는 '운(luck)'을 '눈먼 운(brute luck)'이라 하고, 개인이 선택한 운(예를 들어 도박)을 '선택적 운(option luck)'이라 한다(드워킨, 2005). 이런 관점을 따르면, 벼락을 맞거나 지진이 일어나 재산을 잃고 빈곤층이 되면 사회가 보상하는 것이 정의에 부합하지만, 자기 선택으로 도박을 하고 재산을 탕진하면 빈곤층에 속하더라도 사회가 개입할 필요는 없다.

자원 배분 과정에서 건강수준의 형평을 핵심 기준으로 삼기는 쉽지 않다. 보건의료뿐 아니라 많은 사회적 요인들이 건강수준에 영향을 미치고, 보건의료 자원과 건강수준의 인과관계도 직선적이지 않다. 형평을 중요한 원리 중 하나로 적용할 수 있는지는 또 다른 문제다. 한 가지 원리로 모든 배분 문제를 해결하기 어려우며, 형평의 원칙도 마찬가지다. 한 가지 원칙과 다른 원칙이 항상 서로 배타적인 것도 아니어서, 노르웨이의 예에서 보듯이 효용 최대화의 원칙과 형평의 원칙이 공존할 수 있다(Olsen, 1997). 이들은 가장 불리한 처지에 있는 개인이나 집단을 최대한 개선하는 것을 목표로 하면서도 효용을 최대화하는 치료법을 택한다고 주장한다. 형평의 원칙을 적용하는 것은 기술적 문제라기보다 목표나 지향의 문제라고 할 수 있다.

건강수준의 평등을 지향하면 하향 평등화가 일어난다는 주장이 있지만, 이런 일은 논리로만 가능하고 현실에서는 좀처럼 일어나지 않는다. 건강수준이 평등해지려면 개인과 집단 사이의 격차를 줄여야 하는데, 흔히 불리한 개인이나 집단의 수준을 더 빠른 속도로 개선할 때 가능하다. 불평등을 줄이려고 한 결과 더 높은 수준에 있던 개인이나 집단이 '하향'으로 변화하는 것은 상상하기 어렵다.

건강수준의 평등을 자원 배분의 원칙으로 삼아야 한다는 주장은 윤리적 설득력이 강하지만, 현실에 적용하는 데는 더 많은 연구와 검토가 필요하다. 자원 배분에 이 원칙을 적용하려면 건강의 생물학적 결정 요인과 사회적 결정 요인을 같이 고려해야 한다. 특히 사회적 결정 요인을 형평의 원칙과 통합하면 새로운 자원 배분의 원리를 끌어낼 수 있을 것으로 보인다.

영국 NICE의 급여 기준에 대한 논쟁

맨체스터 대학의 해리스(Harris) 교수는 차라리 동전 던지기를 하는 것이 더 공정할 것이라고 주장했다. 그의 주장에 따르면, 어떤 약이 생명을 조금 더 연장하는 정도라고 해서 그 약을 쓰지 않는 것을 정당화할 수 없다. 이는 인권의 모든 원칙에 어긋난다.

영국의 National Institute for Health and Clinical Excellence(NICE)에서는 국가공영 의료체계인 국가보건서비스(NHS)가 새로운 치료법을 허용하는 조건을 복잡한 계산식으로 제시하는데, QALY가 계산 방법의 핵심이다. 새 치료법을 도입하려면 이미 있던 치료법보다 생명 연장이나 삶의 질을 올리는 효과가 더 커야 한다. NICE는 보통 QALY당 비용이 2만 파운드 이하면 비용효과적인 것으로 간주해 승인하고, 2만~3만 파운드 사이이면 추가적인 증거를 요구하며, 3만 파운드 이상이면 거부한다.

이에 대해 해리스 교수는 얼마나 생명을 연장하는가는 적절치 않은 질문이라고 지적하며, 남은 수명이 짧다고 해서 그 사람의 삶의 가치가 작은 것은 아니라고 주장한다. 그는 하원 청문회에서 삶의 질이나 남은 수명과 관계없이 치료를 받을 수 있어야 하고, 남은 수명이 더 길다고 해서 '자격'이 더 큰 것은 아니라고 증언했다. 이런 주장은 인권 관점에서 모든 삶의 가치가 동등하다고 전제한다.

이에 대해 NICE의 대변인은 이런 결정을 할 때는 모든 가능성을 함께 검토한다고 반박하고, QALY당 비용이 3만 파운드를 넘으면 거부한다는 원칙도 유연하게 적용한다고 주장했다. 예를 들어 골수성 백혈병 치료제인 imatinib은 QALY당 비용이 4만 8000파운드인데도 급여로 인정했다는 것이다. 판단에 필요한 방법론도 계속 검토하고 개선하는 중이라고 주장했다.

자료: 영국 ≪텔레그래프(Telegraph)≫, 2008년 10월 23일 자 부분 인용.

4) 시장 원리

엄밀히 말하면 우선순위 결정에 시장 원리를 적용하는 것은 앞의 원칙들과 같은 차원으로 보기 어렵다. 해당 원칙을 적용해 합목적적으로 우선순위를 결정하는 것이 아니라 사후에(ex post) '결정되는' 것이기 때문이다. 보건의료를 일반 재화의 하나로 보고 시장이 재화를 배분하는 가장 효율적인 장치이자 제도라고 간주하면 이런 자원 배분 원리도 생각할 수 있다.

보건의료 자원 배분을 전적으로 시장 원리에 의존하는 제도는 생각하기 어렵지만, 이 자원 배분을 건강보장의 논리만으로 결정할 수 없는 것이 문제다. 예를 들어 보건의료 서비스 공급체계는 건강보장 자원 배분에도 큰 영향을 미치고, 결과적으로 민간 부문 공급이 우세할수록 시장 원리에 따라 우선순위가 정해질 가능성이 크다. 만성 정신질환자를 관리하는 방법이 시설 중심과 지역사회 중심 두 가지가 있다면, 자원 배분은 필요, 형평성, 사회적 효용 등의 원리가 아니라 시장 원리에 따라 결정된다. 건강보장제도의 자원 배분도 공급 부문의 배분을 거의 그대로 반영할 수밖에 없다.

3. 결정 과정의 요건

우선순위를 검토하고 판단 기준이나 내용을 명확하게 결정하기는 쉽지 않다. 이 같은 상황은 우선순위만 그런 것이 아니라, 가치판단이나 이해가 걸린 많은 문제에서도 비슷하다. 가치 다원주의 사회에서 명확한 기준이나 원칙으로 가치와 이해관계를 판단하는 노력보다는 결정 과정을 개선하는 것이 더 현실적이라는 주장이 나오는 이유다(Klein, 1993).

상대주의의 위험을 생각하면 내용을 따지지 않고 과정을 개선하는 것이 사회적 논란을 피하는 가장 좋은 방법이라 할 수 없으나, 기준과 원칙을 명시하는 노력은 중요하다. 현실적으로는 그 이상으로 과정 자체를 개선하는 방법에 의존해야 할 수도 있다. 롤스가 말하는 절차적 정의(procedural justice) 또는 공정으로서의 정의(justice as fairness)가 이에 속하는 것으로, 과정의 정의를 충족하면 의사결정 결과도 (어느 정도까지는) 정당성이 커진다는 점이 중요하다.

이런 관점에서 대니얼스와 세이빈(Daniels and Sabin, 2002)은 우선순위를 정할 때 의사결정 과정이나 이를 담당하는 공적 기구가 갖추어야 할 요건을 다음과 같이 정리했다. 이를 '합당성에 대한 해명책임(Accountability for reasonableness)'이라 부른다.[3]

① 공개(투명성)의 원칙: 모든 이해당사자와 일반인은 결정 주체가 내린 결정 사항과 그 근거에 접근할 수 있을 것
② 적합성(relevance)의 원칙: 결정 기준이 공정하며, 불편부당한 사람이 적합하다고 인정할 수 있는 근거, 논리, 원칙에 비추어 합리적일 것
③ 수정과 이의 제기의 원칙: 급여나 우선순위 결정에 이의를 제기할 수 있고, 넓게는 새로운 근거와 토론을 바탕으로 정책을 재검토하고 수정할 수 있을 것
④ 규제(regulation) 또는 강제(enforcement)의 원칙: 앞의 세 가지 원칙을 지키도록 공공 또는 민간이 규제(강제)할 수 있을 것

깁슨 등(Gibson, Martin and Singer, 2005)은 이 기준들을 받아들이면서 역량 강화(empowerment)를 다섯 번째 조건으로 추가했다. 이 조건을 추가한 것은 최근 정책 결정에 시민이나 소비자의 역할을 강조하는 경향과 무관하지 않은데, 우선순위 결정처럼 전문가가 독점적 영향을 행사하는 영역에서 역량 강화는 큰 의미가 있다. 역량 강화는 우선순위 결정에 이해당사자들이 참여할 기회를 부여하고 의사결정에서 권력의 차이가 최소화되도록 하는 것을 뜻한다.

대니얼스와 새빈의 원칙은 미국에서 주로 민간보험에 적용하도록 고안된 것으로, 사회보험에 활용할 수 있는지는 논란이 있다. 앞의 두 가지 원칙은 사회보험에서도 크게 다를 것이 없으나, 이의를 제기하고 결정을 재검토할 수 있어야 한다는 세 번째 원칙은 사회보험과 민간보험의 조건이 다르다. 사회보험의 결정은 사실상 모두 정부가 관장하는 것으로, 정부 내 서로 다른 결정 주체가 서로 이의를 제기할 수 있는지, 이때 최종 결정은 누가 하고 그것은 정당화될 수 있는지, 제공자나 생산자가 이의를 제기할 수 있는지 등이 명확하지 않다(Jost, 2005: 8).

제시된 조건을 모두 충족하더라도 공공과 민간 영역에서 일어나는 결정의 질을 확신할 수 없다는 것이 이 원칙이 내포하는 근본적 한계다. 결정 과정이 정당하다고('좋음') 해서 내용이 '옳음'을 보장할 수 없고, 과정이 갖추어야 할 조건도

---

3) 한국어 번역은 좀 더 가다듬을 필요가 있다. '합당성'은 별 문제가 없어 보이나, '해명책임'은 '설명 기준' '판단 기준' 등도 가능할 것으로 생각한다.

판단 기준으로 쓰일 정도로 구체적이기는 어렵다. 국가 또는 정부가 결정 과정에 개입해 내실보다는 형식에 치우치는 결과가 빚어질 수도 있다. 우선순위를 결정하는 과정에서는 국가나 정부, 또는 준정부기구의 역할과 기능이 큰 것이 모든 국가의 공통 특성이다. 국가는 최종 권한을 가지고 있을 뿐 아니라, 결정 과정에 필요한 자원(인력, 재정, 정보 등) 대부분을 조달하고 투입한다. 의제 설정, 논의의 주도권, 불확실한 상황에서의 결정 등 모든 과정에서 정부의 영향이 절대적이다.

의사결정은 동태적이다. 힘의 균형이 중요하고 국가, 시장, 시민사회, 의료전문직 등의 상호관계가 의사결정에 큰 영향을 미친다. 형식과 조건이 의미가 없는 것은 아니지만, 이것만으로는 공정하고 투명한 결정을 보장하지 못한다.

4. 우선순위 결정의 주요 논점

지금까지 우선순위 결정의 중요한 원칙, 즉 우선순위 결정을 둘러싼 틀(frame)을 다루었다. 틀이 정해진 상태에서 우선순위를 결정하려면 다음과 같은 여러 논점을 해결해야 한다.

1) 가치의 문제

어떤 가치(value)를 강조하는가에 따라 우선순위 결정은 달라진다. 건강보장제도 운영의 효율성이라는 가치와 사회구성원의 건강수준 향상이라는 가치는 조화될 수도 그렇지 않을 수도 있다. 우선순위 결정에 영향을 미치는 가치는 다양하다. 건강과 질병에 대한 개인의 책임을 어느 정도나 고려할지, 연령이나 장애 등 개인의 특성을 얼마나 중요하게 생각할지 등 급여와 관련된 많은 물음이 가치와 관련되어 있다.

일부 국가는 기준이 되는 가치를 명시적으로 정해놓았다. 스웨덴은 윤리적 원칙으로 인간의 존엄(human dignity), 필요와 연대(needs and solidarity), 비용효율성(cost-efficiency) 등을 표방하고, 덴마크는 평등한 인간의 가치, 연대, 보장과 안전, 자유와 자기결정권 등을 핵심 가치로 포함한다(Sabik and Lie, 2008). 미국의 오리건주는 47회에 이르는 지역사회 토론회를 거치면서 세 가지 영역 13개 가치를 채택했는데, 세 영역은 다음과 같다(Ham, 1997).

- 사회적 가치: 예방, 다수에 대한 급여, 사회적 영향, 삶의 질, 개인의 책임, 비용 효과성, 지역사회의 공감, 정신건강과 약물 의존
- 서비스를 필요로 하는 개인의 가치: 예방, 삶의 질, 기능 능력, 수명, 정신건강과 약물 의존, 형평, 치료 효과성, 개인 선택, 지역사회의 공감
- 기본 보건의료: 예방, 다수에 대한 급여, 삶의 질, 비용효과성, 사회적 영향

가치를 명시적으로 정해도 모든 문제가 해결되지는 않는다. 구체적 결정 또는 실제 진료를 하는 상황에 가치를 바로 적용하는 데는 한계가 있다(Ham and Coulter, 2003). 높은 수준에서 가치를 명시해도 결정할 때 모든 것을 이에 의존할 수 없다. '누구'의 가치를 반영하는지도 간단하지 않아서, 보건의료 분야 의사결정을 독점하기 쉬운 전문가뿐 아니라 일반 대중의 시각을 함께 반영해야 한다. 최근 '사회적 가치(social value)'를 반영해야 한다는 주장이 많고 흔히 일반 대중의 관점을 반영하는 것과 같은 뜻으로 받아들이지만, 이 두 가지가 반드시 같지 않다는 점에 주의해야 한다. '사회'는 가치의 공백 상태에 있는 것이 아니라 여러 권력관계가 각축하는 상태로, 자칫 '사회적'이라는 명분으로 우위 상태에 있는 권력의 이해를 은폐할 수 있다.

2) 개별 사례의 의미

급여 범위, 특히 어떤 항목이 급여에 포함되는지가 사회적 관심을 끌 때가 있다. 전반적인 급여 범위가 아니라 특별한 개인 또는 개별 사례가 문제가 되는 것인데, 예외적이고 특별한 상황에 부닥친 개인의 급여에 대중들이 정서적 반응을 보이는 것이다. 악성 종양이나 선천성 질환, 어린이나 노인, 빈곤층 등 '특별한' 속성을 가진 개인이 급여를 받지 못해서 사망하거나 악화할 때가 이런 경우다.

이런 개별 사례는 급여 범위, 또는 급여 우선순위에 대해 사회적 관심을 불러일으키고 토론을 촉진하는 효과가 있으나, 우선순위 결정에 다양한 개별 사례를 일반화할 수 없는 것이 문제이고 한계다(Ham, 1997). 특히 우선순위 결정의 원칙과 방법이 안정될수록 일반 원칙과 개별 사례 사이의 갈등은 커진다. 개별 사례를 지나치게 고려하면 의사결정 과정이 왜곡되고, 결과적으로 자원 배분의 합리성이 떨어진다.

개별 사례와 이에 대한 대중의 인식이 일반 원칙과 다르다고 해서 무시하는 것은 바람직하지 않다. 개별 사례에 대한 대중의 인식이 사회적 가치를 반영하기 때문이다. 의사결정의 토대가 되는 원칙 내에서 처음부터 사회적 가치를 반영하면 괴리와 갈등을 줄일 수 있다.

3) 수평적 우선순위와 수직적 우선순위

같은 질환의 서로 다른 치료법 중 어디에 우선순위를 둘 것인가 하는 문제가 수직적 우선순위(vertical priority) 결정이라면, 서로 다른 질병에 대한 치료 중 어디에 우선순위를 둘 것인가 하는 문제는 수평적 우선순위(horizontal priority) 결정이라 할 수 있다(Ham, 1997).[4] 수직적 우선순위 결정이 수평적 우선순위 결정보다 더 미시적이다.

수직적 우선순위는 서로 다른 대안 사이에서 결과와 비용을 직접 비교하기 때문에 상대적으로 기준을 정하기 쉽다. 결과든 비용이든 같은 기준을 사용할 수 있다. 이에 비해 수평적 우선순위는 공통기준을 마련하기 어려워 누구나 동의하는 합리적인 결론을 내기 어렵다. 결과를 직접 비교할 수 없으므로, 고혈압과 당뇨병 중 어느 쪽이 우선순위가 높은지 쉽게 결정할 수 없다. QALY 등 여러 질환에 공통으로 쓸 수 있는 결과(효과, 효용, 가치) 지표가 있으나 한계가 있다.

---

4) 편의상 이런 분류를 따르기는 하지만, 개념이나 용어가 정확한 것은 아니다. 서로 다른 치료법 중에서는 '수직적' 특성을 가진 경우도 있지만, '병렬적' 또는 '수평적'인 관계에 있는 것도 적지 않다. 예를 들어 어떤 암을 치료하는 데 외과적 방법과 내과적 방법 중 선택하는 것을 '수직적'이라고 표현하는 것은 어색하다.

4) 기술 분석의 의의

우선순위를 결정하는 데 경제성 평가와 같은 기술적 판단을 얼마나 고려할 것인지는 논란거리다. 대부분 고소득 국가에서는 신약의 급여 여부를 결정할 때 비용효용분석 결과를 활용하는 추세지만, 목표와 가치, 방법론에 이르기까지 논란이 많다.

근거에 기반을 둔(evidence-based) 결정을 해야 한다는 원칙에는 많은 사람이 동의한다. 근거에 기반을 둔 보건의료(evidence-based healthcare)를 연구하는 대표적 학자 중 한 사람인 에디(Eddy)는 다음과 같은 점에서 근거에 기반을 둔 의사결정이 중요하고 가치가 있다고 주장했다(Tunis, 2007).

- 과거에는 전문가의 권위나 믿음, 합의 등이 중요한 결정 기준이었지만, 근거에 기초한 의사결정이 확대된 이후 증거를 기초로 의사결정을 하는 방향으로 변화했다.
- 근거를 강조함으로써 지침이나 관련 정책의 질이 개선되었다.
- 근거가 중요해짐에 따라 근거 자체의 질을 문제 삼게 되었다.
- 최소 수준을 판단하는 데 도움이 된다. 정확하게 어느 수준이라고 결정하는 것은 어렵지만, 최소한 어떤 수준 이상이어야 한다고 결정하는 데는 유용하다.

분석 기법이 발전하고 연구결과가 축적됨에 따라 기술적 판단의 역할이 커지지만, 한계도 분명하다. 대부분 국가에서 기술 분석의 결과는 의사결정의 명시적인 근거로 쓰이기보다는 의사결정을 지원하는 역할에 머무른다(Ham and Coulter, 2003; Ham, 1997; Shmueli, 2008). 보건의료 또는 건강보장정책이 효율성이나 효용만을 추구하는 것이 아니므로 이런 현상은 당연하다고도 할 수 있다. 미국, 영국, 유럽 국가 모두 의사결정에 경제성 분석을 활용하는 정도는 생각보다 그리 높지 않다(Williams and Bryan, 2007). 정교한 방법론이 개발되는 것과 동시에 결과를 실제 의사결정에 적용하는 어려움은 더 커지는 경향도 있다(Brousselle and Lessard, 2011).

5) 대중의 참여

우선순위를 결정할 때 비전문가 대중이 참여해야 한다는 것은 크게 이견이 없다. 시민은 비용을 부담하는 당사자이고, 참여가 민주주의 원칙에 들어맞으며, 직접 영향을 받는 사안에 참여함으로써, 결정의 정당성이 높아지고 제도에 대한 신뢰가 커진다(Bruni, Laupacis and Martin, 2008). 일반 대중 또한 자신의 시각이 우선순위 결정에 반영되기를 원한다(Wiseman et al., 2003). 참여의 정당성과 가치 중 가장 중요한 것은 전문가의 판단과 대중의 인식, 사회적 가치가 서로 다를 수 있다는 점이다. 유명한 미국 오리건주 사례에서 보듯이, 기술 분석과 전문가 판단에서 우선순위가 높더라도 대중은 다르게 볼 수 있다. 그 반대 현상도 있을 수 있는데, 일반 대중이 예방보다 치료를 더 중요하게 생각하는 것이 대표적 예이다. 전문가 관점과 사회적 관점이 다를 때 어느 쪽을 더 중요하게 고려해야 하는지는 뚜렷한 결론이 없지만, 대중의 시각 또는 사회적 관점을 중요하게 고려해야 하는 것은 분명하다.

대중이 참여하는 방식은 공식 대표로 결정 과정에 직접 참여하는 방법과, 의사결정에 시각과 생각을 반영하는 일종의 자문 역할을 하는 방법으로 나눌 수 있다(Abelson et al., 2007). 후자에는 전화 설문, 소집단 모임, 공청회, 일반인 자문회의, 초점 집단 면접 조사(focus group interview) 등 다양한 방법이 포함된다. 최근에는 좀 더 체계화되고 공식화된 방법도 사용하는데, 일반인 참여를 제도화한 대표적 국가가 영국이다. 영국의 국립보건임상연구소(National Institute for Clinical Excellence: NICE)는 2002년에 일반인 30명으로 구성되는 시민평의회(Citizen's Council)를 조직했다(Tsuchiya and Dolan, 2007).[5] 이 조직은 NICE가 요청하는 사안을 토론하고 보고서 형식으로 권고 사항을 제출한다. 권고는 공식적인 구속력은 없으나, 시민평의회를 조직한 목적을 보면 시민 참여에 상당한

---

[5] 1999년 출범한 때 이름은 National Institute for Clinical Excellence였으나, 2005년 National Institute for Health and Clinical Excellence로 바뀌었다. 2013년 다시 National Institute for Health and Care Excellence로 이름을 바꾸었다.

중요성을 부여한다는 것을 알 수 있다.

시민평의회는 숙의민주주의(deliberative democracy)에 기초한 의사결정 방법을 응용한 것으로, 숙의민주주의란 "자유롭고 평등한 시민이, 현재 시점에서는 모든 시민에게 적용되나 미래에는 달라질 수도 있는 결론을 끌어내는 것을 목표로 해, 서로 받아들일 수 있고 또한 (그 내용에) 접근할 수 있는 정당성을 제시함으로써, 의사결정을 정당화하는 정부의 한 형태"라고 정의할 수 있다(Gutmann and Thompson, 2004: 7).

6) 구조의 원칙

급여의 우선순위를 정할 때 가장 중요한 기준은 투입한 자원이 가치 있는 결과를 산출했는가 하는 것이지만, 현실에서는 이 기준만으로 판단하기 어렵다. 환자가 매우 급하고 심각한 상황(예컨대 곧 사망에 이르는)에 있는데, 어떤 치료법이 효과에 견줘 비용이 너무 많이 든다는 이유로 급여에서 제외할 수 있을까? 이런 경우, 비용효과성 원칙을 유지하고 급여를 거부하는 것이 정당한가 또는 다른 기준을 적용해 허용해야 하는가?

이런 종류의 논란을 해결하려는 시도가 이른바 '구조의 원칙(rule of rescue)'을 적용하는 것이다(Cookson, McCabe and Tsuchiya, 2008). 이 원칙은 생의윤리학(生醫倫里學, bioethics) 분야에서 발전한 것으로, 어떤 특정한 개인이 재난에 처했을 때 투입하는 자원이 크고 작은 것과 관계없이 그 개인을 구조해야 한다는 것이다. 예를 들어, 광산에서 광부 한 사람이 사고로 매몰되었다면 큰 비용이 들어도 그 비용 때문에 구조를 포기하자고 하기 어렵다. 암묵적으로 구조의 원칙이 적용된다.

구조의 원칙을 어디까지 적용할 수 있는지는 확실하지 않다. 투입하는 자원 규모가 매우 크면 한 개인에 대한 구조 대신 더 많은 사람을 구하는 용도로 자원을 써야 한다는 반론이 나올 수 있다. 비용효과성으로는 매몰된 광부를 구조하는 대신 어린이 예방접종에 그 돈을 쓰는 것이 훨씬 더 비용효과적일 수도 있다. 매몰 사고와 같은 사례는 판단하기 쉬우나, 원칙을 적용하는 수준이 어디까지인지는 통일된 기준을 만들기 어렵다. 새로 개발된 항암제가 전체 환자의 5% 정도에서 약 6개월 생명을 연장한다고 하자. 재난이라 할 수 있는 사망 시기를 늦추어 환자를 '구조'하는 것은 맞지만, 부족한 자원을 더 비용효과적인 용도로 사용해야 한다는 논란이 있을 수 있다.6)

영국 NICE의 시민평의회는 구조의 원칙을 적용할 수 있는 점검 기준 11가지를 제시했다(NIC, 2006). 여기에는 다양한 비판이 있으나(Cookson, McCabe and Tsuchiya, 2008), 급여를 결정할 때 구조의 원칙을 적용하는 한 가지 사례로서의 의의가 있다. 구체적인 기준은 다음과 같다.

① 임박한 사망을 피하는 데 반드시 필요한 치료인가?
② 생명이 연장될 가능성이 큰가?
③ 삶의 질을 상당히 향상할 수 있는가? 치료의 부작용이 치료 효과보다 더 클 정도로 심각한가?
④ 치료를 받지 않으면 어떤 결과가 생기는가?
⑤ 대안 치료법은 무엇이며 어떻게 비교할 수 있는가?
⑥ 치료하면서 할 수 있는 연구가 미래에 의학적으로 도움이 되는가?
⑦ 비용이 전체 제도(영국의 경우는 NHS)가 감당하기에 과중한가? 부담이 어느 정도나 늘어나는가?
⑧ 비용 대비 효과는 어느 정도인가?
⑨ 급여로 인정한다면, 다른 환자집단이 비용효과가 덜한 치료를 급여로 인정해 달라고 요구할 것이라고 믿을 만한 타당한 근거가 있는가?
⑩ 공중보건에 대한 위험(예: 질병 유행의 위험)을 피하는 데 도움이 되는가?
⑪ 구조의 원칙을 무시하고 몰인정하게 결정하는 것으로 보이면, 사회구성원들이 사회의 가치가 떨어졌다고 느낄 것인가?

---

6) 구조의 원칙은 집단이 아니라 '특정' 개인, 예를 들어 이름을 알 수 있을 정도의 구체적 개인을 '구조'할 때의 원칙이라는 주장도 있다. 이에 따르면 상당수 사람이나 집단에는 이 원칙이 적용되지 않는다.

이 원칙을 실제 의사결정에 활용하는 것은 또 다른 문제이다. 앞서 제시한 권고안 역시 이 점에서 종합적이고 구체적인 판단 기준을 제시하지 못했다는 비판을 받았다(Cookson, McCabe and Tsuchiya, 2008). 이 권고안이 만들어지고 2년이 지난 2008년, NICE는 구조의 원칙을 사실상 거부했다. 한정된 자원을 비용효과적으로 사용하기 위해 지나치게 비싼 약품을 급여에 포함할 수 없다는 것이 이유였다(Winnett, 2008).

7) 우선순위 결정의 정치적 성격

우선순위 결정은 복잡하고 모호한 부분이 많아 정치적으로 결정되기 쉽다. 넓은 의미의 정치적 영향과 현실 정치의 구체적인 영향에서 모두 자유롭지 않다. 예를 들어, 여론이 우선순위 결정에 영향을 미치는 것은 넓은 의미에서 정치적 영향이 작동하는 예이다. 희귀한 중증 질병이나 암과 같이 상징성을 갖는 질병에 대해 급여를 결정할 때, 특히 정치적 결정이 이루어지기 쉽다. 당사자들이 잘 조직되어 있어도 정치적 영향력이 크다.[7]

입법부나 행정부의 정책 담당자는 우선순위 결정에서 대체로 소극적인 태도를 보이는 때가 많다(Ham and Coulter, 2003). 결정을 미루거나 책임을 떠넘기는 행동이 자주 나타나는데, 특히 어떤 항목의 우선순위를 낮추거나 아예 대상에서 제외해야 하면 더 그렇다. 자원을 새로 배분할 때 경쟁이 없으면 모든 정책 담당자가 적극성을 보이지만, 이런 결정은 흔하지 않다. 많은 결정은 경쟁이 심한 대안 사이에서 한쪽을 선택하거나 일부 항목의 우선순위를 낮추는 것이고, 대체로 인기가 없고 명확한 근거를 제시하기도 어렵다.

우선순위 결정에 정치적 영향이 큰 근본 이유는 명시적·객관적 기준을 사용해 체계적 판단을 하는 데 한계가 있기 때문이다. 어떤 전문가는 명확한 기준을 근거로

---

7) 결정에 영향을 미치는 '정치'는 현실 정치나 제도화된 정치만 의미하지는 않는다. 여론과 언론, 문화, 기업 등이 의사를 표현하고 이해관계를 표출하면서 의도적·비의도적으로 영향을 미치는 과정이 모두 넓은 의미의 정치이다.

누구나 동의하는 정답을 포기하고, 암묵적(implicit) 기준을 유연하게 적용하는 것이 더 낫다고 주장한다(Mechanic, 1997). 현실의 한계 때문에 합리적(rationalistic) 방식이 아니라 점증적(incremental) 방식이 불가피하다는 뜻이다. 이해당사자의 다양한 요구와 불확실성 속에서 명시적 기준만 고집할 수 없다는 주장은 설득력이 있지만, 암묵적·점증적 접근은 투명하지 못하고 무책임하다는 반론도 강하다.

'정치적 결정'이 바람직한지 그렇지 않은지가 좀 더 근본적 질문이다. 대부분 전문가는 암묵적 기준에 의존하거나 점증적 의사결정을 더 바람직하거나 불가피한 방식으로 받아들이지만, 근본 가치 측면에서는 이와는 다르게 판단하는 사람도 많다.

현실에서 가능한지와 무관하게 완전히 '비정치적(nonpolitical)'인 의사결정을 바람직하다고 하기는 어렵다. 비정치적 결정은 주로 보건의료 전문가가 주도해 기술적 분석과 학술 근거를 기초로 결정하는 것을 뜻한다. 이런 방식은 사회적 가치와 대중의 인식을 제대로 반영하지 않는 문제를 내포하는데, 실제 비정치적 결정은 전문가와 행정 엘리트가 결합한 형태가 되기 쉽다. 선출된 의원으로 구성된 입법부는 대중의 가치관, 이해관계, 인식을 어느 정도 반영할 가능성이 있지만, 전문가 엘리트와 행정 엘리트가 결합하면 일반 대중의 가치와 인식은 완전히 배제되어 치우친 결정이 될 수 있다.

일부 국가는 우선순위 결정 과정을 오히려 더 '정치화(politicization)'하려고 시도한다(Bovenkamp, Trappenburg and Grit, 2010). 정치화란 우선순위에 대한 정보와 논의를 대중에게 널리 알리고, 그중 일부는 사회적·정치적·정책적 의제로 하며, 일반인이 널리 참여하는 과정을 거쳐 의사결정에 이르는 것을 가리킨다.

5. 우선순위 결정의 주요 사례

1) 미국 오리건주

오리건주는 명시적인 방법으로 우선순위를 결정하려고 시도한 대표적인 사례이다. 1980년대 후반 오리건주는 주가 관장하는 건강보장 프로그램인 메디케이드에서 심각한 재정 문제에 당면했다. 급격한 비용 상승으로 재원이 고갈되어 장기이식을 급여 범위에서 제외했고, 환자가 치료를 받으려고 모금 운동을 하는 등 건강보장 재정 문제가 사회문제로 커졌다. 이에 주 의회는 장기이식을 다시 급여 범위에 포함하는 일시적 방안이 아니라, 보건의료와 건강보장 전반을 근본적으로 바꾸는 보건의료개혁 법안을 제정했다. 보건의료위원회(Health Services Commission)가 조직되어 급여 대상자를 늘리고 급여의 우선순위를 정했는데, 이때 세계적 관심을 끈 것이 새로운 우선순위 결정 방법이었다.

위원회는 비용, 급여 기간, 의사가 추정한 급여 항목의 증상 완화와 사망 방지 효과, 증상의 중증도와 기능 제한에 대한 일반인의 평가 등 네 가지 요소를 기준으로 비용편익을 분석하고 잠정적인 우선순위를 결정했다(Conviser, 2004). 초기부터 대중의 시각과 가치를 반영하는 것을 중요한 목표로 했는데, 공청회 11회, 마을 주민 회의(town meeting) 47회, 전화 설문조사 등을 시행했다(Sabik and Lie, 2008).

위원회가 결정한 우선순위에는 전문가 판단과 함께 사회적 시각이 반영되었으나, 잠정적으로 정한 순위가 상식적인 판단과 달라 많은 비판을 받았다. 치아 덮어씌우기(tooth capping)가 충수돌기절제(appendectomy)보다 우선순위가 높았던 것이 대표적인 예이다. 위원회는 비판을 받아들이고 순위를 수정했는데, 다시 비용편익을 분석하기보다는 일반인의 관점을 고려해 순위를 조정했다.

사회적 시각을 반영했다고 하나 최종 결과에는 위원회 구성원의 전문 지식이나 직관이 작용했다는 주장이 많다(Sabik and Lie, 2008). 우선순위에 따라 급여 항목을 17단계 범주로 나누었고 각 범주 안에서 다시 우선순위를 매겼다. 17개 범주는 크게 세 개의 군으로 묶을 수 있는데, 필수 서비스(1~7단계), 매우 중요한 서비스(10~13단계), 일부 개인에게만 가치 있는 서비스(14~17단계)가 그것이다. 17단계 범주는 다음과 같다(Ham, 1997).

① 급성이고 치명적이나, 치료로 사망을 막고 완전하게 회복할 수 있음
② 모성 진료(maternity care). 대부분 신생아 질환 포함
③ 급성이고 치명적. 치료로 사망을 막을 수 있지만 완전하게 회복하지는 못함
④ 어린이 대상의 예방 서비스

⑤ 만성이고 치명적. 치료로 수명이 늘고 삶의 질이 개선됨
⑥ 임신과 출산 관련 서비스. 모성 진료와 불임 치료는 제외
⑦ 임종 또는 완화의료(comfort care)
⑧ 예방적 치과 진료
⑨ 성인에 대해 효과가 증명된 예방 서비스
⑩ 급성이고 생명과는 무관. 치료로 과거의 건강수준 회복
⑪ 만성이고 생명과는 무관. 한 번의 치료로 삶의 질 개선
⑫ 급성이고 생명과는 무관. 치료로 과거의 건강수준을 회복할 수 없음
⑬ 만성이고 생명과는 무관. 반복 치료로 삶의 질 개선
⑭ 급성이고 생명과는 무관. 치료로 회복 촉진
⑮ 불임 치료
⑯ 성인 대상의 덜 효과적인 예방 서비스
⑰ 삶의 질에 전혀 또는 거의 개선 효과가 없는 치료(치명적인지는 무관)

이들이 정한 우선순위에는 연방정부가 의무로 정해놓은 일부 항목이 빠졌고, 새로 연방정부의 승인을 받아야 하는 항목도 들어 있었다. 연방정부와 조정 과정을 거친 후 최종 급여 범위는 1994년 2월부터 적용되었다. 696항목 중 565항목이 급여 범위에 포함되었고, 주로 가벼운 질환이나 효과에 대한 근거가 부족한 항목들이 제외되었다(Ham and Coulter, 2003).

결과적으로 오리건주는 메디케이드 급여 대상자 수를 늘리는 데 성공했으나, 정치적·실무적으로 많은 논란과 실행 과정의 어려움을 감수해야 했다(Sabik and Lie, 2008). 오리건주의 '실험'은 세계적으로 큰 반향을 불러일으켰고, 명시적 기준을 써서 우선순위를 결정하는 새로운 추세의 선구적 역할을 했다.

2) 네덜란드

네덜란드는 1990년 '의료서비스 선택 위원회(Committee on Choices in Health Care)'를 만들고 우선순위 설정의 원칙과 방법을 논의했다. 위원회는 위원장의 이름

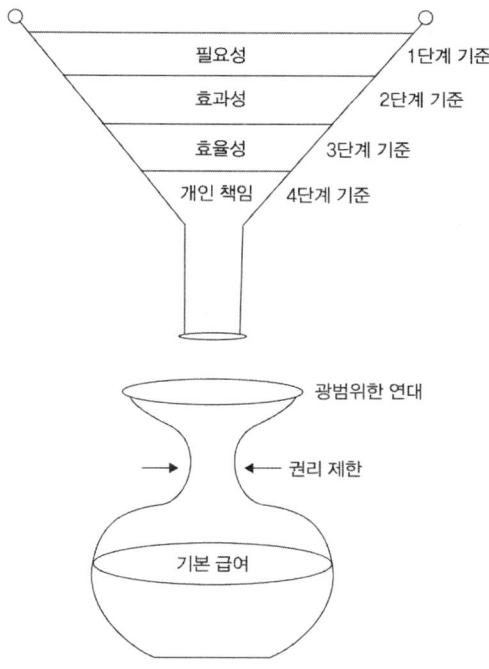

〈그림 10-1〉 급여 범위 결정을 위한 더닝의 깔때기

을 따 '더닝위원회(Dunning Committee)'라고 부르는데, 〈그림 10-1〉과 같이 네 단계의 선별 과정을 거쳐 우선순위를 정하는 '더닝의 깔때기(funnel)'로 유명하다 (Ham, 1997). 여기에서 단계는 각각 기준을 뜻하는 것으로, 1단계는 필요성 (necessity), 2단계는 효과성(effectiveness), 3단계는 효율성(efficiency), 그리고 4단계는 개인의 책임(individual responsibility)을 가리킨다. 급여 범위는 네 단계를 모두 거친 서비스를 한정하며, 필요하고, 효과적이며, 효율적이고, 개인이 책임질 수 없는 서비스로 한정한다.

이 위원회는 필요성을 판단할 때 거시 수준에서는 지역사회 주민 관점, 중간 수준에서는 전문가 관점, 미시 수준에서는 개인 관점을 적용해야 한다고 주장했다. 이런 과정을 거치면 결과적으로 지역사회 주민의 관점이 주로 반영된다는 것이 이들의 주장이었고, 실제 이를 토대로 체외수정(in vitro fertilization)을 급여 범위에서 제외했다. 이 시술이 개인에게는 매우 중요할 수 있으나 지역사회 관점에서 정당화할 수 없다는 것이 이유였다.

효과성은 효과에 대해 근거가 있는 것, 약간 근거가 있는 것(limited evidence), 근거가 없는 것으로 분류했다. 개인 책임이란 나쁜 건강 행태와 같이 개인 선택 때문에 생기는 질병을 제외하겠다는 뜻이 아니라, 정기 치과 검진처럼 개인이 쉽게 비용을 부담할 수 있는 서비스를 제외하는 것을 뜻한다(Sabik and Lie, 2008).

3) 스웨덴

스웨덴은 1992년 의회가 우선순위위원회(Parliamentary Priority Commission)를 만들고 원칙과 방법을 제시했다. 스웨덴에서 보건의료와 건강보장은 원칙적으로 지방정부의 책임이다. 의사결정의 많은 부분을 지방정부에 위임했으나, 위원회는 국가(중앙) 차원에서 원칙을 정하고 우선순위가 높은 영역을 선정했다.

스웨덴이 우선순위 결정의 기초로 제시한 세 가지 윤리적 원칙은 중요한 순서대로 인간의 존엄(human dignity), 필요와 연대(needs and solidarity), 비용효과성이다. 인간의 존엄이 가장 중요한 원칙이고, 필요와 연대가 그다음으로 중요하며, 비용효과성은 이 두 가지 원칙보다 중요도가 낮다(Ham, 1997). 연령, 출생 시 체중, 생활 습관, 자해 여부 등에 따른 급여 차이를 허용하지 않았고, 서로 다른 질환의 치료를 비교하는 데 QALY를 쓰는 것도 금지했다. 한 질환에 대한 여러 치료 방법의 효과를 비교할 때만 비용을 고려할 수 있다(Sabik and Lie, 2008).

이 원칙을 토대로 우선순위 영역을 정했는데, 정치적/행정적 우선순위와 임상적(clinical) 우선순위를 나눈 것이 중요한 특징이다. 내용에 큰 차이가 없는데도 영역을 나눈 것은 이 원칙이 각각의 영역(임상, 행정, 정치권)에서 토론과 검토의 일반 지침으로 활용되기를 기대했기 때문이다(Calltorp, 1999).

정치적/행정적 우선순위

I. 생명을 위협하는 급성질환에 대한 치료, 또는 치료하지 않으면 영구적 장애가 남거나 조기 사망에 이르는 질환에 대한 치료, 중증 만성질환에 대한 치료, 완화 및 임종치료, 자기관리 능력이 떨어진 사람에 대한 치료.

II. 편익이 증명된 예방 서비스, 법률로 정해진 재활 치료.
III. 중중도가 떨어지는 급성 또는 만성질환 치료.
IV. 경계부 환자.
V. 질환이나 손상 이외의 치료.

임상적 우선순위

Ia. 생명을 위협하는 급성질환에 대한 치료, 또는 치료하지 않으면 영구적 장애가 남거나 조기 사망에 이르는 질환에 대한 치료.
Ib. 중증 만성질환에 대한 치료, 완화 및 임종치료, 자기관리 능력이 떨어진 사람에 대한 치료.
II. 진료에 동반된 개인 예방, 법률로 정해진 재활 치료.
III. 중중도가 떨어지는 급성 또는 만성질환 치료.
IV. 경계부 환자.
V. 질환이나 손상 이외의 치료.

4) 노르웨이

노르웨이는 1987년 서구 국가로는 처음으로 우선순위 결정을 위한 지침을 만들었다. 이때 만들어진 뢰닝위원회는 다섯 가지 기준을 정했는데, ① 질병의 중증도, ② 치료에 대한 평등한 접근, ③ 대기시간, ④ 비용, ⑤ 개인 건강에 대한 환자의 책임이다(Norheim, 2003). 위원회는 검토 결과 질병의 중증도가 우선순위를 결정하는 데 가장 주요한 기준이라고 판단하고, 〈표 10-2〉와 같이 우선순위를 다섯 단계로 나누었다.

1996년에는 2기 위원회(Lønning II Commission)를 만들고 1987년 지침을 개정했다. 2기 위원회는 이전 위원회와 달리 우선순위를 ① 필수 서비스, ② 보완 서비스, ③ 낮은 우선순위의 서비스, ④ 공공재정으로 급여해서는 안 되는 서비스, ⑤ 치료 효과를 기대할 수 있지만 확정되지 않아서 재정 배분은 별도로 고려해야 할 '실험적 치료'로 나누었다. 이 기준에 따르면 필수 서비스는 다음 기준

〈표 10-2〉 뢰닝위원회가 정한 질병 중증도에 따른 우선순위 등급

우선순위 등급	내용
1	즉시 서비스를 제공하지 않으면 바로 생명을 위협하는 결과를 초래하는 진료 (예: 응급의료, 신생아 관리)
2	서비스를 제공하지 않으면 장기적으로 위험하거나 심각한 결과를 초래할 수 있는 것(예: 암, 심부전, 중증 류머티즘 등의 중한 만성질환의 진단과 치료)
3	서비스를 제공하지 않으면 바람직하지 않은 결과를 초래하지만, 1, 2순위만큼 심각하지는 않은 것(예: 중간 정도의 급성, 만성질환)
4	수요가 있고 건강이나 삶의 질을 개선하지만, 시행하지 않더라도 그 결과가 앞 등급보다 덜 심각한 것(예: 임신 중 반복적인 초음파 검사, 감기의 약물치료)
0 (Zero priority)	수요가 있으나 반드시 필요하지는 않고 효과도 입증되지 않은 것(예: 효과가 입증되지 않은 고가의 의료기술, 질병 위험이 없는 집단에 대한 선별검사)

자료: Norheim(2003: 96).

을 동시에 만족해야 한다. 세 가지 기준에는 각각에 적용되는 근거의 질이 함께 포함된다.

A. 건강 상태(최소한 다음 중 하나)

① 나쁜 예후(5년 내 사망 확률이 5~10% 이상)

② 신체 또는 정신 기능의 저하(또는 상당한 위험), 영구적이고 심각한 일상생활 수행 능력 감소 또는 동년배와 비교했을 때의 기능 감소

③ 비처방약으로 잘 해결되지 않는 심한 통증(일상생활 수행 능력이 떨어져 있는 것이 통증을 나타내는 지표가 됨)

B. 예상되는 편익(최소한 다음 중 하나)

① 5년 생존율이 10% 이상 증가

② 신체 또는 정신 기능의 개선, 기존 건강 상태의 완전 또는 부분적 회복

③ 통증 감소로 기능 회복

④ 적절한 영양 섭취, 자연스러운 기능, 위생, 옷 입기, 외부 자극이나 사회적 접촉의 기회 등을 보장하는 간호나 관리

C. 비용효율성: 편익과 비교할 때 합리적 비용

결정 방법으로 특기할 만한 것은 상향식 접근을 했다는 것이다. 위원회가 미리 정한 기준을 제시하고 전문 영역별로 작업반을 만들어 각 영역의 우선순위를 정하도록 했다. 영역별로 많은 전문가가 참여했고, ① 작업반의 권고, ② 정치적·행정적 의사결정자에 의한 자원 배분, ③ 임상지침 작성 단계를 거쳤다.

5) 이스라엘

이스라엘은 1995년 제정한 의료보험법에서 급여 범위 규정을 엄격하게 정했다. 다보험자 방식에서 모든 보험자가 공통으로 제공할 기본급여를 정해야 했기 때문이다. 급여 범위를 자의적으로 변경하지 못하고, 비용이 증가하면 새로운 목록을 급여 범위에 추가하지 못하며, 새로운 재원이 있을 때만 급여 범위를 확대할 수 있도록 했다(Shani et al., 2000).

새로운 기술은 보건부가 주관하는 평가를 거쳐야 하는데, 임상적·역학적·경제적 측면을 모두 고려한다. 실무팀이 평가한 결과는 공무원, 의료경영자, 연구자 등으로 구성되는 의료기술포럼(Medical Technology Forum)에 제출하고, 여기에서 원칙과 기준에 따라 우선순위를 정한다(Sabik and Lie, 2008). 이때 활용한 주요 기준은 다음과 같다(Shani et al., 2000).

- 완전회복을 기대할 수 있는 생명유지 기술인가?
- 사망과 질환을 줄이는 기술인가?
- 기술로 혜택을 볼 수 있는 환자의 수는 얼마나 많은가?
- 사회와 환자의 경제적 부담은 얼마나 큰가?
- 중간 이상의 중증도를 가진 질환에서 대안적 치료법이 없는가?
- 생명이 연장되거나 삶의 질이 향상되는 기술인가?
- 질환을 줄이는 것과 삶의 질을 향상하는 것의 비교
- 보건의료체계와 사회에 미치는 이익과 비용은?
- 공공의료 부문에서 공동으로 사용할 만한 고가의 의료기술에 사회적 비용을 지출하는 것이 합리적인가?

6. 우선순위 결정의 발전 전망

대부분 국가는 우선순위 결정을 개선하기 위해 고민과 노력을 계속하는 중이다. 사비크 등(Sabik and Lie, 2008)은 비교적 오래전부터 우선순위 결정 문제를 경험한 여러 나라의 상황을 검토한 후, 공통으로 도출할 수 있는 교훈을 다음과 같이 정리했다.

첫째, 우선순위 결정을 위한 별도의 조직을 만드는 것이 효과적이다. 이런 조직을 성공적으로 운영하기 위해서는 조직이 자체 결정권을 가지는 것이 바람직하고 단순 자문이나 권고는 큰 효과를 보기 어렵다.

둘째, 추상적 원칙만으로는 우선순위 결정에 큰 도움이 되지 않는다. 건강보장체계의 원칙적 목표를 제시하는 것만으로 의사결정을 지원하는 지침으로 활용하기 어렵다.

셋째, 이론적으로는 많은 진전이 있었으나 현실에서는 투명하고 대중이 참여하는 공적 구조가 확립되지 못한 상태다. 주로 전문가 중심으로 우선순위를 결정하며, 토론과 절충을 위한 개방적이고 투명한 과정이 미흡하다.

우선순위 결정 체계를 구축하는 데 작용하는 제약 조건을 맥락, 보건체계, 과정으로 나누어 분석하기도 한다(Terwindt, Rajan and Soucat, 2016). 맥락으로는 법률 구조 미비와 분야 간 조정이 미흡한 것이 중요한 문제이고, 보건체계 측면에서는 정보체계 미비, 부실한 법률체계와 투명하지 못한 정책 결정 과정, 이해관계자의 참여 부족, 경제성 분석을 비롯한 지식 부족 등이 해결 과제로 꼽힌다. 지나친 행정 부담, 보건부의 지도력 미흡, 관료주의적 보수성 등은 과정상의 문제다.

앞으로도 우선순위 결정에 대한 지침과 방법을 찾고 개선하는 노력은 더 강화될 것이다. 원칙을 토대로 지침과 방법을 만들 수 있으므로, 원칙을 둘러싼 연구와 논의도 더욱 활발해질 것으로 예상한다.

전문가가 계속 중요한 역할을 할 것은 분명하지만, 이른 시간 안에 시민과 대중 참여가 확대될지는 확실하지 않다(Mitton et al., 2009). 일반 시민이 참여하는 방식을 충분히 개발하고 경험하지 못한 상태에서 원론을 강조하는 것만으로 참여를 확대하기는 어렵다.

장기적으로는 지향과 변화 추세가 분명하다. 정치적으로 민주주의와 참여가 강조되는 가운데 새로운 실험이 계속되고 부분적으로 성공의 경험이 축적되는 중이다. 사회적 관점 또는 시민과 비전문가의 시각을 더 많이 반영하는 방향으로 우선순위 결정 과정이 제도화할 것으로 전망한다.

참고문헌

드워킨, 로널드(Ronald Dworkin). 2005. 『자유주의적 평등』. 염수균 옮김. 서울: 한길사.

Abelson, Julia et al. 2007. "Bringing 'the public' into health technology assessment and coverage policy decisions: from principles to practice." *Health Policy*, Vol. 82, No. 1, pp. 37~50.

Bevan, Gwyn. 1998. "Allocating the WHO's resources rationally." *British Medical Journal*, Vol. 316, No. 7142, pp. 1403~1404.

Bovenkamp, Hester M. Van de, Margo J. Trappenburg and Kor J. Grit. 2010. "Patient participation in collective healthcare decision making: the Dutch model." *Health Expectations*, Vol. 13, No. 1, pp. 73~85.

Brousselle, Astrid and Chantale Lessard. 2011. "Economic evaluation to inform health care decision-making: Promise, pitfalls and a proposal for an alternative path." *Social Science and Medicine*, Vol. 72, No. 6, pp. 832~839.

Bruni, Rebecca A., Andreas Laupacis and Douglas K. Martin. 2008. "Public engagement in setting priorities in health care." *Canadian Medical Association Journal*, Vol. 179, No. 1, pp. 15~18.

Calltorp, Johan. 1999. "Priority setting in health policy in Sweden and a comparison with Norway." *Health Policy*, Vol. 50, No. 1~2, pp. 1~22.

Cappelen, Alexander W. and Ole Frithjof Norheim. 2006. "Responsibility, fairness and rationing in health care." *Health Policy*, Vol. 76, No. 3, pp. 312~319.

Carr-Hill, R. A., A. Maynard and R. Slack. 1990. "Morbidity variation and RAWP." *Journal of Epidemiology and Community Health*, Vol. 44, No. 4, pp. 271~273.

Conviser, Richard. 2004. "A brief history of the Oregon Health Plan and its features." Retrieved October 12, 2016, from https://repository.library.georgetown.edu/handle/10822/995784.

Cookson, Richard, Christopher McCabe and Aki Tsuchiya. 2008. "Public healthcare resource allocation and the Rule of Rescue." *Journal of Medical Ethics*, Vol. 34, No. 7, pp. 540~544.

Cookson, Richard and Paul Dolan. 2000. "Principles of justice in health care rationing." *Journal of Medical Ethics*, Vol. 26, No. 5, pp. 323~329.

Daniels, Norman and James E. Sabin. 2002. *Setting limits fairly: can we learn to share medical resources?* Oxford: Oxford University Press.

Diderichsen, Finn, Eva Varde and Margaret Whitehead. 1997. "Resource allocation to health authorities: the quest for an equitable formula in Britain and Sweden." *British Medical Journal*, Vol. 315, No. 7112, pp. 875~878.

Fuchs, Victor R. and Harold C. Sox, Jr. 2001. "Physicians' views of the relative importance of thirty medical innovations." *Health Affairs*, Vol. 20, No. 5, pp. 30~42.

Gibson, Jennifer L., Douglas K. Martin and Peter A. Singer. 2005. "Priority setting in hospitals: Fairness, inclusiveness, and the problem of institutional power differences." *Social Science & Medicine*, Vol. 61, No. 11, pp. 2355~2362.

Gugushvili, Alexi. 2007. "The advantages and disadvantages of needs-based resource allocation in integrated health systems and market systems of health care provider reimbursement." Edinburgh: The University of Edinburgh.

Gutmann, Amy and Dennis F. Thompson. 2004. *Why Deliberative Democracy?* Princeton: Princeton University Press.

Ham, Chris. 1997. "Priority setting in health care: learning from international experience." *Health Policy*, Vol. 42, No. 1, pp. 49~66.

Ham, Chris and Angela Coulter. 2003. "International experience of rationing." in Ham, Chris and Robert Glenn(eds.). *Reasonable Rationing: International Experience of Priority Setting in Health Care*. Maidenhead: Open University Press.

Ham, Chris and Robert Glenn. 2003. *Reasonable Rationing: International Experience of Priority Setting in Health Care*. Maidenhead: Open University Press.

Harris, John. 1987. "QALYfying the value of life." *Journal of Medical Ethics*, Vol. 13, No. 3, pp. 117~123.

_____. 2005. "Nice and not so nice." *Journal of Medical Ethics*, Vol. 31, No. 12, pp. 685~688.

Hasman, Andreas, Tony Hope and Lars Peter Østerdal. 2006. "Health Care needs: Three Interpretations." *Journal of Applied Philosophy*, Vol. 23, No. 2, pp. 145~156.

Jost, Timothy S. 2005. "Methodological introduction." in Timothy S. Jost(ed.). *Health care coverage determinations: an international comparative study*. New York: Open University Press.

Klein, Rudolf. 1993. "Dimensions of rationing: who should do what?" *British Medical Journal*, Vol. 307, No. 6899, pp. 309~311.

Martin, Douglas K. et al. 2003. "Priority setting in a hospital drug formulary: a qualitative case study and evaluation." *Health Policy*, Vol. 66, No. 3, pp.295~303.

McMillan, John. 2002. "Allocation of Resources." *Surgery (Oxford)*, Vol. 20, No. 5, pp. 117~120.

Mechanic, David. 1997. "Muddling through elegantly: finding the proper balance in rationing." *Health Affairs*, Vol. 16, No. 5, pp. 83~92.

Mitton, Craig et al. "Public participation in health care priority setting: A scoping review." *Health Policy*, Vol. 91, No. 3, pp. 219~228.

NICE(National Institute for Health and Clinical Excellence). 2006. "NICE Citizen's Council Report: Rule of Rescue" Retrieved November 11, 2016, from http://bit.ly/2fDY4dv.

Norheim, Ole Frithjof. 2003. "Norway." in Chris Ham and Robert Glenn(eds.). *Reasonable rationing: international experience of priority setting in health care*. Maidenhead: Open University Press.

Olsen, Jan Abel. 1997. "Theories of justice and their implications for priority setting in health care." *Journal of Health Economics*, Vol. 16, No. 6, pp. 625~639.

Ruger, Jennifer Prah. 2008. "Ethics in American Health 1: Ethical Approaches to Health Policy." *American Journal of Public Health*, Vol. 9, No. 10, pp. 1751~1756.

Sabik, Lindsay and Reidar Lie. 2008. "Priority setting in health care: Lessons from the experiences of eight countries." *International Journal for Equity in Health*, Vol. 7, No. 1, pp. 4.

Shani, Segev et al. 2000. "Setting priorities for the adoption of health technologies on a national level — the Israeli experience." *Health Policy*, Vol. 54, No. 3, pp. 169~185.

Shmueli, Amir. 2008. "Economic Evaluation of the Decisions of the Israeli Public Committee for Updating the National List of Health Services in 2006/2007." *Value Health*, Vol. 12, No. 2, pp. 202~206.

Terwindt, Frank, Dheepa Rajan and Agnes Soucat. 2016. "Priority setting for national health policies, strategies and plans." in Schmets et al.(eds.) *Strategizing National Health in the 21st Century: A Handbook*. Geneva: World Health Organization.

Torrance, George W. 1987. "Utility approach to measuring health-related quality of life." *Journal of Chronic Disease*, Vol. 40, No. 6, pp. 593~603.

Tsuchiya, Aki and Paul Dolan. 2007. "Do NHS clinicians and members of the public share the same views about reducing inequalities in health?" *Social Science & Medicine*, Vol. 64, No. 12, pp. 2499~2503.

Tunis, Sean R. 2007. "Reflections On Science, Judgment, And Value In Evidence-Based Decision Making: A Conversation With David Eddy." *Health Affairs*, Vol. 26, No. 4, pp. w500~515.

Williams, Iestyn and Stirling Bryan. 2007. "Understanding the limited impact of economic evaluation in health care resource allocation: A conceptual framework." *Health Policy*, Vol. 80, No. 1, pp. 135~143.

Winnett, Robert. 2008. "Patients 'should not expect NHS to save their life if it costs too much'." *Telegraph*. 13 August, 2008.

Wiseman V., G. Mooney, G. Berry and K. C. Tang. 2003. "Involving the general public in priority setting: experiences from Australia." *Social Science & Medicine*, Vol. 56, No. 5, pp. 1001~1012.

| 제11장 |

급여와 급여 결정의 관리

 원칙이나 방법론만으로 세부적인 급여 결정과 사후 관리를 할 수 없다. 원리는 구체적인 행동이나 결정의 지침이 되는 원칙으로, 당연히 모든 현실을 상세하게 규정할 수 없다. 실제 결정에는 많은 요소가 영향을 미치고 고려 사항이 있으므로 일반 원칙에서 벗어나는 결정을 할 수도 있다.
 결정 과정이 '제도(institution)'로서의 성격을 가진다는 점도 고려해야 한다. 미국 오리건주처럼 예외적인 사례도 있지만, 급여 범위와 우선순위를 결정하는 일은 일회적인 사건이라기보다는 연속되는 과정, 즉 하나의 시스템이다. 이 시스템은 대부분 정부 또는 준정부기구가 관장하는 관료적 제도로, 독자적인 논리로 움직이고 이에 따른 특성을 보인다. 특히 관료적 논리는 원리나 근거가 작동하기 어려운 중요한 요인 가운데 하나다(Graham, 1999). 과거 결정에 관한 판단, 새로운 과학적 근거를 선별하는 방법, 결정의 방식을 정하는 일 등에서 관료적 구조와 원리, 논리가 강한 영향을 미친다.

1. 급여 결정기구와 과정

 급여를 결정하는 기구와 그 과정을 움직이는 원리는 대니얼스와 세이빈이 제안한 '합당성에 대한 해명책임(Accountability for reasonableness)' 원칙을 적용하는 것이 유용하다(제10장 참조). 투명성, 적합성, 수정과 이의 제기가 가능할 것, 강제할 수 있을 것, 역량 강화 등의 원칙은 앞에서 설명한 것과 같다(Daniels and Sabin 2002; Gibson, Martin and Singer 2005).

합리적인 거버넌스 구조가 존재하고 작동해야 이 원칙들을 적용할 수 있다. 미시적으로는 투명성, 적절한 정보체계, 의사소통과 평가체계, 책임과 권한의 균형 등이 필수적이지만, 거시적으로는 합리적 거버넌스, 민주적 의사결정 구조, 지도력 등이 필요하다(Terwindt, Rajan and Soucat, 2016). 문제는 이런 원리와 요건이 건강보장 또는 건강보장 급여에만 홀로 존재하기 어렵다는 점이다. 예를 들어 참여와 민주적 의사결정은 어떤 과정에 공식 구조를 갖춘다고 저절로 성취할 수 있는 것이 아니다. 국가권력, 경제, 전문직, 시민사회의 모든 영역에서 역량과 경험이 축적되어야 하며, 사회적 실천 과정에 사회적·문화적으로 내장되어야(embedded) 한다.

1) 급여 결정의 구조

급여를 결정하는 데는 공식이든 비공식이든 결정구조가 존재한다. 건강보장 제도가 어떤가에 따라 결정구조는 다양하나, 몇 가지 영역으로 나누어 공통 요소를 정리하면 다음과 같다.

결정구조의 성격

급여를 결정하는 기구는 국가별로 다양하다. 이 기구가 정부체계 또는 건강보장체계 속에서 어떤 위상을 차지하는지가 중요한데, 국가공영의료체계와 사회보험(건강보험) 방식 사이에 뚜렷한 차이가 있다(Jost, 2005).[1] 영국, 오스트레일리아, 스페인 등에서는 정부가 위원을 임명한 독립(independent) 기구가 급여 관련 사항을 결정한다. 스위스, 독일 등 사회보험 체계에서는 정부구조보다는 코포라티즘적 구성, 즉 사회보험 운영에 참여하는 여러 이해당사자로 구성된 기

---

1) 이하 각 나라의 구체적인 상황에 대해 달리 명시하지 않은 부분은 이 문헌을 주로 참조했다.

구가 핵심 역할을 한다. 독일과 스위스 모두 이 기구가 권고하고 정부가 최종 결정하는 방식인데, 정부가 독자적으로 결정하는 일은 드물고 사실상 이 기구가 모든 것을 결정한다.

참여자

급여 결정을 둘러싼 많은 이해당사자가 직간접으로 결정에 영향을 미친다. 당사자가 결정 과정에 직접 참여하는 것과 함께 간접적으로 영향을 미치는 것에도 관심을 가져야 한다. 참여하는 방법은 대표로 직접 참여하는 것과 의사결정에 어떤 시각을 반영하는 자문 역할로 나눌 수 있다(Abelson et al., 2007). 시각과 생각을 반영하는 방법은 설문조사, 인터뷰, 민원(appeal) 등 여러 가지이다. 여기서는 직접 결정구조에 참여하는 방법을 논의한다.

급여 결정에는 정부, 보험자, 전문가, 생산자, 환자와 일반인 등 여러 주체가 영향을 미친다. 공식 기구에는 주로 개인 자격으로 참여하는데, 여러 이해당사자의 공식 대표(representative)이거나 사실상 특정 집단을 대변하는 역할을 한다. 처음부터 참여자의 자격과 성격을 명확하게 해야 하는 것은 이들이 가진 대표성 때문이다. 때로 중립적 위상을 가진 '공익' 대표가 있을 수 있으나, 이들이 항상 이 역할을 할 수 있는 것은 아니다. 중립을 표방하면 여러 당사자의 이해관계를 떠나 '공평무사한(impartial)' 역할을 해야 하나, 거시적·미시적 권력관계 속에서 완전한 '공적' 기능을 수행하기 어렵다.

의사결정을 하는 기구 내에서 참여자의 역할은 몇 가지로 구분된다. 위원장(또는 의장), 서기, 각 분야 의학전문가(결정 분야), 일반 의학전문가, 시민 대표, 환자 대표 등이 그것이다(Martin, Abelson and Singer, 2002).

의료 전문직은 급여 결정에서 누구보다 중요한 역할을 한다. 의사결정 과정에서도 중요하지만, 실무 기구에서 핵심 역할을 하는 때가 많다. 중요한 것은 사실상 정보와 전문성을 독점하는 이들이 공정한 역할을 할 수 있는가 하는 점이다. 급여 결정의 특성 때문에 이들이 중요한 기능을 할 수밖에 없지만, 의료 전문직 또한 자신의 이해관계와 가치체계, 관점을 떠날 수 없다. 이들은 한정된 자원을 특정 전문 서비스에 사용하려는 경향이 있고 정치적 영향력이 강하다

(Robinson, 1999). 이들이 내는 의견은 주로 임상 경험을 통한 것인데, 특히 개인의 경험을 중시한다. 임상의사는 중립적일 때도 집단이나 인구보다는 개인 환자 관점에서 문제를 보기 쉬우며, 이런 관점과 태도는 의사결정 과정에 영향을 미친다. 임상의사는 개인 환자의 건강과 효용을 최대화하는 원칙에 익숙하지만, 우선순위 결정에는 집단적 분포와 배분의 원칙을 적용해야 한다.

의료 전문직 안에서도 자원 배분을 둘러싼 이해관계가 다르고, 이 때문에 대표성이 문제가 될 수 있다. 주로 의료 전문직 단체나 학술 조직이 결정구조의 구성원을 추천하지만, 대표성 문제를 완전히 해결할 수 없다. 이들 단체나 조직도 서로 다른 이해관계를 가질 수 있기 때문이다. 기대와 달리 전문성이 문제가 될 때도 있는데, 특히 의료 전문직 참여자가 상임(standing)이 아니거나 충분히 수가 많지 않을 때는 자기 분야를 넘는 영역은 전문성을 보이기 어렵다.

일반 시민이 결정 과정에 참여해야 하는 근거는 앞서 설명한 것과 같다. 실제 시민 참여를 활성화하려면 일정한 조건을 갖추어야 하는데, 일반 시민 참여를 부정적으로 보는 사회 인식, 참여하기 어려운 결정구조, 훈련과 경험이 부족한 참여자의 특성 등이 모두 한계로 작용한다. 이 가운데는 전문성 시비처럼 오해나 불충분한 근거에서 비롯된 것도 있다. 일반인은 전문 지식을 필요로 하는 급여 결정에 참여할 수 없다는 주장이 많으나, 실제 요구되는 것은 전문 분야 지식이라기보다는 주로 '관점' 또는 가치판단이다(Bruni, Laupacis and Martin, 2008). 일반인은 건강보장체계에 참여하는 당사자로, 생활을 통해 의료 이용과 급여를 이해하고 이에 바탕을 둔 자신의 관점과 기준을 제시할 수 있다. 이들은 다른 공공서비스를 이용하고 평가한 경험이 있으므로, 다른 전문가에게는 부족한 종류의 정보와 지식, 통찰력을 가지고 종류가 다른 전문성을 발휘할 수 있다.

참여라는 목표에 합의할 수 있으면 일반 시민이 할 수 있는 역할(기대하는 기능이기도 하다)을 명확히 해야 하는데, 기술적 토론과 기여보다는 일반 대중의 가치와 시각을 반영하는 역할이 본령이다. 결과 측면에서는 시민 참여자의 의견을 충실하게 반영하는 것이 중요하다. 의견이 잘 반영되지 않으면 시민 참여가 형식에 지나지 않는다는 분위기가 만들어지고, 이후 참여가 더 부실해질 수 있다. 또 다른 고려 사항은 '수(數)의 문제'다(Bruni, Laupacis and Martin, 2008;

Martin, Abelson and Singer, 2002). 급여를 결정하는 의사결정 기구에 참여하는 시민 수는 흔히 전문가나 정책 결정자보다 훨씬 적은데, 이런 상황에서는 집단적 논의와 결정의 특성 때문에도 시민의 의견이 충분히 반영되기 어렵다. 결정의 정당성이나 공정성이 보장되도록 충분한 수의 시민 대표가 참여하는 것이 바람직하다. 충분한 수는 시민 참여자의 역할인 가치와 관점을 고루 반영한다는 점에서도 중요하다. 시민, 소비자, 대중은 동질적 집단이라 할 수 없으므로, 여러 관점을 반영하기 위해서라도 일정 수 이상이 참여하는 것이 필요하다. 적절한 정보와 교육을 제공하는 것도 시민 참여의 과정을 개선하고 효과를 높이는 데 필수적이다.

시민 참여에서도 '대표성'을 확보하는 것이 중요하다. 일반 시민을 대표한다고 하면, 어떤 과정을 거쳐 누가 '대표'로 인정했는지 문제를 제기할 수 있다. 흔히 사회적·역사적으로 축적된 공통의 이해를 기반으로 대표성을 부여하지만, 시민사회 안에서 서로 이해관계가 다를 때는 대표의 정당성을 쉽게 확정할 수 없다. 이 문제는 대표 선출 과정이 절차적으로 정당해야 한다는 접근으로는 해결하기 어렵다. 실제 참여하는 사람이 얼마나 공정하고 균형 있게 집단의 관점을 대표하는가에 따라 정치적 정당성이 달라질 수 있다.

자문기구

전문 지식과 전문성이 필요한 급여 결정이 많아 결정 과정에는 자문기구가 중요한 역할을 한다. 자문기구의 구조와 기능, 운영 방식은 제도에 따라 다양하다. 상설 조직인지 또는 사안별로 조직되는지, 역할과 권한은 어느 정도인지, 규모는 얼마나 큰지, 그리고 구성원은 어떻게 정해지는지 등 세부 사항은 각 제도가 역사적으로 축적한 결과다.

자문기구가 제대로 기능하기 위해서는 역할을 명확하게 규정하고 자문 결과를 의사결정에 적절하게 반영하는 것이 중요하다. 자문이나 자문기구가 형식에 그치고 '정당화'를 위해 소모되면, 자문의 질이 떨어지고 다시 영향력이 줄어드는 악순환을 되풀이하게 된다.

이해당사자의 참여

결정기구와 자문기구 등 결정 과정 전반에 이해당사자가 참여할 수 있는지는 중요한 사전 결정 사항이다. 특정 회사의 장비나 기술을 결정할 때는 직접 이해당사자인 관련자를 당연히 배제해야 하지만, 그 회사가 소속된 협의체나 협회도 빼야 하는지는 판단하기 어렵다. 병원이나 의사, 보험자와 같이 이해당사자이기는 하나 이해가 간접적이고 이해의 방향이 명확하지 않을 때는 더 판단하기 어렵다. 환자를 이해당사자로 봐야 하는지도 논란거리다.

일부 국가(예: 미국의 메디케어)에서는 이해당사자가 회의에 참여하되 결정에는 참여하지 못하도록 제한한다(예: 투표권 배제). 결정권을 주지 않아 이해당사자의 영향력은 줄일 수 있지만, 참석하거나 토론하는 것만으로 영향을 미친다는 논란이 있다. 조스트(Jost, 2005)의 연구에 따르면, 장비나 기기를 만드는 생산자는 배제하고 의료인이나 보험자는 참여시키는 경향이 강하다.

2) 급여 결정 과정

급여 결정 과정은 결정을 담당하는 구조와 조직이 작동하는 방식이다. 구조와 기능이 서로를 완전하게 규정하지 않는다는 점을 주목해야 하는데, 같은 구조를 가지고도 운영은 얼마든지 달라질 수 있다. 이는 과정을 이해하기 위해서는 구조와 기능을 함께 고려해야 한다는 것을 뜻한다.

결정 신청

급여 결정은 주로 외부 요구에서 시작하고, 정부나 보험자 등 지불자(payer)가 주도하는 일은 드물다. 생산자, 환자, 의료제공자, 보험자 등이 모두 신청자가 될 수 있지만, 일부 나라(네덜란드)에서는 생산자만 장비나 시설에 대한 신의료기술평가를 신청할 수 있다. 대부분 국가에서는 여러 당사자가 신청할 수 있다.

결정 신청은 새로운 급여뿐 아니라 기존 급여를 퇴출하는 것도 포함한다. 기존 기술 가운데 비용이나 효과 등에서 더는 급여 대상이 되지 않는 항목을 처리하는 과정이 있어야 한다. 생산자 등 이해당사자는 기존 급여를 제외하라고 신청할 가능성이 없으므로, 정부나 보험자가 주도적 역할을 할 수밖에 없다.

결정 과정과 단계

급여 결정은 여러 단계를 거쳐야 하는데 신청 후 사전 심사, 실무 심사, 전문가 심사, 임시 결정, 최종 결정, 이의 제기 등의 순서로 진행하는 것이 보통이다. 사전 심사란 심사 대상이 되는지, 형식 요건을 갖추었는지 등을 보는 것으로, 행정관리에 해당한다. 실무 심사는 주로 기구의 직원이 담당하며, 더 전문적 판단이 필요한 일부를 전문가 심사로 넘긴다. 처음부터 모든 건을 전문가가 심사하는 방법도 있으며, 결정 단계 일부분을 외부에 의뢰하는 것도 가능하다.

전체 과정을 자세히 규정해 공식화한 나라가 있는가 하면, 명시적 규정 없이 제도를 유연하게 운용하는 국가도 있다. 미국의 메디케어는 전체 과정을 명시하고 단계별로 시한을 정해놓았다. 메디케어는 1990년대 말까지 급여 범위를 비공식적으로 정했으나, 1999년 이후 가입자와 의료제공자, 장비 및 약품 생산자 등이 참여하는 공식 절차를 규정했다(Kinney, 2003). 누구나 급여 범위 결정을 요구할 수 있도록 했고, 결정 기간도 명시했다. 〈그림 11-1〉은 결정 단계를 요약해서 나타낸 것이다(Centers for Medicare and Medicaid Services, 2015).

오스트레일리아나 스페인의 과정은 미국보다 좀 더 유연하다. 운영이나 체계가 유연하면 사안의 복잡성이나 검토 기간, 신청자의 반응과 이의 등에 따라 다르게 대응할 수 있기 때문에 정확성과 효율성을 높일 수 있다. 하지만 유연한 방식은 투명성과 책임성, 조직의 효율성이 뒷받침되지 않으면 제대로 기능하기 어렵고, 관료주의적 비효율, 예측 불가능성, 변동성(비일관성) 등도 문제가 된다. 두 가지 방식 가운데 어느 쪽이 더 나은지는 상황에 따라 다르다.

이의 제기와 처리

미국은 과정과 결정 내용에 모두 이의를 제기할 수 있고, 독일은 과정에 대한 이의만 인정한다. 네덜란드는 치료 효과에 관한 새로운 정보가 있을 때만 의약품 평가 결과에 이의를 제기할 수 있다. 이의가 인정되지 않으면 법원에 소송을 낼 수 있도록 허용하는 국가가 많다.

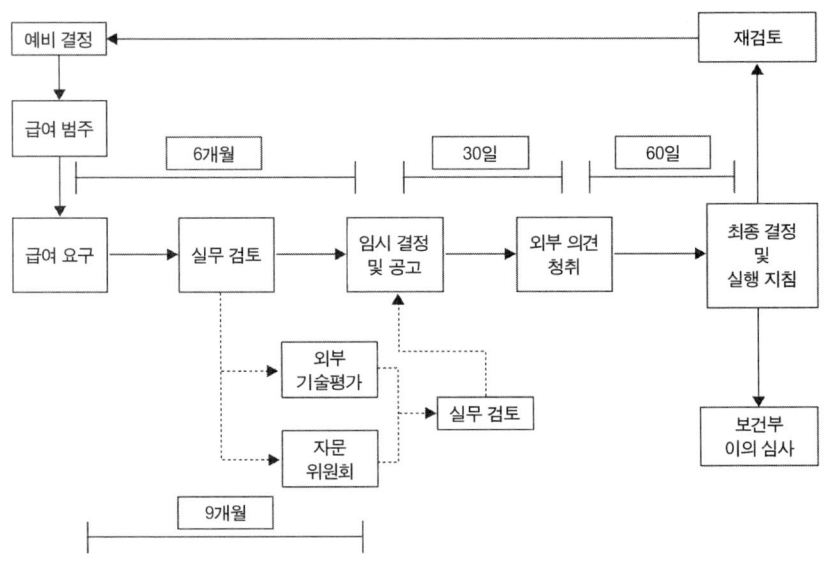

〈그림 11-1〉 메디케어의 급여 여부를 결정하는 의사결정의 흐름

2. 급여 결정을 위한 과학적 근거

합리적으로 급여를 결정하려면 과학적 근거를 활용해야 한다. 최근 비용 지출의 압박이 커지면서 과학적 근거를 요구하는 추세가 더 강화되고, 코크런 컬래버레이션(Cochrane Collaboration)이나 캠벨 컬래버레이션(Campbell Collaboration) 등 체계적·조직적으로 근거를 생산하는 시도도 늘어났다.

과학적 근거를 생산하고 관리하는 일은 복잡하고 전문성이 필요하므로 여기서 모든 내용을 다루기 어렵다. 이 책의 독자가 이 분야 전문가가 아니라는 것을 전제하고 일부 건강보장에 필요한 내용을 설명하는 것에 그친다.

1) 과학적 근거의 개념

근거(evidence)를 사전적으로 정의하면, "어떤 주장이 진실이라는 것을 뒷받침하는 것"(Wikipedia) 또는 "믿음이나 제안이 진실하다는 것 또는 타당하다는 것을 나타내는 정보나 표시(information or signs indicating whether a belief or proposition is true or valid)"(Oxford Dictionary)라고 할 수 있다. 어떤 정의를 택하든, 진실성, 타당함을 객관적으로 나타내기 위한 것을 근거라고 부른다. 이는 보건의료나 건강보장에서 말하는 근거와 크게 다르지 않지만, 최근 보건의료나 건강보장에서 말하는 근거, 즉 근거에 기반을 둔 의학(evidence-based medicine: EBM), 근거에 기반을 둔 보건의료(evidence-based healthcare: EBH), 근거에 기반을 둔 정책(evidence-based policy) 등에 포함된 '근거'는 보통명사를 넘어 특정한 의미를 나타낸다.2) 여기서 근거는 유명 연구나 연구자가 내놓은 하나 또는 몇몇 연구결과가 아니라, 현재까지 생산된 가능한 한 모든 개별 근거(연구결과)를 체계적이고 과학적으로 종합한 결과를 가리킨다. 예를 들어 코크런 컬래버레이션(The Cochrane Collaboration, 2016)은 근거에 기반을 둔 보건의료를 "개인 환자 진료 또는 의료서비스 제공에 대한 의사결정을 할 때 현재까지 나온 최선의 근거를 성실하게 활용하는 것"으로 정의했다.

보건, 의료, 보건정책 결정에서 근거를 활용하는 의의는 분명하고, 원론적으로 이에 반대하는 사람도 거의 없다. 근거에 기반을 둔 의사결정은 복잡하거나 어려운 개념이 아니고, 일부 전문가 특히 의학전문가만 활용하는 방법도 아니다. 문제는 어떻게 근거를 만들 수 있는지, 만들어진 근거를 얼마나 엄격하게 적용할 수 있는지, 그리고 실제 상황에서 근거가 얼마나 활용될 수 있는지 등이다.

2) 근거의 생산

근거에 기반을 둔 의사결정을 하려면 그 기초가 되는 근거가 필요하다. 필요한 근거는 새롭게 생산할 수도 있고 이미 생산된 근거를 활용할 수도 있다. 여기서는 근거를 새로 생산하거나 종합하는 것, 활용하는 것을 모두 합해 넓은 의미에서 생산이라 부른다.

---

2) 이 말의 한국어 번역은 확정되지 않았다. '근거 중심'이라는 말을 많이 쓰는 경향이나 여기에서는 '근거에 기반을 둔'이라고 번역하기로 한다.

의사결정의 대상

급여와 관련된 모든 의사결정에는 원칙적으로 근거가 필요하다. 많은 급여 항목이 역사적으로 결정되어 과학적 근거를 찾기 어려운 것이 현실이지만, 새로운 항목을 급여에 포함하거나 기존 항목을 제외할 때는 근거가 필요하다.

의사결정 대상은 치료, 검사, 재료, 장비, 시스템이나 관리 방식 등 대부분 기능을 포함한다. 이들은 단독으로 존재하기도 하지만 때로 여러 기능이 결합해 의사결정의 대상이 된다. 예를 들어, 초음파 촬영기로 종양을 검사한다면 검사와 장비를 동시에 결정을 해야 한다. 시스템과 관리는 의사결정 대상이 아니라고 생각하기 쉬우나 그렇지 않다. 골다공증을 추적 관리하는 데 필요한 골밀도 검사를 어떤 주기로 할 것인가는 검사와 장비에 관한 결정인 동시에 환자를 관리하는 시스템에 관련된 의사결정이다.

결정 대상은 각 기능이 달성해야 할 목표에 따라 다시 나뉜다. 목표는 안전성, 효과, 비용, 비용효과, 효용, 비용-효용 등이 포함하는데, 각각의 내용에 대해서는 앞에서 설명했으므로 생략한다. 다만, 검사는 다른 기능과 차이가 있는데, 민감도(sensitivity), 특이도(specificity), 예측치(predictive value) 등을 함께 고려해야 한다.[3]

의사결정을 할 때 구체적으로 결정해야 할 핵심 사항은, 흔히 핵심 질문(key question)으로 요약할 수 있다. 핵심 질문이 없으면 의사결정 근거를 찾기 어려우므로, 많은 전문가는 구조화된 질문을 만들 것을 권고한다. 구조화된 질문법 중 대표적인 것이 PICO다. PICO는 'Patient problem, Intervention, Comparison, and Outcome'을 줄인 말이다(Richardson et al., 1995). P는 연령, 성, 질병의 종류와 위중도, 과거 병력 등이고, I는 치료의 구체적인 종류이다. C는 비교 대상 치료법을 뜻하며, O는 사망, 회복, 증상, 검사값, 부작용 등 구체적인 결과를 가리킨다. 이들 요소가 핵심 질문 속에 포함되어야 근거 산출의 기초가 되는 적절한 연구결과들을 찾을 수 있다. PICO의 예를 들어보면 다음과 같다.[4]

---

3) 이들 개념에 대한 자세한 설명은 역학개론에 해당하는 교과서들을 참조할 것.
4) 설명을 위한 단순한 예로 의학적으로 정확하거나 상황에 맞는 것은 아니다.

P: 65세 미만의 성인, 남자, 한국인, 조기 위암

I: 새로 개발된 신약(A)의 표준 항암요법

C: 위 절제술

O: 5년 생존율, 재발률

근거의 수집과 활용

핵심 질문에 대한 답이 곧 근거이다. 근거가 풍부하게 존재하면 이를 잘 찾고 수집하는 것이 과제이고, 근거가 없거나 모자라면 새로 근거를 생산해야 한다. 여러 근거를 데이터베이스로 만들어서 공개해놓았다면 이를 활용하기가 가장 쉽고 비용도 덜 든다. 근거를 만들고 공개하는 대표적 조직이 코크런 컬래버레이션(홈페이지 http://www.cochrane.org/)이다. 이 밖에도 많은 조직과 기관들이 이미 만들어진 근거를 수집·정리·전파하는 역할을 한다. 여기에 해당하는 목록은 도서관 또는 인터넷 사이트를 이용하면 대부분 쉽게 확인할 수 있다.5)

연구결과의 검색과 수집

제대로 된 근거를 찾을 수 없고 새로 근거(답)를 만들어야 할 때는 다르게 접근해야 한다. 이미 비슷한 근거가 생산되어 있어도 구체적인 조건이 다르면 근거를 새로 만들어야 할 때도 있다. 핵심 질문 중 P에 '한국인'이라는 조건이 들어가면 외국인을 대상으로 한 근거가 있어도 한국인 대상의 연구에서 다시 시작해야 한다.

해당하는 근거를 만들기 위한 기초 자료는 대부분 개별적인 여러 연구의 결과이다. 과거에는 전문가 의견이나 사례 등도 근거로 활용되었으나 최근에는 논문이나 보고서 형태의 연구결과가 대부분을 차지한다. 기존 연구결과를 검색·수집하려면 가능한 한 최근까지 나온 대부분의 연구를 찾아야 한다. 단순히

---

5) 예를 들어 미국 코크런 컬래버레이션의 홈페이지에는 근거를 제공하는 여러 인터넷 주소를 일목요연하게 정리해놓았다. http://us.cochrane.org/evidence-based-healthcare-resources (2017년 2월 20일 접속).

수가 많아야 하는 것도 아니고 최선을 다했다는 주관적인 기준만으로 가능한 것도 아니다. 최근 연구결과와 지식이 폭발적으로 증가하는 가운데 정보를 빠짐없이 찾고 판단하는 것이 더욱 중요한 과제가 되었다.

적절한 데이터베이스를 효율적으로 활용하는 것이 기본적인 검색 전략인데, 상당한 경험과 전문성을 요구하므로 이를 전담하는 전문가를 활용하는 것이 바람직하다. 일반적으로 활용되는 보건의료 관련 데이터베이스는 미국 국립의학도서관의 퍼브메드(PubMed), 엘시비어(Elsevier)사가 만든 스코퍼스(Scopus), 구글의 구글스칼라(Google Scholar) 등이다. 한국에서 출판된 논문을 검색할 때는 코리아메드(KoreaMed)나 한국 의학논문 데이터베이스(KMbase) 등을 이용할 수 있다. 이른바 '정보혁명'의 진전은 더 많은 정보를 더 쉽게 수집할 수 있는 환경을 만들었지만, 정보 생산과 유통을 둘러싼 새로운 과제(예를 들어 불평등 심화)를 제기하는 것도 사실이다.

연구결과의 평가

수집된 개별 연구결과는 평가를 거쳐야 한다. 이는 두 단계로 이루어지는데, 먼저 연구의 질을 평가하고, 다음으로는 연구결과의 질을 평가한다. 대부분 연구가 여러 구체적 상황에서 그대로 쓰일 수 없으므로 기존 연구를 평가하는 것은 생략할 수 없다. 전체 연구의 98%는 실제 상황에서 적용될 수 없었다는 분석이 있을 정도다(Haynes, 2002).

연구결과의 질을 평가하기 위해 개별 연구들은 비판적 평가(critical appraisal)를 거친다. 비판적 평가는 의사결정에 활용하기 이전에 연구에서 제시된 근거의 타당성, 결과, 적합성을 체계적으로 분석하는 과정이다(Hill and Spittlehouse, 2001). 구체적인 평가 방법은 연구 설계에 따라 다르므로, 각각 해당하는 문헌이나 자료원을 참고하기 바란다.[6]

---

[6] 예를 들어 영국 옥스퍼드 대학의 Center for Evidence-based Medicine은 체계적 문헌 고찰, 진단법, 예후, 무작위 임상시험 등에 대한 평가 도구를 제시해놓았다. http://www.cebm.net/critical-appraisal/ (2017년 2월 1일 검색)

평가 결과에 따라서 근거 수준이 나누어지는데, 옥스퍼드 근거 기반 의료센터(OCEBM Levels of Evidence Working Group, 2011)는 여러 질문별로 근거의 수준(level)을 가장 높은 수준(1)부터 가장 낮은 수준(5)까지 나누었다. 예를 들어 이 치료(중재)가 도움이 되느냐는 질문에 대한 각 수준의 기준은 다음과 같다.

1수준: 무작위 대조시험을 대상으로 한 체계적 문헌 고찰
2수준: 무작위 시험 또는 극적인 효과가 있는 관찰 연구
3수준: 무작위 시험이 아닌 코호트 연구 또는 추적 연구
4수준: 환자군 연구, 사례대조군 연구, 역사적 대조군 연구
5수준: 메커니즘에 기초한 추론

체계적 문헌 고찰과 무작위 대조시험의 우선순위가 가장 높지만, 여러 제약으로 이런 연구를 활용할 수 없으면 얻을 수 있는 모든 근거를 해석하고 판단해야 한다. 한 가지 유의할 것은 수준 높은 근거를 찾지 못했다고 해서 아무런 효과가 없다는 뜻이 아니라는 점이다. 예를 들어 어떤 치료법의 효과에 대한 근거가 5수준에 해당한다면, 이는 이 치료법이 효과가 없다는 뜻이라기보다는 "효과가 있다는 근거가 아직 확립되지 않았다"는 뜻으로 이해해야 한다.

3) 관리

건강보장에서 근거를 활용하는 용도는 임상진료나 보건사업 수행과는 다르다. 임상진료에서는 근거를 활용해 진료의 질을 높이는 것이 궁극적 목표이므로, 근거를 널리 전파하고 임상의사들이 잘 쓸 수 있게 하는 것이 중요하다. 이에 비해 건강보장에서는 개인보다는 체계나 조직 수준에서 근거를 활용하도록 유도하는 목적이 더 중요하다. 의사결정 과정에서 제도적으로 근거가 활용될 수 있도록 근거를 생산, 관리하는 것에 우선순위를 둔다.

근거를 생산하고 관리하는 별도 조직이 필요한지는 얼마나 많은 근거를 생산해야 하는지에 달렸다. 새로운 치료법, 재료, 약 등이 개발되는 속도가 점점 더

빨라지면 근거가 필요한 의사결정의 양이 함께 늘어나고, 근거를 생산하고 관리할 전담 조직의 필요성도 커진다.

전담 조직이 있다 하더라도 모든 근거를 직접 생산하는 것은 아니며, 일부 또는 전부를 외부 전문가나 기관에 의뢰하는 것이 더 효율적일 수 있다. 건강보장이 '권위' 있는 의사결정을 해야 하면, 이때도 기획과 평가는 전담 조직이 맡아야 한다. 외부에 의뢰할 때는 명확하고 통일된 지침을 사전에 확정하고 업무를 수행할 당사자에게 제공하는 것이 바람직하다.

전담 조직을 만들 때는 의사결정기구와 통합할 것인지 분리할 것인지 결정해야 한다. 통합과 분리는 각각 장단점이 있다. 통합 조직은 업무의 연계와 조정이 쉬워 효율적인 운영이 가능한 장점이 있지만, 중립성과 객관성이 시빗거리가 될 수 있다.

근거 생산을 담당하는 조직은 근거를 생산할 뿐 아니라 흔히 근거를 관리하고 전파하는 역할도 해야 한다. 관련 당사자에게 정보를 제공해 급여 결정에 대한 정보 요구를 충족하는 것이 일차적 기능이지만, 건강보장 급여의 질과 보건의료 전반의 질을 높이는 데도 기여한다.

4) 근거의 한계

과학적 근거에 기초해 의사결정을 해야 하는 것은 분명하지만, 과학적 근거라고 해서 완전히 객관적이고 가치중립적임을 보장하지는 않는다. 예를 들어, 연구의 양이 적거나 연구가 국제적으로 쉽게 접근할 수 있는 형태로 발표되지 않으면 처음부터 정보를 모으고 근거를 만들기 어렵다. 양적 형태로 된 근거보다는 질적 형태(예를 들어 과정, 가치 등)의 근거가 절대적으로 부족한 것도 중요한 문제다. 근거에는 기술적 편향과 주제 선정의 편향이 있을 수 있고, 근거의 창출, 선정, 해석을 둘러싼 '정치'가 작동한다(Parkhurst, 2017). 근거를 절대화하지 않고 근거의 질과 맥락을 고려하는 것이 중요하며, 나아가 근거는 의사결정을 위한 한 가지 고려 사항일 뿐이라는 사실을 잊지 말아야 한다.

3. 환경 변화와 과제

최근 들어 건강보장 급여를 결정하는 조건과 정책이 급변했다. 경제적·사회적 변화도 크지만, 의료 이용의 증가와 질 변화가 더 두드러진다. 고소득 국가뿐 아니라 중·저소득 국가에서도 보건의료 필요가 바뀌고 비용이 증가하면서 급여와 급여 결정에 관심이 집중되는 상황이다. 의학 기술 발전도 주목해야 하는데, 새로운 생명과학과 의학 발전은 과거에는 불가능했던 치료를 가능하게 하고 이는 다시 의료 수요와 이용을 촉진한다.

1) 질병 양상

비감염성질환(만성질환과 생활 습관과 관련된 질환)의 비중이 커지는 것은 어느 나라에서나 나타나는 공통 현상이다. 건강보장체계의 관점에서는 이들 질환을 효율적으로 관리하는 것이 중요한 과제로 등장했는데, 지속적이고 포괄적인 접근, 그리고 여러 인력과 서비스 제공자를 포괄하는 통합적 관리가 필수적이다. 서비스를 달리하는 것만으로는 이런 과제를 달성하기 힘들고 보건의료체계의 모든 수준에서 새로운 접근이 필요하다는 것이 중론이다. 특히 강조되는 것은 자가 관리(self management) 지원, 서비스 전달체계의 재설계, 의사결정 지원, 임상정보체계 구축 등이다(Epping-Jordan et al., 2004). 새로운 서비스와 인력, 제공체계를 건강보장 급여체계에 어떻게 반영하는가에 따라 서비스의 질이 달라지는 것은 물론이고 효과성, 효율성도 영향을 받는다.

만성 비감염성질환에 대한 치료법 발전도 급여에 직접 영향을 미친다. 류머티즘 관절염 치료가 대표적인 예로, 비용효과에 대한 근거가 충분하지 않은 상태에서도 새로운 약물과 치료법이 활발하게 도입되었다(Welsing et al., 2005). 대부분 비감염성질환은 삶의 질을 떨어뜨리고 높은 개인적·사회적 비용을 발생시키지만, 완치가 어렵고 장기간 관리가 필요하다. 부담을 지는 환자와 소비자로서는 건강보장이 새로운 기술을 적극적으로 수용하도록 요구하는 것이 당연하다. 환자와 소비자의 요구가 커지면 과학적 근거보다는 정치적·사회적 압력이 급여 결정에 영향을 주기 쉽다.

2) 노인 인구 증가

노인 인구 증가는 건강보장 급여에도 영향을 미치는데, 적어도 두 가지의 새로운 과제가 등장한다. 하나는 노인 인구 증가가 건강보장 급여 범위와 그 결정에 직접적 압력으로 작용하는 것으로, 노인에게 주로 나타나는 질병이나 이에 적용되는 기술을 급여 범위에 포함해야 한다는 사회적 압력이 점점 더 커진다. 대표적 사례가 미국 메디케어 급여에서 문제가 된 만성폐색성폐질환 수술(lung volume reduction surgery)이다. 만성폐색성폐질환은 뚜렷한 치료법이 없는 노인성 질환으로, 일부 의사들이 폐의 부피를 줄이는 수술을 시행하고 효과가 있다고 주장했다. 노인 인구가 늘어나고 이 질병이 증가한 것이 새로운 상황 변화였다. 안전성과 효과에 대한 과학적 근거가 확립되지 않은 상태에서 이 시술을 급여 범위에 포함할 것인지를 두고 논란이 벌어졌다(Ramsey and Sullivan, 2005).

노인 인구 증가에 따라 자원 배분과 우선순위 결정을 둘러싼 논란도 더 커질 수 있다. 전체 인구에 대한 효용을 최대한으로 해야 한다는 원칙은 노인 인구에 대한 치료의 우선순위를 낮추는 쪽으로 작용한다(Harris, 2005). 사회적 효용의 최대화를 목표로 하면 필요나 형평을 중시하는 우선순위 결정 원칙과 충돌이 일어날 수밖에 없다(제10장 참조).

노화에 대처하는 기술이 발전하는 것도 노인 인구를 둘러싼 급여 결정에 영향을 미친다. 노인 인구가 증가할수록 노화에 대응하는 기술이 개발되고 보건의료 서비스로 편입되며, 이는 건강보장 급여를 확대하라는 압력으로 작용한다. 이런 압력은 흔히 정치적 성격을 드러내고 그만큼 과학적 근거와 충돌하기 쉽다. 노인을 주된 대상으로 하는 많은 기술은 안전성과 효과를 검증하는 데 한계가 있으며, 비용효과성을 명확하게 판단하기 어렵다. 생명을 연장하고 건강을 강화하는(enhance) 기술을 누구에게 얼마나 배분해야 하는지, 이를 둘러싼 윤리와 형평성 문제도 심각한 도전이다.

3) 기술 발전

의학 기술이 유례없이 빨리 발전하는 것도 새로운 도전이다. 신의료기술은 건강보장의 자원 배분에 직접 영향을 미치는데, 기술적·실무적 측면과 거시적 재정 지출에 대한 영향으로 나눌 수 있다.

빠르게 도입되는 새로운 기술은 합리적으로 급여를 결정하겠다는 각 나라의 노력에 큰 도전으로 작용한다. 특히 엄청난 양의 신기술 모두를 평가하기 어려운 사정 때문에 어떤 신기술을 먼저 평가해야 하는지 정하는 것부터 큰 과제다. 신기술을 평가하는 더 정확한 방법을 개발하는 것도 만만치 않다. 건강과 삶의 질에 미치는 영향이 미미한 신기술을 평가하려면 '혁신적' 방법을 적용해야 하고, 정확하게 판단하기에는 자료가 충분치 못한 것도 큰 문제다. 혁신적 신기술일수록 평가가 더 어려운데, 비교할 기존 기술이 없으면 비용이나 효과를 분석하는 데 한계가 있다. 새로운 기술일수록 변화의 주기가 짧은 것도 더 정교하고 효율적인 평가 방법이 요구되는 이유이다. 평가에 긴 시간을 써야 하면 그 기술은 이미 과거의 기술이 되고, 평가는 아무 의미가 없게 된다. 평가가 신기술 발전에 효과적으로 대응하지 못하면 평가 결과의 활용도는 점점 더 떨어질 것이다.

평가가 정확하다 하더라도 그 기술을 급여에 포함할지 결정할 때는 다른 사항을 함께 고려해야 한다. 신기술은 상대적으로 고가인 경우가 많아, 급여에 포함하면 재정 지출에 큰 영향을 미친다. 이런 비용 증가는 다른 어떤 원인보다 관리하기가 어려운데, 신기술 채택과 확산에 전문직의 전문주의, 환자의 요구, 사회적 규범 등 비경제적 요인이 함께 작용하기 때문이다.

비용 관리의 어려움은 자원 배분 과정에도 영향을 미친다. 신기술을 급여 범위에 포함해야 하는 압력이 강하고 비용 증가의 사회적 부담이 커질수록 자원 배분과 우선순위 결정을 둘러싼 갈등은 더 커진다. 건강보장에서 새로운 기술 확산을 관리하는 방법은 크게 세 가지 영역으로 나눌 수 있다(Leidl, 2003). 첫째는 시장 접근을 통제하는 것으로, 계획을 통해 공급을 결정하거나, 안전성, 질, 유효성 등 기준을 정해 통제한다. 두 번째는 급여 범위를 제한하는 것으로, 주로 비용효과성 기준을 활용한다. 마지막으로는 진료보수 지불을 통한 방법이 있는

데, 보상 수준과 보상 조건을 정해 신기술 확산을 통제할 수 있다.

세 가지 전략 중 어느 방법을 쓰더라도 새로운 의학 기술을 관리·통제하는 것은 쉽지 않다. 의학 기술이 '무정부적'으로 성장, 발전하는 데에는 건강과 생명 연장이라는 보편적 '욕망'과 상품화·영리화 동력이 함께 작용하므로, 정책과 제도만으로 문제를 해결하기 어렵다. 건강보장체계로 한정하면, 우선순위 결정의 원칙을 명확하게 하고 평가 기술을 정교하게 개발하는 것이 단기 과제가 될 것이다. 장기적으로는 기술 차원을 넘어 '사회적 제도'를 구축하는 것이 필요하다. 자원 배분은 사회정의와 윤리와 관련되는 과제이므로, 사회구성원이 민주적으로 참여하고 숙의에 기초해 합의를 만들어가는 것이 중요하다.

참고문헌

Abelson, Julia et al. 2007. "Bringing 'the public' into health technology assessment and coverage policy decisions: from principles to practice." *Health Policy*, Vol. 82, No. 1, pp. 37~50.

Bruni, Rebecca A., Andreas Laupacis and Douglas K. Martin. 2008. "Public engagement in setting priorities in health care." *Canadian Medical Association Journal*, Vol. 179, No. 1, pp. 15~18.

Centers for Medicare and Medicaid Services. 2015. "Medicare Coverage Determination Process" Retrieved November 9, 2016, from https://www.cms.gov/Medicare/Coverage/DeterminationProcess/.

Centre for Evidence-based Medicine. 2001. "Levels of Evidence." Retrieved April 13, 2008, from http://www.cebm.net/index.aspx?o=1025.

Daniels, Norman and James E. Sabin. 2002. *Setting limits fairly: can we learn to share medical resources?* Oxford: Oxford University Press.

Epping-Jordan, J. E. et al. 2004. "Improving the quality of health care for chronic conditions." *Quality and Safety in Health Care*, Vol. 13, No. 4, pp. 299~305.

Gibson, Jennifer L., Douglas K. Martin and Peter A. Singer. 2005. "Priority setting in hospitals: fairness, inclusiveness, and the problem of institutional power differences." *Social Science & Medicine*, Vol. 61, No. 11, pp. 2355~2362.

Graham, Leicester. 1999. "The Seven Enemies of Evidence-Based Policy." *Public Money and Management*, Vol. 19, No. 1, pp. 5~7.

Harris, John. 2005. "Nice and not so nice." *Journal of Medical Ethics*, Vol. 31, No. 12, pp. 685~688.

Haynes, R. Brian. 2002. "What kind of evidence is it that Evidence-Based Medicine advocates want health care providers and consumers to pay attention to?" *BMC Health Services Research*, Vol. 2, No. 1, p. 3.

Hill, Alison and Claire Spittlehouse. 2001. "What is critical appraisal?" Retrieved January 11, 2017, from http://meds.queensu.ca/medicine/obgyn.20150116/pdf/what_is/WhatisCriticalAppraisal.pdf

Jost, Timothy S. 2005. "What can we learn from our country studies?" in Timothy S.

Jost(ed.). *Health care coverage determinations: an international comparative study*. New York: Open University Press.

Kinney, Eleanor D. 2003. "Medicare Coverage Decision-Making and Appeal Procedures: Can Process Meet the Challenge of New Medical Technology?" *Washington and Lee Law Review*, Vol. 60, pp. 1461~1511.

Leidl, Reiner. 2003. "Medical Progress and Supplementary Private Health Insurance." *The Geneva Papers*, Vol. 28, pp. 222~237.

Martin, Douglas, Julia Abelson and Peter Singer. 2002. "Participation in health care priority-setting through the eyes of the participants." *Journal of Health Services & Research Policy*, Vol. 7, No. 4, pp. 222~229.

OCEBM Levels of Evidence Working Group. 2011. "The Oxford 2011 Levels of Evidence." Oxford Centre for Evidence-Based Medicine. Retrieved January 8, 2017, from http://www.cebm.net/index.aspx?o=5653

Parkhurst, Justin. 2017. *The Politics of Evidence*. New York: Routledge.

Ramsey, Scott D. and Sean D. Sullivan. 2005. "Evidence, Economics, And Emphysema: Medicare's Long Journey With Lung Volume Reduction Surgery." *Health Affairs*, Vol. 24, No. 1, pp. 55~66.

Richardson, W. Scott et al. 1995. "The well-built clinical question: a key to evidence-based decisions." *ACP Journal Club*, Vol. 123, No. 3, pp. A12~13.

Robinson, Ray. 1999. "Limits to rationality: economics, economists and priority setting." *Health Policy*, Vol. 49, No. 1~2, pp. 13~26.

Terwindt, Frank, Dheepa Rajan and Agnes Soucat. 2016. "Priority setting for national health policies, strategies and plans." in Gerard Schmets, Dheepa Rajan and Sowmya Kadandale(eds.). *Strategizing National Health in the 21st Century: A Handbook*. Geneva: World Health Organization.

The Cochrane Collaboration. 2016. "Evidence-based medicine and health care." Retrieved July 3, 2016, from http://community-archive.cochrane.org/about-us/evidence-based-health-care

Welsing, Paco M. J. et al. 2005. "Quality of life and costs for different treatment strategies for rheumatoid arthritis." *Expert Review of Pharmacoeconomics and Outcomes Research*, Vol. 5, No. 4, pp. 395~410.

제4부

서비스 제공과 이용

| 제12장 |

제공자에 대한 보상

건강보장에서 현물급여(서비스)를 제공하려면 어떤 형태로든 서비스 제공자(provider)를 통해야 한다. 서비스 제공자는 주체의 성격에 따라 크게 조직(organization)과 개인으로 나눌 수 있는데, 개인은 단독으로 서비스를 제공하는 형태와 조직에 소속된 상태로 서비스를 제공하는 형태로 나뉜다. 여기서 '단독'은 꼭 한 사람이라기보다는 몇 명이든 비교적 소규모로(조직이라고 하기는 어려운) 존재하면서 서비스를 제공하는 형태를 가리킨다.

서비스를 제공하는 개인이나 조직은 국영 병원과 공무원처럼 공적 영역에 속한 제공자부터 완전히 사적인 제공자까지 폭이 넓다. 이들은 공-사와 무관하게 경제적 주체이기도 하므로 경제적 보상체계가 있어야 한다.[1] 건강보장체계에서 서비스 제공자에게 경제적 보상을 하는 의미는 다중적이다. 서비스 제공자에게는 보상이 곧 경제적 수입이지만, 건강보장에는 재정 지출의 의미가 더 강하다. 이 지출은 가입자(대상자)가 급여(서비스)를 받는 것에 대한 보상이기 때문에 급여에도 영향을 미친다. 삼자 사이의 관계를 시장 '거래'로 인식하면 건강보

---

1) 경제적 보상에 대해서는 다양한 용어가 쓰인다. 한국어로는 진료보수 지불, 보수 지불, 보상 등이 단독으로 또는 함께 사용된다. 영어 표현도 다양해서, reimbursement, payment, remuneration, compensation 등이 혼용된다.

장 서비스는 '상품'과 다르지 않고, 보상 단위를 세분화할수록 시장에서 거래되는 서비스 상품과 비슷한 특성을 나타낸다. 일단 상품화가 진행되면 서비스에 영향을 미친다는 사실이 중요하다. 조건과 방식에 따라 새로운 보상 항목을 개발하는 것은 당연하고, 서비스 자체의 성격도 바꿀 수 있다. 예를 들어 환자 교육을 새로 보상하기로 하면, 이에 해당하는 서비스가 촉진되어 늘어날 뿐 아니라 서비스 내용도 (보상에 최적화해) 변화한다(새로운 '상품화').

보건의료 서비스를 제공하는 조직이나 개인의 중요성은 보건의료체계를 구성하는 자원의 하나로 '인적 요소'라는 의미를 넘는다. 이들은 서비스를 제공하는 물리적 장소, 시설이나 장비 등과 결합해 다른 자원을 작동하는 역할을 한다. 여러 자원이 함께 서비스 제공에 관여하는 결합적 성격은 진료보수 지불의 형태와 내용을 복잡하게 하는 주요 요인이다.

'시장형' 체계에서는 진료보수의 기본 원칙이 비교적 명확하다. 가능한 한 자원소모량을 정확하게 반영하면서, 동시에 불필요한 비용 지출의 가능성을 최소화할 수 있어야 한다(Glaser, 1970, 1987). 서비스의 질적 수준을 유지하고 기술 발전을 저해하지 않는 것도 원칙에 포함할 수 있다.

필요한 여러 원칙을 동시에 충족하는 제도는 존재하기 어려우므로, 현실에서는 상충하는 원칙을 조정하고 타협할 수밖에 없다. 한 가지 더 고려할 것은 많은 사회에서 진료보수 지불제도의 내용과 특성이 역사적으로 축적된다는 점이다. 개별 제공자에게 영향을 미치므로 미시적·문화적 성격이 강하고 세부 사항까지 조정과 타협 대상이 되는 일이 흔하다. 다른 어떤 제도나 정책보다 '경로의존성'이 강하며, 진료보수 지불제도(이하 지불제도)가 국가와 제도에 따라 각양각색인 이유이다.

1. 진료보수 지불제도 개요

지불제도는 서비스 제공자에게 어떤 방식과 수준으로 진료의 대가를 보상할 것인가의 문제다. 지불제도의 방식과 수준은 제도에 따라 어느 한 가지도 같은 것이 없다고 할 정도로 다양하다. 예를 들어 북한이나 쿠바처럼 완전한 국영의료체계에서 제공자 개인은 정해진 임금을 받고 조직(기관)은 물자를 직접 공급받거나 예산을 배정받아 필요한 자원을 확보한다. 완전한 민간체계에서는 서비스를 받는 개인이 제공자나 기관에 직접 대가를 지불한다.

지불제도는 지불 대상에 따라 크게 의료제공자 개인과 조직으로 나눌 수 있다. 두 가지를 구분하지 않는 논의가 많지만, 엄밀하게 따지면 개인에 보상하는 것과 조직에 보상하는 지불은 형태와 성격이 다르다. 개인에 대한 보수 지불은 주로 전문 지식이나 기술을 보상하는 의미가 강하고, 조직에 대한 보수 지불은 시설, 장비, 물자, 운영 비용 등 인적 요소와 결합한 요소들의 투입(input) 비용을 보상하는 것이다. 일차의료기관(의원, 조산소, 방문간호 등)과 같이 개인 제공자가 비교적 간단한 시설이나 장비를 활용해 서비스를 제공할 때는 둘을 명확하게 구분하기 어렵다.

1) 지불제도의 의의

지불제도는 제공자의 사회적 활동에 대한 보상이지만, 제공자가 차지하는 중요성 때문에 건강보장체계의 다른 구성요소에 큰 영향을 미친다. 지불제도 때문에 서비스 제공의 강도와 구성이 달라지면 의료 이용자(환자)가 직접 영향을 받는다.

사회적 활동에 대한 보상

제공자의 사회적 활동을 경제적으로 보상하는 것이 지불제도가 가진 가장 중요한 기능과 의미다. 보상 대상이 개인이든 조직이든 이런 기능과 의미는 크게 다르지 않다.

경제적 보상으로서의 진료보수 지불은 공정하고 비용효과적이어야 한다(Baily, 2004). 여기서 '공정'의 의미는 관점에 따라 다르지만, 사회적 관점에서는 사회적으로 같은 가치를 가지는 활동은 같은 수준으로 보상해야 공정하다고 할 수 있다.[2] 예를 들어, 건강보장체계가 목표로 하는 사회적 가치가 건강수준 향상이면, 그 목표를 달성한 정도 또는 그에 기여한 정도에 따라 보상이 이루어져야 공정하다고 할 것이다. 일상적인 의료 필요를 충족하는 것이 일차의료의 사회적 가치면, 이 또한 필요를 충족한 정도에 따라 보상하는 것이 원칙에 맞다. 응급의료에서도 진료한 응급환자 수나 진료 내용이 아니라 지역사회 응급진료의 필요를 충족시킨 정도가 보상 기준이 되는 것이 공정하다. 일정 기간 환자를 진료하지 않아도 환자 여러 명을 진료한 때와 보상에 차이가 없어야(소모된 물적 자원에 대한 보상은 제외) 사회적 가치를 보상한다고 할 수 있다.

사회적 가치를 보상하는 것은 투입한 자원(원가)을 보상하는 것과는 다르다. 보건의료에서 자원 투입은 제공자의 목표나 선택, 환경에 따라 달라질 수 있는 것으로(예를 들어 필요와 무관한 고급 시설이나 장비를 갖추는 것), 사회적 가치와 무관한 때도 많다. 현실에서는 사회적 가치에 바탕을 둔 보상 기준이 드물지만, 공정하고 합리적인 지불제도는 사회적 가치를 더 중요하게 고려해야 할 것이다.

보건의료를 제공하는 활동과 다른 활동(예를 들어 중등학교 교육, 농업 노동, 경찰의 치안 업무, 자동차 정비, 회사 경영관리 등)에 대한 사회적 가치를 비교하는 것은 항상 논쟁적이다. 사회적 가치를 비교하는 관점은 암묵적으로 진료보수 수준에 영향을 미치지만, 명시적으로 비교해 확정하는 방법은 존재하지 않는다. 의사의 전문 지식과 기술의 가치가 간호사나 물리치료사의 그것과 얼마나 다른지 기술적으로는 분석할 수 없으며, '경로의존적'인 사회적 합의를 따를 수밖에 없다.

제공자 행동에 미치는 영향

진료보수 지불제도는 건강보장의 재정 지출, 서비스 질, 서비스 이용 등에 큰 영향을 미친다. 특히 자본주의 시장경제에서는 지불제도가 환자와 제공자 모두에서 개인과 조직의 행동을 결정하는 중요한 유인체계로 작동한다. 여러 지불제도의 장단점은 유인체계의 결과로 나타나는 것이 대부분이다.

---

2) 무엇이 '사회적' 관점인가에 대해서는 따로 논의할 필요가 있다. 사회적 관점은 맥락에 따라 구성되는 것으로, 항상 중립적이고 치우치지 않은 관점이라고 말하기 어렵다. 특히 사회적 '권력관계'에 따라 공정성을 다르게 이해할 수 있다는 점이 중요하다.

지불제도는 경제적 동기를 통해 제공자에 큰 영향을 미친다. 진료보수 지불은 개인과 조직이 얻는 수입(income 또는 revenue) 대부분을 결정하기 때문에, 어떤 제도인지에 따라 제공자의 동기와 행동이 달라진다. 진료보수 지불 특히 보상 수준에 대한 의사들의 행동(행태, 반응)을 설명하는 이론적 모형은 이윤 극대화 모형(profit maximization model), 목표 수입 모형(target income model), 환자 대리인 모형(patient agency model) 등 크게 세 가지로 나뉜다(Pauly et al., 1992: 35~45). 이에 대해서는 뒤에서 좀 더 자세히 설명한다.

보상이 감소하면 의사들의 반응에 따라 서비스 공급과 수요가 달라질 수 있는데, 이론적으로는 의사들에게 공급을 유도하는 의도와 능력이 있는지가 중요하다(McGuire and Pauly, 1991). 현실에서 의사의 반응은 명확하게 예측하기 어렵다. 보상이 감소하면 상반되는 두 가지 유인 동기가 한꺼번에 작동하기 때문이다. 한 가지는 대체 효과(substitution)로, 이는 보상이 낮은 항목은 공급을 줄이고 대신 유리한 항목의 치료나 처치를 늘리는 것을 가리킨다. 보상이 낮아진 항목이 전체 수입에서 차지하는 비중이 크면 다른 항목으로 대체하는 것만으로는 부족하고, 항목 자체의 수요를 유발해 수입을 보충하려고 행동하게 된다. 이를 수입 효과(income effect)라고 한다.

재정에 미치는 영향

제공자의 수입은 곧 건강보장 재정 지출이다. 제공자가 더 많은 수입을 올리면 재정 지출이 늘어나므로, 다른 조건이 같다면 건강보장체계는 진료보수를 높이지 않는 방향으로 움직이려 한다. 흔히 재정을 '적절하게' 관리한다고 하지만 현실에서는 지출을 억제하는 쪽이 대부분이고, 그 결과 제공자의 보상도 줄어드는 쪽으로 압력을 받는다. 이해관계 상충에 따라 재정을 책임지는 국가/보험자와 수입을 얻어야 하는 제공자는 갈등을 빚을 수밖에 없다.

제공자의 경제적 동기는 다른 물적 자원의 이용에 큰 영향을 미친다. 진료나 예방 등 서비스를 제공할 때는 개인 제공자나 조직의 인적 자원 이외에도 시설·장비·물품 등 다양한 물적 자원이 같이 투입되어야 한다. 지불제도의 경제적 유인이 서비스 제공을 줄이는 방향으로 작동하면 물적 자원 투입도 줄어들고, 그 반대 방향도 마찬가지이다.

환자에게 미치는 영향

진료보수 지불은 국가/보험자와 제공자 사이에서 일어나는 '거래'다. 이 때문에 환자(이용자, 가입자, 소비자)에게는 직접 영향이 없는 것으로 생각하기 쉬우나 실제는 그렇지 않다. 진료비를 주고받는 것은 형식적인 관계일 뿐, 지불제도의 틀에 따라 서비스 제공의 성격과 이에 따른 서비스 이용이 달라진다. 지불제도가 서비스의 양을 줄이는 쪽으로 작동하면 의료 이용도 따라서 줄어드는 것이 대표적인 예다. 서비스 제공과 이용에 대한 의사결정에서 제공자가 중요한 역할을 하고 제공자는 진료보수 지불제도에 영향을 받는다.

2) 의사 행동에 대한 설명

여러 제공자 가운데 보건의료체계나 건강보장에 가장 큰 영향을 미치는 직종이 의사이고, 보상에 대한 반응과 행동 연구도 의사를 대상으로 한 것이 많다. 의사 행동의 동기와 방식 가운데 특히 주목을 받는 것은 경제적 요인과 연관된 것이다. 주로 경제 요인에 초점을 맞추어 의사 행동을 설명하는 대표적 이론으로는 이윤 극대화 모형, 목표 수입 모형, 환자 대리인 모형 등이 있다(Pauly et al., 1992: 35~45).

이윤 극대화 모형

의사가 자영자나 기업주와 비슷한 방식으로 행동한다는 이론으로, 의사는 가능한 최대의 이윤을 얻을 수 있는 방향으로 행동한다고 설명한다. 유의할 것은 의사가 환자에는 관심을 두지 않고 비윤리적 행동을 한다는 의미는 아니라는 점이다. 이 이론에 따르면 의사는 환자에 관심을 기울이는 것이나 윤리까지 포함해서 장기적으로 이윤을 최대화하는 행동을 한다. 의사가 더 많은 수입을 얻기 위해 수요를 유도할 수 있다는, 이른바 의사 유인 수요(physician induced demand)도 생길 수 있다.

진료보수 수준이 떨어져 (비용과 비교해) 이익이 줄어들 때 의사는 어떤 행동을 보일까? 이윤 극대화 모형에서는 이익이 줄어들어도 바로 공급량을 줄이지 않는다. 원가(cost)보다 진료비(price)가 더 낮을 때, 즉 이익이 전혀 없는 상태가 되지 않는 한 공급을 계속한다. 이익이 줄어들 때 이익이 더 큰 다른 서비스로 바꿀 수 있으나, 대체 효과를 추구할지는 변화 전후에 얻을 수 있는 이익의 양에 따라 달라진다. 어떤 서비스의 가격이 내려가기 이전에도 다른 서비스로 더 많은 이익을 얻을 수 있으면, 이익이 더 큰 서비스를 제공하는 것이 이윤 극대화 모형에 부합한다.

목표 수입 모형

목표 소득까지는 최대한 이익을 추구하고 일단 목표를 달성하면 더는 노력하지 않는다고 생각하기 쉽지만, 이 이론이 주장하는 요지는 그와 다르다. 이 이론은 의사가 많은 수입을 올리려면 서로 다른 가치 사이에서 타협해야 한다고 전제한다. 스스로 바람직하다고 생각하는 진료 이상을 하면 수요를 유도하는 데 따라 정신적 고통을 받고 일종의 양심 비용(cost of conscience)을 치른다는 것이 이 이론의 핵심이다. 이런 비용이 발생하면 어느 정도 이상으로는 수요를 유도하기 어렵고, 추가 수요는 얻을 수 있는 이익과 정신적 비용의 균형에 따라 결정된다. 어떤 진료의 가격이 올랐으나 환자 부담은 변화가 없다면, 정신적 비용은 전과 같고 보상은 커져 추가 수요를 유도하는 정도가 커진다.

환자 대리인 모형

의사가 환자의 대리인 역할을 하는 것을 목표로 한다는 이론으로, 이에 따르면 의사는 환자의 이익을 가장 중요한 가치로 여기고 결정을 내린다. 의사가 어떤 결정을 할 때는 치료의 임상적 효과, 경제적 이해, 환자의 선호 등 여러 요인이 영향을 미치는데, 이 이론은 모든 요소에서 환자의 이익을 가장 중요하게 고려한다고 가정한다.

의사가 서비스 가격을 결정한다고 전제할 때, 이 모형은 행동 방식에 따라 대리인을 몇 가지 유형으로 나눈다. 이타적(altruistic) 대리인은 환자의 이해관계를 가장 우선하며, 서비스 가격도 환자가 기꺼이 받아들이는 최저 수준으로 한다. 이 유형은 일부 예외를 빼면 존재하기 어렵다. 시장과 경쟁 기전에 따라 가격과 서비스양을 정하는 대리인이 있을 수 있고, 사회적 효용, 환자의 임상적 결과, 환자의 경제적 이해관계 등을 우선 고려하는 대리인 모형도 생각할 수 있다. 세 가지 모형 모두 대리인이 주인의 이해관계를 완전하게 반영할 수 없는 것이 현실이다.

3) 지불제도의 유형

역사적·사회적·정치적 상황이 지불제도 형성에 영향을 미친 결과 각 사회의 지불제도는 매우 다양하다. 각 제도를 따로 살펴보는 것은 큰 의미가 없고, 여러 개별 제도를 묶는 기본형 또는 원형을 비교하는 것이 유용하다.

개인 제공자에 대한 지불과 조직(또는 기관)에 대한 지불은 목적과 작동 원리가 다르다. 이 점을 고려해 론 등(Ron, Abel-Smith and Tamburi, 1990)은 지불제도를 제공자(주로 의사)에 대한 지불과 병원에 대한 지불을 나누었다. 개인 제공자에 대한 보상은 의료 전문직이 제공하는 무형의 기술에 대한 보상을, 기관에 대한 보상은 물자와 시설 사용, 지원 인력의 인건비 등 운영 비용을 보상하는 의미가 크다. 의원과 같이 개인 제공자가 기관을 운영할 때는 이런 구분이 모호하고, 사람에 대한 보상과 운영 비용 보상의 경계가 명확하지 않다.

지불제도의 특성을 결정하는 또 다른 요인은 지불 단위이다. 지불 단위로 쓸 수 있는 것은 서비스나 자원의 개별 항목(item), 방문 횟수나 기간(일, 월 등), 진단(군)/기능(군)/치료(군), 기관(병원, 의원)이나 사람(환자, 등록자) 등으로 다양하다. 지불 단위에서 주목할 것은 얼마나 많은 단위를 '묶었는가(bundling)' 하는 것으로, 여기서 묶는다는 것은 '포괄한다'와 같은 뜻이다. 개별 항목별로 지불하는 방법과 개별 항목을 묶어서 지불하는 방법은 제공자와 이용자의 동기가 다르고, 얼마나 넓은 범위를 포괄하느냐에 따라서도 지불제도의 효과가 달라진다. 개별 항목을 묶어서 일정액을 보상하면, 제공자로서는 포괄 범위 안에 포함된 개별 항목을 가능하면 적게 투입하려는 동기가 생긴다. 예를 들어 외래를 한 번

〈표 12-1〉 진료보수 지불제도의 기본 유형

지불 단위		개인 제공자	조직(기관)
항목		행위별 보상	행위별 보상
포괄	방문 또는 건	방문당 정액	입원당 정액
	기간(시간, 일, 월)	시간당 정액	일당 정액, 월당 정액
	환례(진단/치료/기능)	?	환례별 포괄 보상
	사람+기간	인두제	인두제
정액	개인 제공자	봉급	예산

방문할 때 받을 수 있는 진료비가 정해지면(방문당 정액 진료비), 더 많은 검사와 서비스, 더 많은 처방을 할 동기는 없어진다.

이와 같은 두 가지 분류 기준, 즉 개인 제공자와 조직, 그리고 지불 단위 기준을 조합하면 서로 다른 지불제도 유형을 구분할 수 있다. 요약하면 〈표 12-1〉과 같다. 개인이든 조직이든 서비스 개별 항목별로 지불하면 행위별 보상이 되고, 개인 제공자에게 사람을 단위로 보상하는 것은 인두제(capitation) 방식이다. 표에서는 기본형만 표시했으나, 여러 가지 변형이 있을 수 있다. 유형별로 구체적인 내용은 바로 이어서 검토한다.[3]

2. 개인 제공자에 대한 진료보수 지불

개인 제공자에 대한 보수 지불은 개인 노동을 보상하는 것이 기본 취지다. 다른 모든 보상과 마찬가지로 노동의 가치를 정확하게 평가하기는 쉽지 않다. 노동시장에서 보상 수준이 정해지는 다른 많은 영역과 달리, 건강보장체계에서는 사회적 합의 또는 제3자가 결정하는 방식을 따를 수밖에 없다.

---

[3] 특별히 표시하지 않은 부분은 김창엽(2001a, 2001b, 2005)을 참고했다.

1) 행위별 보상(fee for services)

서비스 항목별로 가격을 매기는 방식으로, 가장 오래되고 일반적인 지불 방식이자 시장의 '거래 관행'에 가장 가까운 방법이다. 많은 나라에서 광범위하게 적용되고 있다. 특히 일차의료에서는 마땅한 대안이 없다고 할 정도로 보편적으로 쓰인다.

보상 방식

행위별 보상에서 가격(보상 수준)을 정하는 가장 오래된 방법은 제공자 스스로 정하는 것으로, 더 많은 정보를 소유한 제공자가 우월한 위치에서 더 큰 결정권을 갖는다. 환자마다 또는 서비스를 제공할 때마다 조정과 협상을 통해 진료비를 정하기 어려운 것도 제공자가 가격 결정의 주도권을 갖는 중요한 이유다. 한 가지 유의할 것은 진료비를 제공자 스스로 정한다고 하더라도 제공자가 결정을 독점할 수 없다는 점이다. 실제로는 어떤 범위에서 일종의 '시장'이 형성되고, 이 안에서 결정되는 가격은 일정한 범위를 벗어나기 어렵다. 이론적으로는 시장에서 제공자와 환자가 협상과 조정을 통해 '시장가격'을 결정하는 것으로도 볼 수 있다. 이렇게 형성된 진료비, 특히 지역 단위로 비용이 정해진 것을 흔히 '관행진료비'라고 부른다. 같은 서비스도 개인 제공자나 지역에 따라 진료비가 달라질 수 있고, 같은 제공자에서도 환자에 따라 비용이 다르다.

관행진료비는 제3자가 아닌 환자가 직접 지불하는 상황, 즉 건강보장제도가 운용되지 않을 때만 존재하는 것으로 생각하기 쉬우나 꼭 그렇지는 않다. 공적 건강보장체계나 민간보험에서 진료비를 정할 때도 관행진료비를 적용할 수 있다. 실제 미국의 노인과 장애인을 대상으로 하는 건강보장체계인 메디케어에서는 초기에 의사 진료비를 보상하면서 관행진료비(usual, customary and reasonable charge)를 적용했다. 미국의 일부 민간보험은 현재도 지역별로 관행진료비를 보상 기준으로 사용한다. 여기서 관행진료비는 보상 방식보다는 보상 기준을 가리키는 것으로, 실제 의미는 공정진료비와 크게 다르지 않다.

대부분 건강보장체계에서는 정부나 보험자가 직접 개입해 보상 수준을 정한다. 건강보장체계를 벗어난 진료에서도, 제3자 지불 방식이든 환자가 직접 지불하는 방식이든, 많은 나라에서 공공 부문이 보상 수준을 규제한다. 이런 방식으로 일정하게 정한 진료비를 협정진료비 또는 공정진료비(fee and price schedule)라고 부른다. 공정진료비라 하더라도 반드시 단일진료비를 정하는 것은 아니어서, 가격 상한선과 하한선을 표시하는 방법도 있다. 독일이나 한국에서는 미리 정해진 진료비대로 비용을 청구해야 하지만, 일부 국가에서는 '권장' 진료비를 기준으로 더 많거나 적은 진료비를 청구할 수 있다. 공정진료비보다 덜 청구할 수는 있어도 더 많이 청구할 수는 없는 제도도 존재한다.

공정진료비는 정부나 보험자가 정할 수도 있고, 이들이 제공자와 협상한 결과일 수도 있으며, 두 과정을 모두 거친 뒤 정할 수도 있다. 진료비는 실제 가격으로 표시하거나 점수(score)로 표현하는데, 점수로 표시할 때는 일정한 단가를 점수에 곱해 실제 가격을 계산한다. 가격으로 표시하는 진료비는 가격이 변할 때마다 다시 명시하고 표시하는 불편이 있는 데 비해, 점수제는 점수당 가격을 쉽게 바꿀 수 있는 장점이 있다. 점수제는 일단 점수가 정해지면 기술 변화나 환경 변화가 있어도 점수 자체는 빠르게 바꾸기 어렵다. 점수를 정하거나 변경하는 과정에서 제공자 간에 그리고 지불자와 제공자 사이에 갈등이 생기기 쉬운 것도 단점이다.

보상 수준 결정

행위별 보상에서 적정 보상 수준을 정하기는 쉽지 않다. 언뜻 '원가'를 기초로 하면 합리적일 것 같으나 실제로는 해결해야 할 문제가 적지 않다. 첫째 문제는 원가 산정이 기술적으로 어렵다는 점이다. 보상은 행위별로 이루어지는 데 반해 원가 발생은 흔히 제공자에게 돌아가는 비용 전체로만 파악할 수 있다. 각 환자에게 제공하는 의사의 진료 서비스는 아주 다양하지만 모든 행위별로 일일이 원가를 매기기는 불가능하다. 둘째, 원가를 기초로 진료비를 정해야 하는지 논란이 있을 수 있다. 예를 들어 한 지역에 의원이 10개에서 100개로 늘고 환자는 하루 30명에서 20명으로 줄었다고 하자. 이런 경우 보통 원가는 전체적으로 투입된 비용을 각 행위로 배분해 계산한다. 따라서 환자 수가 30명에서 20명으로 줄어들면 환자 한 명당 배분되는 원가가 늘어나고(투입 비용이 줄어들기 때문에 환자가 줄어든 것에 비례한 만큼은 아니다), 환자 한 명의 진료비도 그만큼 커져야 한다. 원가에 기초해 보상 수준을 정하면, 자원을 늘어나는 데 따라 가격이 낮아지지 않고 오히려 오를 수 있다. 무형의 가치를 산정하기 어렵다는 점도 문제다. 제공자별 활동과 서비스 각각의 가치 산정도 만만치 않지만, 이를 사회적으로 합의하기는 더 어렵다.

행위별 보상의 어려움과 한계를 부분적으로 개선하려 한 대표적 시도가 미국에서 개발한 자원 기준 상대가치(Resource based relative value scale: RBRVS) 측정법이다. 이는 의사에 대한 보상 수준을 정하는 데 적용하는 방법으로, 1970년대 말 이후 하버드 대학의 시아오(Hsiao) 교수팀이 개발했다. 1992년부터 미국 메디케어에 적용되었고, 이후 여러 나라의 지불제도 변화와 개선에 영향을 미쳤다.

RBRVS 보상은 서비스에 투입된 자원만큼 제공자에 진료비를 지불한다고(resource-input cost) 전제한다. 의사가 제공하는 서비스의 RBRVS는 ① 의사의 총업무량, ② 진료 비용(의료 과오 소송의 보험료 포함), ③ 졸업 후 전문 과목 훈련에 따른 기회비용 등 크게 세 가지로 구분된 자원 투입의 합으로 구성된다(Hsiao et al., 1992). 메디케어는 일부를 수정해 적용하는데, 2016년의 경우 총업무량, 진료 비용, 의료 과오 보험료로 나뉜다. 이 중에서 가장 중요하고 복잡한 것이 의사 업무량이다. 업무량은 초기 연구에서 시간(time)과 업무 난이도(complexity per unit of time)로 구분했으나, 현재는 진료 시간, 기술, 신체적 노력, 정신적 노력, 판단, 환자의 잠재적 위험에 따른 스트레스 등 여섯 가지 요소를 포함한다.

행위별 보상의 효과

제공자가 더 많은 서비스를 제공할수록 이익을 보는 것이 이 제도에 작동하는 경제적 유인으로, 의료제공량이 늘어나고 이에 따라 이용량도 함께 늘어난다(Gosden et al., 2001). 검사나 행위 등 단위 서비스당 진료 강도(intensity)도 증가한다. 환자와 제공자가 비용을 의식하지 않는, 즉 제3자 지불 방식에서 이런 경향이 더 강하다. 의료 이용자는 직접 비용을 지불하지 않아서 비용 의식이 약하고, 제공자는 환자의 비용 부담을 고려하지 않아도 된다. 행위별 보상체계에서 제공자가 더 많은 수입을 얻기 위해 수요를 유도한다는 주장이 강한 이유다. 이런 수요를 제공자 유인 수요(supplier induced demand, physician induced demand)라고 하는데, 방법론과 해석을 둘러싼 논쟁이 계속되지만 많은 연구자가 유인 수요가 존재한다는 것을 지지한다(McGuire, 2000).

여러 지불제도 가운데 행위별 보상이 의료의 질 수준을 높이는 데 가장 유리하다고 하지만, 실제 질에 미치는 영향은 분명하지 않다(Gosden et al., 2001). 이 제도에서 제공자는 서비스양을 최대로 늘리고 고급 서비스를 제공하려는 동기가 강하다. 제공자들 사이에 경쟁이 벌어지는 상황이면, 환자를 끌기 위해서도 질 경쟁이 벌어질 수 있다. 경쟁이 존재하더라도 반드시 질 향상으로 이어지지 않는다는 것이 문제로, 경제적 동기 때문에 오히려 질이 낮아지는 경우도 생긴다. 일정 시간 안에 행위 수를 최대로 늘리려면 단위 시간을 줄이고 질적 수준이 낮은 인력에 업무를 위임해야 유리하다. 행위별 보상 한 가지 요소만으로는 질이 어느 쪽으로 변화할지 명확하지 않다.

행위별 보상이 서비스 제공량 전체를 늘리는 쪽으로 작용한다는 것은 예측할 수 있으나, 특정 항목의 제공량에 미치는 영향은 복잡하다. 어떤 특정한 항목이 더 많이 공급(제공)되게 하려면 그 항목에 대한 진료비를 다른 항목에 비해 높게 하면 된다. 실제 비용보다 보상되는 진료비가 적으면 해당 항목의 제공은 억제되고 대체 서비스가 늘어난다.

건강보장제도를 관리하는 측면에서 행위별 보상은 가장 비용이 많이 드는 방법이다. 제공자로서는 청구 절차가 복잡하고 비용이 많이 들며, 국가나 보험자로서는 많은 서비스 비용을 지출할 뿐 아니라 감독과 감시에도 적지 않은 비용이 든다. 제공자와 지불자 사이에 나타나는 갈등도 사회적 비용으로 볼 수 있다.

2) 포괄 진료비 보상

행위나 항목 하나하나가 아니라 여러 행위를 하나로 묶어 진료비를 지불하는 방식을 가리킨다. 개인 제공자에 대한 보상을 포괄하는 방법은 두 가지로 나뉜다. 하나는 환자 상태나 진단, 사용한 기술과 관계없이 정액을 지불하는 방식이고, 다른 하나는 진단이나 기술 등에 따라 동질적인 집단을 구성하고 집단에 따라 다른 진료비를 지불하는 방식이다. 시간당 정액이나 방문당 정액은 앞의 방법이고, 외래 환자를 분류해 환자군별로 진료비를 지불하는 제도는 후자에 속하는 방법이다(비공식적으로 적용되는 것을 제외하면 외래에서 적용되는 실례는 드물다). 시간당, 방문당으로 진료비를 지불하는 것은 비교적 간단한데, 환자 종류나 투입된 자원의 많고 적음과 무관하게 미리 정한 진료비를 지불하면 된다. 환자군별로 보상이 다르다면, 같은 진료비를 받을 '집단'을 구분하는 분류체계가 있어야 한다.

환자 특성에 관계없이 정액을 지불하는 포괄 보상은 운영이 간편하지만, 환자들의 특성이 아주 다르면 그 차이를 반영할 수 없는 단점이 있다. 예를 들어 어렵고 시간이 많이 필요한 환자와 그렇지 않은 환자 사이에 보상 수준을 달리할 수 없다. 비슷한 수준의 중증도에 비교적 동질적인 환자에게만 적용할 수 있는데, 일차의료 또는 비슷한 환자를 보는 특수 진료가 이에 해당한다.

진단명이나 질병군에 따라 다른 진료비를 지불하는 포괄 보상에서는 보상 수준을 결정하는 것이 중요한 과제다. 서비스에 들어간 비용을 보상한다고 보면, 자원 투입을 기준으로 비교적 동질적인 환자군을 분류하는 작업을 우선해야 한다. 개인 제공자에 대한 보상은 주로 서비스에 드는 시간과 노력을 고려하는 데 비해, 기관에 대한 보상은 물자와 시설, 서비스 등 투입된 모든 자원을 포함한다. 집단을 분류할 때는 자원 투입의 차이가 충분히 반영될 정도로 상세해야 하지만, 행위별 보상보다는 분류가 단순해야 의미가 있다. 집단을 분류한 이후에는 행위별 보상과 같은 원리로 비용을 계산한다.

포괄 진료비 보상은 행위별 보상의 단점인 가능한 한 많은 서비스를 제공하려는 인센티브를 피할 수 있고, 진료 과정에서 자원 투입이 증가하고 의료비가 상승하는 것을 억제할 수 있다. 흔히 단점으로 지적하는 것은 투입 자원(사용하는 시간과 노력)을 줄이려는 동기가 발생해 질이 낮아질 수 있다는 것이다. 질 관리나 감시 등으로 질 저하를 방지할 수 있다고 하나, 특히 미시적 차원에서 질을 적정하게 유지하기가 쉽지 않다. 새로운 기술이나 장비가 빠르게 도입되지 못한다는 주장도 있다.

3) 인두제(人頭制, capitation)

인두제는 세계적으로는 비주류인 보상 방식이다. 장단점이 모두 존재하고, 사회적 동의와 역사적 경험이 없으면 시행하기 어렵다. 사회적 토대가 마련되면 현존하는 제도의 단점을 크게 줄일 수 있는 방식이어서 관심이 줄지 않는다.

보상 방식

인두제는 정해진 기간 동안 사람 수에 따라 일정액의 보수를 지불하는 방식이다. 대상자의 상태, 특성, 제공하는 서비스의 양과 내용 등은 고려하지 않는 것을 원칙으로 한다. 가입자가 특정 제공자에게 등록하고 정해진 범위 안에서 모든 서비스를 이용하는 방식이 가장 흔하다. 주로 일차의료에 적용하며, 제공자는 병원서비스나 전문의 진료가 필요한 상태를 선별하고 의뢰하는 문지기(gatekeeper) 역할을 한다. 등록 환자가 문지기 역할을 피해서 바로 병원서비스를 이용하면 건강보장 혜택을 받지 못하고 스스로 비용을 부담하는 것이 원칙이다. 서비스의 질적 수준을 유지하기 위해 흔히 등록자 수에 상한을 둔다.

인두제에서 제공자에게 지불되는 보수는 일정 기간(일반적으로 1년) 가입자에게 제공하는 모든 서비스의 평균 비용을 포함한다. '평균'을 기준으로 하는 것은 비용 발생 위험(risk)이 가입자와 제공자 사이에서 분산되는 것으로 가정하기 때문이다. 확률적으로 한 제공자가 담당하는 가입자 가운데 일부만 서비스를 이용하며, 서비스가 필요한 여러 가입자는 여러 제공자에게 골고루 분산된다. 한 제공자가 담당하는 서비스는 확률적으로 평균에 수렴한다.

진료보수는 모든 등록자에 대해 같은 크기로 지불하는 방법과 등록자의 특성(나이, 성, 거주지 등)에 따라 다르게 하는 방법이 있는데, 앞에서 설명한 원칙과 달리 대부분 제도가 후자의 방법을 적용한다. 비용 발생 위험이 분산된다는 가정이 있지만, 실제로는 인구나 지역 특성에 따라 위험분산이 완전하지 않다. 예를 들어 노령화 비율이 높은 지역과 그렇지 않은 지역이 있으면, 두 지역 사이에는 비용 발생 위험이 큰 노인 환자가 고루 분산될 수 없다. 노인에 대해 비용을 달리 지불하면 이런 위험의 차이를 어느 정도 해결할 수 있다. 보험자나 정부의 정책 목표에 따라 지역, 진료 형태, 제공자의 경력 등을 고려하기도 하는데, 예를 들어 슬럼화된 대도시 도심은 보상 수준을 높여 모자라는 의사 인력을 충원한다.

인두제 방식의 효과

비용 증가를 억제할 수 있다는 것이 인두제의 가장 큰 장점이다. 제공자가 얻는 수입이 사전에 확정되므로 불필요한 자원을 쓰고 비용을 낭비할 가능성이 작다. 이 방식을 채택해도 병원 이용은 행위별 보상과 별 차이가 없다는 연구도 있어(Hutchison et al., 1996), 인두제의 비용 절감 효과는 진료보수 지불 방식만으로 결정되는 것은 아니다.

인두제는 의료제공자와 환자가 지속적인 관계를 맺도록 제도화한 것으로, 특히 일차의료제공자에게 적합하다. 이 제도를 시행하는 나라에서 의료분쟁이 상대적으로 적은 것은 인두제가 의료제공자와 환자 사이의 관계에 어떤 영향을 미치는지 보여주는 좋은 근거라 할 수 있다. 행정관리 비용이 덜 든다는 것도 중요한 장점으로, 진료비 보상이 간단하고 거래 비용도 적다.

인두제에 대한 비판은 진료의 질에 집중되어 있는데, 실증적 근거는 많지 않다. 제공자의 경제적 동기만 생각하면 질 저하가 나타날 것 같지만 실제 그런 결과가 나타나는지는 불확실하다. 제공자의 행동에는 경제적인 것 이외에 많은 다른 동기가 작용하는 데다, 질 저하를 판단하려면 어떤 종류의 질인지 분명하게 정의해야 한다. 예를 들어, 산전 관리의 질을 평가한 한 연구에서는 행위별 보상보다 인두제에서 질 수준이 더 높았다(Oleske et al., 1998). 산전 관리처럼 지속성이 중요한 진료에서는 당연히 이런 결과가 나타날 수 있고, 이는 질의 어떤 요소를 택하는가에 따라 판단이 달라진다는 것을 뜻한다. 인두제는 흔히 서비스양이나 최신 의료기술 적용에 한계가 있다고 하지만, 이런 요소들이 부정적 건강효과를 미친다는 근거는 부족하다.

현실적으로 가장 많이 나타나는 문제점이자 많은 나라가 정책 과제로 삼는 것은 지나치게 긴 환자 대기열(waiting list)이다. 인두제에서는 많은 서비스를 제공할 동기가 없어서 일차진료 수준에서 대기열이 길어진다. 지나치게 많은 의뢰 때문에 병원서비스에서도 같은 현상이 나타날 수 있다. 제공자의 경제적 동기가 대기열에 영향을 미치지만, 대기열이 길어지는 것은 인두제 때문만은 아니며 일차진료의나 병원 등 자원이 충분한지가 더 중요하다. 영국 예에서 보듯 제공자 사이에 경쟁을 촉진해 문제를 해결하려는 시도도 있었으나, 이런 방법은 제공자 수가 충분해 실제 경쟁이 일어나는 환경에서만 작동할 수 있다. 영국이 블레어 정부 시절 인두제 방식을 개혁하는 것과 함께 자원 공급을 늘려 대기열 문제를 상당 부분 해결한 것이 좋은 예이다.

인두제의 변형: 영국의 기금 보유(fundholding) 방식과 그 이후

2015년 기준 영국에서는 병원 진료, 응급의료, 지역보건 서비스 등 예산을 임상커미셔닝그룹(Clinical Commissioning Groups)에 배정하고 책임을 부여한다(Cylus et al., 2015). 비용과 질을 더 잘 판단할 수 있는 임상커미셔닝그룹에 2차 진료와 지역보건 서비스의 구매자 역할을 맡기고 환자에게 유리한 선택을 하게 하는 것이다. 선택 기전을 활용하는 것은 제공자 사이에 경쟁을 유발하고 2차 진료와 지역보건 서비스가 긍정적으로 변화하게 하는 데 목적이 있다. 임상커미셔닝그룹은 기본적으로 인두제 방식으로 예산을 배정받지만, 그 안에서 일하는 일반의 중에는 봉급 방식으로 보수를 받는 의사가 많다.

이 모형의 원형은 1990년대에 시작된 일반의 기금 보유(general practitioner fundholding) 방식이다. 일반의들은 등록 환자의 병원 외래, 비응급 수술, 검사, 지역보건 서비스, 약품 처방, 직원 채용 등에 필요한 예산을 배정받고 필요한 서비스를 구매할 수 있었다(Coulter 1995). 예산은 보건 당국이 인정하면 조정할 수 있으나 기본적으로는 전년도에 사용한 비용을 기초로 결정하고, 예산이 모자라면 보건 당국이 보전하는 형식이었다. 예산이 남으면 추가 서비스를 제공하거나 시설 개선과 장비 구입을 포함한 진료 환경 개선에 사용했다. 본래 개인 소득으로 할 수는 없었으나, 추가 서비스를 그들 자신으로부터 구매하는 형식으로 소득을 올리는 것이 가능했다. 대부분은 본인 소유인 시설에 투자해 이익을 볼 수도 있었다(Dusheiko et al., 2006). 이러한 보상 방식에서 일반의(또는 임상커미셔닝그룹과 같은 집단)는 기금을 적게 쓰려는 동기 때문에 의뢰와 처방을 모두 줄인다(Greener and Mannion, 2006). 2차 병원에 대한 의뢰가 줄고 의뢰하더라도 비용을 의식하므로 병원서비스가 개선되는 효과가 나타날 수 있다(Dixon and Glennerster, 1995). 복제약(generic drug) 사용이 느는 등 일차의료의 약품비 지출도 줄어드는 경향을 보인다.

영국의 일반의 기금 보유 방식은 정권이 바뀌면서 여러 번 변화했으나, 제공자나 제공자 집단이 일차의료를 제공하면서 동시에 구매자 역할을 하는 기본 원리는 크게 바뀌지 않았다.

4) 봉급제

봉급제는 흔히 공영의료체계 또는 병원 등의 조직에 속한 개인 제공자에게 적용된다. 보상 방식으로서 봉급제에 관심을 두는 것은 제공자의 동기에 따라 서비스 제공이 달라지기 때문이다. 잘 설계된 연구가 드물고 정책 환경이 다양해서 경험적 근거는 많지 않다.

일부 연구에 따르면, 흔히 예상하는 것과는 달리 다른 방식에 비해 봉급제의 단점이 두드러지지 않는다. 인두제나 행위별 지불에 비해 검사와 의뢰를 적게 하는 것은 명확하다(Gosden, Pedersen and Torgerson, 1999). 행위별 지불에 비해 환자당 시술을 적게 하고, 진료 시간이 길며, 예방적 서비스를 더 하는 경향도 나타난다. 진료 결과나 질에 미치는 영향은 복합적이다. 영국에서 일차진료의에게 봉급제를 적용했을 때 인두제와 비교해 생산성이나 질에 큰 차이가 없었다(Gosden et al., 2003).

3. 조직(기관)에 대한 진료보수 지불

조직에 지불하는 진료보수에는 소속 인력의 인건비와 조직이나 기관을 운영하는 데 들어가는 모든 비용을 고려한다. 장비, 재료, 약품과 같은 물적 자원에 대한 보상뿐 아니라 관리운영에 필요한 비용도 포함하는 것이 보통이다. 의사의 진료비(physician fee)는 따로 보상하고, 지원 인력의 인건비만 기관 보상에 포함하는 방식도 있다.

기관에 지불하는 보수는 임금, 재료 가격, 자본 비용 등을 고려해야 하므로, 원가가 미치는 영향이 크고 그만큼 '시장'에 연동되는 경향이 크다. 원가를 보상한다는 원칙이 명확하면 지불 수준을 정하는 데 논란이 적다. 기관에 대한 지불 방식 가운데 행위별 보상은 개인 제공자의 행위별 보상과 기본 논리가 비슷하므로 여기서 다시 다루지는 않는다.

1) 포괄 진료비 보상

포괄 진료비 보상은 비교적 짧은 기간 안에 빠른 속도로 행위별 보상을 대체했다. 적정 보상 수준을 개발하면서 기술이 발전되어 예산제 등 다른 보상 방식에도 영향을 미쳤다.

보상 방식

포괄 방식에서 중요한 것은 원가나 보상의 단위가 되는 항목들을 어떻게 묶을까 하는 것으로, 기관에 대한 것으로는 환례(患例, case)를 기초로 하는 방식이 가장 흔하다. 여기서 환례는 어떤 특성을 가진 환자를 뜻하는데, 진단과 관계없이 모든 환례에 정액을 지불하는 방식과, 환례를 구분해 서로 다른 진료비를 지불하는 방식으로 나뉜다.

환자의 중증도나 진단과 관계없이 진료비를 지불하는 방식(예를 들어 일당진료비)은 드물지 않은데, 단독으로 또는 다른 보상 방식과 함께 쓰인다. 환자가 비교적 동질적일 때, 예를 들어 결핵, 정신질환, 재활 등에서 이 방법을 적용할 수 있다. 자원소모량에 따른 환자 구성이 모든 병원에 확률적으로 골고루 분포할 때도 가능한데, 이론적으로 전체 평균 비용을 보상하기 때문이다. 정액 방식은 운영이 간편하다는 장점이 있지만, 환자별로 자원 소모가 다르면 차이를 반영할 수 없는 단점이 있다. 다른 장치가 없으면 입원 기간이 길어진다는 것도 단점이다. 입원 초기에는 보상이 불리하나 입원 후반부로 갈수록 자원 소모가 적고 이익을 볼 수 있다(Monrad Aas, 1995).

환례를 구분해 보상하는 것이 합리적이라 할 수 있으나, 투입 자원이 진료비 보상 방식과 수준을 결정하는 유일한 기준은 아니다. 투입 자원만 고려하면 행위별 보상보다 나은 방법을 찾기 어렵다. 진료비 보상의 목표는 보상의 정확성 이외에도 다른 많은 목적을 포함하므로, 어떤 보상 방식이든 지불의 정확성과 추구하는 다른 가치 사이에서 적정선을 찾아야 한다. 행위별 보상에 따른 단점을 보완하면서 투입 자원의 차이를 최대한 반영하려는 방법이 환자군에 따른 보상 방식이다.

환자군 분류

보상을 위해 환자군을 분류하는 것은 환자들을 자원소모량이 동질적인가에 따라 서로 다른 군(group)으로 나눌 수 있는 것을 전제로 한다. 특성에 따라 군을 나누는 데는 당연히 분류체계가 필요하다. '적절한' 수준으로 포괄 범위를 정해 분류하는 것이 중요한데, 지나치게 포괄 범위가 넓으면(분류의 수가 적으면) 사용한 자원이 크게 다른 환자들에게 같은 수준의 보상을 하는 문제가 생긴다. 포괄 범위가 좁으면(분류의 수가 많으면) 행위별 보상과 비슷하게 되어 포괄 보상의 장점을 살리기 어렵다.

건강보장체계에서 가장 유명하고 널리 쓰이는 분류체계는 '진단명 기준 환자군(Diagnosis-related groups: DRG)' 체계이다.[4] DRG는 병원 경영 분석과 효율화를 위해 미국 예일대학 팀이 1960년대 말부터 10여 년에 걸쳐 개발한 입원 환자 분류체계이다. 1983년 미국 정부가 메디케어 환자의 병원비 지불보상에 활용하기 시작했고, 이후 보건부 산하 의료재정청[5]이 지속해서 개정 작업을 했다.

DRG 분류체계에서 모든 입원 환자는 주(主) 진단명과 부(副) 상병명, 수술명, 연령, 성별, 진료 결과 등에 따라 진료 내용이 유사한 질병군으로 분류하는데,

---

4) 흔히 'DRG 지불제도'라고 표현하지만 정확한 용어가 아니다. DRG 자체는 제도가 아니라 질병군을 분류하는 방식이므로 이것만으로는 진료보수 지불제도라고 부르기 어렵다. 여기에 포괄지불 방식이 추가되어야 제대로 제도를 나타내는 용어가 된다. 실무적으로 DRG(지불)제도라고 부르더라도 이는 'DRG를 이용한 포괄 진료비 보상'을 뜻한다.

5) Health Care Financing Administration. 현재는 의료보장청(Center for Medicare and Medicaid Services: CMS)으로 이름이 바뀌었다.

이때 하나의 질병군을 DRG라고 부른다. 초기 메디케어의 분류체계에서는 다음과 같은 3단계 분류에 따라 DRG 번호를 결정했다.

- 1단계: 각 환자의 주 진단(principal diagnosis)에 따라 23개의 주 진단 범주(Major Diagnostic Categories: MDC) 중 하나로 분류된다. 주 진단이란 환자가 병원에 입원하는 원인이 되는 진단이다.
- 2단계: 환자의 MDC가 결정되면 수술을 받은 환자들은 수술명(operating room procedure)에 따라, 그렇지 않은 환자들은 주 진단에 따라 2단계 분류인 ADRG(adjacent DRG)로 분류된다.
- 3단계: 해당 ADRG 환자들의 연령이나 합병증 유무 등의 정보를 추가해 최종 DRG를 결정한다.

〈표 12-2〉는 이렇게 만들어진 주 진단 범주를 보이는 목록인데, 이 분류는 자원 소모가 크게 다른 환자를 같은 범주로 묶어 보상의 합리성을 떨어뜨린다는 비판을 받았다.[6] 이러한 상황을 고려해 예일대학 연구팀이 좀 더 자세하게 분류한 방식이 'Refined DRG'이다(Fetter, Brand and Gamache, 1991). 이 분류에서는 합병증의 중증도와 주상병과의 관계를 고려해 모든 ADRG를 세 개 또는 네 개의 집단으로 세분해 'Refined DRG'를 정의한다. 자세하게 분류할수록 동질적인 집단을 구성하는 데 유리하지만, 체계가 복잡해지고 DRG 수가 늘어난다.

이러한 환자 분류를 진료보수 지불에 적용하면 'DRG를 이용한 포괄 보상 방식'이 되고, 이를 적용하면 서비스양과 질에 관계없이 질병군별로 미리 책정된 정액을 제공자(주로 병원)에게 지불한다. 예를 들어, 충수돌기 절제술(맹장염)이나 백내장 수술 등 분류된 질병군에 대해 입원일 수, 주사나 검사의 종류와 횟수, 간호 서비스의 양 등과 같은 진료 내용과 관계없이 일정액을 진료비로 지급

---

[6] 임상적 유사성이 부족하거나 의과학적 합리성을 위배하는 것이 비판의 초점이 아니라는 점에 주목해야 한다. 이 분류는 보상을 위한 것이므로 자원 소모의 동질성이 분류의 정확성을 판단하는 일차 기준이다. 의료제공자와 환자가 분류를 쉽게 이해할 수 있는 것은 보완적 기준에 지나지 않는다.

〈표 12-2〉 **주 진단 범주(Major Diagnostic Categories) 목록**

MDC 번호	1990
1	신경 질환
2	안과 질환
3	이비인후과 질환
4	호흡기질환
5	순환기 질환
6	소화기 질환
7	순환기 질환
8	간, 담도와 췌장 질환
9	골격과 결합조직 질환
10	피부, 피하조직, 유방의 질환
11	내분비, 영양, 대사의 질환
12	신장과 요도의 질환
13	남성 생식기 질환
14	여성 생식기 질환
15	임신, 출산, 산욕과 관련된 질환
16	조혈기관과 면역에 관한 질환
17	골수증식 질환과 미분화 암
18	감염성과 기생충 질환
19	정신질환
20	술, 약물 남용과 그와 관련된 정신질환
21	상해와 중독
22	화상
23	건강 상태에 영향을 미치는 질환과 기질적 의료 이용

한다. 이 같은 방식은 일반 재화나 서비스와 마찬가지로 제공자의 최종 생산물(product)을 거래 단위로 파악하려는 것이다.

건강보장체계에서 DRG를 실제로 사용한 것은 미국이 처음이다. 미국 연방정부는 1983년 메디케어의 입원 진료보수 지불 방식을 포괄 보상으로 바꾸고, DRG를 지불 단위로 사용하기 시작했다. 이후 미국에서는 현재까지 공공과 민간 부문 모두 진료보수 지불이나 의료서비스 이용을 분석할 목적으로 DRG 체계를 널리 사용한다. DRG 체계는 이후 메디케어 이외의 다른 영역의 진료보수 지불 방식에도 큰 영향을 미쳤는데, 외래와 요양원(nursing home) 등의 지불제

> ### 저소득 국가의 DRG 제도 도입
>
> 2012년 말까지 12개의 저소득 또는 중소득 국가가 DRG 체계를 도입했고, 17개 국가가 도입을 검토하거나 시범 사업을 진행했다. 제도 도입의 중요한 이유는 의료비 지출 감소, 효율성 향상, 투명성 제고 등이다. 이들 국가에서는 특히 효율성에 관심이 크다.
>
> 대부분 국가에서는 사후 보상을 위해 DRG 방식을 채택했는데, 마케도니아와 같이 사전에 병원에 대한 예산 배정을 위해 활용하기도 한다. 사용되는 DRG 체계의 종류는 각 나라의 사정이나 외부 영향, 기술 지원 여부 등에 따라 다르다. 에스토니아와 라트비아는 스칸디나비아 국가에서 개발한 NordDRG를 사용하고 슬로베니아는 오스트레일리아에서 수정한 DRG를 활용한다. 대부분 국가에서 500~800개의 DRG 분류를 사용하지만, 인도네시아는 1077개, 태국은 2700개로 나누는 분류를 활용한다.
>
> 자료: Mathauer and Wittenbecher(2013).

도를 바꾸는 촉매 역할을 했다.

미국 국내뿐 아니라 다른 나라의 지불제도에도 영향을 미쳤다. 입원 환자에 대한 보상 방식으로 쓰이는 것 이외에도, 예산제를 사용하는 일부 나라는 예산 배정의 기초로 DRG 체계를 활용한다. 예산을 편성할 때 성이나 연령 등 단순한 인구학적 변수뿐 아니라 DRG를 활용한 질병군 구성을 함께 고려하면 예산 배분의 합리성을 높일 수 있다.

포괄 보상의 효과

포괄 보상은 미리 정해진 진단군의 진료에 들어가는 '평균' 비용을 보상하므로, 실제 비용이 더 많이 발생하면 제공자(기관)가 손실을 보고 더 적게 발생하면 이익을 남기는 구조다. 이론적으로는 평균 비용을 넘는 절반의 환자에서는 이익을 남기고 다른 절반의 환자에서는 손해를 본다. 전체로는 비용에 합당한 진료비를 받는 셈이지만 이 제도의 논점은 비용의 적정성 여부에 한정되지 않는다. 정확하게 보상했는지보다는 제공자가 어떤 유인 동기를 갖는지가 이 보상 방법이 기대하는 제도의 작동 원리다.

포괄 진료보수 지불은 환자군이 정해지면 보상 수준을 예측할 수 있는데, 이 때문에 흔히 'prospective payment'라고 부른다.[7] 경제적 동기에 초점을 맞추면, 이 방식에서는 진료비를 예측할 수 있어 환자 진료에 들어가는 자원을 줄여 이익을 남기려는 동기가 생긴다. 자원 사용이 줄고 자원소모량 증가에 따른 비용 상승을 완화할 수 있지만, 자원을 덜 투입하고 질이 낮아질 수 있는 것은 단점이다. 질 관리나 감시 등으로 질 저하를 막을 수 있고 이 제도를 시행해도 질 저하가 없다는 보고도 많이 있으나, 제도 운영 과정에서는 질 저하(또는 그 가능성)를 둘러싼 논란이 많다.

경제적 동기에서 비롯된 장점 한 가지는 진료의 효율성이 높아지고 합리적 근거에 기초하는 경향이 강해진다는 것이다. 투입되는 자원을 줄이는 동기가 작용하지만, 진료의 목적을 달성하지 못하면 더 많은 자원이 들어갈 수도 있다. '근거'에 기초해 효율성을 추구하는 경향이 강해지고, 임상진료 지침이나 핵심 경로(critical path) 기법, 성과 관리 등의 기법이 활발하게 적용된다.

포괄 보상의 또 다른 장점은 제공자가 일정한 범위 안에서 유연성과 자율성을 누릴 수 있다는 것이다. 흔히 행위별 보상에서 더 높은 자율성을 누릴 것 같으나 실제로는 그렇지 않다. 행위별 보상에서는 미리 기준을 정해 보상 여부와 수준을 결정하는데, 기준이 넓든 좁든 어떤 '범위' 안에 있어야 보상 대상이 된다. 예를 들어 폐렴 환자에게 할 수 있는 검사의 종류와 횟수, 쓸 수 있는 약품의 종류와 양 등을 미리 정해야 한다. 행위별 보상에서도 대부분 기준은 환자와 임상 상황을 고려하지만, 제공자는 이 기준을 벗어나기 어렵고 스스로 의사결정을 제약할 수밖에 없다. 기준의 적정성을 둘러싼 갈등이 끊이지 않는 것도 기준을 충족하는지에 따라 이분법적 결정을 해야 하기 때문이다. 이에 비해 포괄 보상에서는 미시적 기준이 필요하지 않고 자율적 판단에 따라 서비스를 제공할 수 있다.

더 큰 범위에서는 포괄 보상의 유연성과 자율성이 의미가 없다는 의견도 있

---

7) prospective payment를 흔히 선불제(先拂制)라고 번역하는데, 오해를 불러일으킬 수 있다. 진료비를 미리 주는 것이 아니라 실제로는 받을 수 있는 진료비를 예측할 수 있다는 의미다. 우리말로는 '포괄 보상'으로 옮기는 것이 나을 것이다.

다. 자원 투입을 최소한으로 줄이는 것이 유리하므로 기관이나 조직은 개인 제공자의 결정과 행동에 직간접적으로 개입하고 영향을 미치려 한다. 이런 조직 환경 안에서 개인 제공자는 진정한 자율성을 누리기 어렵다. 미국 관리의료에서 성행하는 임상진료 지침, 핵심 경로 기법 등을 이런 관점에서 해석할 수도 있다.

대표적인 단점은 질이 저하한다는 것으로, 특히 미시적 수준의 질 저하를 관리할 수 없다는 주장이 많다. 사망률이나 합병증 등은 질 관리와 모니터링, 성과 보상 등을 통해 방지할 수 있으나 환자의 불편이나 미세한 부작용, 부정적 환자 경험 등은 통제하기 어렵다는 것이다.

단점 중에서는 포괄 보상이 거시적 효율성을 개선하지 못한다는 비판이 가장 중요하다. 일단 입원한 환자에게 투입되는 자원은 줄일 수 있으나, 수술과 입원 등을 늘리는 유인은 포괄 보상에서도 줄어들지 않는다. 보상의 크기 또한 원가 개념에 기초해 있으므로 기술 발전과 진료 방식 변화에 따른 자원소모량 증가의 압력을 피하기 어렵다. 미국에서는 포괄 보상을 적용하는 범위가 대폭 늘어났지만, 진료비 증가 추세는 거의 달라지지 않았다.

2) 인두제

인두제는 흔히 개인과 일차의료에 적용하는 것으로 간주하지만, 기관(병원) 또는 기관의 연합(네트워크)에도 적용할 수 있다. 미국의 관리의료(managed care)에서는 민간보험, 메디케어, 메디케이드가 병원 또는 제공자 연합과 계약해 인두제 방식으로 보상하는 방식이 널리 쓰인다.

기관이나 조직, 네트워크가 인두제 방식으로 보상받을 때 작동하는 경제적 동기는 개인 제공자가 인두제 방식으로 보상받을 때와 같다. 인두제 방식으로 예상 수입이 확정된 상태에서 제공자는 전체 대상자(등록자)를 가능한 한 비용효과적으로 관리하고자 한다. 외래, 응급, 입원 등의 서비스를 모두 이용할 가능성이 있는 환자(예: 천식)가 있다고 가정하면, 제공자(또는 그 연합)는 비용이 적게 드는 외래에서 환자를 관리함으로써 상대적으로 비용이 비싼 입원이나 응급 진료를 줄이는 것이 유리하다. 효율성을 올리는 데에는 외래와 입원 등 서로 다른 영역의 서비스뿐 아니라 일차진료와 전문의 진료 등 단계별 서비스 구성도 중요하다. 인두제 방식에서 제공자는 예방과 치료를 포함한 넓은 범위로 서비스를 포괄하고 의뢰체계를 갖추려 노력한다. 흔히 일차진료의가 2차나 3차 의료에 대한 문지기 역할을 한다.

기관이나 네트워크가 받는 보상 수준은 의사에 대한 보수, 재료비, 자본비용, 인건비 등을 제공자당 추정 환자 수로 나누어 계산하는 것이 보통이다. 일단 진료비가 계산되면 제공자는 제3자 지불자로부터 자신에게 등록한 가입자 수만큼 보상을 받는다.

인두제는 비용 절감에 유리하고 환자 관리의 지속성이 높다는 장점이 있다. 예를 들어 RAND 건강보험 실험에서는 의사를 고용한 건강유지조직(staff model HMO)에 가입한 사람들의 비용 지출이 행위별 보상보다 훨씬 적었다(Newhouse and Insurance Experiment Group, 1993). 외래 이용은 차이가 없었으나, 입원율은 행위별 보상보다 40% 낮았고 비용은 약 25% 줄었다. 인두제에서는 포괄 범위를 어떻게 정하는지가 중요한데, 그 범위에 따라 효율성 등 전체 성과가 달라진다. 예를 들어 포괄 범위에 장기요양 서비스가 들어 있지 않으면, 급성기 치료를 담당하는 병원은 입원 기간에 따라 장기요양 서비스 제공 기관으로 환자를 떠넘길(dumping) 수 있다. 비용 절감이 중요한 목표가 되면, 서비스 제공량이 줄고 환자의 불만이 커지는 단점도 나타난다.

3) 예산제

일정 기간 제공된 서비스나 물적 자원의 비용을 모두 포함하는 전체 액수로 기관에 보상하는 방식이다. 이 제도에서는 서비스 제공자와 지불자(정부 또는 보험자) 양쪽 모두가 기대하지 않은 재정적 위험에 노출된다. 지불자는 실제 비용 이상으로 예산을 배정하는 위험을 지는 데 비해, 제공자는 실제 지출하는 비용이 확보한 예산보다 커질 위험에 노출된다. 이 때문에 제공자의 투입이나 산출이 충분히 예측할 수 있을 정도로 안정적이어야 이 제도를 적용할 수 있다. 예를 들어, 새로운 제공자가 많이 들어오거나 질적으로 완전히 새로운 수요가 급증하면 예산제를 적용하기 어렵다. 행정적으로 간편하면서도 비용효과성을 올릴 수 있는 동기가 작동하는 것은 중요한 장점이다.

예산제에서는 예산 규모, 예산을 관리하고 책임지는 기구나 기관, 성과와 예산을 연계하는 과정 등을 결정하는 것이 중요하다(Dredge, 2004). 접근성, 서비스의 양과 질을 모니터링함으로써 성과와 예산을 연계할 수 있다.

예산제의 구조를 결정할 때는 참여 당사자에게 부여하는 인센티브를 어떻게 구성하는지가 핵심 과제다. 예산은 관련 규정과 법칙, 그리고 협상으로 정해지는데, 투입이나 산출이 기본 자료로 활용된다. 투입을 예산의 기준으로 삼으면 제공자의 역사적·경험적 비용, 즉 특정 시기에 지출한 실제 비용(과거 몇 년간의 투입 추세나 직전 연도의 투입 등)이나 비슷한 조건의 제공자들이 지출한 평균 비용 등을 적용한다. 이에 비해 산출에 기초한 예산은 주로 제공자의 '업무 성과'를 근거로 정해진다. 일반적으로 업무 성과는 치료한(또는 치료할) 환자의 종류와 수를 가리키는데, 환자의 양과 구성은 성, 나이, 사회경제적·문화적 특성은 물론 해당 지역 주민의 경제 상황 등에 따라서도 달라진다. 실제 산출을 평가할 때는 환자 수, 질병 종류, 중증도 등을 중요하게 고려하는데, 제공자가 투입할 자원의 양과 직접 관련된 요소들이다. 최근에는 산출의 핵심인 환자 구성(case-mix)을 합리적으로 평가하기 위해 DRG 분류를 활용하기도 한다. DRG가 자원 투입량을 기초로 질병을 분류하기 때문에 필요한 자원의 양을 합리적으로 산정할 수 있다는 것이 중요한 근거다.

예산제에서 제공자는 비용을 절감할 동기를 가진다. 병원 부문에서 예산제를 채택하고 있는 나라(예를 들어 독일, 네덜란드, 프랑스, 캐나다 등)에서는 비용 절감에 상당한 성과가 있었다고 한다(US Congress Office of Technology Assessment, 1995). 예산제를 채택한 이후 비용이 줄었거나 적어도 비용상승률이 낮아진 나라가 많았다. 예산제의 성과는 보상제도 하나만으로 달성할 수 있는 것이 아니라, 병원에 대한 책임과 권한 부여, 비용효과적인 진료에 대한 경제적 인센티브 등을 병행해야 한다(Dredge, 2004). 보완 장치가 없으면 꼭 필요한 때에도 치료와 수술을 회피하거나, 값비싼 치료 대신 효과가 떨어지는 치료를 하는 등 질 저하가 나타날 수 있다.

4. 진료보수 지불의 정확성 관리

제3자 지불 방식에서는 지불의 정확성(integrity)을 관리해야 한다.[8] 부정확한 지불을 줄이면 비용이 절감되기도 하지만, 보상의 정당성은 배분과 과정을 포함한 사회정의의 문제이기도 하다.

지불 방식 가운데는 행위별 보상이나 포괄 보상 방식에서 진료비 청구와 지불 과정이 상대적으로 복잡하고 정확한 보상이 어렵다. 모든 행위와 검사, 재료, 장비 등에 행위별 방식을 적용하면 정확하게 보상하는 것이 더 어렵다.

1) 부정청구의 정의와 규모

두 가지 요소가 지불 정확성을 위협할 수 있는데, 하나는 의도적으로 부정확하게 청구하는 부정청구이고, 다른 하나는 의도하지 않고 실수로 부정확하게 청구하는 과오청구이다. 둘 가운데서는 부정청구가 더 큰 문제인데, 여기에는 나쁜 의도가 개입한다고 보기 때문이다. 미국 메디케어와 메디케이드에서는 부정(fraud)을 "모든 종류의 보건의료 급여에서 부당한 돈이나 재산을 취하려고 일부러 실천하거나 시도하는 행위"로 정의한다(Centers for Medicare and Medicaid Services, 2014). 겉으로 보기에는 부정청구와 과오청구를 구분하기가 쉽지 않은데, '의도'만 다를 뿐 차이를 발견하기 어렵다.

부정청구의 가장 흔한 유형은 허위청구이다. 허위청구란 제공한 서비스와 다르게 진료비를 청구하는 것으로, 지불 방식에 따라 다음 몇 가지 유형이 있다.

- 서비스를 제공하지 않은 환자에 대한 비용 청구
- 실제 제공한 서비스에 제공하지 않은 서비스를 추가해 비용을 청구하는 것
- 실제 제공한 서비스가 아닌 다른 서비스로 바꾸어 청구하는 것

---

[8] 여기서 '정확성'은 단순히 실무적인 것이라기보다는 윤리적이고 정직하다는 의미를 포함하고 있다. 영어로는 보통 'integrity'라고 표현한다.

- 질병이나 중증도를 상향해 청구

허위청구를 이렇게 나누는 중요한 이유는 유형에 따라 대처하는 방법이 다르기 때문이다. 예를 들어, 아예 서비스를 이용하지 않은 환자를 허위로 청구할 때는 환자 조사로 쉽게 발견할 수 있지만, 다른 서비스로 대체해 청구하거나 다른 항목을 추가해 청구하는 것은 환자를 조사해도 발견하기 어렵다. 미국의 메디케어는 허위청구 이외에도 부정청구의 범위를 넓게 잡는다. 각종 불법적인 리베이트 제공이나 수수, 이용자 일부 부담금을 상습적으로 면제해주는 것 등도 포함한다. 흔한 부정청구의 유형은 다음과 같다(김창엽, 2005).

- 진료비 청구를 정당화할 목적으로 하는 허위 진단
- 리베이트의 요구, 수수, 제공
- (포괄 진료보수 지불에서) 정액진료비를 여러 가지 또는 여러 번의 진료로 쪼개서 청구하는 것('unbundling')
- 진료비 청구를 위한 허위 의무기록(의학적 상태나 치료)
- 실제 진료 내용과 다른 것을 청구(예: 청구코드의 상향 조정)

미국 CMS에서 인용한 1993년 의료보험협회(Health Insurance Association of America)의 부정청구 조사 결과, 허위 진단 43%, 제공되지 않은 서비스의 진료비 청구 34%, 이용자 일부 부담금 면제 21%, 기타 2% 등의 분포로 나타났다.

부정청구 규모를 정확하게 밝히는 것은 매우 어렵지만, 단편적인 조사 결과를 보더라도 부정청구의 규모는 상당히 크다. 1992년 미국 감사원(General Accounting Office)은 민간과 공공의료 영역에서 약 10%의 비용이 부정과 남용(fraud and abuse)으로 지출되고 있다고 평가했다(General Accounting Office, 1996). 미국 보건부 추정에 따르면 1997년 메디케어의 행위별 청구에서 부정청구는 약 14%(203억 달러) 수준이다(Office of Inspector General, 1997). 미국 자료지만, 2011년 기준 부정과 남용에 따른 낭비가 적게 잡아도 전체 의료비의 약 3%(820억 달러)에 이른다는 분석도 있다(Berwick and Hackbarth, 2012).

2) 정확한 지불을 위한 대책

정확하게 청구하고 지불하려면 관리적 수단과 사회적·법률적 수단이 모두 필요하다. 사람이 잘못해서 생기는 오류를 최소한으로 줄이고, 정보를 통합하며, 모니터링 체계를 구축하는 등의 방법으로 부정확한 지불을 줄일 수 있다. 예를 들어 한국에서 시행 중인 전자문서교환(electronic data interchange: EDI) 방식은 기술적인 행정 오류를 줄이는 데 크게 기여했다. 의료를 이용한 사람에게 제공된 의료서비스의 내용을 통보하면 제공자가 허위로 청구하는 것을 줄일 수 있을 것이다. 미국 메디케이드의 사례들도 참고할 만하다(김창엽, 2005). 미국 47개 주 중 34개 주가 부정청구 가능성이 높은 의료제공자를 특별 관리하고, 그중 21개 주는 특성별 청구 경향 비교, 데이터 마이닝, 인공지능 등 정보기술을 활용해 비정상적인 청구를 찾아냈다.

심사(감시, 감사)를 통해 지불의 정확성을 올리는 방법도 있는데, 심사는 흔히 지불 전(prepayment) 심사와 지불 후(postpayment) 심사로 나뉜다(김창엽, 2005). 지불 전 심사는 제공자의 청구 중 일부를 무작위로 추출해 정확성 여부를 보는 것으로, 계속 문제가 발견되면 모든 청구에 대해 상세한 조사를 시행할 수 있다. 지불 후 심사도 무작위로 또는 표본을 뽑아 개별 건을 평가할 수 있으나, 대부분 정상 범위를 벗어나는 제공자를 찾아내는 것을 목표로 한다. 통계적으로 전체 제공자가 보이는 경향을 벗어나거나 극단으로 치우칠 때, 민원이나 소송 등 계속해서 문제가 되는 제공자, 무작위로 뽑은 제공자 등을 대상으로 심사한다. 지불 후 심사는 다시 일부 영역이나 시기만 대상으로 하는 방법이 있고, 모든 영역과 장기간에 걸친 청구를 모두 조사하는 방법이 있다.

제공자별로 포괄적인 정보(provider profile)를 구축하는 방법도 있다. 미국 메디케이드는 각 주가 제공자 관리에 큰 노력을 기울이는데, 부정청구 가능성이 큰 제공자를 대상으로 집중 심사와 함께 현장 조사, 계약보증서(surety bonds) 작성, 범죄 경력 조회, 계약 자격 박탈 등의 방법을 적용한다.

심사가 효과가 있는지는 제공자의 청구가 심사 때문에 영향을 받는지로 판단할 수 있는데, 심사에 포함될 확률과 처벌의 강도에 따라 효과(또는 영향)가 달라진다. 이 중에서 심사 확률은 무한정 키우기 어렵다. 심사에 큰 비용이 들기 때문인데, 감시에 드는 비용이 부정청구를 적발하는 효과보다 크면 감시의 의미가 크게 줄어든다.

나라마다 건강보장 관리체계가 달라 일률적으로 말하기는 어렵지만, 심사 대상이 될 확률을 높이고 처벌을 강화하는 것만으로 부정청구를 없애기는 불가능하다. 처벌 이외에도 다양한 부정청구 방지 대책을 활용해야 하며, 가장 흔한 보완 방법 가운데 하나가 교육이다.

청구를 정확하게 하는 것과 과잉진료를 하지 않는 것은 다른 문제이다. 과잉진료를 하더라도 제대로 청구를 하면 부정청구가 아니며, 과잉진료의 정당성 여부는 다른 기준으로 판단해야 한다(과잉진료의 기준이 있으면 심사 과정에서 과잉진료도 찾을 수 있다). 청구를 더 정확하게 하고 부정청구를 잘 찾아내는 것만으로는 과잉진료, 그리고 그 결과로서의 비용 증가를 억제할 수 없다.

부정청구의 근본 원인을 제3자 지불 방식으로 보는 사람들도 있는데, 이들은 이런 지불 방식, 즉 환자가 제공자에게 진료비를 지불한 후 정부나 보험자로부터 보상을 받는 방식 자체를 바꾸어야 한다고 주장한다(Association of American Physicians and Surgeons, 2000). 제공자가 제3자가 아닌 환자에게서 직접 진료비를 받으면 허위나 부정청구가 줄어든다는 것이지만, 이때도 과잉진료 문제는 해결되지 않는다.

정확한 지불과 부정청구는 결국 '지불'과 '청구'의 특성에 따라 문제의 크기와 대책이 결정된다. 인두제나 예산제에서는 행위별 보상에서 발생하는 문제가 없으며, 포괄 보상의 부정청구는 행위별 보상의 부정청구와 완전히 다르다. 지불과 청구를 결정하는 보상체계 또는 전체 건강보장체계를 그냥 둔 채 기술만으로 문제를 해결하려는 시도는 성공하기 어렵다.

참고문헌

김창엽. 2001a. 「의료제도와 의료수가」. ≪대한의사협회지≫, 제44권 4호, 356~361쪽.
_____. 2001b. 「진료보수 지불제도의 개선방안」. ≪사회복지정책≫, 제12호, 293~326쪽.
_____. 2005. 『미국의 의료보장』. 파주: 한울.
Association of American Physicians and Surgeons. 2000. "AAPS Report on Medicare Fraud." Retrieved May 7, 2005, from http://www.aapsonline.org/fraud/medfraud.htm
Baily, Mary A. 2004. "Ethics, economics, and physician reimbursement." *Mount Sinai Journal of Medicine*, Vol. 71, No. 4, pp. 231~235.
Berwick, Donald M. and Andrew D. Hackbarth. 2012. "Estimating waste in US health care." *JAMA*, Vol. 307, No. 14, pp. 1513~1516.
Centers for Medicare and Medicaid Services. 2014. "2014 National Training Program. Module: 10 Medicare and Medicaid Fraud and Abuse Prevention." Baltimore: CMS.
Coulter, Angela. 1995. "Evaluating general practice fundholding in the United Kingdom." *European Journal of Public Health*, Vol. 5, No. 4, pp. 233~239.
Cylus, Jonathan et al. 2015. "United Kingdom: Health system review." *Health Systems in Transition*, Vol. 17, No. 5, pp.1~125.
Dixon, Jennifer and Howard Glennerster. 1995. "What do we know about fundholding in general practice?" *British Medical Journal*, Vol. 311, No. 7007, pp. 727~730.
Dredge, Robert. 2004. "Hospital Global Budgeting." Washington, DC: The World Bank.
Dusheiko, Mark et al. 2006. "The effect of financial incentives on gatekeeping doctors: Evidence from a natural experiment." *Journal of Health Economics*, Vol. 25, No. 3, pp. 449~478.
Fetter, Robert B., Donald A. Brand and Dianne Gamache. 1991. *DRGs: their design and development*. Ann Arbor: Health Administration Press.
General Accounting Office. 1996. "Health Care Fraud: Information — Sharing Proposals to Improve Enforcement Efforts." Washington, DC: GAO.
Glaser, William A. 1970. *Paying the doctor; systems of remuneration and their effects*. Baltimore: Johns Hopkins Press.
_____. 1987. *Paying the hospital: the organization, dynamics, and effects of differing*

financial arrangements. San Francisco: Jossey-Bass Publishers.

Gosden, Toby et al. 2001. "Impact of payment method on behaviour of primary care physicians: a systematic review." *Journal of Health Services Research & Policy*, Vol. 6, No. 1, pp. 44~55.

_____. 2003. "Paying doctors by salary: a controlled study of general practitioner behaviour in England." *Health Policy*, Vol. 64, No. 3, pp. 415~423.

Gosden, Toby, Lone Pedersen and David Torgerson. 1999. "How should we pay doctors? A systematic review of salary payments and their effect on doctor behaviour." *Quarterly Journal of Medicine*, Vol. 92, No. 1, pp. 47~55.

Greener, Ian and Russell Mannion. 2006. "Does practice based commissioning avoid the problems of fundholding?" *British Medical Journal*, Vol. 333, No. 7579, pp. 1168~1170.

Hsiao, William C. et al. 1992. "An overview of the development and refinement of the Resource-Based Relative Value Scale. The foundation for reform of U. S. physician payment." *Medical Care*, Vol. 30, No. 11 Suppl, pp. NS1~12.

Hutchison, Brian et al. 1996. "Do physician-payment mechanisms affect hospital utilization? A study of Health Service Organizations in Ontario." *Canadian Medical Association Journal*, Vol. 154, No. 5, pp. 653~661.

Mathauer, Inke and Friedrich Wittenbecher. 2013. "Hospital payment systems based on diagnosis-related groups: experiences in low- and middle-income countries." *Bulletin of World Health Organization*, Vol. 91, pp. 746~756A.

McGuire, Thomas G. and Mark V. Pauly. 1991. "Physician response to fee changes with multiple payers." *Journal of Health Economics*, Vol. 10, No. 4, pp. 385~410.

McGuire, Thomas G. 2000. "Physician agency." in J. Anthony Culyer and P. Joseph Newhouse(eds.). *Handbook of Health Economics*. Amsterdam: Elsevier.

Monrad Aas, I. H. 1995. "Incentives and financing methods." *Health Policy*, Vol. 34, No. 3, pp. 205~220.

Newhouse, Joseph P. and Insurance Experiment Group. 1993. *Free for all?: lessons from the Rand Health Insurance Experiment*. Cambridge: Harvard University Press.

Oleske, Denise M. et al. 1998. "A comparison of capitated and fee-for-service Medicaid reimbursement methods on pregnancy outcomes." *Health Services Research*, Vol.

33, No. 1, pp. 55~73.

Pauly, Mark V. et al. 1992. *Paying physicians: options for controlling cost, volume, and intensity of services*. Ann Arbor: Health Administration Press.

Ron, Aviva, Brian Abel-Smith and Giovanni Tamburi. 1990. *Health Insurance in Developing Countries*. Geneva: International Labor Organisation.

US Congress Office of Technology Assessment. 1995. *Hospital financing in seven countries: International differences in health care technology and costs*. Washington, DC: Office of Technology Assessment, U. S. Congress.

| 제13장 |

서비스의 질 관리

 보건의료 서비스는 종류가 무엇이든 또 건강보장체계에 속하든 그렇지 않든 일정한 질을 유지해야 한다. 질을 유지·향상하는 것은 두 가지 측면에서 중요하다. 첫째, 환자와 일반 대중의 건강보호는 건강보장의 목표 중 하나로, 건강보장체계에서는 당연히 질 좋은 서비스가 제공되어야 한다. 건강보장체계가 제공하는 보건의료를 이용하고도 건강을 회복하지 못하거나 건강을 해친다면 건강보장 급여로서 의미가 없다. 이는 건강보장체계의 소극적 또는 최소한의 요구다. 둘째는 좀 더 적극적인 질 향상 요구로, 이는 건강보장 재원이 가치 있게 쓰여야 한다는 것과 관련된다. 건강보장 재원은 효과적·효율적으로 사용되어야 하고, 효과와 효율은 질과 무관하지 않다. 예를 들어 100원이 드는 검사법과 1만 원이 드는 검사법이 있는데, 검사의 정확성은 비슷하다고 하자. 어느 쪽 검사든 정확하게 진단한 것은 같지만 비싼 검사를 하면 한정된 자원을 낭비하는 것이 된다. 의학적·기술적 질이 같더라도 비용을 함께 고려하면 질이 달라질 수 있다.

1. 의료의 질과 평가: 일반론

1) 질의 개념

　의료서비스의 질은 관점에 따라 다양하게 정의할 수 있다. 의료서비스의 질은 주로 제공자의 기술적 표준(standards)과 이용자의 기대(expectation)라는 두 가지 관점에서 정의된다. 도나베디언(Donabedian, 1980)은 의료서비스의 질을 기술적 측면의 진료(technical care), 서비스 제공자와 환자 사이의 인간관계(interpersonal process), 진료 환경의 쾌적성(amenities) 등 세 가지로 구분했다.

　도나베디언이 말하는 기술적 측면의 질은 "건강에 대한 위험을 증가시키지 않고 편익을 극대화하는 방식으로 의과학과 보건의료 기술을 적용하는 것"을 뜻한다. 질 수준은 제공된 진료가 위험과 편익의 가장 바람직한 조화를 달성한 정도이다. 기술의 우수성은 현재의 의과학과 보건의료 기술로 달성할 수 있는 기대치와 비교해 특정 기술이 달성할 수 있는 질 수준으로 정의한다.

　인간관계 측면에서의 질은 "일반적 상황과 특수한 상황에서 각 개인 간의 상호작용을 지배하는 사회적으로 정의된 가치와 규범을 충족시키는 정도"로 정의된다. 인간관계는 진단, 질병 경과, 관리 등에 필요한 정보 수집, 적절한 치료법 선택, 환자의 이해와 협력 등에 중요한 역할을 한다. 인간관계의 중요한 요소는 사생활 보호(privacy), 신뢰(confidentiality), 선택권(informed choice), 관심(concern), 감정 이입(empathy), 정직(honesty), 감성(sensitivity) 등이다. 인간관계는 질 평가에서 소홀하게 취급되기 쉬운데, 정보를 얻기 어렵고 인간관계의 속성을 정확하게 측정할 수 있는 평가 항목과 질 기준을 정하기 어렵기 때문이다.

　도나베디언은 환경의 쾌적성을 "진료가 제공되는 환경의 쾌적한 정도"로 정의했다. 일반 인구집단의 건강관리보다는 질병 상태에 있는 환자의 진료 환경을 말하는 것으로, 편리함(convenience), 안락함(comfort), 조용함(quiet), 사생활(privacy) 등을 포함한다.

　보건의료의 질은 어떤 관점을 택하는지 또는 어떤 것을 대상으로 하는지에 따라 포괄 범위(또는 질의 '단위')가 다양하다. 제공자의 범위에 따라 제공자 개인, 의료기관 또는 전반적인 의료제도 등으로 구분할 수 있고, 대상에 따라 환자 개인, 환자 집단, 또는 환자가 아닌 일반 인구집단까지 포함할 수 있다. 질의 요소 중 어느 측면을 중요하게 보는지에 따라 절대적 정의(absolutist definition), 개인적 정의(individualized definition), 사회적 정의(social definition)로도 나눈다 (Donabedian, 1980). 절대적 정의는 비용을 고려하지 않고 현재의 과학과 의학 기술이 제공할 수 있는 최고, 최대한의 서비스를 제공하는 것을 뜻하며, 개인적 정의는 환자 개인의 관점에서 편익/위험과 비용을 동시에 고려한 정의를 의미한다. 사회적 정의는 개인적 정의와 비슷하지만, 각 개인이 아닌 집단 전체의 집합적 순편익 또는 순효용(aggregate net benefit/utility)과 집단 내 편익의 사회적 분포를 중요하게 고려하는 점이 다르다.

부오리(Vuori, 1982)는 질의 여러 가지 측면을 관심 영역에 따라 범주화해 유효성(effectiveness), 효율성(efficiency), 적절성(adequacy), 과학적·기술적 수준 (scientific-technical quality)으로 구분했다. 유효성은 최고의 결과(이상적인 상황에서 서비스나 프로그램을 통해 달성할 수 있는 수준)에 비해 실제 서비스나 프로그램이 달성하는 결과 수준을 의미하며, 효율성은 생산 비용을 고려한 상태에서 서비스나 프로그램이 결과에 미친 영향의 수준을 뜻한다. 적합성은 인구 집단의 필요(needs)를 충족하는 데 필요한 서비스의 가용성 정도를 나타내며, 과학적·기술적 수준은 현재 사용할 수 있는 의학 지식과 기술을 실제 진료에 적용한 정도를 의미한다. 다른 설명이 없으면 '질(quality)'은 여러 영역 가운데 과학적·기술적 질을 가리키는 경우가 많다.

부오리의 질 분류는 이해당사자 사이에 질의 우선순위가 다르다고 보는 것이 특징이다. 예를 들어 이용자, 제공자, 정책 당국, 제3자 지불자는 질의 네 가지 구성요소에 서로 다른 관심을 보인다. 소비자는 적합성을, 제공자는 과학적·기술적 수준을, 그리고 정책 당국과 제3자 지불자는 효율성에 가장 큰 관심을 나타낸다. '질 향상'이나 '양질'을 말하면서도 서로 다른 방법을 강조하는 중요한 이유 가운데 하나는 각 이해당사자가 강조하는 질의 속성이 다르기 때문이다.

미국의 의료기관 인정기구인 보건의료기관인정합동심의회[1]는 1990년대 초 업무 수행(performance)이라는 개념을 도입하고 의료의 질을 조작적으로 정의

(operational definition)했다. 업무 수행은 효능(efficacy), 적절성(appropriateness), 가용성(availability), 유효성(effectiveness), 시의적절성(timeliness), 안전성(safety), 효율성(efficiency), 연속성(continuity), 존중과 돌봄(respect and caring)등 아홉 가지 차원으로 구분할 수 있다(JCAHO, 1994). 이는 주로 기관 단위에서 질을 평가하고 그 개선 정도를 추적하기 위한 것으로, 앞의 두 가지 정의에 비하면 실제 질 향상 활동을 지원하는 성격이 강하다. 질의 구성요소 또는 측면을 더 세분화해 실제 상황에 쉽게 적용하게 한 것이다.

이밖에도 미국 의학연구소(Institute of Medicine)은 의료의 질을 "개인이나 인구집단을 위한 서비스가 바람직한 건강결과를 산출할 가능성을 높이는 동시에 현재의 전문가적 지식과 부합하는 정도"로 정의했고(Institute of Medicine, 1990a), 영국 보건부는 "정확한 서비스를, 정확한 대상에게, 적시에, 올바르게 시행하는 것"이라고 규정했다(Department of Health, 1997).

어떻게 정의하고 무엇을 강조하든 질은 복합적인 요소로 구성되고 다양한 측면을 함께 포함한다. 특히 이해당사자에 따라 강조점과 우선순위가 다르다는 시각을 주목할 필요가 있다. 전문가는 기술적 질을 강조하기 쉬우나, 환자나 소비자, 정책 당국이나 보험자는 시각이 다를 수 있다. 부오리는 보험자와 정부가 효율성에 큰 관심이 있다고 했으나, 이 또한 꼭 그런 것은 아니다. 건강보장제도 운용에서 어떤 질을 어떻게 고려할 것인가는 이론적이면서도 동시에 현실적인 의사결정 대상이다.

2) 질 평가

도나베디언(Donabedian, 1980)은 의료의 질을 평가하기 위한 접근법을 구조(structure), 과정(process)과 결과(outcome)로 구분했다. 이러한 분류는 현재까지 질 평가에 널리 활용되고 있는데, 실제 질 평가와 향상에 적용할 수 있는 틀이라

---

1) JCAHO(Joint Commission on Accreditation of Healthcare Organization). 현재는 주로 Joint Commission이라고 줄여 부른다.

는 점에서 활용도가 높다.

보건의료나 건강보장의 궁극적인 목적을 생각하면 결과(건강수준, 수명, 삶의 질 등)의 질이 최종 기준이 되겠으나, 이를 유일한 기준으로 삼는 데에는 여러 한계가 있다. 조건과 목적에 따라 여러 방법을 함께 쓰는 것이 보통이다.

구조

보건의료 제공자, 제공자가 사용하는 도구나 자원, 제공자가 근무하는 물질적·조직적 환경 등 비교적 안정적인 특성을 구조라고 한다. 여기에는 서비스를 제공하는 데 필요한 인적·물적·재정적 자원이 포함된다. 구체적으로는 전문 인력의 수와 분포, 전문 인력의 자격, 기관의 수와 크기, 장비, 지리적 배치와 함께 재원 조달과 제공 방식, 보험 적용 여부 등도 구조에 해당한다. 개원의의 단독 개원과 집단 개원 여부, 병원 내에서의 의료진의 조직 형태, 질 관리 기구의 존재 여부도 구조로 분류한다.

구조는 비교적 안정적인 요소로, 기능이나 진료 환경을 구성해 서비스에 직접 영향을 미친다. 예를 들어 시설이 안전하면 그 속에서 제공되는 서비스가 안전할 가능성이 크다고 본다. 질을 평가할 때 구조적 특성은 그 자체로 의미가 있는 것이 아니라, 서비스 제공에 어떤 영향을 미치는지에 따라 유용성이 결정된다. 예를 들어 전문 인력의 수는 서비스 제공에 영향을 미치지만, 병원의 도서관 규모는 직접 영향이 있다고 보기 어렵다. 서비스 제공에 영향을 주지 않는 구조적 특성은 질 평가의 중요한 관심 대상이 아니다.

구조는 바람직한 진료의 가능성을 증가 또는 감소시킨다는 점에서 진료의 질과 관련이 있다. 예를 들어 어떤 분야의 전문 인력이 확보되면 그 분야에 해당하는 전문 서비스의 질이 일정 수준 이상일 것으로 예상한다. 구조와 서비스 제공 수준 사이에 인과관계가 확실하면 구조를 평가하는 것도 나쁘지 않다. 비교적 명확하게 구분되는 특성이 있으므로 관찰과 측정이 쉽고, 질적 수준을 판단하거나 질을 향상하는 것도 비교적 간단하다. 예를 들어 인력 수라는 구조 요인이 과정이나 결과의 질에 직접 영향을 미친다는 증거가 명확하면, 인력 수가 질 지표가 되므로 측정과 평가가 쉽고 질 향상 방법도 간단하다. 국가, 지역사회, 개별 조직 차원에서 질과 관련된 보건의료 기획, 설계, 집행 등에 구조 평가가 유용하게 쓰이는 것은 이 때문이다.

구조는 질 지표로서 단점도 많다. 질 수준의 차이를 예민하게 반영하지 못하고 일반적인 경향만 나타내는 것이 가장 큰 단점이다. 구조와 서비스 제공 과정의 관련성에 대한 지식이 충분치 않기 때문인데, 예를 들어 의사 인력이 많다고 해서 반드시 의사 서비스 수준이 높다고 평가하기 어렵다. 개인 의사가 업무를 어떻게 분담하는지, 기술과 지식수준은 어떤지, 같이 일하는 인력의 수준은 적절한지, 태도와 자세는 문제가 없는지 등, 함께 고려할 요소가 많다. 또 다른 문제는 구조가 비교적 안정적이어서 지속적인 모니터링 도구로 이용하기에는 부적절하다는 점이다. 구조에 속하는 여러 요소 중에는 시설이나 장비와 같이 오랜 기간 비슷한 상태를 지속하는 것이 적지 않다. 구조를 질 수준으로 보면 상당 기간 질 수준이 고정되고 질 변화는 거의 없는 셈이 된다. 이런 이유로 구조 평가는 과정이나 결과 평가보다 신뢰도가 높지 않다.

과정

과정은 서비스 제공자와 환자 사이에 또는 제공자나 환자 내부에서 일어나는 행위에 관한 것으로, 기술적인 측면과 함께 인간관계의 문제까지 포함한다. 기술적 측면에서 치료 목적의 약을 정확하게 썼는지, 인간관계에서 환자를 대하는 태도가 어떤가를 보는 것이 과정 평가이다. 과정은 질 평가의 주 관심 영역이며, 질 향상을 위해 직접 개입하는 대상이 된다.

과정을 평가하면 그 결과를 잘못된 행위를 고치는 데 바로 적용할 수 있다. 결과 측정과 비교해 비용과 시간을 절약할 수 있고, 제공자가 구조나 결과보다는 과정 평가를 선호한다는 것도 장점이다.

과정을 평가하는 것이 가치가 있으려면 결과와 인과관계가 있어야 한다. 즉, 어떤 과정을 제대로 수행했는지 여부 또는 과정을 수행한 수준이 결과와 상관관계가 있어야 과정을 평가하는 의미가 있다. 예를 들어 소아 예방접종은 효과가 입증되어 있으므로 예방접종 여부나 접종률과 같은 과정 지표가 질을 평가하는 데 유용하다. 주의할 것은 현재 사용되는 기술(과정) 중에는 무작위 대조시험

(randomized controlled trial) 등의 방법을 통해 객관적인 방법으로 효능이나 효과, 효율 등(결과)이 충분히 입증되지 못한 것이 많다는 점이다. 과정 자체가 과학적·의학적으로 근거 있는 '옳은 것(right thing)'이 아니면 횟수, 시간, 방법 등 과정을 제대로('right') 수행해도 좋은 결과를 내지 못한다.

결과

결과는 선행되는 어떤 행위가 현재 또는 미래의 건강 상태에 일으킨 변화를 말한다. 건강결과는 신체적 측면 이외에도 정신적·사회적 측면도 포함하며, 나아가 환자 만족도와 같은 태도, 건강에 관련된 지식과 행태 변화까지 아우르는 폭넓은 것이다. 최근에는 환자 경험(patient experience)이 중요한 결과 지표로 주목을 받는데, 이는 "환자와 보건의료체계가 만나는 상호작용으로, 체계는 건강보험, 의사 등 병원 의료진, 의원 의료진, 다른 시설 등을 모두 포함"한다(AHRQ, 2017). 질 지표로서의 환자 경험은 그 자체로도 중요하지만, 다른 질 지표와 상관성이 높은 것으로 알려져 있다.

결과를 질 평가 지표로 사용하는 것은 이것이 어떤 행위나 개입, 서비스의 최종 목적이며, 양질의 서비스를 제공하면 건강 상태가 바람직한 방향으로 변화할 것이라는 전제에서 출발한다. 다양한 요소가 복잡한 과정을 거쳐 결과에 영향을 미치는 점이 결과 평가의 중요한 특성이자 과제다. 결과가 나타나기 전 수행된 특정 행위나 개입이 결과에 미치는 '단독'(또는 '순수') 효과를 분리해야 하지만, 현실에서는 여러 요소가 한꺼번에 작용한 결과 중 특정 요소의 영향만을 구분하기 힘들다. 어떤 행위가 결과에 미치는 영향을 평가하기 어려우면, 질 향상에 필요한 방법도 정확하고 합리적으로 결정하기 어렵다. 결과를 평가할 때 나타나는 또 다른 단점은 평가에 많은 시간과 자원이 필요하다는 점이다. 결과는 흔히 긴 시간 지난 후에 나타나고 측정도 복잡하다. 빠른 판단이 필요하고 질 향상에 바로 적용할 수 있는 방법을 찾아야 한다면 결과 지표는 활용하기 어렵다.

2. 건강보장에서의 서비스 질 관리

보건의료 서비스의 질은 다양한 측면을 포함하고 각 영역에 영향을 미치는 요소도 다양하다. 어느 영역이든 한두 가지 방법으로 질을 관리하고 향상하기는 쉽지 않다. 보건의료의 질에는 제공자의 개인 특성이 큰 영향을 미치는데, 보건의료 서비스 과정에서 제공자 개인에 그것도 한두 가지 방법으로 직접 개입하는 것으로는 효과를 얻기 힘들다.

건강보장체계에서 질을 관리할 때 유리한 점은 강력한 경제적 유인 동기와 연계할 수 있다는 것으로, 유인 동기를 잘 설계한 질 향상 방법은 효과를 볼 가능성이 크다. 또 다른 장점은 질 프로그램을 실행하기가 비교적 쉽다는 것이다. 건강보장은 대부분 공적 체계에 속해 있고 법률이나 명령, 규제 등 공권력의 뒷받침을 받는다. 자발적 프로그램보다 제공자에 미치는 영향이 크고 넓다.

질 관리 방법을 구분하는 기준은 다양하다. 접근법에 따라 구조, 과정, 결과로, 목표에 따라서 효과, 효율, 기술 수준, 접근성이나 지속성 등으로 나눌 수 있다. 가장 흔하게 쓰는 기준은 질 향상 방법에 따른 것이다. 기관이나 조직을 대상으로 하는 기관인정제도(accreditation),[2] 진료비 지급 조정이나 거절, 유인(인센티브) 등의 방법이 있고, 개인 제공자에 대해서는 교육, 환류(feedback)와 정보 제공, 유인, 자격 부여나 제한 등이 널리 쓰인다.

어떤 방법이든 질 관리와 향상의 목표는 건강보장체계 내에서 이루어지는 '전체' 서비스의 질을 관리하고 향상하는 데 맞추어야 한다. 건강보장체계의 질 관리는 현실적으로 전체 제공자나 서비스 모두를 대상으로 할 수 없다. 직접 개입할 수 있는 것은 예외적 사례, 또는 표본추출 등으로 뽑은 일부 제공자와 일부 서비스에 한정된다. 중요한 것은 일부 제공자와 서비스에만 개입하더라도 그 영향이 전체 제공자와 전체 서비스에 미쳐야 한다는 점이다. 질 관리체계와 방

---

[2] 'accreditation'을 흔히 '신임(信任)'이라고 번역하지만, 이 용어는 의료분야를 제외하면 거의 쓰지 않는다. 이 분야 전문가가 아니면 잘 이해하기 어려우므로 여기에서는 '인정'을 대신 쓰기로 한다.

법은 전체 제공자의 행동에 영향을 미칠 수 있도록 설계되고 시행되어야 하는데, 직접 효과보다는 파급효과와 간접 효과가 더 중요할 수도 있다.

제공자의 동기가 건강보장체계의 목표와 '정렬(align)'되지 않으면 질 향상이 가능하지 않다는 점이 중요하다. 질을 개선해도 제공자에게 아무런 '이익'이 없으면 어떤 효과적인 프로그램도 실패할 확률이 높다. 시장 경쟁이든 성과 보상이든 제공자의 동기는 건강보장체계의 질 가치 또는 목표와 부합해야 하고, 이는 다시 건강보장체계 전체의 목표에 통합되어야 한다. 개별 질 향상 프로그램보다는 질 향상 '체계'를 구축하는 것이 관건이다.

1) 기관 인정

기관인정제도는 어떤 기관이나 조직이 미리 정해진 기준을 충족하는지를 조사하는 질 평가와 관리 방법이다. 주로 구조 측면의 질을 판단하는 방법인데 확장하면 과정이나 결과도 포함할 수 있다. 기관이 건강보장체계 안으로 처음 진입할 때 (설립) 허용 여부를 결정하거나, 진입 후 주기적으로 평가하고 그 결과에 따라 권한이나 의무를 부여하는 것이 인정의 대표적 사례다.

인정제도의 역사와 기능

인정제도는 미국 병원의 질 관리에서 출발한 것으로, 1917년 미국 외과학회(American College of Surgeons)가 병원의 최소 기준(Minimum Standard for Hospitals)을 개발하고 병원 표준화 사업(Hospital Standardization Program)을 시작했다. 1918년부터 병원들이 자발적으로 사업을 진행했고, 이는 1952년 여러 전문가 조직이 참여하는 병원인정합동심의회(Joint Commission on Accreditation of Hospitals: JCAH)로 발전했다. 의료 제공 조직이 다양해짐에 따라 1987년에는 병원 이외의 다른 보건의료기관까지 포함해 보건의료기관인정합동심의회(JCAHO)로 개편된다. 미국에서 시작된 인정제도는 1990년대 이후 영국, 캐나다, 오스트레일리아, 일본, 스페인 등 여러 고소득 국가로 퍼졌다. 최근에는 많은 개발도상국도 비슷한 제도를 시행하거나 준비하는 중이다.

인정제도는 민간이 자발적으로 보건의료기관의 질을 유지하기 위해 발전시켜 온 제도이지만, 제도의 목적과 방법은 공적 건강보장체계에도 대부분 그대로 적용된다. 예를 들어 어떤 서비스는 일정 요건을 갖춘 기관만 제공하게 허용하는 것, 또는 인정 수준에 따라 보상을 다르게 하는 방법을 활용할 수 있다. 가장 적극적인 방법은 서비스를 제공할 수 있는 자격과 인정을 연계해 건강보장체계에 진입 여부를 결정하는 기준으로 사용하는 것이다. 누가 인정을 할 것인가는 건강보장체계(예를 들어 보험자)가 직접 담당하는 것과 다른 평가를 활용하는 것이 모두 가능하다. 미국에서는 보건의료기관인정합동심의회의 심사를 통과하면 공공 프로그램인 메디케어와 메디케이드 환자 진료를 할 수 있는 기관 심사를 면제받을 수 있다. 인정을 받으면 공적 건강보장에 참여하는 기관이 갖추어야 할 최소한의 요건을 충족했다고 본다.

인정 방법

건강보장에서 인정제도를 활용하면 누가 인정 주체가 될 것인지 정해야 한다. 대부분의 나라에서 인정은 정부가 아니라 민간 기구가 담당하지만, 건강보장체계에서도 이를 따라야 하는지는 정하기 나름이다. 건강보장 기구가 직접 담당하는 방법과 미국처럼 다른 인정 결과를 활용하는 방법 모두 가능하다. 인정 주체를 정할 때 중요한 기준은 기술적인 것보다는 제도에 대한 신뢰이다. 인정 내용이 기관 간의 조정이나 자원 배분에 대한 '내부' 사안이면 누가 주체가 되어도 크게 문제가 되지 않으나, 건강보장과 같이 사회적 관심이 크고 이해관계가 복잡할 때는 인정 주체의 공신력이 중요하다.

인정 대상과 범위는 기관이나 조직 전체를 대상으로 하거나 기능별, 부문별로 대상을 나눌 수 있다. 부문별 인정이란 중환자실, 응급실, 외래, 외래 수술, 가정간호, 낮 병원 등 기능이나 부서별로 따로 인정하는 것을 가리킨다.

인정제도에서 전통적 평가 방법은 영역별로, 특히 구조에 대해 최소 또는 적정 기준(standard)을 충족하는지 판단하는 것이었다. 예를 들어 500병상 규모 병원의 응급실에는 의사, 간호사, 보조요원 등이 최소 몇 명이 있어야 하고, 명시된 응급환자 진료 지침이 있는지 등이 평가 기준이다. 최근 이런 경향은 바뀌고 있는데, 평가로 끝나는 것이 아니라 각 기관의 질 향상 노력과 통합하는 것을 지향한다. 특히 기관의 질 향상 역량(performance)을 평가하고 증진하는 것을 목표로 한다(JCAHO, 1994). 광범위한 데이터베이스를 구축해 인정에 참여하는 각 기관이 스스로 수준과 위치를 파악하고 기관 운영의 목표를 수립할 수 있게 하는 것도 같은 맥락이다. 인정기구는 평가 이외에도 교육이나 기술 지원, 컨설팅 등까지 기능을 넓히게 되었다.

건강보장체계에서 인정제도가 어떤 목표와 방법을 채택할지는 제도에 따라 다르지만, 일반적인 인정제도와 어떻게 연계, 조화, 조정하는지가 중요하다. 제공자 교육이나 기술 지원, 컨설팅 등의 업무는 건강보장 영역을 넘어 보건의료 전반과 연관된다. 개별 지표나 분야별 질 수준이 아니라 기관 전체의 질 역량을 올리려면 전체 보건의료 환경과 조건을 고려해야 한다. 건강보장이 이런 기능을 모두 수행하는 것은 불가능하므로 다른 제도·체계와 긴밀하게 협력·조정해야 한다.

인정 결과 활용

인정 결과는 서비스를 제공하고 진료비를 보상받을 수 있는지를 정하는 기준, 또는 등급에 따라 보상 수준을 다르게 정하는 기준이 될 수 있다. 질 향상을 위해 인정 결과를 공개하기도 하는데, 일반 대중이나 환자가 정보를 얻고 판단하게 해 간접적으로 질 향상을 유도하는 것을 목표로 한다.

보건의료기관이 인정을 받으려는 동기 중에는 인정 결과가 일반 시민(환자, 소비자)에게 신뢰를 줄 수 있다는 점이 들어 있다. 인정을 받은 것은 믿고 이용할 수 있는 기관 또는 부서(서비스)라는 것을 뜻하고, 환자가 기관과 서비스를 신뢰하는 기준으로 활용된다. 많은 보건의료기관은 진료비 지불과 같은 경제적 유인이 없더라도 인정제도에 참여할 수밖에 없다.

2) 이용도 감사

특정한 서비스가 필수적인지, 서비스가 적정한 수준과 범위, 강도, 비용으로 제공되었는지를 청구명세서, 의무기록, 의무기록 요약지(medical record abstracts) 등을 통해 조사하는 방법이 이용도 감사(utilization review)이다. 입원과 재원을 비롯해 자원 사용의 적절성을 판단할 때 활용한다.

이용도 감사는 조사를 시행하는 시점에 따라 서비스 제공 전, 제공 중, 제공 후의 세 가지로 분류한다. 제공 전 조사는 서비스가 제공되기 이전에 적정성을 판단하는 것인데, 미리 승인을 얻는다는 뜻으로 사전 허가(prior authorization, precertification)라고도 한다. 제공 중 조사(concurrent review)는 입원 중인 환자가 입원 기간을 연장하고자 할 때 조사하는 형태가 가장 많고(Wickizer and Lessler, 2002), 입원 중 의료 이용을 계속 평가하는 것도 포함한다. 제공 후(retrospective) 조사는 퇴원 요약지나 의무기록을 조사해 기준에 맞지 않는 서비스를 골라내는 방법이다.

이용도 감사는 흔히 두 단계로 나누어서 진행한다. 미리 정한 명시된(explicit) 지침이나 기준을 사용해 판단하는 선별 과정(screening)을 거친 후, 여기서 판단하지 못하는 것은 전문가가 다시 검토한다. 선별 과정에서 판단하지 못하는 것뿐 아니라, 거부나 조정 등 청구 내용을 인정하지 않는 사례를 모두 전문가 판단으로 넘기기도 한다. 전문가가 검토, 판단하는 것을 흔히 동료 심사(peer review)라고 하는데, 정해진 기준이나 지침을 참고하거나 여러 사항을 고려해 암묵적으로(implicit) 판단한다. 서비스 제공자와 직접 접촉해 토론하거나 정보를 얻을 수도 있다. 전문가들이 암묵적 판단을 활용하는 것은 보건의료의 특성 때문이지만, 판단이 주관적이고 자의적일 수 있어서 정확성과 공정성을 둘러싼 시비가 많다.

이용도 감사는 정확하고(valid) 일관성이 있어야(consistent) 하지만, 명시적 기준과 암묵적 판단 중 한 가지 또는 두 가지 방법을 모두 쓰더라도 이런 기준을 충족하기는 쉽지 않다. 이용도 감사의 정확성을 올리기 위한 여러 방법은 대부분 목적을 이루지 못했다. 입원이나 재원의 타당성, 특정 시술의 적합성 등을 판별하는 도구를 개발, 적용한 것이 대표적인데(Paul et al., 2001; Strumwasser et al., 1990),[3] 이 도구들도 타당성과 일관성에서 많은 비판을 받았다. 행위별 보상처럼 수많은 항목을 청구하고 세부적인 기준으로 감사해야 하면, 정확성과 일관성은 현실적으로 달성하기 어려운 목표가 되기 쉽다.

명시적 기준을 엄격하게 사용하고 심사 결과를 보상 기준으로 삼는 것은 논란이 많다. 예를 들어 어떤 행위의 타당성 기준이 혈중 농도 3.0 이하라고 정하면, 혈중 농도가 3.01이어도 기준을 벗어나 타당하지 않은 진료가 된다. 이 두 수치가 명시적 기준으로는 명확하게 구분되지만, 이에 기초한 진료의 타당성 여부를 이분법적으로 나누는 것은 문제가 많다. 3.0이 너무 엄격하니 3.5로 올린다고 해서 문제가 없어지지 않는다. 새로운 기준을 두고도 같은 문제가 생기는데, 기준이나 범위를 명시적으로 정해 경계를 만들면 이분법적 구분을 피할 수 없다. 명시적 기준이 개념화나 범주화로 끝나면 표준을 제시하고 제공자의 행동을 유도하는 데 도움이 되지만, 명시적 기준을 충족했는지에 따라 완전히 다른 '차별적' 대우를 하면 문제가 달라진다. 차별적 대우가 크면 클수록 범주화의 타당성에 대한 논란이 크다.

이용도 감사의 본질도 비판 대상이다. 이론적으로는 비용과 질 모두를 관리 대상으로 한다고 하지만, 실제로는 자원의 과다한 이용을 막고 그 결과 비용 지출을 줄이는 데 초점을 두는 것이 대부분이다. 자원의 과잉 이용도 질적으로 문제가 있지만, 질 문제는 이에 한정된 것이 아니다. 과소 이용을 문제로 삼는 이용도 감사는 거의 없다.

이용도 감사가 미치는 영향은 복합적이다. 미국의 연구결과에서는 제공 전 조사와 제공 중 조사가 입원을 줄이는 데 영향을 미쳤다(Wickizer and Lessler, 2002). 입원 치료를 거부한 사례는 2% 이하였고, 입원한 후에 입원 기간에 대한 감사를 적극적으로 한 것으로 나타났다. 이용도 감사를 통해 불필요한 입원이나 치료를 줄이면, 이론적으로는 서비스에 대한 접근성과 질이 저하할 수 있다. 이런 부정적 영향을 분석한 연구는 많지 않은데, 일부 연구에서는 이용도 감사 결과 재원 기간을 줄인 환자가 재입원할 가능성이 큰 것으로 나타났다.

---

3) 대표적인 평가 도구로, Intensity-Severity-Discharge(ISD), Appropriateness Evaluation Protocol (AEP), Standardized Medreview Instrument(SMI), RAND/UCLA 적합성 평가 도구 등이 있다 (Paul et al., 2001; Strumwasser et al., 1990).

여러 연구를 종합하면 이용도 감사가 비용 절감에 미치는 효과는 제한적이고 질에 미치는 영향은 미미하거나 불확실하다. 이용도 감사를 효과적으로 활용하기 위해서는 몇 가지 사항을 주의해야 한다(Wickizer and Lessler, 2002).

첫째, 비용 절감뿐 아니라 질 향상에도 관심을 가져야 한다. 과다 이용에 초점을 맞추는 경향이 강한데, 과소 이용과 과오 이용(misuse)도 감사의 대상이다.

둘째, 정확하고 믿을 만한 자료와 과학적인 근거를 바탕으로 해야 한다. 의학적 필요와 적합성에 대한 자료가 부족하면 연구자와 협력해 충분한 근거를 만드는 노력이 필요하다.

셋째, 제공자, 환자 등 관련 당사자들의 행정 부담을 줄이는 것이 바람직하다. 행정 부담은 단순히 기술적 문제가 아니라 보상 방식과 같은 제도적 요인과 연관되어 있다.

넷째, 모든 과정을 투명하고 신뢰할 수 있게 관리해야 한다. 기준과 근거, 의사결정자와 결정 과정, 이해관계 등을 공개하고 필요하면 이의를 제기할 수 있어야 한다. 제도와 과정을 신뢰하는 데는 정확성뿐 아니라 일관성이 중요하다.

3) 질 감사

포괄 방식으로 진료보수를 지불하면 질 관리 목적의 이용도 감사는 크게 필요하지 않다. 입원이나 시술, 방문의 여부는 이용도 감사를 할 수 있지만, 세부 진료 내용에 대해서는 제공자에게 맡겨야 한다. 이러한 보상 방식은 행위별 보상과 달리 자원을 적게 쓰는 동기가 작동하므로, 질 저하를 막기 위해서 다른 개입이 필요하다. 질 감사는 질 수준을 직접 조사·평가하는 것으로, 목적에 따라 포괄 보상뿐 아니라 행위별 보상에서도 쓸 수 있다.

질 감사는 목적과 여건에 따라 다양한 방법이 존재한다. 영역별로도 입원 타당성, 서비스 제공 중의 질 수준(과정), 퇴원 적절성, 서비스 결과 등 제공자의 모든 행위가 심사 대상이 된다.

질 감사는 질 향상에 유용한 방법이지만, 적용하는 데는 적지 않은 어려움이 따른다. 많은 자원이 투입되어야 하고, 질 지표를 개발하고 평가하는 데에는 충분한 지식 기반이 필요하다. 감사 이후 개입 방법이 없으면 실제 질 향상으로 연결되기 어렵다는 점도 있다.

미국 병원에 대한 질 감사 지표의 예(일부)

1. 퇴원 계획의 적절성(Adequacy of Discharge Planning)
    퇴원 시 환자의 신체, 감정, 정신 상태와 환자의 필요를 고려해 세운, 문서로 만든 퇴원 계획이 있는가를 평가
2. 퇴원 시 환자의 의학적 안정성(Medical Stability of the Patient at Discharge)
    평가는 혈압, 체온, 맥박 수, 비정상적인 검사 결과, 정맥주사용 수액, 퇴원할 때 약, 상처의 고름 배출 등을 포함
3. 사망
    수술 중 또는 수술 직후 사망, 중환자실로의 이송 후 24시간 이내 사망, 응급실을 통한 입원 후 24시간 이내 사망, 예기치 않은 사망 등을 평가
4. 병원 내 감염
    입원 72시간 후, 또는 침습적 시술에 따른 감염으로 2도 이상의 체온상승으로 정의되는 병원 내 감염이 있었는가를 평가
5. 계획되지 않은 재수술(Unscheduled Return to Surgery)
    같은 질환으로 같은 입원 내에 재수술을 받지는 않았는가를 평가. 반드시 수술실로 가지 않더라도 환자의 침상 곁에서 행해진 수술 부위의 봉합 등도 심사
6. 병원 내 상해(Trauma in the Hospital)
    · 수술승낙서에 명시되지 않은 수술을 한 경우: 인체기관이나 신체 일부를 절제하는 계획되지 않은 수술
    · 부상을 초래한 낙상
    · 마취로 인한 치명적 합병증
    · 수혈 사고 또는 부작용
    · 욕창(발생이나 악화)
    · 입원한 이유와는 상관없는 심각한 또는 치명적인 합병증
    · 주요 약물 부작용, 심각한 해를 끼치는 투약 실수 등

자료: Hittel(1987).

4) 제공자에 대한 지원

제공자에 대한 인정, 이용도 감사, 질 감사 등은 외부 평가자가 질을 평가하는 방법이다. 이런 외부 평가는 기준과 지표, 측정의 정확성, 평가의 실행 가능성 등 여러 한계를 가지고 있어 한 가지 방법만으로 효과를 나타내기 어렵다. 제공자들이 평가 결과를 수용하고 서비스 제공체계와 내용을 바꾸기도 쉽지 않다. 이러한 문제를 극복하기 위한 전략이 제공자의 자발적 질 활동을 유도하고 지원하는 것이다. 교육과 훈련, 자원 제공, 경제적 유인 동기, 정보체계 구축과 정보 제공 등의 방법이 이에 해당한다.

제공자를 지원하는 대표적 방법이 임상진료 지침(practice guideline)을 개발, 보급하는 것이다. 진료 지침은 특정 임상 상황에서 적절한 진료를 하는 데 필요한 의사와 환자의 결정을 돕기 위해 체계적으로 개발된 진술(statement)이다 (Institute of Medicine, 1990b: 38). 이 방법은 흔하지 않은 실수를 교정하려면 감시보다는 과정(process)을 개선해야 한다고 전제한다. 표준에 미치지 못하는 진료는 무지나 무관심, 욕심 때문이 아니라 잘못된 과정(process design), 충분하지 못한 정보, 낮은 질의 교육 때문에 발생한다. 임상진료 지침은 이러한 원인을 해결하는 데 초점을 맞춘다.

이미 많은 학술 조직, 민간조직, 공공기관이 임상진료 지침을 개발해놓았고, 건강보장체계 내에서 따로 임상진료 지침을 개발할 일은 많지 않다. 건강보장이라는 맥락을 고려해 고유한 지침을 개발할 때도 가능하면 중복을 피하고 비용을 줄이는 것이 좋다.

누가 지침을 개발하든 진료 지침을 개발하거나 개발을 의뢰할 때는 일정한 조건을 충족해야 한다. 예를 들어 ① 대상 인구의 규모나 질병의 크기로 볼 때 개발의 의의가 있을 것, ② 여러 방법이나 권고가 나뉘어 있어 판단이 복잡하고 혼란스러울 때 판단 기준이 될 것, ③ 지침을 개발할 수 있을 정도로 근거가 충분하게 축적되어 있을 것, ④ 이미 개발된 좋은 지침이 존재하지 않을 것, ⑤ 실제 진료에 영향을 미칠 수 있을 것 등의 조건이 그것이다(Baker and Feder, 1997). 건강보장체계에서 따로 진료 지침을 개발할지 판단할 때도 당연히 이런 조건을 따져야 한다. 주목할 것은 지침이 반드시 중립적일 필요는 없다는 점으로(Cohen, 2004), 관점이나 우선 관심사에 따라 지침은 달라질 수 있다. 비용과 질, 효과 등에 대해 건강보장체계가 어떤 판단을 하는가에 따라 기존 지침을 사용할지 또는 고유한 지침을 따로 개발할지 달라진다.

5) 정보 공개

소비자가 질을 평가할 수 있으면 재화나 서비스를 공급하는 제공자의 행동에 영향을 미칠 수 있지만, 보건의료는 이 논리를 그대로 적용하기 어렵다. 다른 재화와 달리 서비스 가격이나 질에 대한 정보가 충분하지 않고, 정보가 있더라도 해석이 쉽지 않다. 정보 불균형은 제공자 행동에 직접 영향을 미치는데, 예를 들어 소비자가 인식할 수 없는 영역에서는 적정 수준 이하의 서비스가 제공될 가능성이 상대적으로 더 크다.

소비자가 서비스와 제공자에 대해 더 많은 정보를 얻고 해석할 수 있으면, 정보 불균형을 줄이고 제공자의 질 향상 동기를 촉진할 수 있다. 제공자에 대한 정보가 충분하면 소비자는 제공자를 선택할 수 있고 이는 제공자들이 서로 경쟁하도록 유도한다. 이 목적으로 소비자에게 제공되는 제공자 정보를 '제공자 성적표(Report Card)'라고 하는데, 소비자가 가격, 접근성, 질을 정확하게 알고 결정하도록 지원하는 것을 목적으로 한다.

이론적 기대와 달리 제공자 정보를 제공하는 것이 실제 질 향상에 미치는 영향은 확실하지 않다(Schauffler and Mordavsky, 2001). 제공자 성적표는 주로 소비자에게 영향을 미치는 것을 목표로 하는데, 정보의 양과 복잡함, 정서적 요소, 소비자 역량 등의 요소 때문에 제공자의 경쟁을 촉진하고 질 향상으로 이어지는 데는 한계가 많다(Findlay, 2016). 예를 들어 1996년 미국 펜실베이니아주에서 관상동맥 우회 수술 결과를 병원별로 조사해 이에 따른 지침을 발표했지만, 20%의 환자만 지침을 알고 있었고, 자기가 수술받은 병원이나 의사의 성적을 알고 있는 환자는 1%도 되지 않았다(Schneider and Epstein, 1998). 기존 연구를 종합한 한 연구에 따르면, 제공자 성적표는 병원에는 약간 영향을 미쳤으나 의사나 보험을 구매하는 고용주에게는 큰 영향을 미치지 못했다(Schauffler and Mordavsky, 2001).

불확실성과 한계가 남아 있지만, 제공자 성적표가 질 향상을 촉진할 수 있다는 기대는 크다(Findlay, 2016). 질에 긍정적 영향을 미친다는 보고가 적지 않고(Robinowitz and Dudley, 2006), 보상체계와 연계하면 효과가 커진다(Lindenauer et al., 2007). 질 관리 측면에서 이 방법은 과학적 근거를 따지기 이전에 소비자와 정책 결정자에게 미치는 직관적 설득력이 강하다. 소비자와 환자는 정확한 정보를 바탕으로 좋은 제공자를 선택하려 할 것이고, 이는 제공자와 관리자가 질 향상을 위해 노력하도록 유도한다는 것이 일반적 기대다. 앞으로도 정보 공개와 제공의 동기가 커지고 활용도도 높아질 것으로 예상한다.

제공자 성적표에서 나타나는 단점은 성적을 올리기 위해 중환자나 어려운 환자를 피하는 경향이 나타날 수 있다는 점이다. 일종의 환자 고르기인데, 목표를 달성하기 위해 불필요한 대상에게 불필요한 치료를 하거나, 환자의 의견이나 임상적 판단을 무시하는 등 부정적 결과가 나타날 수 있다(Werner and Asch, 2005). 그동안 많이 발전했으나 방법론에 대한 비판도 여전하다. 특히 결과에 영향을 미치는 환자들의 특성과 조건('위험')을 어떻게 보정하고 비교할 것인지를 두고 논란이 계속된다.

근본적으로 시장 메커니즘에 의존하는 방법이라는 비판도 있다. 상품의 질을 측정해 공개하고 소비자의 선택을 통해 생산자가 서로 질을 경쟁하는 것이 이 방법의 근본 기전이다. 보건의료가 다른 재화와 같은 정도로 상품의 성격을 갖지 않는 한 이 방법은 제대로 작동하기 어렵다. 더 중요한 것은 이런 평가 방법이 거꾸로 시장화·상품화 강화에 기여한다는 점이다. 보건의료 서비스의 질은 평가를 위해 측정할 수 있는 요소와 측면으로 축소되고, 측정하기 어려운 속성(예를 들어 인간관계나 환자의 효능감)은 배제되거나 '약한' 지표로 형식화된다. 보건의료 서비스의 질 개념 자체가 변화할 수 있다.

> **독일 병원의 질 보고서**
>
> 독일에서는 법률로 2년마다 질 보고서를 발표하게 되어 있다. 첫 번째 발표는 2005년 9월에 이루어졌는데, 전국적으로 1983개의 급성기병원이 포함되었다. 보고서를 내는 목적은 환자와 의사(주로 일차진료의)가 병원을 선택하는 데 도움을 주려는 것이다.
>
> 질 보고서는 두 영역으로 되어 있다. 하나는 구조화되어 있고 비교 가능한 정보를 담고 있는데, 각 병원이 제공하는 서비스의 범위와 양에 대한 것이다. 다른 한 영역은 구조화되어 있지 않은 정보로, 병원의 질 관리체계를 기술한 것이다. 보고는 모두 24개의 지표를 포함하고 있는데, 흔히 쓰는 질 지표인 만족도나 직원들의 친절도, 거주지까지의 거리, 친척이나 의사의 추천 여부 등은 포함되어 있지 않다.
>
> 보고서에 사용된 지표는 명확하게 정의되지 않았고 사용자들의 정보 요구를 제대로 반영하지 못했지만, 의사나 환자들은 포함된 정보들이 병원을 선택하는 데 대체로 유용하다고 판단했다. 환자들이 가장 적합하다고 평가한 지표는 의사 자격이었고, 의사가 가장 적합하다고 한 지표는 특정 수술 시행 건수였다. 사용 가능한 장비, 간호사의 자격, 24시간 장비 사용 여부 등도 비교적 유용한 지표로 평가되었다. 전체 지표 중 약 1/3은 별 도움이 되지 않는 것으로 평가했는데, 대부분 병원의 구조적 특성을 나타낸 지표다. 예를 들면 병원 소유 주체, 보험환자 진료 여부, 외래환자 수, 병상 수 등이 나쁜 평가를 받았다.
>
> 자료: Geraedts, Schwartze and Molzahn(2007).

3. 새로운 전략: 성과에 따른 보상

질에 따라 진료보수 지불에 차이를 두는 것은 자연스러운 발상이다. 그동안 비전문가 사이에서 요구가 높았으나 제공자들도 이런 원칙을 완전히 거부하기는 어렵다. 이 때문에 많은 국가에서 질 또는 성과를 보상에 연계하는데, 하나 또는 그 이상의 방법으로 성과를 측정하고 결과에 기초해서 보상에 차이를 둔다 (Mannion and Davies, 2008). 이를 흔히 성과에 따른 보상(payment for performance, 이하 성과 보상)이라 부른다.

1) 배경

성과 보상은 전체 산업 영역에서 보면 새로운 방법이라고 할 수 없다. 오래전부터 성과 보상이 익숙한 분야는 기업 경영으로, 미국과 유럽 국가들에서는 실적을 낸 경영자에게 연봉이나 주식으로 성과를 보상하는 기업이 많다. 보건의료 영역에서는 미국의 일부 민간보험이 1990년대 말부터 성과 보상을 시행했고 2000년대 이후 공공과 민간 영역 모두에서 범위와 수가 늘어났다(Hahn, 2006).

진료보수 지불에서 성과에 따른 보상 방법에 관심을 두게 된 것은 서비스의 질이 만족할 만한 수준에 이르지 못하고 특히 제공자 사이에 질 변이가 심하기 때문이다(Maynard, 2012). 특히 성과 보상이 먼저 시작된 미국에서 이런 관심이 크다. 2000년대 초부터 미국 의료의 낮은 질 수준에 대한 경고가 잇달아 나왔고, 질에 대한 유인 동기가 없는 보상체계가 핵심 요인으로 지적되었다(Petersen et al., 2006). 이는 1980~1990년대에 관리의료가 널리 확산한 것과 연관이 크다. 관리의료는 보험자와 제공자의 계약에 인두제를 많이 활용하는데, 이 방법에서는 서비스 제공을 최소화하려는 동기가 작동한다. 질적 수준을 둘러싼 관심과 걱정이 커진 것은 당연한 결과라고 할 것이다.

일차의료 영역에서 성과 보상 방식을 적극적으로 도입한 영국도 사정이 비슷하다. 전통적으로 인두제 방식에서는 서비스 제공을 최소화하려는 동기가 있고, 이는 영국 일차의료의 고질적 문제였다. 질을 향상하기 위해 교육, 임상진료 지침, 학회 활동 등 여러 가지 시도가 있었으나 바람직한 질적 수준을 달성하는 데 한계가 있었다(Shekelle, 2003).

2) 구성요소

성과 보상은 일반적으로 다음 요소를 포함한다(Mannion and Davies, 2008). 제도를 설계할 때 고려해야 하는 동시에 효과를 결정하는 요인이기도 하다.

목표

성과 보상에서는 흔히 질과 성과를 목표로 제시하지만 적용할 수 있는 목표는 매우 다양하다. 서비스 제공량, 형평, 만족도, 안전, 비용효과 등이 모두 목표가 될 수 있다. 수익성이나 이윤이 목표가 될 때도 있다. 성과 보상이 효과를 나타내려면 이러한 목표를 명확하게 정하는 것이 중요하다. 목표가 구체적이고 측정할 수 있는 형태일수록 효과가 크다.

평가 단위

평가 단위가 곧 보상 단위이므로 이를 어떻게 정할 것인가가 중요한데, 원칙적으로 개인, 소집단, 전체 조직이 모두 단위가 될 수 있다. 개인을 대상으로 하면 책임 소재가 명확하고 실제 상황에 잘 맞으며 개인 동기를 최대화할 수 있는 장점이 있지만, 통계적으로 표본이 적어 신뢰성 있는 평가가 어렵다(Rosenthal and Dudley, 2007). 개인보다 시스템 실패가 주요 원인이면 개인보다는 집단(병원이나 제공자 조직)을 대상으로 하는 것이 바람직하다. 집단을 대상으로 할 때는 개인 제공자가 행동을 바꾸는 동기가 작다. 예를 들어 외래 환자의 금연 정도에 따라 외래를 담당하는 전체 의사와 간호사의 성과를 판단하면, 각 개인 의사의 동기와 책임성은 그만큼 줄어든다.

평가 단위가 무엇이든 질 향상에 실제 역할을 한 제공자에게 더 많이 보상하는 것이 원칙이나, 서비스 제공의 복잡성과 상호의존성 때문에 개인별 성과를 구분하기는 쉽지 않다. 응급실과 중환자실에서 심근경색증 환자를 진료할 때는 한두 개인이 아니라 다수의 개인과 팀이 기여한다. 흔히 개인보다는 소집단이나 조직을 평가와 보상 단위로 하는 것은 이 때문이다.

평가 영역

임상진료 결과, 과정, 구조, 환자 만족도 등이 중요한 평가 영역인데, 과정 또는 결과 어느 쪽에 초점을 맞추어야 하는지는 논란거리이다. 결과가 이상적인 지표이긴 하나 실제로는 자료를 구하기 어렵고 측정할 수 없는 때가 많다. 이 때문에 주로 과정에 초점을 둔 성과 평가가 대부분이다.

과정을 성과 보상의 영역으로 하면 대부분 과소 이용(underuse)에 초점을 맞추게 된다. 퇴원 환자에게 필요한 약을 제대로 처방했는지 또는 당뇨병 환자를 관리하면서 정기적으로 당화혈색소를 측정했는지 등이 대표적 기준이다. 과소 이용에 초점을 두고 평가하면, 평가 이후 적정 수준까지 이용이 늘어나고 이 때문에 비용이 더 많이 지출될 수 있다.

구조 평가를 성과 보상에 연계하는 대표적인 영역은 전자의무기록 등 정보기술 활용이다. 미국에서는 메디케어 시범 사업에서 성과 보상을 통해 정보체계 활용을 촉진하고자 했다(Hahn, 2006). 환자 만족도를 보상 기준으로 하는 예도 있으나, 기술적 질과 상관성이 높지 않다는 주장도 있어 많이 쓰이지는 않는다.

측정 자료의 분석과 해석

평가를 위해 수집한 자료가 실제 성과를 정확하게 나타내기 위해서는 자료와 성과 사이에 인과관계가 있어야 한다. 예를 들어 일차진료의의 고혈압 관리 수준을 평가할 때 고혈압으로 관리하는 환자 가운데 정상 혈압을 유지하는 환자 비율을 지표로 활용할 수 있다. 여기서는 정상 혈압을 유지하는 데 의사의 관리뿐 아니라 여러 외부 요인(환자의 성과 연령, 교육수준, 인식 등)이 영향을 미친다는 점이 문제다. 이런 외부 요소 때문에 나타나는 차이를 없애기 위해 흔히 위험 요인을 '보정'하는데, 보정 방법은 쉽게 동의를 끌어낼 수 없는 경우가 많다.

기준

절대적 기준과 상대적 기준 중 어느 쪽을 적용할지 정해야 한다. 미국에서는 초기에 상대 비교가 많았는데 상위 몇 퍼센트에 추가로 보상하는 방식이었다. 상대평가를 적용하면 전체가 같은 추세로 향상될 때가 문제인데, 하위에 속한 제공자는 질 수준이 향상되어도 계속 하위에 남아 보상에서 제외된다.

절대적 수준을 달성하면 모두 보상하는 방식은 판단 기준이 명확하고 일정 수준을 넘으면 누구라도 보상을 받는다는 장점이 있다. 절대 수준을 정할 수 없으면 적용하기 어려운 점, 그리고 일단 기준을 달성한 제공자는 더 높은 질을 추구할 동기가 없어지는 점은 단점이다.

보상 방법

원칙적으로 보상액은 질 향상을 위해 추가로 들어간 비용(노력, 시간 등)을 보상할 수 있어야 한다(Rosenthal and Dudley, 2007). 지나치게 적으면 동기가 생기지 않고, 지나치게 많으면 보상의 적절성이라는 원칙에 어긋나고 서비스를 왜곡시킬 수 있다(Hahn, 2006).

성과가 좋을 때 추가로 보상을 하는 방법 이외에 성과가 좋지 않을 때 보상을 줄이는 방법도 있다. 추가로 보상하는 것은 전체 재원이 늘어나는 것을 뜻하는데, 제공자의 수용 가능성은 커지지만 정부나 보험자는 반대할 수 있다. 질 수준이 낮은 일부에서 보상을 줄여 성과가 좋은 다른 제공자에게 보상하면 추가 재원에 대한 부담은 없으나 제공자들이 반대할 가능성이 커진다(Hahn, 2006).

3) 현황

미국, 이탈리아, 뉴질랜드, 영국 등이 성과 보상을 하는 대표적인 국가이고, 한국은 '가감 지급'이라는 형식을 통해 일부 영역에서 성과에 기초해 보상한다.

미국에서는 민간보험이 선도적 역할을 했는데, 2005년 무렵 이미 민간보험 가입 인구 80% 이상이 제공자와의 계약에 성과 보상 방식을 적용했고(Rosenthal et al., 2006), 2012년 기준 40개 이상의 성과 보상 프로그램을 운영했다(James, 2012). 메디케어는 2003년부터 2009년까지 심근경색, 심부전, 폐렴 등에 대해 시범적으로 사업을 진행했고, 2010년 건강보험개혁법(The Patient Protection and Affordable Care Act)에 포함해 가치기반 성과지불제도(Value-Based Purchasing: VBP)를 도입했다. VBP는 병원의 성과에 따라 다르게 보상하는데, 2016년 기준 성과점수를 측정하는 지표는 치료 과정, 환자 경험, 진료 결과, 효율성 등 네 가지로 구성된다(신현웅 외, 2014).

영국은 2004년 일차의료 영역에 성과 보상을 도입했다. 3년간 약 18억 파운드의 추가 재정을 투입하기로 하고, 성과에 따라 차등 보상을 실시했다(Doran and Roland, 2010). 성과 평가에 사용된 지표는 10가지 만성질환, 조직, 환자의 경험 등 영역에서 146개에 이른다. 지표별로 미리 정해진 목표를 달성한 환자 비율에 따라 점수를 부여하고, 이 점수를 합산해 보상액을 결정했다.

오스트레일리아는 1998년부터 일차진료 의사를 대상으로 진료 인센티브 프로그램(Practice Incentives Programme: PIP)를 도입했는데, 약 처방, 당뇨병과 천식 치료, 진료정보시스템 사용, 간호사와 보건의료 전문직 채용, 일과시간 외 진료, 자궁경부암 검진, 농촌 지역 진료 등을 기준으로 했다(Squires, 2012).

4) 평가

대부분 평가 연구에서는 성과 보상이 질 향상에 미치는 효과가 그리 크지 않고(Gillam et al., 2012; Glickman et al., 2007; Rosenthal et al., 2005), 특히 장기 효과가 있는지 확실하지 않다(Werner et al., 2010). 영국에서도 초기에는 일차진료의 질 수준이 향상되었으나 장기 효과가 불확실하고, 인센티브 대상이 아닌 일부 진료는 오히려 질이 나빠졌다(Doran and Roland, 2010).

분석 결과로는 성과 보상이 효과적이라는 근거가 명확하지 않지만, 이 제도를 도입하려는 시도는 지속되고 확대될 것이 분명하다. 지금까지 개발하여 적용한 질 향상 방법 중에 효과가 있다고 할 만한 전략, 특히 의료 전문직이 제공하는 서비스 질을 개선하는 수단이 많지 않기 때문이다. 성과 보상은 제공자의 경제적 유인 동기에 직접 호소하는 방법으로, 다른 전략과 비교해 더 효과적일 것이라는 '직관적' 기대가 크다.

참고문헌

신현웅 외. 2014. 『건강보험 가치기반 성과보장 지불제도(VBP) 도입방안』. 세종: 한국보건사회연구원.

AHRQ. 2017. "What Is Patient Experience?" Rockville: Agency for Healthcare Research and Quality. Retrieved June 30, 2017, from http://www.ahrq.gov/cahps/about-cahps/patient-experience/index.html.

Baker, Richard and Gene Feder. 1997. "Clinical Guidelines: Where Next?" *International Journal of Quality in Health Care*, Vol. 9, No. 6, pp. 399~404.

Cohen, Joshua. 2004. "Are clinical practice guidelines impartial?" *International Journal of Technology Assessment in Health Care*, Vol. 20, No. 4, pp. 415~420.

Donabedian, Avedis. 1980. *The Definition of Quality and Approaches to Its Assessment*. Ann Arbor: Health Administration Press.

Department of Health. 1997. *A First Class Service — Quality in the new NHS*. London: Department of Health.

Doran, Tim and Martin Roland. 2010. "Lessons from Major Initiatives to Improve Primary Care in the United Kingdom." *Health Affairs*, Vol. 29, No. 5, pp. 1023~1029.

Findlay, Steven D. 2016. "Consumers' interest in provider ratings grows, and improved report cards and other steps could accelerate their use." *Health Affairs,* Vol. 35, No. 4, pp. 688~696.

Geraedts, Max, David Schwartze and Tanja Molzahn. 2007. "Hospital quality reports in Germany: patient and physician opinion of the reported quality indicators." *BMC Health Services Research*, Vol. 7, No. 1, pp. 157.

Gillam, Stephen J., A. Niroshan Siriwardena and Nicholas Steel. 2012. "Pay-for-Performance in the United Kingdom: Impact of the Quality and Outcomes Framework — A Systematic Review." *Annals of Family Medicine*, Vol. 10, No. 5, pp. 461~468.

Glickman, Seth W. et al. 2007. "Pay for Performance, Quality of Care, and Outcomes in Acute Myocardial Infarction." *Journal of American Medical Association*, Vol. 297, No. 21, pp. 2373~2380.

Hahn, Jum. 2006. "Pay-for-Performance in Health Care." Washington, DC: The Library of Congress.

Hittel, William P. 1987. "PRO experiences at a Florida community hospital." *American Journal of Hospital Pharmacy*, Vol. 44, No. 1, pp. 88~92.

Institute of Medicine. 1990a. *Medicare: A Strategy for Quality Assurance*, Vol. 1. Washington, DC: National Academy Press.

_____. 1990b. *Clinical Practice Guidelines: Directions for a New Program*. Washington, DC: National Academy Press.

James, Julia. 2012. "Health Policy Brief: Pay-for Performance." *Health Affairs*, October 11.

JCAHO(Joint Commission on Accreditation of Healthcare Organizations). 1994. *Framework for improving performance: from principles to practice*. Oakbrook Terrace, Ill.: Joint Commission on Accreditation of Healthcare Organizations.

Lindenauer, Peter K. et al. 2007. "Public Reporting and Pay for Performance in Hospital Quality Improvement." *New England Journal of Medicine*, Vol. 356, No. 5, pp. 486~496.

Mannion, Russell and Huw T. O. Davies. 2008. "Payment for performance in health care." *British Medical Journal*, Vol. 336, No. 7639, pp. 306~308.

Maynard, Alan. "The powers and pitfalls of payment for performance." *Health Economics*, Vol. 21, No. 1, pp. 3~12.

Petersen, Laura A. et al. 2006. "Does Pay-for-Performance Improve the Quality of Health Care?" *Annals of Internal Medicine*, Vol. 145, No. 4, pp. 265~272.

Robinowitz, David L. and R. Adams Dudley. 2006. "Public Reporting of Provider Performance: Can Its Impact Be Made Greater?" *Annual Review of Public Health*, Vol. 27, No. 1, pp. 517~536.

Rosenthal, Meredith B. et al. 2005. "Early Experience With Pay-for-Performance: From Concept to Practice." *Journal of American Medical Association*, Vol. 294, No. 14, pp. 1788~1793.

_____. 2006. "Pay for performance in commercial HMOs." *New England Journal of Medicine*, Vol. 355, No. 18, pp. 1895~1902.

Rosenthal, Meredith B. and R. Adams Dudley. 2007. "Pay-for-Performance: Will the Latest Payment Trend Improve Care?" *Journal of American Medical Association*, Vol. 297, No. 7, pp. 740~744.

Schauffler, Helen Halpin and Jennifer K Mordavsky. 2001. "Consumer Reports in Health

Care: Do They Make a Difference?" *Annual Review of Public Health*, Vol. 22, No. 1, pp. 69~89.

Schneider, Eric C. and Arnold M. Epstein. 1998. "Use of Public Performance Reports: A Survey of Patients Undergoing Cardiac Surgery." *Journal of American Medical Association*, Vol. 279, No. 20, pp. 1638~1642.

Shekelle, Paul. 2003. "New contract for general practitioners." *British Medical Journal*, Vol. 326, No. 7387, pp. 457~458.

Shekelle, Paul et al. 2001. "Sensitivity and specificity of the RAND/UCLA Appropriateness Method to identify the overuse and underuse of coronary revascularization and hysterectomy." *Journal of Clinical Epidemiology*, Vol. 54, No. 10, pp. 1004~1010.

Squires, David. 2012. *Incentivizing Quality Care Through Pay-for-Performance*. New York: The Commonwealth Fund.

Strumwasser, Ira et al. 1990. "Reliability and Validity of Utilization Review Criteria: Appropriateness Evaluation Protocol, Standardized Medreview Instrument, and Intensity- Severity-Discharge Criteria." *Medical Care*, Vol. 28, No. 2, pp. 95~111.

Vuori, Hannu. 1982. *Quality Assurance of Health Services: Concepts and Methodology*. Copenhagen: WHO Regional Office for Europe.

Werner, Rachel M. and David A. Asch. 2005. "The Unintended Consequences of Publicly Reporting Quality Information." *Journal of American Medical Association*, Vol. 293, No. 10, pp. 1239~1244.

Werner, Rachel M. et al. 2010. "The effect of pay-for-performance in hospitals: lessons for quality improvement." *Health Affairs*, Vol. 30, No. 4, pp. 690~698.

Wickizer, Thomas M. and Daniel Lessler. 2002. "Utilization Management: Issues, Effects, and Future Prospects." *Annual Review of Public Health*, Vol. 23, No. 1, pp. 233~254.

| 제14장 |

급여 이용 관리

건강보장의 급여(이용)는 비용을 함께 고려해야 한다.[1] 급여 이용은 제공자와 이용자의 상호작용에 따른 결과물로, '관리' 대상은 제공자와 이용자를 모두 포함한다.[2] 실제로는 이용자(환자)에 개입하는 방법이 대부분이고, 진료보수 지불 방식을 제외하면 제공자나 제공에 직접 개입하기 어렵다.

급여 이용은 주로 급여의 양(volume, quantity)에 관심을 두는데, 급여가 재정 지출로 연결되기 때문이다. 건강보장체계에서 전체 지출은 단위 서비스당 가격과 서비스양의 곱으로 정해시고, 서비스당 가격이 같으면 양이 늘어날수록 지출이 늘어난다. 이 같은 관계는 예산제 방식으로 병원에 보상할 때도 마찬가지로 적용된다. 예산제로 기관을 운영하면 제공할 수 있는 서비스양은 예산 한도를 넘을 수 없으나, 급여 이용은 그다음 해 예산 배정에 영향을 미쳐 예산(수입)이 늘어나는 경향이 있다. 재정 지출에 직접 영향을 미치지는 않으나 급여의 양은 중요하다는 의미이다. 급여의 양은 진료보수의 총량에도 영향을 미치는데, 인두제나 봉급제는 그렇지 않으나 행위별 보상이나 포괄 보상에서는 급여의 양에

---

1) 급여 제공은 환자와 소비자 관점에서는 곧 이용이다. 여기서는 '이용'으로 통일해서 쓴다.
2) 건강보장 이용에 한정하더라도 '관리'라는 용어는 흔히 편향된 형태로 쓰인다. 대체로 정부나 보험자 시각에서, 적은 이용을 지원하고 보장하기보다는 많은 이용을 억제하는 방향으로 개입하는 것을 뜻한다.

따라 총량이 변화한다.

　급여 이용은 지출이나 보상에만 중요한 문제가 아니다. 건강보장의 목적을 달성하기 위해서는 '적절한' 급여 이용이 필요한데, 과다(overuse), 과소(underuse), 과오(misuse) 이용이 모두 부적절하다. 이용 관리에서 과다 이용에만 초점을 맞추면 적정 이용을 왜곡할 수 있다. 지출과 재정 문제를 중시하면 과다 이용에 관심을 둘 수밖에 없지만, 과소 이용과 과오는 질 문제를 일으킬 뿐 아니라 장기적으로는 비효율적 지출의 원인이 된다.

　급여의 양, 질, 과정 등이 단독으로 존재할 수 없다는 점도 중요하다. 이들 문제는 서로 밀접한 관련을 맺으면서 때로 중복되거나 현상만 달리해서 나타나기도 한다. 이용 관리는 이런 급여의 성격을 충분히 고려해야 한다.

　이 장에서는 보건의료 이용의 결정 요인을 이론적으로 검토하고, 이어서 급여 이용을 적정화하기 위한 중요한 방법들을 살펴본다. 여기에는 이용자 일부 부담, 사례 관리와 질병관리(disease management), 강제적 의료제공체계 등이 포함된다.

1. 보건의료 이용의 정의와 결정 요인

　보건의료 이용은 여러 단계의 의사결정 결과이고 여기에는 여러 요소가 영향을 미친다. 최소한 필요(needs)와 접근(access)이 선행하지 않으면 보건의료 이용은 일어나지 않는다. 접근(또는 접근성)은 필요가 있을 때 보건의료를 이용할 수 있는 기회를 뜻한다(Oliver and Mossialos, 2004). 좀 더 구체적으로는, 정해진 최대한의 개인적 불편과 비용(specified maximum level of personal inconvenience and cost)과 정보의 양(specified amount of information)을 조건으로 특정한 질 수준(specified level of quality)과 구성(specified set)의 보건의료를 보장받을 수 있는 능력을 가리킨다(Goddard and Smith, 2001). 여기에서 '정해진' 또는 '특정한(specified)'이라는 말은 재원이나 자원이 제약됨을 나타내는 구체적 상황을 뜻한다. 이런 정의는 언뜻 합리적이고 실용적으로 보이나, 현실에 적용하면 선진국과 저개발국 사이 또는 한 국가 안에서 지역에 따라 접근성 개념이 달라질 수밖에 없다. 접근성 개념이 상황에 따라 '상대화'되어 규범이나 최저 기준을 제시하기 어렵고, 특히 권리나 형평 관점에서 접근성을 판단하기 힘들다.

보건의료 이용에 대한 '기회'가 있다고 해서 모두 보건의료를 이용할 수 있는 것은 아니다. 기회가 이용으로 이어지지 않는 데에는 합리적이고 수용할 수 있는 요인이나 개인의 선택이 작용하기도 하지만 그렇지 않은 경우도 많다. 예를 들어 보건의료에 접근할 여건과 환경은 되지만 정보가 부족해서 이용하지 못하는 사람이 있을 수 있다. 개인의 생활 습관이나 믿음, 취향과 같은 이유도 이용 여부에 영향을 미친다. 실제로는 접근과 이용을 분리하기 어려울 때가 많다는 점도 고려해야 한다.

보건의료 이용의 결정 요인을 설명하는 이론으로 가장 유명한 것은 안데르센과 뉴먼의 모형이다(Andersen and Newman, 1973). 이 모델은 여러 사회적·경제적 요인, 인구 특성, 건강 관련 요인을 이용의 결정 요인으로 포함했는데, 요인들을 선행(predisposing) 요인, 가능하게 하는(enabling) 요인, 필요(needs) 요인으로 범주화했다. 이 모형이 자주 인용되기는 하지만 구체적인 결정 요인들은 제도와 환경, 맥락에 따라 매우 다양하다.

보건의료 이용에 영향을 주는 요인들로는 개인 요인과 제공자 요인, 체계 요인이 있다. 개인 요인은 건강 상태, 성, 연령, 인종, 사회경제적 지위, 교육, 태도와 문화, 가족 요인 등을 포함한다. 제공자 요인은 크게 개인 제공자 요인과 조직(기관) 요인으로 나누어지는데, 개인 제공자 요인에는 연령과 성, 교육과 훈련, 전문 영역, 태도 등이, 조직으로서의 제공자 요인에는 규모, 위치, 소유 주체 등이 포함된다. 체계 요인에는 건강보장 형태와 보장성 수준, 보건의료체계, 지역사회 요인 등이 들어간다. 개인 요인을 제외한 나머지는 환경과 제공자 요인이고, 이는 보건의료를 이용하는 '맥락적(contextual)' 요인이라 할 수 있다(Phillips et al., 1998).

보건의료 이용을 의사결정 과정으로 해석하면 이용은 두 단계의 결정을 거친다. 첫 번째는 보건의료를 이용할 것인가를 결정하는 것으로, 흔히 이용자(환자)가 주도권을 갖는다. 두 번째는 일단 제공자와 접촉이 이루어진 다음에 이루어지는 서비스의 내용(intensity of use) 결정으로, 이 과정에는 주로 제공자가 영향을 미친다(Economou, Nikolaou and Theodossiou, 2008). 의사결정에 영향을 미치는 요인은 나라와 제도, 인구 특성에 따라 다양하다. 이들 요인 가운데는 제공자 유인 수요가 중요한 관심 대상이다.

제공자 유인 수요(supplier induced demand: SID)는 주로 의사 행동에 초점을 맞추기 때문에 의사 유인 수요(physician induced demand: PID)라고도 한다. 제공자 유인 수요는 제공자가 환자에게 가장 유리할 것으로 서비스 제공을 판단하는 것이 아니라 스스로 유리하게 환자의 보건의료 수요에 영향을 미치는 것을 말한다(McGuire, 2000). 주인-대리인 이론에 따르면 대리인인 제공자가 주인인 환자의 이익이 아닌 자신의 이익을 찾기 때문에 발생하는 현상이다. 여기에는 정보 불균형이 핵심 역할을 한다. 제공자 유인 수요가 있다는 것을 증명하는 데에는 주로 두 가지 증거가 많이 쓰이는데, 하나는 제공자의 공급이 늘어날수록 보건의료 이용이 늘어난다는 것이고, 다른 하나는 수술이나 처치 등 보건의료 서비스 공급에 지역 간 변이가 심하다는 것이다. 보건의료를 이용할 때의 복잡한 의사결정과 각 단계의 의사결정을 둘러싼 불확실성 때문에 실제 제공자 유인 수요가 존재하는지 또 존재하면 얼마나 큰지는 아직 논란이 많다.

개인의 의료 필요에서 시작해 보건의료체계를 통해 의료 이용에 이르기까지 의료 이용이 어떻게 일어나는지 전체 '과정'을 세분화한 설명도 있다(Levesque, Harris and Russel, 2013). 이 모델은 그림 〈14-1〉과 같이 이용자 관점에서 접근성의 차원(dimension)을 ① 필요, ② 필요의 인지와 케어 욕구, ③ 보건의료 추구, ④ 도달, ⑤ 이용, ⑥ 결과 등으로 구분한다(Levesque, Harris and Russel, 2013). 접근성을 결정하는 제공자 요인은 각 단계에 따라 진입 가능성(approachability), 수용성(acceptability), 가용성(availability)과 적응성(accommodation), 지불 가능성(affordability), 적절성(appropriateness)의 다섯 개 영역으로 나누어진다. 수요자 요인은 인식할 수 있는 능력(ability to perceive), 필요한 것을 추구할 수 있는 능력(ability to seek), 도달할 수 있는 능력(ability to reach), 지불 능력(ability to pay), 참여 능력(ability to engage)으로 구분된다.

보건의료 이용에 영향을 미치는 결정 요인을 분석하면 정책 결정에 도움이 되지만, 아직은 불확실한 점이 매우 많다. 연구를 통해 알려진 모든 요인을 포함해

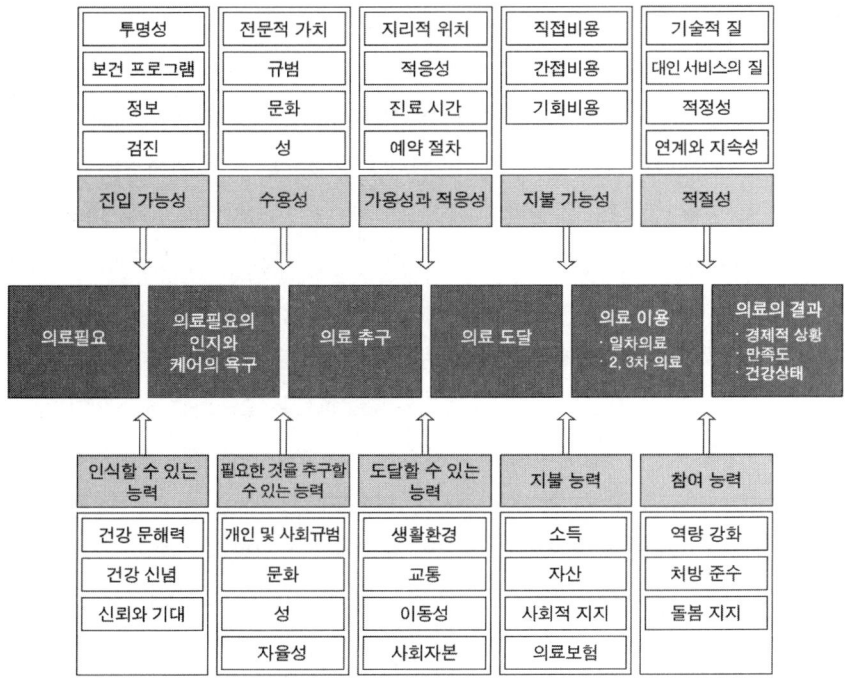

〈그림 14-1〉 개인과 보건의료체계의 접점에서 일어나는 의료 이용의 단계

도 전체 이용을 설명하기 매우 어렵고, 널리 인용하고 활용하는 안데르센 모형도 설명력이 그리 높지 않다(Andersen, 1995). 비용 지출을 기준으로 개인 간 의료 이용의 변이를 분석하면, 여러 변수를 포함한 모델의 설명력이 전체 지출의 15%에도 미치지 못하는 것이 보통이다(Breyer, Heineck and Normann Lorenz, 2003).

2. 이용자 일부 부담

1) 이론적 배경

이용자 일부 부담의 의의와 한계를 본격적으로 논의하게 된 것은 건강보장 비용 지출이 대폭 늘어난 이후이다. 사상 최대의 건강보험 실험인 랜드건강보험실험(RAND Health Insurance Experiment, 이하 HIE)의 중요 목적은 환자 일부 부담의 효과를 평가하기 위한 것이었는데, 1970년대 초 미국에서 메디케이드의 비용 절감이 큰 과제가 되었기 때문이다(Newhouse and Insurance Experiment Group, 1993).[3] 보수 진영은 불필요한 의료 이용을 억제하기 위해 이용자 일부 부담을 도입해야 한다고 주장했고, 진보 진영은 필요한 의료 이용에 장애가 될 수 있다는 이유로 반대했다.

개발도상국에서도 1980년대부터 이용자 부담(user charge)에 대한 논의가 활발해졌다. 세계은행이 재정 위기에 빠진 개발도상국을 지원하는 조건으로 교육이나 의료 등 공공서비스에 이용자 부담을 도입하도록 요구하면서 논의가 촉발되었다. 이용자 부담금을 부과하면 의료를 합리적으로 이용하고 민간 자원을 동원할 수 있으며 지역사회 참여를 촉진한다는 논리였다(Sepehri and Chernomas, 2001). 이용자 부담금을 부과하면 오히려 형평성을 개선할 수 있다는 주장도 나타났다. 이용자 부담금을 새 재원으로 확보해 의료서비스의 질과 급여 범위를 개선할 수 있으며, 절감된 정부 재정은 좀 더 비용효과적인 예방 서비스 등에 투자할 수 있다는 것이다.

이른바 '도덕적 해이(moral hazard)'가 나타난다는 것이 건강보험에서 이용자 일부 부담제를 논의하는 가장 중요한 이유 가운데 하나다(Pauly, 1968).[4] 일반 보험에서는 도덕적 해이를 "보험사고에 따른 손실의 확률을 높이는 도덕이나 행동이 나타나는 상황(circumstances of morals or habits that increase the probability of a loss from an insured peril)"(Rupp, 2001), 또는 "보험 가입자의 정직성에 대한 불확실성 때문에 보험자가 안게 되는 위험(a risk to an insurance company resulting from uncertainty about the honesty of the insured)"으로 정의한다(Houghton Mifflin Company, 2000). 의료에서는 실제 어떤 사건(건강의 악화나 질병)이 생기고 난 이

---

3) RAND 실험은 1971년 계획을 시작해, 1973년 예비 등록, 1974년에 정식 등록을 시작했다. 가족 등록은 1982년 종료되었고, 1980년대에 걸쳐 자료 수집과 분석이 진행되었다. 미국 내 6개 지역에서 약 2000가구(14세 이상 3958명, 13세 이하 1844명)가 3~5년간 참여했다.

4) moral hazard는 '도덕적 해이' 또는 '도덕적 위해'라고 옮길 수 있다. 크게 차이는 없으나, 보험자 시각에서는 위해가 더 적절한 표현인 것 같다.

후 도덕적 해이가 생긴다고 해서 "사후 도덕적 해이(ex post moral hazard)"라고 부르는 사람도 있다(Zweifel and Breyer, 1997).[5]

도덕적 해이라는 말로 이런 현상을 표현하는 것은 명백하게 보험자의 입장에 치우친 것이다. 도나베디언(Donabedian, 1976: 46)에 따르면, 보험에 가입한 사람이 보이는 행동은 그 행동 결과 일어나는 손실을 보상받을 수 있는 사람이 당연히 보일 수 있는 경향이다. 화재보험에 가입한 사람이 가입 이전보다 화재 예방에 주의를 덜 기울이는 것이 그런 예다. 이런 경향을 '도덕적'이라 표현하는 것은 적절하지 않고, '해이' 또는 '위험'이라고 하는 것도 보험자에게 손해가 된다는 의미가 더 크다. 오해를 부를 수 있는 도덕적 해이 대신에 가치중립적인 용어인 '의료 이용의 해이(utilization hazard)' 또는 '행태의 해이(behavioral hazard)' 등을 쓰자는 것이 도나베디언의 주장이다. 폴리(Pauly, 1968)는 한 걸음 더 나아가 경제학적으로는 보험에 가입한 사람이 이런 행동을 보이는 것은 '합리적'이라고 주장했다.

건강보장의 보호를 받는 사람이 더 많은 의료 이용을 하는 것은 흔히 볼 수 있는 경향이다. 건강보장체계에 편입되면서 더 많은 서비스를 이용하고 그중에는 불필요한 서비스가 포함될 가능성도 있다. 건강보장을 통해 '필요' 이상으로 의료를 이용하면, 비록 도덕적 문제는 아니라도 사회 전체의 효용 감소(welfare loss)를 불러온다는 주장을 반박하기 어렵다(Manning and Marquis, 1996; Pauly, 1968).

이용자 일부 부담은 이와 같은 '위험'을 막기 위해 설계된 제도다. 이용자가 일부 비용을 부담하면 이 비용보다 효용이 작은 서비스는 이용하지 않는 쪽으로 의료 이용 행태가 바뀔 것을 기대한다(Pauly, 1968). 중요한 문제는 상대적 효용 개념으로 이용자 부담을 해석할 수 있는지 하는 점이다. 사회 전체의 집합적 효용에 초점을 맞추는 공리주의의 한계를 거론하지 않더라도, 개인의 효용이 사회

---

[5] 사후 도덕적 해이와 대비되는 말은 사전(ex ante) 도덕적 해이이다. 건강보장 대상이 됨으로써 예방 서비스를 받지 않고 건강한 생활 습관을 유지하지 않는 것 바람직하지 않은 행동을 하는 것을 가리킨다. 이런 행태는 더 비싼 치료 서비스로 연결될 가능성이 있다.

적 가치와 직접 연결될 수 있는지는 의문이다. 예를 들어 고소득자와 저소득자가 어떤 질병을 치료할 때 지불해야 할 이용자 부담액이 같다면, 저소득자가 의료 이용을 포기할 가능성이 더 크다. 각자 효용에 따라 판단한 것이므로 저소득자도 가장 '합리적'으로 결정한 것이고, 사회 전체의 효용은 개인 효용의 총량이므로 효용이 최대화되는 결정일 것이다. 여기에 객관적 가치가 빠져 있다는 점이 한계다. 고혈압을 치료해 얻을 수 있는 사회적 가치는 고려하지 않고, 각자가 고혈압을 치료할 때와 하지 않을 때 얻을 수 있는 효용만을 중요하게 생각한다.

이용자 부담의 영향과 이에 따른 선택이 꼭 합리적인(특히 경제적으로) 의사결정 과정을 따르지 않는 점도 생각해야 한다. 예를 들어 보험 유형을 선택할 때, 다른 조건이 같다면 고액 지출은 보험 적용을 받고 소액은 이용자 스스로 부담하는 것이 합리적 의사결정이다. 이런 예상과 달리 여러 이용자 부담 구조 중에서 하나를 선택할 수 있는 미국에서는 소액, 경증의 질환부터 모두 보험 적용을 받는 형태를 선택하는 것을 흔히 볼 수 있다. 신고전주의 경제학의 원리에 부합하지 않는 이런 현상을 설명하는 한 가지 이론이 행동경제학(behavioral economics)에서 말하는 프로스펙트 이론(prospect theory)이다. 이 이론은 손해와 이익의 크기가 같을 때(합리적 선택이론에서는 편익이나 가치가 같다) 이익보다 손해 쪽에 더 큰 가치를 둔다고 주장한다. 예를 들어 사람들은 주식투자로 100만 원을 버는 것보다 같은 액수를 잃은 것을 더 크게 받아들인다. 이를 보험에 적용하면, 중증 질환만 급여 범위로 함으로써 얻을 경제적 이득보다 경증 질환에서 의료 이용을 못하게 되어 입을 손해를 더 크게 느끼기 때문에 소액, 경증 질환도 급여 대상이 되는 보험 형태를 선택한다(도모노 노리오, 2007; Ruger, 2007).

2) 이용자 일부 부담의 종류

이용자 일부 부담의 종류는 다양하다. 이른바 도덕적 해이를 막는다는 것이 기본 취지지만 반드시 이 목적에 한정되지 않는다. 보험이 지출할 재정의 크기도 중요한 고려 사항인데, 예를 들어 지출에 상한을 두는 것은 불필요한 이용을 막으려는 것보다는 재정 안정성에 초점을 둔 조치다.

정액 부담

이용자가 의료를 이용하는 시점에 일정한 액수를 직접 부담하는 방식을 말한다. 영어로는 흔히 'co-payment'라고 부른다. 뒤에서 다룰 일정액 전액 부담(deductible) 방식 중 건별 전액 부담과 내용이 같다. 모든 급여에 동일하게 적용하지 않고 정책 목표에 따라 다른 정액을 부담하게 할 수도 있다.

정액 부담의 가장 큰 장점은 진료비 계산과 청구 등 행정 업무가 적은 것이다. 예를 들어 진료비가 2만 원 이하일 때 이용자 부담이 정액으로 5000원이면 이용자나 제공자 모두 별도 계산이나 확인 없이 진료비 업무를 처리할 수 있다. 실제 발생한 비용을 알 수 없을 때, 예를 들어 인두제나 예산제 등에서도 적용할 수 있으며, 소액 진료비에 상대적으로 이용자 부담을 늘리는 효과가 있는 점도 특징이다. 앞의 예와 같이 2만 원 이하에서 이용자 부담이 5000원이라면 진료비가 5000원일 때는 100%, 1만 원이면 50%, 2만 원이면 25%를 이용자가 부담하는 것과 같다. 소액 진료비가 주로 가벼운 질환에서 발생한다고 할 때, 가벼운 질환(minor risk)에서는 이용자 부담을 크게 하고 중한 질환(major risk)에서는 부담을 줄이는 효과가 나타난다.

지출에서 나타나는 장점은 의료 이용에는 단점이 될 수 있다. 정액 부담의 크기가 지나치게 크면 의료 이용에 어려움을 겪을 수 있고, 가벼운 질병이라도 경제적 장애 때문에 의료를 이용하지 못하는 환자가 나타난다. 또 다른 단점은 전체 비용이 정액 부담보다 훨씬 크면 이용자 부담의 실질 효과가 크지 않은 것이다. 추가 비용이 발생하더라도 이용자 부담은 늘지 않기 때문에 이용자의 행동에 영향을 미치지 못한다. 또한 정액 구간 아래에서는 모두 같은 액수를 부담하므로 비용 부담 정도가 다른 이용자 사이에서 불만이 생길 수 있다.

정률 부담

영어로는 흔히 'co-insurance'라고 하며, 이용자가 진료비 총액 중 일정 비율을 부담하는 것을 가리킨다. 이용자 부담이 총액에 비례하므로 제공자나 이용자가 쉽게 이해한다. 정액 부담과 달리 소액 진료비에서도 비례해서 부담하기 때문에 이 구간에 해당하는 이용자의 불만을 줄일 수 있다.

미국 민간보험에서는 일정액 전액 부담분(deductible)이 있고 이 한도를 넘어서 진료비가 발생하면 정률로 부담하는 방식이 많다. 예를 들어 전액 이용자가 부담해야 하는 진료비 총액 상한선이 연간 100만 원, 이용자 부담률이 20%라고 하자. 이 가입자에게서 입원진료비가 200만 원, 그 이후 외래진료비가 20만 원 발생했다면, 100만 원까지는 이용자가 전액 부담하고, 입원진료비 100만 원과 외래진료비 20만 원에는 20%의 부담률이 적용되어 24만 원을 부담해야 한다.

정률 방식은 이용 시점에서 전체 비용을 정확하게 알 수 없으면 적용하기 어렵다. 적용한다 하더라도 사후 처리가 뒤따라야 하므로 번거롭고 비용이 많이 든다. 총진료비가 고액이면 이용자 부담이 지나치게 커지는 것도 단점이다. 이 때문에 정률 부담 방식에서는 어떤 형태로든 이용자 부담에 상한을 두는 것이 바람직하다.

일정액 전액 이용자 부담

일반 보험에서 흔히 공제(控除)제도라고 부르는 것이다. 예를 들어 민간보험에서 손해액이 30만 원 이하면 보험 가입자(계약자)가 부담하고, 이 금액을 넘는 때는 보험자가 부담하기로 계약했다면 30만 원이 공제액이 된다. 여기서 '공제'는 보험금을 지급하는 보험자 시각에서 사용하는 용어로, 보험 가입자로서는 이용자 부담이라는 표현이 옳다고 본다. 이용자 일부 부담의 틀에서는 공제제도라는 용어보다는 일정액 전액 이용자 부담이라는 표현이 더 정확하다고 하겠다.

일정액 전액 이용자 부담 방식은 운영 방법에 따라 건별(episode) 일정액을 적용하는 방법과 누계(흔히 1년 단위)에 일정액을 적용하는 방법이 있다. 건별로 일정액을 부담하는 방식은 정액 부담과 사실상 차이가 없다. 예를 들어 건별로 2만 원까지 이용자가 부담한다면, 일정액(2만 원) 전액 이용자 부담이라 할 수도 있고 2만 원 정액 부담이라고 할 수도 있다.

이 제도는 이용자 일부 부담제 중에서도 경제적 취약계층의 의료 접근성을 가장 크게 위협하는 방식이며, 보험자로서는 소액 진료비가 많을 때 재정 절감 효과가 커진다. 특히 이용자가 부담하는 비용 한계를 높이면 대부분 비용 지출이 개인 부담이 되어 건강보장제도로서의 의의가 대폭 감소한다. 다수의 소액 진료를 이용자 스스로 부담하게 함으로써 진료비 청구의 행정관리 부담을 줄이는 것이 특징이다.

급여 상한제

건강보장에서 지불하는 비용의 총액을 정하고, 이 총액을 넘을 때 전액 이용자가 부담하는 방식이다. 이론적으로는 각자가 쓰는 총비용에 적용할 수도 있고, 건별, 또는 부문별로도 적용할 수 있다. 민간보험에서는 부문별 또는 건별로 상한제를 시행하는 예가 적지 않다.

건강보장 관리자로서는 상한제가 강력한 재정 안전장치이다. 최대 지출을 쉽게 예상할 수 있으므로 재정 추계도 쉽다. 고가이면서 불필요한 서비스를 막는 데는 의의가 있다는 주장이 있으나, 이용을 억제하는 방법은 급여 상한제가 유일한 것은 아니다. 실제로는 불필요한 이용을 억제할 목적보다 위험률을 산정하기 어려운 보험자가 보험 재정의 안정을 위해 선택하는 때가 더 많다.

상한을 넘는 고액 진료비를 전부 부담해야 하므로 이용자에게 불리한 제도로, 공적 건강보장체계에서는 잘 사용하지 않는다. 일부 국가에서 건강보장 시행 초기에 재정 불안정을 막기 위해 과도기적으로 채택하기도 한다.

이용자 부담 상한제

1970년대 초 펠드슈타인(Feldstein, 1971)은 미국인 전체를 포괄하는 건강보험의 한 방식으로 중대 질환 보험(major risk insurance)을 주장하면서, 소득에 따른 이용자 부담 상한을 제안했다. 앞서 인용한 HIE에서도 비슷한 제안이 있었는데, MDE(maximum dollar expenditure)라는 상한은 가족 단위로 정한 일정한 지출 한계다.

이용자 부담 상한제는 건강보장의 목적을 달성하기 위한 적극적인 방법이다. 경제적 불안정으로부터 가계와 개인을 보호하려면 일정 수준 이상의 지출을 막아야 하는데, 이용자가 지출하는 비용이 어느 수준 이상을 넘지 않아야 한다. 형태는 조금씩 다르지만 독일, 벨기에, 일본, 타이완 등 많은 나라가 이용자 부담에 상한을 두는 것도 이 때문이다(임승지 외, 2015).

상한제의 효과는 맥락에 따라 다르다. 건강보장체계에 포함되지 않고 파악되지 않는 이용자 부담이 많으면 효과를 나타내기 어렵다. 필수적이지만 급여 범위에 포함되지 않는 서비스가 많거나 비공식 지불(informal payment)의 비중이 크면, 건강보장체계 내의 비용 지출에 한정하는 이용자 부담 상한제는 형식적 장치에 그칠 수도 있다.

3) 이용자 부담의 효과

이용자 부담이 서비스양이나 비용에 영향을 미치는 정도는 초과 수요나 초과 공급의 여부와 수준에 따라 정해진다. 제공자가 충족할 수 없을 정도의 초과 수요가 있으면 이용자 부담을 키워도 의료 이용이나 비용에는 큰 영향을 주지 못한다(Pauly et al., 1992). 오히려 미충족 수요만 더 늘어날 수도 있다.

이용자 부담이 늘어나면 흔히 의료 이용이 감소할 것으로 예상하는데, 최소한 세 가지 다른 경로를 통해 결과가 실현된다. 의료 이용 감소는 의료 이용을 아예 하지 않는 것(시작하지 않는 것), 제공자의 권고를 덜 따르는 것(방문 횟수, 검사, 약 복용 등), 그리고 치료를 중단하는 것 중 한 가지를 통한 것이다. 현실에서 나타나는 감소는 이런 경로 중 어떤 것이 영향을 미친 결과인지 명확하지 않다(Goldman, Joyce and Zheng, 2007). HIE에서는 이용자 부담이 영향을 미치는 경로로 제공자 선택에 관심을 두었는데, 분석 결과 별 영향이 없는 것으로 나타났다. 즉 이용자들이 부담이 더 적은 제공자를 선택하는 경향은 크지 않다는 것이다. 이용자에게 비용 일부를 부담하게 해서 나타나는 의료 이용과 의료비 지출 감소는 제공자 선택에 따른 것보다는 수요를 줄이는 데에서 비롯된 것으로 해석할 수 있다(Marquis, 1984).

이용자 부담의 효과를 정확하게 측정하기는 쉽지 않다. 다른 요인을 제거하고 이용자 부담의 변화 또는 차이만으로 어떤 효과가 나타났는지 분리해야 하는데, 현실에서는 이런 연구를 설계하기 어렵다. 과거 연구들은 이런 점에서 많은 한계를 보였고, HIE 정도가 어느 정도 요건을 충족한 대규모 연구다(Goldman, Joyce and Zheng, 2007).

이용량에 미치는 영향

이용자 부담이 커지면 의료 이용이 감소할 수 있는데, 의료비 지출과 의료 이용 빈도가 모두 영향을 받는다. HIE에서는 이용자 부담 수준에 따라 의료비 지출에 큰 차이가 나타났다. HIE에서는 다른 요인들을 제거하고 이용자 부담의 '순수' 효과를 관찰할 수 있었는데, 비용의 95%를 이용자가 낼 때 의료비 지출은 부담이 없는 경우와 비교해 69% 수준에 머물렀다(Newhouse and Insurance Experiment Group, 1993). 비용 지출은 소득수준과는 크게 관계가 없었고, 입원보다 외래가 더 큰 영향을 받았다. 미국 메디케어를 대상으로 한 연구에서는 이용자 부담률을 20%에서 25%로 증가시킬 때 지출이 11% 줄 것으로 추정했다(Pauly et al., 1992: 54).

이용자 부담은 의료 이용 횟수(episode)에도 영향을 미친다. HIE에서는 이용자 부담이 없을 때와 비교해 전액 비용을 지출하면 약 절반, 50%를 직접 부담하면 63%, 25% 부담하면 71% 수준의 의료 이용 횟수를 나타냈다(Newhouse and Insurance Experiment Group, 1993). 일정액 전액 이용자 부담 방식에서도 비슷하다. 이용자 부담이 없는 때와 비교해 이용자가 직접 부담해야 할 비용 총액(즉 보험이 적용되기 시작하는 비용)이 100달러 수준에서는 81%, 500달러에서는 73%, 1000달러에서는 61% 수준으로 의료 이용 횟수가 줄어들었다. 정신과 외래에서는 일반 외래와 비교해 이용자 부담의 변동에 따른 의료 이용 변화가 약 두 배에 이른다.

영역별로는 외래와 응급의료에서 효과가 크게 나타난다. 응급의료서비스에서 이용자 부담 수준에 따른 의료 이용 양상은 외래 서비스와 비슷하다. 90% 이용자가 부담할 때 의료비 지출은 부담이 없을 때와 비교해 75% 수준에 그쳤다. 의료비 지출을 의료 이용 여부와 의료 이용 시 비용으로 나누면 전체 비용 감소는 대부분 이용 자체를 줄이는 데서 발생한다(Newhouse and Insurance Experiment Group, 1993). HIE에서 나머지 서비스는 부담 차이에 따른 의료 이용 차이가 뚜렷하지 않았다. 입원이나 항생제 사용에서는 일부 부담을 적용하면 적절한(appropriate) 서비스와 적절하지 않은 서비스가 동시에 줄었고, 예방 서비스는 부담 수준과 무관하게 권고 기준에 미치지 못했다.

미국 메디케어가 비교적 최근에 약을 급여 범위에 포함하면서 이용자 부담이 약품 사용에 미치는 영향에 관심이 커졌다. 초기 연구를 종합한 결과에서는 이용자 부담이 10% 늘어나면 처방약 비용 지출이 2~6% 줄어드는 것으로 나타난다(Goldman, Joyce and Zheng, 2007). 주목할 것은 이용자 부담이 늘어나면 일부 만성질환에서는 의료서비스 이용이 늘어난다는 점이다. 울혈성 심부전, 당뇨병, 혈중 지질 이상(lipid disorder), 조현병(정신분열병) 등이 이에 해당하는 것으로, 약물치료를 줄이거나 중단함으로써 질병이 잘 관리되지 못하고 그 결과 더 중한 상태가 되어 의료서비스를 이용하는 것으로 해석한다. 최근 만성질환을 대상으로 한 연구에서는 이용자 부담이 비용에 미치는 영향이 확실하지 않은 것으로 나타났다(Mann et al., 2014).

의료의 성격, 특히 비용효과에 따라 일부 비용 부담의 영향이 달라지는지도 관심거리다. 이용자 부담이 주로 비용효과가 낮은 의료에 영향을 미친다면, 큰 효과 감소 없이 이용을 줄일 수 있다. 비용효과와 관계없이 비용 부담의 영향이 비슷하면 비용효과적인 서비스 이용까지 줄어드는 부작용이 나타난다. 최근까지 연구에 따르면 일률적인 이용자 부담이 비용효과를 구분해 차별적인 효과를 나타낼 가능성은 적어 보인다. 이용자 부담을 올리면 비용효과가 큰(가치 있는) 의료와 그렇지 않은 의료 모두 이용이 감소할 가능성이 크다는 뜻이다. 이러한 점에 기초해 이용자 부담금을 비용 이외에 의료서비스의 '가치'에 따라 차등을 두자는 제안(Value-based insurance design: VBID)도 있다(Gruber et al., 2016).

이용의 형평성에 미치는 영향

이용자 부담이 이용량을 줄이는 것은 확실하지만, 줄어드는 이용이 불필요한 것인가에 대해서는 논란이 있다. 개발도상국에서 이용자 부담금을 도입하면서 근거로 내세운 불필요한 의료 이용을 억제한다는 명분에는 동의하지 않는 사람이 많다. 의료 이용 억제 효과도 별로 없으면서 경제적 약자나 빈곤층의 필수적인 이용을 줄인다는 것이다(Abel-Smith and Rawl, 1992; Yoder, 1989).

꼭 필요한 의료 이용까지 줄어드는 데에는 여러 가지 이유가 있다. 먼저, 많은 환자가 꼭 필요한 의료서비스인지를 판단할 만한 지식이나 능력이 없어 필수적이지 않은 의료만 골라서 이용을 줄일 수 없다. 또한 이용자 부담금은 환자가 지불하는 여러 가지 비용(시간 비용, 노력, 금전적 손실, 비공식적 비용 등) 중 일부에 지나지 않는다. 불필요한 의료를 이용할 동기가 생겨도 다른 비용 때문에 실제 의료 이용으로 이어지지 않을 가능성이 크다. 의료를 이용하려면 부담금 이외에도 시간, 노력, 교통비 등의 부대비용, 임금손실 등의 비용을 지불해야 하는데, 필요하지 않은 의료라면 이런 비용을 감수하기 어렵다. 불필요한 의료 이용을 할 가능성이 더 큰 부유층은 이용자 부담금을 크게 부담스러워 하지 않는다는 것도 효과를 의심케 하는 이유이다.

이용자 부담금의 형평성이 문제면 비용을 부담하기 어려운 계층에는 이를 줄이거나 면제하면 된다는 주장도 있으나, 개발도상국을 대상으로 한 연구결과로는 이러한 방법으로 문제를 보완하기 어렵다(Sepehri and Chernomas, 2001). 많은 국가에서 이용자 부담금 경감 여부를 기관이나 지역 단위에 일임하고, 소득을 비롯한 정보를 충분히 갖지 있지 못하며, 사회문화적인 이유로 경감 대상이 되지 못하는 빈곤층이 많이 존재하는 등 여러 장애 요인이 존재한다.

개발도상국 이외 지역에서 이용자 부담이 형평성에 어떤 영향을 미치는지는 믿을 만한 연구가 많지 않다. 미국 메디케어 처방약 지출에서는 이용자 부담이 특별히 저소득층에게 불리하게 작용한다는 증거가 없다고 했지만(Goldman, Joyce and Zheng, 2007), 과중한 이용자 부담이 취약계층의 의료 이용에 불리하게 작용하는 것은 분명하다(Schor et al., 2011). 일차진료를 방문할 때 이용자 부담이 있는 프랑스에서는 부담이 없는 다른 나라에 비해 사회경제적 지위에 따른 이용의 차이가 더 두드러졌다는 보고도 있다(Lostao et al., 2007).

건강에 미치는 효과

RAND 건강보험 실험에서 가장 큰 논란을 불러일으킨 것이 건강보험의 보장성에 따른 건강수준의 차이이다. 이용자 부담이 없는 환자에서 40%가량 서비스 제공이 증가했으나 전체적으로 건강수준이 향상된 증거가 없었기 때문이다(Newhouse and Insurance Experiment Group, 1993). 고혈압을 앓던 빈곤층에서 추가 서비스 때문에 고혈압이 줄어든 것이 유일한 효과였으나, 이는 단 한 번의 혈압 측정에서 얻은 결과였다. 시력 개선(주로 빈곤층)과 잇몸 건강 측면에서도 약간의 긍정적인 효과가 나타났다.

이 실험에 한정해도 건강효과가 미미하다는 주장에 모두가 동의하는 것은 아니다. RAND 건강보험 실험 당시에는 건강수준을 측정하는 기법이 충분히 개발되지 않아, 측정의 정확성이 문제가 되었다. 건강수준에는 여러 요인이 함께 영향을 미치므로 이용자 부담과 건강수준의 인과관계를 분석하기 어렵다는 것도 논란의 요인이다.

이용자 부담을 늘리면 건강수준이 나빠진다는 연구결과도 적지 않다. 미국 메디케어를 대상으로 한 연구에서는 이용자 부담이 늘어날수록 처방약 복용 순응도가 떨어지고 복용을 중단할 가능성이 커졌다(Goldman, Joyce and Zheng, 2007). 160개 이상의 연구를 분석한 결과, 비용 부담을 늘리면 복약 순응도가 떨어지고 건강에는 부정적 영향이 나타났다(Eaddy et al., 2012).

기존 연구를 종합하면, 이용자 일부 부담이 건강수준에 미치는 영향은 연구에 따라 차이가 크고 명확한 결론을 얻기 어렵다(Mann et al., 2014). 순응도와 임상적 결과, 삶의 질 등이 모두 마찬가지다.

4) 이용자 일부 부담제에 대한 평가

HIE가 내린 결론은 서비스 제공 시점에 이용자의 이용자 부담이 전혀 없는 것('free care')은 비용과 비교해 가치가 크지 않다는 것이었다. 이용자 부담의 차이가 건강결과에 거의 영향을 주지 않았고, 이용자 부담은 건강결과에 악영향을 미치지 않으면서 지출을 줄이는 방법이다. 지나친 의료 이용과 위험분산 사이에 균형을 유지하는 적정한 이용자 부담이 약 50% 수준이라는 주장도 있다(Manning and Marquis, 1996).

최근 대부분 국가와 건강보장제도는 이용자 부담이 불가피하다고 본다. 민간 부문이 우세한 국가들은 말할 것도 없고, 전통적으로 이용자 부담이 크지 않던 유럽 국가에서도 이용자 부담이 계속 늘어났다(Hossein and Gerard, 2013). 이용자 일부 부담은 특히 외래와 약품 등의 영역에 집중되어 있다.

이용자 일부 부담은 불필요한 의료 이용과 (경제적 장애로 인한) 미충족 수요 사이에서 명확하게 선을 긋기 어렵다. 개인의 필요와 효용에 따라 의료 이용이 달라지므로 명확하게 기준을 정하기 어렵고, 어떤 가치를 중요하게 보는가에 따라 정책 결정이 달라진다. 미충족 수요와 불평등 문제보다 지출을 줄이는 것이 중요하면 부담을 늘리는 정책이 채택되기 쉽고, 경제적 약자를 보호하고 미충족 수요를 줄이는 것이 우선이면 이용자 부담은 줄어든다.

3. 이용과 제공자 선택 제한

의료 이용을 관리하는 강력한 방법 가운데 하나가 이용이나 제공자 선택을 제한하는 것이다. 제한에는 이용을 직접 규제하는 방법과 유인 동기를 통해 조정하는 방법이 있다. 강제성은 정도의 차이일 뿐, 제도가 보장하는 혜택을 주지 않는 등의 방법(역유인)을 쓰기 때문에 둘 사이에 큰 차이는 없다.

이용량을 제한하는 것은 강력한 수단이긴 하나 거의 쓰이지 않는 방법으로, 한국에서 건강보험 실시 초기에 연간 급여 일수를 제한한 것이 대표적 사례다. 이 제도가 결국 폐지된 것에서 알 수 있듯이, 이용량을 직접 제한하는 것은 건강보장의 취지에 맞지 않을 뿐 아니라 시행도 쉽지 않다. 실제 의료 이용을 제한하는 데에는 이용할 수 있는 제공자를 정하는(선택을 제한하거나 줄이는) 방법을 많이 쓴다.

1) 배경

제도적으로 제공자를 제한하는 것은 주로 효율성 때문이지만 질과도 관련이 있다. 최초 진료(first contact)를 받을 수 있는 의사를 지정하고, 의뢰 없이 다른 의사에게 진료를 받으려면 비용 전액을 이용자가 부담하게 하는 방식을 생각해 보자. 이는 불필요한 중복 진료나 의사 쇼핑을 방지해 효율성을 올리는 것이 주 목적이지만, 지속성 면에서 질을 향상하는 것도 목적에 포함될 수 있다.

사람들이 경험하는 대부분 건강문제는 이질적이고 이에 필요한 보건의료 서

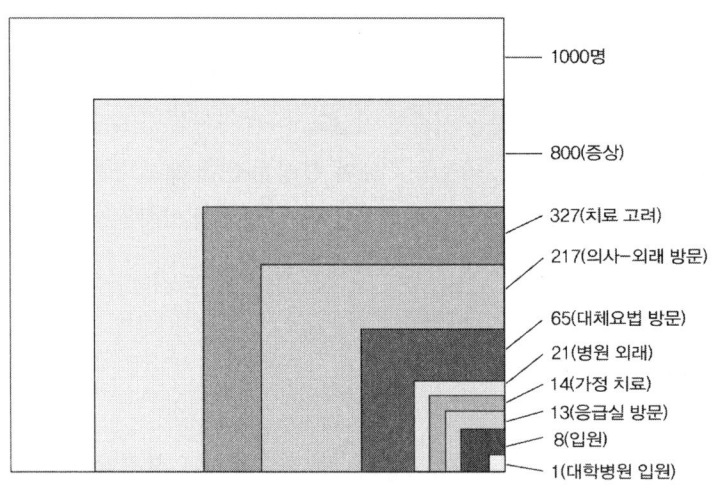

〈그림 14-2〉 지역사회에서 1개월간 보건의료 서비스를 받는 인구 분포

비스는 건강문제에 맞추어 효율적으로 제공되는 것이 바람직하다. 감기와 당뇨병, 급성심근경색증, 담낭 절제술, 뇌종양 수술을 단일한 의료제공자가 처리하는 것은 비효율적일 뿐만 아니라 가능하지도 않다. 건강보장에서는 특히 건강문제의 심하고 가벼운 정도, 즉 중증도(severity)가 중요하다. 대부분 사람이 경험하는 건강문제는 흔하고 가벼운 것으로, 심각한 건강문제, 장기간 전문치료를 받아야 하는 질병은 드물다. 이러한 건강문제의 분포는 이미 잘 알려져 있다. 〈그림 14-2〉의 미국 지역사회 대상 조사 결과에서 보듯, 한 달간 1000명 중 217명이 의사를 찾지만 병원에 입원해야 하는 사람은 8명에 지나지 않는다(Green et al., 2001).

서비스 제공체계는 건강문제의 분포에 알맞게 '단계적'이어야 효율적이다. 흔하고 가벼운 건강문제를 다루는 제공자는 양적으로 많고 쉽게 접촉할 수 있어야 한다. 대부분 환자는 이런 역할을 하는 제공자와 처음 접촉해 문제를 해결할 수 있고, 더 심각한 건강문제는 그다음 단계로 '의뢰(referral)'된 후 좀 더 드문 문제를 다루는 분야별 전문가가 담당한다(일차진료 의사보다 수가 적다). 단계별 문제해결은 지리적으로 가까운 지역별로 체계를 갖추는 것이 효율적이므로, 인력과 시설을 비롯한 자원을 지역 내에서 단계별로 배치하는 것이 바람직하다. 이를 지역화(regionalization)라고 하는데, 단계화가 지역을 통해 구성될 수밖에 없는 특성을 반영한다. 환자의 흐름, 또는 서비스 제공의 흐름은 단계화와 지역화를 통해 체계성과 효율성을 추구하며, 이때 환자의 이동 경로와 방식을 의뢰체계라고 부른다.

의뢰체계는 질에도 큰 영향을 미치는데, 특히 첫 번째 접촉을 하는 제공자가 어떤 역할을 어떻게 하는가가 중요하다.[6] 질의 영역 가운데는 지속성이 중요하지만, 건강문제의 특성 때문에 첫 번째 접촉은 질의 여러 영역과 밀접한 관련이 있다. 환자가 제공자를 처음 만날 때 건강문제는 모호한 증상과 징후로 나타나는, 이른바 명확하지 않은 문제(undifferentiated problem)가 많다. 이런 건강문제를 해결하려면 드물고 위중한 건강문제를 다루는 것과는 다른 전문성과 경험이 필요하다. 효율성뿐 아니라 질적으로 수준 높은 서비스를 제공하기 위해서도 문제 단계에 조응하는 전문성을 갖추어야 한다.

의뢰체계는 반드시 지역화와 결합한다. 단계별로 서비스 수요를 충족시키려면, 지역별로 각 단계에 맞는 자원을 적절하게 배치하고 서비스를 제공해야 한다. 보통은 지리적으로 가까운 좁은 지역 단위로 낮은 단계의 서비스를 제공하고, 넓은 지역 단위로 높은 단계의 서비스를 제공한다. 결과적으로 낮은 단계의 보건의료 서비스는 비교적 작은 진료권 안에서, 단계가 높아질수록 더 넓은 지역의 큰 진료권 단위로 확대된다.

의뢰체계를 처음 정식화한 것은 1920년 영국의 도슨 리포트(Dawson Report)로 알려져 있다(Consultative Council on Medical and Allied Services, 1920; Starfield, 1992). 이 보고서는 보건의료의 지역화 개념을 처음으로 제시했는데, 〈그림 14-3〉과 같이 일차의료기관(primary health centre), 2차 의료기관(secondary health centre), 교육병원과 의과대학(teaching hospital and medical school)을 단계별로 두도록 제안했다(Consultative Council on Medical and Allied Services, 1920). 일차

---

[6] 첫 번째 접촉을 하는 제공자는 다양하다. 고소득 국가에서는 주로 일차진료의사가 이 역할을 하지만, 개발도상국에서는 여러 보건의료 인력이 이 기능을 수행한다. 인력이 부족한 지역에서는 단기훈련을 거친 비전문가(layperson)를 이 인력에 포함하기도 한다.

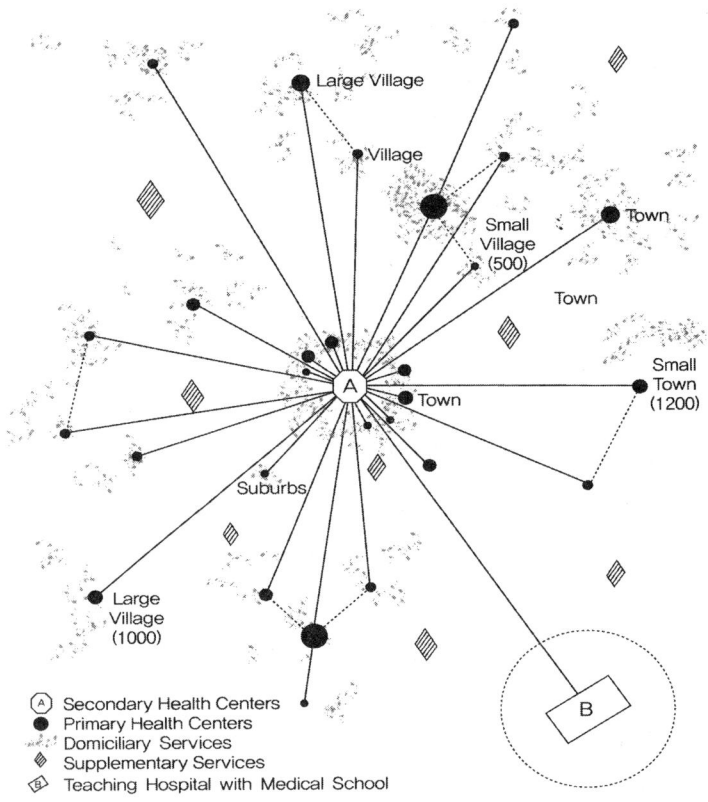

〈그림 14-3〉 도슨 리포트의 의뢰체계 구상

기관(그림에서 검은색 원)에는 일반의가 근무하며, 2차 병원(그림의 'A')에는 내과, 외과, 부인과, 안과, 이비인후과 등을 둔다. 이런 3단계 의뢰체계는 모든 나라 모든 상황에 그대로 적용되지 않는다. 지리적 여건과 보건의료체계의 성격에 따라 2단계나 4단계 의뢰체계도 있을 수 있다.

2) 서비스 이용을 제한하는 방법

이용을 제한하는 가장 직접적인 방법은 양을 제한하는 것으로, 가령 이용할 수 있는 방문 수, 입원일 수, 투약일 수 등을 정해놓을 수 있다. 행정과 관리가 쉽다는 장점을 제외하면 이 방법은 건강보장의 취지를 훼손하고 효과를 얻기도 쉽지 않다.

보건의료 이용에 개입하는 대표적 방법이 제공자 선택을 제한하는 것으로, 주로 의뢰체계를 공식화, 강제화하는 것을 뜻한다. 많은 나라에서 일차 수준의 서비스 제공자에 제한을 두는데, 대표적인 방법이 국가공영의료체계에서 흔히 볼 수 있는 의뢰체계이다. 여기서는 일반의(general practitioner)가 등록 인구의 주치의 역할을 하거나 의사에 상관없이 일차진료기관을 먼저 방문하도록 제한을 가한다. 일차진료를 거치지 않으면 비용을 이용자가 직접(또는 민간보험) 부담해야 하므로 이용을 제한하는 효과가 크다.

민간보험은 효율성과 질이 경제적 유인과 무관하지 않으므로, 체계적으로 일차진료의를 관리, 제한하는 경향을 보인다. 예를 들어 미국 민간보험의 관리의료(managed care) 방식에서는 일차진료의를 반드시 거치도록 하는 유형이 흔한데, 불이익보다는 유인 동기를 활용하는 방법이 많다. 〈표 14-1〉은 전형적인 건강유지조직(HMO)과 함께 몇 가지 변형된 유형이 일차진료의 선택을 어떻게 하는지 정리한 것이다(Andrews, 2014). 가장 엄격한 유형인 HMO는 반드시 일차진료의를 거쳐야 하고 의뢰도 일차진료의가 전문의에게 의뢰하고 조정하는 방식이다. POS는 HMO보다 느슨해서 이용자가 일부를 부담하면 다른 전문의에게 진료를 받거나 자신의 진료 네트워크 바깥의 제공자에게도 진료를 받을 수 있다. PPO는 계약된 제공자 이외의 제공자를 이용할 때 추가로 부담하는(또는 할인 혜택 제외) 방식으로, 원칙적으로 일차진료의를 선택하는 데 제한이 없다.

일차의료제공자 선택을 제한하는 또 한 가지 방법은 자발적 참여를 통한 것이다. 공급 부문에서 민간이 압도적이고 강제로 제도를 시행하기 어려우면 자발적 참여를 바탕으로 체계를 구성할 수밖에 없다. 대표적 사례가 프랑스로, 원하는 일차진료의와 원하는 환자가 계약을 맺고 의사와 환자에게 보상의 차이를 둔다. 당뇨병, 심한 고혈압 등 만성질환이 있는 등록 환자를 추적 관리하는 비용으로 환자 1인당 일정액을 별도로 보상받고, 중증 질환 환자는 이용자 부담을 면제받는다(이재호, 2007).

〈표 14-1〉 **미국 민간보험의 각 유형별 일차진료체계**

	HMO	POS	EPO	PPO
의뢰	일차진료의가 전문의에게 의뢰	일차진료의가 전문의에게 의뢰. 단, 추가 부담을 하고 원하는 전문의에게 진료 받을 수 있음	HMO와 대동소이	불필요
진료 조정	일차진료의(필수)	일차진료의	일차진료의	환자 본인
계약된 제공자 이외의 제공자 진료	불가능	추가 부담으로 원하는 제공자, 네트워크를 벗어난 진료 가능	불가능하지만, 의뢰 없이 전문의 진료가 가능하기도 함	추가 부담으로 원하는 외부 제공자에게 진료 가능

HMO: health maintenance organization
POS: point of service
EPO: exclusive provider organization
PPO: preferred provider organization

3) 효과

일차의료가 잘 작동하면 보건의료체계가 효과적으로 운영되고 지속성과 반응성(responsiveness)을 높일 수 있다(Saltman, Rico and Boerma, 2006). 여건과 환경에 따라 달라질 수 있지만, 비용과 질 측면에서 일차의료의 가치는 분명하다.

일차의료에서 비용이 덜 든다는 것은 널리 알려져 있다. 스타필드 등(Starfield, Shi and Macinko, 2005)은 여러 연구를 종합적으로 분석하고 일차의료를 강화하는 것이 전체 의료비 지출을 줄이는 효과가 있다고 결론지었다. 연구진은 일차의료가 예방 서비스에 더 적극적이고 입원율을 줄이는 것이 이유라고 해석했다. 비용 절감 효과는 국제비교 연구에서도 나타나는데, 일차진료의가 적은 나라일수록 의료비 지출이 더 크다.

일차의료는 불평등을 줄이는 데도 기여한다. 일차의료는 경제적·지리적 접근성이 유리하기 때문에 의료 이용의 지역적·사회경제적 형평성을 향상한다(Ferrer, Hambidge and Maly, 2005). 특히 취약계층에 대한 서비스를 강화하는 데

> **일차진료 의사에 대한 새로운 보상제도 도입: 프랑스의 주치의제도**
>
> 프랑스에서 주치의제도가 처음 시도된 것은 1998년이나, 초기에는 의사들이 반대해 크게 진전이 없었다. 2005년 의사협회와 정부 사이에 새로운 계약을 맺고 일종의 자발적 주치의제도인 '단골의사제도(preferred doctor scheme)'를 시행하면서 활성화되었다.
>
> 단골의사제도에서는 16세 이상의 환자에게 일차진료의를 선택해 단골의사로 계약할 것을 권장한다. 단골의사는 일차의료를 제공하고 필요하면 2차 서비스를 의뢰하는데, 의뢰를 거친 환자는 2차 단계에서 아무 제약 없이 전문의를 선택할 수 있다. 단골의사는 지속성과 조정을 위해 전자의무기록을 유지, 관리할 책임이 있지만, 다른 추가 업무 부담은 없다. 단골의사는 대부분 일반의이나 전문의도 참여할 수 있는데, 일부 수요(피임 상담, 안경 처방 등)는 부인과, 안과, 정신과, 신경과 등의 의사에게 의뢰 없이 진료를 받는다. 건강보험에 신고하는 것으로 단골의사를 바꿀 수 있다.
>
> 단골의사제도를 유지하기 위해 의사와 환자에게 인센티브를 제공하는데, 의사는, 당뇨, 심한 고혈압, HIV 등과 같은 중증 만성질환이 있는 환자를 등록하고 관리하면 1인당 매년 40유로의 비용을 받는다. 환자의 인센티브는 중증 만성질환자들에게 이용자 부담이 면제된다는 것이 핵심이다. 환자가 단골의사를 등록하지 않으면 이용자 일부 부담이 더 많고, 등록하고도 다른 의사를 이용할 때도 부담이 많아진다. 프랑스의 단골의사제도는 주로 환자의 인센티브에 영향을 미치는 구조다.
>
> 자료: 이재호(2007).

기여할 수 있다(Ferrer, 2007).

궁극적으로는 건강수준에도 좋은 영향을 미친다는 연구결과가 많다. 일차의료가 접근성 강화, 높은 질, 예방 강조, 건강문제에 대한 조기 개입, 불필요한 전문의 진료 억제 등의 특성을 보이기 때문이다(Starfield, Shi and Macinko, 2005).

4. 질병관리

서비스 제공과 이용을 체계적으로 조직화하지 않으면 효율성과 질을 보장하기 어렵다. 만성질환 환자를 중심으로 이런 문제를 해결하기 위해 주로 만성질환 환자를 대상으로 조정과 자가 관리에 초점을 둔 관리 방법이 개발되었는데, 이를 '질병관리(disease management)'라고 한다(Ahmed, 2016).7) 특히 1990년대 후반 이후 주로 미국의 의료시장(주로 관리의료)에서 비용 절감을 위해 개발해온 일종의 사례 관리(case management)를 질병관리라고 부르는 때가 많다(Hunter and Fairfield, 1997). 질병관리 전략은 미국적 배경을 가지고 있으나, 지속적이고 포괄적인 환자 관리, 특히 만성질환 관리의 요구가 커짐에 따라 많은 나라가 관심을 보이고 있다(Hunter, 2000).

'질병관리'라는 표현을 쓰지만, 이는 '질병을 관리한다'는 의미의 보통명사가 아니다. 잘 조직화하지 않은 건강보장체계의 특성에서 비롯된 포괄성, 지속성, 효율성, 질 등의 문제를 해결하려는 새로운 전략이라 해야 한다. 직접 이용자를 관리하지 않지만, 제공자와 이용자가 같이 참여해 의료 이용을 관리하는 접근법이라 할 수 있다.

1) 배경

통합적이고 지속적으로 환자를 관리해 효율성과 질을 높이는 것은 보건의료체계의 오랜 목표이자 가치였으나, 1990년대 이후 미국 민간보험을 중심으로 포괄적이고 잘 조정된(coordinated) 환자 관리에 큰 관심을 두게 되었다(Krumholz et al., 2006). 입원과 입원 기간이 민간보험 비용 지출의 핵심 요소가 되면서 이를 줄이는 것이 시장 경쟁력을 유지하는 데 큰 과제가 되었기 때문이다.

상황 변화에 크게 기여한 것은 인두제 진료보수 지불 방식이다. 미국 민간보험에서 인두제는 단계(일차진료, 전문의 진료 등), 장소(응급, 외래, 입원 등), 영역(예방, 치료, 재활) 등을 구분하지 않고 재정 지출 위험을 하나로 포괄한다. 보험자는 개별 서비스의 효율성이 아니라 환자 관리의 전체 효율성에 관심을 두

---

7) 질병관리는 사례 관리, 조정된 관리(coordinated care), 다부문 관리(multidisciplinary care), 통합 관리 등의 용어와 엄밀하게 구분하기 어렵다(Krumholz et al., 2006). 구분해야 한다는 의견도 있지만, 여기에서는 질병관리로 통일해서 쓴다.

고, 한 민간보험이 지불하는 서비스가 서로 연관되어 있으면 그 필요성이 더 커진다. 예를 들어 기관지 천식이 있는 환자는 외래, 입원, 응급실 이용 등 서로 구분되는 서비스를 이용하는데(제공자는 같을 수도 다를 수도 있다), 환자를 통합적으로 관리하면 비용과 결과에서 더 나은 결과를 얻을 수 있다. 한 영역(예: 외래)의 서비스가 제대로 이루어지지 않아 더 큰 비용을 유발하는 다른 의료서비스(예: 응급실 이용)로 넘어가면 민간보험으로서는 추가로 손해를 본다. 환자가 외래진료를 제대로 받아 불필요한 응급실 이용을 줄임으로써 가입자와 민간보험 모두 이익을 볼 수 있다는 것이 질병관리의 논리적 근거다.

제약회사들이 지역사회에서 포괄적인 투약 관리를 시작한 것도 질병관리 개념이 발전하는 데 큰 영향을 미쳤다(Krumholz et al., 2006). 약제비 비중이 커지고 장기간 약 복용이 늘어나면서 투약 관리의 중요성을 인식하게 된 것이다. 제약회사는 비용 삭감을 우려해 지역사회에서 비용효과적인 약제비 지출이 가능하다는 증거를 찾으려 했고, 투약 관리를 포함한 질병관리를 관리 방법의 하나로 제시했다(Bodenheimer, 2000).

2) 정의와 내용

질병관리에 대한 정의는 매우 다양하다. 질병관리는 "질병의 자연적 경과를 기초로 한 포괄적이고 통합적인 환자 관리와 진료보수 지불(a comprehensive, integrated approach to care and reimbursement based on a disease's natural course)"(Todd and Nash, 1997), 또는 미국질병관리협회(Disease Management Association of America)가 정의한 대로 "환자의 자가 관리가 중요한 상황에서 잘 조정된 중재와 의사소통을 하는 체계(a system of coordinated health care interventions and communications for populations with conditions in which patient self-care efforts are significant)"라 할 수 있다(Coleman, 2005). 만성질환의 예방과 관리, 지역사회, 구조화된 다분야 접근, 근거에 기초한 자가 관리 등을 강조하는 정의도 있다(Peytremann-Bridevaux and Burnand, 2009). 파편화되어 있고 많은 자원을 투입하는 전통적인 관리 모형에서 통합적인 관리로 전환한다는 공통 요소

를 제외하면 구체적인 정의는 매우 다양하다(Krumholz et al., 2006).

질병관리는 환자가 하나 또는 여러 가지 질병의 경과를 하나의 연속선에서 경험하는 것으로 보는 데서 출발한다(Hunter and Fairfield, 1997). 가입자를 제공자의 성격이나 구분에 따라 서비스별(예방, 외래, 입원, 응급, 재활 등)로 따로 관리하는 것이 아니라, 통합된 하나의 대상으로 관리하는 것이다. 집단적으로는 위험이 큰 대상을 미리 선별하고 비용효과성이 입증된 임상진료 지침 또는 자가관리(self management)와 같은 환자의 역량 강화 전략 등을 활용한다. 이때 제공자와 서비스의 구분을 넘어 전체 또는 여러 과정을 포괄적으로 관리하는 것이 핵심이다. 질병관리에서는 환자 중심성과 자가 관리를 강조하는데, 환자로서는 좀 더 인간적이고 효과적인 관리를 받는 방법이 될 수도 있다.

이런 접근법은 논리적으로는 비교적 단순하나, 현실에 효과적으로 적용하는 데에는 상당한 기반이 필요하다. 질병관리 체계는 다음과 같은 몇 가지 원칙을 강조한다(Ahmed, 2016; Cheah, 2001; Faxon et al., 2004).

첫째, 과학적이고 전문가들이 동의할 수 있는 지침에 근거한다. 이를 위해서는 질병의 경제적 측면을 계량화하고, 질병관리의 각 단계에서 어떤 제공자와 어떤 환경이 가장 적절한지 판단하는 지식을 축적해야 한다. 질병관리는 비용이든 의학적 측면이든 실제 효과가 있어야 유용한 수단이 될 수 있다. 환자의 결과에 영향을 미치는 요소는 매우 다양해서 효과적인 개입 방식을 찾는 데는 과학적 분석이 필요하다. 뇌졸중 환자에게 재활 서비스를 제공할 때, 병원에 입원한 상태에서 재활 치료를 받는 것과 방문 진료를 이용하는 것 중 어느 것이 비용 효과적인지 과학적 지식을 근거로 판단해야 한다.

둘째, 평가가 지속적이어야 하고 이를 위한 과학적 평가 도구가 있어야 한다. 평가는 지속적인 질 향상과 새로운 근거를 축적하기 위한 필수적인 과정이다.

셋째, 새로운 서비스 제공체계가 필요하다. 통합적 관리를 하려면 당연히 개별 서비스를 연결하는 새로운 제공체계가 갖춰져야 한다. 새로운 서비스가 필요할 수도 있고, 서로 다른 제공자 사이에서 새로운 연계 방식이 요구될 수도 있다. 여러 전문가로 이루어진 팀이 서비스 제공의 주체가 되는 것이 중요하다.

질병관리의 방법은 간단한 환자 교육부터 전화 면담이나 방문을 통한 적극적 개입까지 다양하다. 현재는 질병이나 치료에 대한 정보를 제공하는 것이 주된 방식인데, 복합적 건강문제가 있는 고위험(high risk), 고비용(high cost) 환자들이 주요 대상이다. 이들은 상태의 악화, 재발, 합병증 등으로 병원을 자주 방문하며, 대체로 자가 관리가 까다롭고 전문가의 도움이 필요한 환자들이다. 질병관리는 말기 신장질환, 울혈성 심부전, 관상동맥질환, 만성폐쇄성폐질환, 당뇨병 등 환자 자신이 적극적으로 참여하고 관리해야 하는 질환들을 대상으로 한다.

3) 효과

질병관리의 장기 효과에 대해서는 연구결과가 많지 않아 결론을 내릴 정도에 이르지 못한다. 긍정적인 결과로는 질 향상에 일부 효과가 나타났고 관리와 질병관리의 과정에도 개선 효과가 있다는 연구가 있다(Geyman, 2007; Mattke, Seid and Ma, 2007). 관상동맥질환, 심부전, 당뇨병, 천식 등에서 질이 향상되었다는 보고가 있으며(Fireman, Bartlett and Selby, 2004), 메디케이드의 일차의료에서도 질이 크게 향상되었다(Phillips Jr et al., 2014). 부정적 결과도 있는데, 무작위 임상시험 방식으로 간호사 상담 모델의 질병관리 프로그램을 분석한 대규모 연구에서는 삶의 질 향상이 미미했다(McCall and Cromwell, 2011).

의료 이용과 비용 측면에서도 낙관적 평가와 비관적 평가가 엇갈린다. 일부 연구결과에 따르면 심부전 환자의 입원과 비용 지출이 줄었고 일차진료에서 입원과 응급실 이용, 비용이 감소했다(McAlister et al., 2001; Phillips Jr et al., 2014). 의료 이용에 별 변화가 없고 초기 이후에는 비용 절감 효과는 의심스럽다는 지적도 있다(Bodenheimer, 2000; McCall and Cromwell, 2011).

질병관리 과정에서 '원하지 않은' 결과가 나타날 수 있다는 점도 유념해야 한다(Bodenheimer, 2000). 비용 절감 정도를 성패의 척도로 삼으면 환자에 대한 반응성이 떨어지고 대상자를 선택하는 등 부작용이 나타난다. 질병관리 대상이 아닌 환자에서는 오히려 보건의료 서비스의 질이 낮아질 가능성이 있고, 제공체계를 잘 조직하지 않으면 전체적인 포괄성과 지속성이 떨어질 수 있다.

참고문헌

도모노 노리오(友野典男). 2007. 『행동경제학』. 서울: 지형.

이재호. 2007. 「프랑스 보건의료개혁과 선호의사제도」. ≪가정의학회지≫, 제28권 제5호, 329~338쪽.

임승지·김승희·최은희. 2015. 『본인부담상한제 제도개선 영향분석 및 정책방안 연구』. 원주: 국민건강보험공단 건강보험정책연구원.

Abel-Smith, Brian and Pankaj Rawl. 1992. "Can the poor afford 'free' health services? A case study of Tanzania." *Health Policy and Planning*, Vol. 7, No. 4, pp. 329~341.

Ahmed, Osman I. 2016. "Disease management, case management, care management, and care coordination." *Professional Case Management*, Vol. 21, No. 3, pp. 137~146.

Andersen, Ronald M. 1995. "Revisiting the Behavioral Model and Access to Medical Care: Does it Matter?" *Journal of Health and Social Behavior*, Vol. 36, No. 1, pp. 1~10.

Andersen, Ronald and John F. Newman. 1973. "Societal and Individual Determinants of Medical Care Utilization in the United States." *The Milbank Memorial Fund Quarterly*, Vol. 51, No. 1, pp. 95~124.

Andrews, Michelle. 2014. "HMO, PPO, EPO: how's a consumer to know what health plan is best?" *Kaiser Health News*, August 19, 2014.

Bodenheimer, Thomas. 2000. "Disease management in the American market." *British Medical Journal*, Vol. 320, No. 7234, pp. 563~566.

Breyer, Friedrich, Martin Heineck and Normann Lorenz. 2003. "Determinants of health care utilization by German sickness fund members — with application to risk adjustment." *Health Economics*, Vol. 12, No. 5, pp. 367~376.

Cheah, Jason. 2001. "Chronic disease management: a Singapore perspective." *British Medical Journal*, Vol. 323, No. 7319, pp. 990~993.

Coleman, John. 2005. "Case management imbedded into disease management: The formula for effective disease management in HMOs and IDSs." *The Case Manager*, Vol. 16, No. 6, pp. 40~42.

Consultative Council on Medical and Allied Services. 1920. *Interim report on the future provision of medical and allied services*. London: His Majesty's Stationery Office.

Donabedian, Avedis. 1976. *Benefits in Medical Care Programs*. Cambridge: Harvard University Press.

Economou, Athina, Agelike Nikolaou and Ioannis Theodossiou. 2008. "Socioeconomic status and health — care utilization: a study of the effects of low income, unemployment and hours of work on the demand for health care in the European Union." *Health Services and Management Research*, Vol. 21, No. 1, pp. 40~59.

Eaddy, Michael T. et al. 2012. "How patient cost-sharing trends affect adherence and outcomes." *Pharmacy and Therapeutics*, Vol. 37, No. 1, pp. 45~55.

Faxon, David P. et al. 2004. "Improving quality of care through disease management: principles and recommendations from the American Heart Association's Expert Panel on Disease Management." *Circulation*, Vol. 109, No. 21, pp. 2651~2654.

Feldstein, Martin S. 1971. "A new approach to national health insurance." *Public Interest*, No. 23, pp. 93~105.

Ferrer, Robert L. 2007. "Pursuing equity: contact with primary care and specialist clinicians by demographics, insurance, and health status." *Annals of Family Medicine*, Vol. 5, No. 6, pp. 492~502.

Ferrer, Robert L., Simon J. Hambidge and Rose C. Maly. 2005. "The essential role of generalists in health care systems." *Annals of Internal Medicine*, Vol. 142, No. 8, pp. 691~699.

Fireman, Bruce, Joan Bartlett and Joe Selby. 2004. "Can Disease Management Reduce Health Care Costs By Improving Quality?" *Health Affairs*, Vol. 23, No. 6, pp. 63~75.

Geyman, John P. 2007. "Disease Management: Panacea, Another False Hope, or Something in Between?" *Annals of Family Medicine*, Vol. 5, No. 3, pp. 257~260.

Goddard, Maria and Peter Smith. 2001. "Equity of access to health care services: Theory and evidence from the UK." *Social Science & Medicine*, Vol. 53, No. 9, pp. 1149~1162.

Green, Larry A. et al. 2001. "The Ecology of Medical Care Revisited." *New England Journal of Medicine*, Vol. 344, No. 26, pp. 2021~2025.

Gruber, Jonathan et al. 2016. "The impact of increased cost-sharing on utilization of low value services: evidence from the state of Oregon." National Bureau of Economic Research, Working Paper No. 22875.

Hossein, Zare and Anderson Gerard. 2013. "Trends in cost sharing among selected high income countries — 2000-2010." *Health Policy*, Vol. 112, No. 1-2, pp. 35~44.

Houghton Mifflin Company. 2000. *The American Heritage Dictionary of the English Language*. Boston: Houghton Mifflin Company.

Hunter, David J. 2000. "Disease management: has it a future?" *British Medical Journal*, Vol. 320, No. 7234, p. 530.

Hunter, David J. and Gillian Fairfield. 1997. "Managed care: Disease management." *British Medical Journal*, Vol. 315, pp. 50~53.

Jemiai, Nadia, Sarah Thomson and Elias Mossialos. 2004. "An overview of cost sharing for health services in the European Union." *Euro Observer*, Vol. 6, No. 3, pp. 1~4.

Krumholz, Harlan M. et al. 2006. "A Taxonomy for Disease Management: A Scientific Statement From the American Heart Association Disease Management Taxonomy Writing Group. " *Circulation*, Vol. 114, No. 13, pp. 1432~1445.

Levesque, Jean-Frederic, Mark F. Harris and Grant Russell. 2013. "Patient-centred access to health care: conceptualising access at the interface of health systems and populations." *International Journal for Equity in Health*, Vol. 12, No. 1. https://doi.org/10.1186/1475-9276-12-18.

Lostao, Lourdes et al. 2007. "Patient cost sharing and physician visits by socioeconomic position: findings in three Western European countries." *Journal of Epidemiology and Community Health*, Vol. 61, No. 5, pp. 416~420.

Mann Bikaramjit S. et al. 2014. "Association between drug insurance cost sharing strategies and outcomes in patients with chronic diseases: a systematic review." *PLoS ONE* 9(3): e89168. https://doi.org/10.1371/journal.pone.0089168

Manning, Willard G. and M. Susan Marquis. 1996. "Health insurance: the tradeoff between risk pooling and moral hazard." *Journal of Health Economics*, Vol. 15, pp. 609~639.

Marquis, M. Susan. 1984. *Cost-sharing and the patient's choice of provider*. Santa Monica: RAND.

McAlister, Finlay A. et al. 2001. "A systematic review of randomized trials of disease management programs in heart failure." *The American Journal of Medicine*, Vol. 110, No. 5, pp. 378~384.

McCall, Nancy and Jerry Cromwell. 2011. "Results of the Medicare Health Support Disease-Management Pilot Program." *New England Journal of Medicine*, Vol. 365, No. 18, pp. 1704~1712

McGuire, Thomas G. 2000. "Physician agency." in J. Anthony Culyer and P. Joseph Newhouse(eds.). *Handbook of Health Economics*. Amsterdam: Elsevier.

Newhouse, Joseph P. and Insurance Experiment Group. 1993. *Free for All?: Lessons from the Rand Health Insurance Experiment*. Cambridge: Harvard University Press.

Oliver, Adam and Elias Mossialos. 2004. "Equity of access to health care: outlining the foundations for action." *Journal of Epidemiology and Community Health*, Vol. 58, No. 8, pp. 655~658.

Pauly, Mark V. 1968. "The Economics of Moral Hazard: Comment." *The American Economic Review*, Vol. 58, No. 3, pp. 531~537.

Pauly, Mark V. et al. 1992. *Paying Physicians: Options for Controlling Cost, Volume, and Intensity of Services*. Ann Arbor: Health Administration Press.

Peytremann-Bridevaux, Isabelle and Bernard Burnand. 2009. "Disease management: a proposal for a new definition." *International Journal of Integrated Care*, Vol. 9, e16.

Phillips, Kathryn A. et al. 1998. "Understanding the context of healthcare utilization: assessing environmental and provider- related variables in the behavioral model of utilization." *Health Services Research*, Vol. 33, No. 3 Pt 1, pp. 571~596.

Phillips Jr, Robert L. et al. 2014. "Cost, Utilization, and Quality of Care: An Evaluation of Illinois' Medicaid Primary Care Case Management Program." *Annals of Family Medicine*, Vol. 12, No. 5, pp. 408~417.

Ruger, Jennifer P. 2007. "The moral foundations of health insurance." *Quarterly Journal of Medicine*, Vol. 100, No. 1, pp. 53~57.

Rupp, Richard V. 2001. *Rupp's insurance & risk management glossary*. Chatsworth: NILS Publishing Company.

Saltman, Richard B., Ana Rico and Wienke G. W. Boerma. 2006. *Primary Care in the Driver's Seat?* Maidenhead: Open University Press.

Schor, Edward L. et al. 2011. *Ensuring Equity*. New York: Commonwealth Fund.

Sepehri, Ardeshir and Robert Chernomas. 2001. "Are user charges efficiency-and equity-enhancing? A critical review of economic literature with particular reference to experience from developing countries." *Journal of International Development*, Vol. 13, No. 2, pp. 183~209.

Starfield, Barbara. 1992. *Primary Care: Concept, Evaluation, and Policy*. New York: Oxford University Press.

Starfield, Barbara, Leiyu Shi and James Macinko. 2005. "Contribution of Primary Care to Health Systems and Health." *The Milbank Quarterly*, Vol. 83, pp. 457~502.

Todd, Warren E. and David B. Nash. 1997. *Disease Management: A Systems Approach to Improving Patient Outcomes*. Chicago: American Hospital Publishing, Inc.

Yoder, Richard A. 1989. "Are people willing and able to pay for health services?" *Social Science & Medicine*, Vol. 29, No. 1, pp. 35~42.

Zweifel, Peter and Friedrich Breyer. 1997. *Health Economics*. New York: Oxford University Press.

제5부

건강보장의 관리

| 제15장 |

건강보장체계의 거버넌스

1980~1990년대 이후 세계적으로 건강보장체계의 틀과 운영 환경은 많은 변화를 겪었다. 어느 나라 할 것 없이 건강보장의 재정이 위기를 경험하고 이에 대응하기 위해 체제 변화나 개혁을 시도했다.

변화와 개혁을 시도한 것은 건강보장체계 또는 이를 둘러싼 정책 결정 환경이 크게 달라졌기 때문이다. 많은 건강보장체계에 시장 요소가 도입되고 강화되면서 시장과 기업이 건강보장체계 운영의 중요한 파트너로 등장했다. 운영은 물론 정책 결정에도 민간 부문은 무시할 수 없는 참여자가 되었다. 1970년대 이후 많은 나라에서 정부 운영의 주류 원리가 된 신관리주의(new managerialism) 또는 신공공관리론은 시장의 역할을 강조하는 대표적 원리이자 경향이다. 시민사회와 소비자가 성장하고 힘을 키운 것도 새로운 정책 환경이라 부를 수 있다. 과거 소비자주의가 말하던 소비자 주권을 넘어 근본적 차원에서 민주적 참여를 요구하는 경향이 나타났고, 이는 건강보장체계 관리에도 큰 영향을 미쳤다. 이런 맥락에서 건강보장체계의 거시적 관리와 운영 방식을 거버넌스(governance) 개념으로 파악하는 것이 유용하다.

거버넌스 개념은 학문 분야에 따라 다양한 내포와 외연을 가진다. 행정학 분야에서는 새로운 국가 통치행위와 방식을 가리키는 국정 관리를, 정치학에서는 다원적 주체들 간의 협력적 통치 방식을, 그리고 사회학에서는 국가나 시장과 구별되는 사회의 자연스러운 조정 양식 또는 자기조직적 네트워크를 뜻한다(김석준 외, 2000: 41). 세계은행의 거버넌스 정의는 좀 더 실용적인데, "권력의 특성을 결정하고 권력의 특성에 의해 결정되는 공식·비공식 규칙의 틀 안에서 국가와 비국가 행위자가 상호작용을 통해 정책을 설계하고 실행하는 과정"이라 정의한다(World Bank, 2017: 3).

이 글은 거버넌스 개념을 설명하는 것이 아니므로 자세한 내용을 논의하는 것은 피한다. 다만, 논의의 편의를 위해 거버넌스를 잠정적으로 "시장, 시민사회, 소비자 등이 새로운 참여자로 등장한 공공관리 방식"으로 정의한다. 이렇게 이해하면 거버넌스는 건강보장의 핵심 요소일 뿐 아니라 관련된 모든 활동을 가능하게 하는 기반이라 할 수 있다. 전통적 관리나 행정 개념도 포함할 수 있지만, 이 장에서는 거시적 차원의 관리에 한정한다.

1. 건강보장 관리의 거버넌스

전통적으로 건강보장체계를 관리하는 것은 공공 부문의 책임이었으나, 최근 몇 가지 요인이 함께 작용해 기존 틀이 바뀌는 경향을 보인다. 신관리주의나 신공공관리론과 같은 행정 패러다임의 변화, 시민사회의 성장, 시장의 강화 등이 이런 요인에 해당한다.

1) 정부와 사회보험 보험자

공적 건강보장에서 공공 부문에 속하는 관리 주체는 크게 정부와 사회보험 보험자로 나눌 수 있다. 이는 주로 재원 조달 방식에 따른 것으로, 조세 방식에서는 정부가 관리 주체가 되고 사회보험 방식에서는 정부와 독립적으로 보험자가 관리 책임을 지는 사례가 많다. 사회보험 방식에서도 정부가 전혀 책임에서 면제되는 것은 아니어서 정부와 보험자의 상호관계와 역할 분담이 중요하게 논의할 거리다. 중앙집중형 관리체계와 분권형 관리체계도 중요한 주제로, 조세 방식이나 사회보험 방식에서 모두 중앙집중과 분권의 문제가 있을 수 있다. 정부가 관리하는 조세 방식에서는 중앙집중과 분권의 문제가 중앙정부와 지방정부의 관계를 그대로 반영한다.

조세 방식에서 정부가 건강보장을 관리하는 방식은 두 가지로 나눌 수 있는데, 건강보장을 담당하는 조직을 보건의료 담당 부처의 한 부문으로 두는 형태와 독립 조직으로 운영하는 형태가 그것이다. 건강보장의 비중이 얼마나 큰지에 따라 다르지만, 대체로 독립된 조직을 두는 나라가 많다. 독립 조직은 업무수행, 인사, 예산 등에서 더 큰 자율성을 가지고 책임이 명확하다는 장점이 있다. 조직 규모가 작으면 다른 부처와의 관계에서 발언권이 줄거나 충분한 지원을 받지 못하는 단점이 나타난다.

사회보험에서 보험자는 정부기구에 준하는 공공조직이거나 정부의 감독을 받는 민간조직이다. 네덜란드나 독일처럼 민간보험을 이용해서 사회보험을 운영하는 형태를 제외하면, 민간조직이라 하더라도 대부분 비영리조직으로서 공공성을 가지고 있다. 보험자와 정부의 관계는 일반적인 감독 수준의 관계에서 사실상 정부기구와 비슷한 지위까지 다양하다.

어떤 방식을 택하더라도 (전체 정부에 대한) 건강보장 관리자의 정치적 독립성은 논란거리다. 건강보장의 정치적 비중과 중요성이 큰 국가에서는 관리자가 독립성을 갖는 것이 꼭 유리하다는 법이 없으나, 보건과 건강보장이 정치적으로 우선순위가 낮은 국가에서는 독립 조직이 더 나을 수도 있다. 독립 조직은 예산을 분리, 집행해 건강보장에 대한 가입자의 지지를 끌어낼 수 있고, 정치적 결정보다는 보건의료나 건강보장의 목표에 충실할 수 있는 것이 장점이다. 관료체계가 아닌 독자적인 조직과 관리 방식을 비교적 쉽게 채택할 수 있는 것도 장점이다(Normand and Weber, 1994: 93). 독립성이 강하지만 정치적 역량이 미흡하면, 정치적·사회적 권력관계가 개입하는 의사결정에서는 힘을 발휘하기 어렵다.

2) 신공공관리론과 건강보장 관리

1970년대 이후 정부의 기능과 시장의 역할을 둘러싸고 신공공관리론(new public management)이 등장했다. 이는 공공 분야에 민간 부문과 기업의 경영 논리와 관리 기법을 도입해 비효율을 없애고 서비스를 개선하려는 이론이자 원리, 이념이었다. 전통적인 공공 부문의 운영 방식이 실패했다는 것을 전제로, 민간 부문에 적용되는 관리시스템과 기법을 도입함으로써 공공 부문의 생산성과 효율성, 성과를 올릴 수 있다는 것이다. 신공공관리론의 구체적인 전략에는 정부 기구와 인력 감축, 성과 관리를 통한 책임성, 가치 창출을 중심으로 하는 효율성 추구, 민영화와 규제 완화 등을 포함한다.

　신공공관리론은 건강보장의 관리에도 영향을 미쳤다. 민간 부문의 관리 기법을 공공기관의 내부 관리에 적용하는 것은 물론, 거버넌스에도 적지 않은 변화를 불러왔다. 거버넌스 구조에 '시장적' 요소를 적극적으로 도입한 것이 가장 두드러진 변화다. 내부 시장(internal market)을 도입한 영국의 NHS, 아예 민간보험자들이 서로 경쟁하는 체계로 사회보험을 운영하는 네덜란드 등을 대표적 사례로 꼽을 수 있다. 의사결정의 분산과 분권화, 공공 부문 역할의 축소 또한 신공공관리론이 강조하는 것이다. 중앙 집권적인 의사결정과 책임을 분권화하고, 공공 부문의 기능 중 민간이 진입할 수 있는 영역에 대해서는 민영화하거나 공공-민간 경쟁을 도입한다. 중앙집권적 체계를 지방과 지역이 책임을 공유하는 분권적 체계로 개혁한 이탈리아 국가공영의료체계가 전자의 예라면, 공영 보험과 민간보험의 이중체계를 구축한 칠레 건강보험이 후자의 대표적인 예이다. 신공공관리론이 명확하게 측정할 수 있는 성과와 정책 고객에 대한 책임성을 강조하는 점도 주목해야 한다. 이런 시도 때문에 건강보장 가입자와 관리자의 관계가 크게 변화했는데, 영국 NHS에서 시행하는 시민헌장제도가 좋은 예이다. 정책과 집행기관을 분리하는 전략도 성과와 정책 소비자를 강조하는 경향과 무관하지 않다. 건강보장에서는 영국, 스웨덴, 뉴질랜드 등이 시도한 구매자-제공자 분리가 이러한 영역에 속한다.

　신공공관리론은 1970년대 이후 세계 여러 나라에서 공공 부문 개혁을 이끄는 핵심 원리로 활용되었으나, 여러 한계와 문제점도 함께 나타났다. 가장 중요한 목표인 행정 '개혁'의 효과가 의심스럽다. 적용 범위나 의사결정 방식, 관리 기법 등에서 문제가 있기 때문인데, 근본적으로는 시장과 공공관리를 혼동하고 현실을 시장 원리와 효율성이라는 하나의 잣대로 재단한다고 비판받는다(임도빈,

2010). 공공관리의 특성을 무시하고 민간 경영 기법을 과도하게 적용하거나, 시장이 형성되기 어려운 조건에서 시장 기전을 무리하게 적용했다. 신공공관리론은 경제적 효율성을 금과옥조로 삼고 있지만, 공공조직과 관리의 근본적 특성인 공익성, 형평성, 윤리 등의 가치는 약화될 수밖에 없다. 효율성을 중심으로 단기 성과를 이룰 수 있다 하더라도, 장기적으로는 공공 부문이 성취해야 할 목표나 성과와 갈등을 일으킬 가능성이 크다.

2. 중앙집중형과 분권형 구조

20세기 후반 이후 보건의료 정책과 건강보장체계의 분권화(decentralization)는 세계적인 추세다. 분권화의 개념은 분류에 따라 편차가 크지만, 가장 큰 범위로 묶으면 위임(delegation)과 지방분산(de-centralization)으로 나눌 수 있다(Saltman, Bankauskaite and Vrangbaek, 2007). 위임은 책임을 낮은 조직 수준으로 이전하는 것, 지방분산은 낮은 행정 단계로 이전하는 것을 가리킨다. 위임이 없는 지방분산은 실제 결정권을 옮기는 것이 아니어서 분권화로 볼 수 없다는 주장도 있다.

1) 분권화의 정치적 의미

분권화는 정치적 의미와 재정적 의미를 함께 포함한다. 정치적으로는 조직 구조, 사회문화적 가치체계, 규제와 감독 등의 거버넌스 기전 등이 분권화와 밀접한 관계를 맺는다. 조직 구조는 분권화의 단계와 방식을 반영하는 것으로, 예를 들어 두 단계 구조와 세 단계 구조의 의미는 다르다. 조직 구조는 각 제도의 맥락 속에서 정해지지만, 구조가 만들어진 이후에는 참여자의 행동에 영향을 미치고 의사결정을 제약한다. 이 점에서 특히 대중 참여(public participation)가 분권화와 밀접한데, 옹호론자들은 분권화를 통해 소규모 집단과 지역에 대한 반응성이 증가하고 배분적 효율성(allocative efficiency)이 증가한다고 주장한다. 이에 대해 분권화가 진전되면 작은 집단이나 지역을 '대표'하기 어렵다는 회의적인 시각도 존재한다.

분권화는 거버넌스에 대해서도 많은 과제를 제기한다. 분권화가 어느 정도나 진행될 수 있는가는 어느 수준의 조직이 어떤 유인 동기에 반응하는가에 따라 결정된다. 서로 다른 수준의 조직(예: 광역 지자체 정부와 기초 지자체 정부)과 같은 수준의 조직(예: 지자체 정부와 중앙정부의 지방 사무소, 도청 - 도교육청 - 지방국세청) 사이에 나타나는 상호작용은 이런 유인 동기를 반영한다. 서로 다른 조직 사이에서는 분산된 의사결정을 조정하고 통합하는 기능을 어떻게 할 것인지가 과제이고, 문제 해결을 위해 주로 규제와 협상을 활용한다. 이 과정에서 갈등이 생기기 쉬운데, 건강보장에서 볼 수 있는 대표적 갈등은 재정 격차를 조정하는 과정에서 나타나는 것이다. 분권화된 건강보장체계에서는 경제적으로 여유가 있는 조직(지방정부 또는 질병기금, 보험자 등)이 그렇지 못한 조직으로 재정을 지원하는 문제가 있는데, 크기와 방법을 둘러싸고 지방 조직 사이 또는 중앙 조직과 지방 조직 사이에 갈등이 나타나기 쉽다.

2) 분권화와 재정

지방정부 또는 지방조직에 조세나 보험료를 독자적으로 결정할 권리를 부여할지 논란이 될 수 있다. 보험료 방식에서는 이런 문제가 덜한 편이고, 특히 지역별로 따로 보험자가 있으면 문제가 되지 않는다. 조세에서는 사정이 달라서 지방정부의 과세권을 둘러싼 논란이 크다. 중앙과 지방정부의 조세권은 대부분 영역에서 명확한 기준을 적용하기 어렵다.

분권화된 조직들의 재정 능력을 보완하는 데는 중앙정부의 역할이 중요하다. 재정을 분권화하면 반드시 지역별 불평등이 나타나는데, 많은 나라에서 중앙 조직(정부)이 분권화된 조직(정부)을 재정적으로 지원해 불평등을 줄이려 한다. 중앙정부가 국세 수입의 일부를 지방정부에 지원(교부)하는 것이 대표적 방법이다. 불평등을 줄이는 중앙의 개입은 상당 부분 불가피하지만, 자율과 자기 책임이라는 분권화의 취지는 훼손될 수밖에 없다. 중앙 재원에 대한 의존도가 지나치면 분권화가 형식에 그칠 수도 있다.

재정과 서비스 공급의 관계도 중요한 문제다. 지방 조직이 재정 책임은 약한 상태에서 서비스 공급에 영향을 미치면, 지역 주민의 요구에 따라 서비스가 확대되는 경향을 보인다. 지방 조직은 전체적인 비용 지출을 고려하지 않고 병원이나 장비 등 시설에 지나치게 많은 투자를 할 수 있다. 이와 반대로 지방 조직이 재정을 책임지면서 서비스 공급에는 개입하지 못하면, 지방은 재정을 통제할 수 없고 그 결과 재정 책임을 피하려는 동기가 생긴다. 중앙정부가 지역보건사업의 종류와 방법을 정하고 지방정부가 재정을 책임지면 이런 현상이 나타날 수 있는데, 일부에서는 이를 '재원 없는 권한 위임(unfunded mandate)'이라고 부른다.

3) 현황

분권화는 최근 수십 년간 많은 국가의 보건의료와 건강보장에서 중요한 정책 목표였으나, 적어도 유럽 국가들에서는 21세기에 들어 분권화가 퇴조하고 여러 영역 중 일상적인 관리에서만 작동한다(Saltman, 2008). 예를 들어 독일은 2009년부터 연방정부가 모든 질병기금(sickness fund)의 보험료를 모아 하나의 '건강기금(Gesundheitsfonds)'을 만들고 가입자의 위험을 보정한 이후 각 금고(보험회사)에 배분한다.

분권형 관리가 후퇴하는 이유는 인구 고령화, 새로운 의학 기술 도입, 건강보장 재정의 한계 등 여러 가지이다. 분권형 체계에서는 각 지역이나 조직이 재정 조달의 일차 책임을 지는데, 지역별로 능력이 다르면 적절하게 재원을 마련하기 어렵다. 지역별 재정 불균형이 나타나고 그 정도가 심할수록 분권화는 제대로 작동하지 않는다. 재원 조달, 서비스 제공과 이용 등에서 나타나는 관리 중복과 비효율 문제도 무시할 수 없다. 예를 들어 개인이 거주지를 이전하면 분권형 구조에서 비용이 더 많이 발생한다. 분권에 따른 영역 간 불평등 문제도 중요한데, 지역별로 영역별 우선순위가 다르고 투입할 수 있는 자원에도 차이가 나기 때문이다. 어떤 지역은 예방 서비스에 많은 투자를 하고 다른 지역은 장기요양에 우선순위를 두면 당연히 불균형이 생긴다. 불평등과 불균형을 줄이는 데는 중앙정부가 해야 할 역할이 크다.

정치적으로도 분권형 관리가 꼭 유리하다고 할 수 없다. 북유럽 나라들에서 분권화가 축소된 데에는 정치적 압력이 크게 작용했다. 건강보장체계의 실패는 주로 중앙정부가 책임을 지는 것으로 되어 있는데, 분권화된 체계로는 중앙정부의 책임성을 묻고 반응하기 어렵다(Saltman, 2008). 중앙정부는 정치적 책임에 부응하고 효과적인 정책 수행을 위해 분권화 축소를 요구했다.

분권화의 필요가 줄어드는 또 다른 이유는 기술 발전이다. 특히 정보기술의 획기적인 발전은 행정관리와 거버넌스 과정에서 일어나는 여러 거래 비용을 크게 줄였다. 과거에는 직접 방문해 제공하던 서비스를 정보기술로 대신하는 것이 대표적 예다. 방문 서비스는 물리적으로 분산되어 있고 그만큼 분권화의 필요성이 크지만, 정보기술이 방문을 대신할 수 있으면 분산 관리와 분권화의 필요성은 그만큼 감소한다. 지역의 특수성을 반영할 수 있는 조건도 개선되었다.

4) 분권화의 쟁점

분권화에 대한 논점은 각 제도의 맥락에 따라 다른 양상으로 나타나고 일관된 결론을 내리기 어렵다. 솔트먼 등(Saltman, Bankauskaite and Vrangbaek, 2007: 16)은 보건의료에서 나타나는 분권화의 논점을 〈표 15-1〉과 같이 정리했다.

〈표 15-1〉의 내용 중 지방정부 강화와 책임성 증가는 논쟁적인데, 특히 각 나라의 경험과 환경에 따라 달라질 수 있기 때문이다. 참여와 책임성 강화는 분권화의 본질에 대한 것으로, 분권화된 조직의 민주주의적 역량이 충분하지 않으면 지방정부 강화는 형식에 그치고 책임성도 커지기 어렵다.

3. 복수의 관리 주체와 경쟁

건강보장에서 관리 주체가 복수라는 것은 주로 보험 방식에서 보험자가 둘 이상인 것을 의미한다. 경쟁을 촉진하기 위해 복수의 관리자를 둘 때는 조세 방식의 건강보장체계도 적용할 수 있다. '복수'가 구체적으로 무엇을 의미하는지는 상황에 따라 다르다.

〈표 15-1〉 **분권화의 목적, 근거, 논점**

목적	근거	논점과 과제
기술적 효율성 향상	· 관료적 단계 축소, 비용 의식 증가 · 구매와 서비스 공급 분리(시장 유형)	· 나라에 따라 조건이 다름 · 관리자에 대한 유인 동기 필요 · 시장 유형인 경우 부작용의 가능성
분배적 효율성 향상	· 지역의 기호에 맞춘 서비스 가능 · 환자에 대한 반응성 증가	· 행정 단위 간 불균형 증가 · 각급 정부 간의 갈등
지방정부 강화	· 지방의 적극적 참여 가능 · 지방 행정 능력 향상	· 참여의 개념 불확실 · 지방정부의 필요가 곧 지방의 필요로 인식될 가능성
서비스 공급 혁신	· 지역 상황에 맞춘 서비스 개발 · 지방정부의 자율성 증가	· 불평등 증가
책임성 증가	· 참여 증가 · 중앙 조직의 역할 변화	· 참여의 개념 불확실 · 책임성이 명확하게 정의되어야 함
서비스 질 향상	· 통합적 정보체계 가능 · 취약계층의 접근성 향상	
형평성 개선	· 지역 필요에 맞추어 자원 배분 · 지방 조직의 역량 강화 · 취약 지역/계층에 대한 자원 배분	· 지방의 자율성 감소

1) 정의와 개념

건강보장체계에서 지불 기능이 없는 관리는 단순한 행정관리를 벗어날 수 없으므로, 지불자라고 하면 관리자 역할을 포함하는 것이 일반적이다. 건강보장체계는 지불자 수를 기준으로 단일 지불자(single payer)와 다수(복수) 지불자(multiple payer) 체계로 나눌 수 있다. 단일 지불자 체계는 다시 중앙집중과 분권, 제공자의 공공과 민간 구분이라는 기준에 따라 분권/민간(예: 캐나다), 분권/공공(예: 스웨덴), 중앙/민간(예: 한국, 타이완), 중앙/공공(예: 영국) 등의 유형으로 나뉜다(Anderson and Hussey, 2004). 분권이란 지역별, 특히 행정 구분에 따라 단일 지불자가 있는 형태로, 앞서 분권화에서 설명한 것과 같다. 제공자가 공공인가 또는 민간인가에 따라 서비스 구매가 달라지고, 단일 지불자와 복수 지불자의 성과가 영향을 받을 수 있다.

다수 지불자 방식은 건강보험 체계에서만 존재하고, 주로 '다보험자' 체계를 뜻한다. 다보험자 방식은 크게 두 가지로 나눈다. 하나는 어떤 기준(지역, 직종, 직장 등)에 따라 보험자를 여럿으로 나누어 대상 가입자가 서로 겹치지 않게 하는 방식이고(2000년 이전의 한국, 현재의 일본 등), 다른 하나는 여러 보험자가 있고 가입자가 그중 하나를 선택할 수 있는 방식이다(독일, 네덜란드 등). 2000년 이전의 한국이나 현재의 일본이 해당하는 다보험자 방식에서는 제한적 경쟁만 가능하다. 가입자에게 보험자를 선택할 자유가 없어 보험료 수준에 경쟁이 성립할 수 없고, 급여수준과 관리의 효율성에서는 부분적이고 간접적인 경쟁만 존재한다. 2000년 이전 한국의 의료보험에서는 현금급여인 장제비와 이용자 부담에 대한 보상금을 여러 보험자(보험조합)의 재정 형편에 따라 달리 지급했다. 선택할 자유가 없는 여러 보험자 사이에서 급여와 관리의 차이가 경쟁을 유발하는지는 이론적·경험적으로 명확하지 않다. 여러 지표로 각 보험자를 비교하고 이를 통해 보험자 사이의 경쟁의식을 조장하는 것은 가능하나, 실질적인 경쟁으로 이어질 메커니즘은 존재하지 않는다. 이에 비해 독일과 네덜란드는 가입자가 다수의 보험자 중 하나를 선택하는 다보험자 체계를 운영한다. 가입자가 보험료 수준과 급여를 비롯한 보험자(보험조합)의 성과를 평가하고 여러 보험자 중 하나를 선택할 수 있다.

2) 평가: 장점과 단점

단일 지불자 방식이 갖는 장점은 명확하다(Anderson and Hussey, 2004). 재원 조달이 효율적이고 비용 통제가 쉬우며 저소득층 지원도 간편하다. 위험분산에 많은 규제가 필요하지 않고, 자원을 재분배할 필요가 없으며, 강력한 구매력을 행사할 수 있다. 형평성을 높여 정부에 대한 신뢰와 사회연대를 높일 수 있고, 예방과 공중보건 서비스에 투자하기도 쉽다. 관리운영비가 적게 드는 것도 중요한 장점이다.

다보험자 방식도 장점이 있는데, 각 보험자가 비교적 소규모 집단에 책임을 지는 데서 발생하는 것들이다. 재원 조달의 토대와 무관하게 쉽게 재정을 모을 수 있고 가입자의 기호도 민감하게 반영할 수 있다. 구매 측면에서는 제공자와 선별적 계약을 통해 구매 효과를 키울 수 있고, 보험자별로 급여의 범위나 종류를 유연하게 정한다. 소규모 집단(지역, 직업, 계층, 인종 등) 안에서 연대감을 형성하기 쉽고 이것이 사회자본의 바탕이 된다는 주장도 있다(Anderson and Hussey, 2004). 사회연대에 대한 주장에는 반론도 강하다. 소규모 집단 안에서 연대의식과 신뢰가 커진다 하더라도 이는 그 집단 안에서만 일어난다. 이런 반론에 따르면 집단 내부의 신뢰, 또는 이에 바탕을 둔 사회자본의 축적을 다보험자 방식의 장점이라고 주장하는 것은 지나치다.

현실에서 다보험자 방식을 지향하는 국가들이 가지는 동기는 대체로 수렴한다. 다수의 보험자가 있고 소비자가 보험자를 선택할 수 있으면, 보험자 사이에서 경쟁이 발생하고 그 결과, 비용과 질적 성과가 개선되는 것이다. 소비자의 선택이 가능하지 않은 다보험자 방식에서도 간접 경쟁만으로 성과가 좋아진다는 주장이 있다.

경쟁의 효과를 판단하기 위해서는 보험자 사이에서 '바람직한' 경쟁이 일어날 수 있는지를 검증해야 한다. 그냥 경쟁이 아니라 바람직한 경쟁이라는 표현에 주목할 필요가 있다. 다보험자 체계에서 경쟁은 자연스럽게 일어날 것으로 생각하기 쉬우나, 적절한 틀을 갖추고 운영하지 않으면 아예 경쟁이 발생하지 않거나 경쟁이 있더라도 시장 실패로 끝날 가능성이 크다. 예를 들어 2000년 이전 한국에서 각 보험조합의 현금급여수준이 달랐지만, 이로 인해 경쟁이 발생했다고 하기는 어렵다. 급여수준이 다르더라도 가입자의 비용 지출에 대한 위험도 달라 그 자체로는 각 보험자의 효율성을 나타내는 지표로 사용할 수 없다. 가입자 구성이 달라서 지출에 차이가 발생했고, 이 때문에 각 조합의 재정 상황이 불평등했다는 주장이 설득력이 있다.

잘 관리되지 않는 경쟁의 대표적 부작용이 이른바 '단물 빨기' 현상으로, 각 보험자는 지출을 줄이기 위해 의료 이용을 할 가능성이 낮은 사람들만 골라 가입시킬 수 있다. 공보험에서는 이를 방지하기 위해 다양한 장치를 마련하지만, 교묘한 방식으로 가입자를 고르는 행태를 막기 어렵다. 단물 빨기를 막기 위해서는 위험을 보정하거나 같게(risk equalization) 하는 것이 가장 중요한데, 그렇지 않으면 각 보험자가 위험에 따라 가입자를 선택하는 위험선택(risk selection)의 가능성이 커진다(van de Ven et al., 2003). 다보험자 체계를 채택하는 대부분의 나라가 위험을 동일화하기 위해 여러 방안을 적용하고 있으나 충분한 수준이라 말하기는 어렵다(van de Ven et al., 2007).

경쟁 효과를 의심하는 또 다른 근거는 소비자의 선택이 복잡하고 중층적인 과정을 거치며 이유도 다양하기 때문이다. 모든 것이 같은 조건에서는 낮은 보험료가 보험자 선택의 기준이 되겠지만 현실은 그렇지 않다. 독일은 보험료의 변동에 따라 서로 다른 보험자를 선택한다는 의미에서 가격탄력성이 올라갔으나(특히 노인이 아닌 연령층), 네덜란드에서는 가격탄력성이 거의 없었다(Schut, Gres and Wasem, 2003). 이 문제는 소비자 선택의 가능성과 한계가 무엇인가 하는 질문과 관련이 있다. 미국 민간보험은 효율성과 질로 경쟁하기보다 손쉽게 보험료를 올리는 전략을 택한다는 것이 잘 알려져 있다. 이런 현상이 벌어지는 데에는 소비자가 여러 보험자 중 하나를 선택하는 것이 현실적으로 쉽지 않다는 사정이 작용한다. 비용과 질, 다른 요인들을 함께 고려해 최선의 답을 찾는 것('합리적 선택')은 경험적으로도 쉬운 일이 아니다.

시장 경쟁이 역설적으로 경쟁의 여지를 줄인다는 문제도 있다. 네덜란드는 2006년 종전의 질병기금과 민간보험사로 나누어져 있던 구조를 바꾸어 여러 개의 민영화된 질병기금이 경쟁하는 체제를 만들었다. 질병기금 수는 단기로는 2004년 22개에서 2006년 37개로 늘었으나, 장기적으로는 인수합병이 일어나 두 개의 큰 질병기금이 시장의 약 50%를 차지하게 되었다(Muiser, 2007). 몇 개 민간보험이 시장을 과점해 경쟁은 오히려 억제되는 결과를 초래했다.

4. 건강보험과 민간보험의 경쟁 모델

독일과 네덜란드는 공보험에서 탈퇴하고 민간보험을 선택할 수 있게 했던 대표적 국가들이다. 소득이 일정 수준 이상일 때는 공보험에서 탈퇴할 수 있거나(독일, 1986년 이전 네덜란드) 반드시 탈퇴해야 하는 제도(1986년부터 2005년까지 네덜란드)를 운영했다. 다른 유럽 국가들도 독일의 예를 따라 공보험과 민간보험 혼합 방식을 도입할 수 있는지 모색 중이다(Thomson and Mossialos, 2006).

맥락은 다르지만, 세계적으로 가장 독특한 형태의 혼합 모형을 운용하는 국가는 칠레이다. 칠레는 국가가 운영하는 공보험인 FONASA(Fondo Nacional de Salud)와 민간보험인 ISAPRE(Instituciones de Salud Previsional)가 경쟁한다. 피고용자는 임금의 7%를 보험료로 내고, FONASA나 13개(2015년 기준)의 ISAPRE 중에 선택해 가입할 수 있다(Asociación de ISAPRES de Chile, 2016). 2016년 기준 FONASA 가입자가 인구의 약 76%를, ISAPRE 가입자가 약 19%를 점유한다. 민간보험 가입자는 1981년 제도 출범 이후 점차 증가해 1997년 26.5%를 기록하고 이후 감소했으나, 2010년대 이후 다시 증가하는 경향을 보인다. 민간보험에 가입하는 사람은 기본보험 이외에 민간보험회사와 계약을 통해 보험료를 더 내고 추가적인 혜택을 받는다. 추가(자발적) 보험료는 성, 연령, 피부양자 등 개인 특성에 따라 달라지는데, 2015년 ISAPRE 전체 재정의 28%를 추가 보험료로 충당한다고 한다.

칠레 체계는 특성이 다른 두 개의 보험시장을 만들었다. 민간보험에는 더 건강하고 젊으며 부유한 사람들이 가입하는 경향을 보이고 공보험은 그 반대이다. 2000년 조사에서는 소득 하위 20%에서는 3.1%만 민간보험에 가입한 데 비해 상위 20%에서는 54.2%가 가입했다. 또 2003년 기준 60세 이상 인구의 5.1%만 민간보험에 가입했는데, 이는 전체 인구 대비 절반에도 미치지 못한다. 왜 이런 차이가 나는지에 대해서는 논란이 있다. 일부 연구자는 민간보험의 가입자 고르기나 단물 빨기의 결과라기보다는 제도 설계의 결함, 그중에서도 보험료 부과 방식의 차이에서 이런 결과가 나온다고 주장한다(Sapelli, 2004). 공보험은 소득에 따라 보험료를 부과하는 데 비해 민간보험은 위험에 따라 보험료를 부과하기 때문에, 민간보험과 공보험으로 가입자가 양분되는 것은 당연하다는 것이다. 이런 설명은 한 부분만 보면 설득력이 있는 것 같지만, 보험료 부과 방식의 차이는 단지 기술적 문제가 아니다. 위험에 따라 보험료를 부과하는 것은 칠레 민간보험이 선택한 것이거나 칠레 민간보험만의 특성이 아니라, 민간보험의 속성 때문이다. 가입자가 선택해 가입할 수 있는 민간보험(ISAPRE)에서는 위험이 아니라 소득에 따라 보험료를 부과하는 것이 불가능하다.

또 다른 논란은 민간보험의 영리 추구인데, 많은 사람이 영리 추구가 가입자의 편익을 줄이고 제도 효율성을 낮춘다고 비판한다. ISAPRE의 수익성은 매우 높아서 이윤율은 1995년 23.6%, 2005년 21.4%에 이르렀고 2015년에도 12.3%를 기록했다. 영업이익률은 1995년 3.6%, 2005년 6.8%에서 2015년에는 0.1% 수준에 머물렀다(Asociación de ISAPRES de Chile, 2016). 다른 나라의 민간보험과 마찬가지로 칠레에서도 민간보험의 행정관리 비용이 공보험보다 더 비싸다. 행정과 광고에 들어간 비용은 2000년 전체 재정의 17.7%, 2015년 12.2%로, 공보험과는 비교할 수 없이 높은 수준이다. 급여 범위가 상대적으로 좁다는 것도 문제다. 2000년 이전까지 중증 질환에 대한 급여가 미흡해서 강제로 급여 범위를 넓혔는데, 보험료를 5% 이상 인상했다.

칠레와 같은 혼합 방식을 도입하고자 하는 이유는 다보험자 방식을 선호하는 이유와 크게 다르지 않다. 소비자의 선택권을 보장하고 경쟁을 촉발해 형평성과 효율성을 올리는 것이 명분이다. 이론이나 명분과 달리 실제 효과는 불명확하거나 과장되었다는 것이 대체적인 결론이다(Thomson and Mossialos, 2006). 민간보험은 위험선택에 대한 동기가 강하며, 결과적으로 형평성 훼손, 공보험의 재정 위험 증가, 민간보험의 효율성 저하 등의 결과가 나타난다.

5. 새로운 거버넌스

1990년대 말 이후 세계은행을 중심으로 '바람직한' 거버넌스에 대한 논의가 확산하면서 세계적으로 새로운 거버넌스에 관한 관심이 증대했다. 이에 기초한 '세계거버넌스지표'는 바람직한 거버넌스의 요건을 크게 여섯 가지로 나누는데, ① 참여와 책임성, ② 정치적 안정과 폭력의 부재, ③ 정부의 효과성, ④ 규제의 질, ⑤ 법의 지배, ⑥ 부패의 통제 등이 그것이다(우창빈, 2014). 이런 거버넌스 개념은 시장 친화적이고 신자유주의적이라는 비판을 받지만, 세계적으로 각국 정부와 공공 부문에 강력한 영향을 미친다.

건강보장 분야도 이런 흐름에서 완전히 분리될 수 없고, 과거 정부와 보험자 중심의 정책과 관리가 새로운 도전에 직면해 있다. '참여와 책임성'을 강조하면서 그동안 수동적 위치에 머무르던 가입자의 역할 설정이 달라진 점이 대표적이다. 소비자로서의 권리 의식이든 민주적 참여에 대한 요구이든 가입자가 적극적으로 의사결정에 영향을 미치려는 경향이 강하다. 건강보장체계의 변화 또한 전통적 거버넌스 변화를 압박한다. 건강보장 서비스의 공급과 구매를 분리함으로써 새로운 '시장'이 만들어지고 정부나 보험자가 구매자 역할을 하는 나라가 늘었다.

건강보장에서 중요하게 대두되는 과제는 책임성(responsiveness, accountability) 문제이다. 건강보장의 모든 영역에서 정부와 국민, 보험자와 가입자, 정부와 보험자 사이에서 책임성의 과제가 발생한다. 예를 들면, 건강보장의 관리 주체(보험자 또는 정부)가 가입자 또는 건강보장체계에 참여하는 구성원 일반의 이해를 어떻게 반영할 수 있는지를 모색하는 것이 최근의 경향이다. 책임성은 주인-대리인 관계가 성립하면 항상 제기되는 과제로, 민주주의 특히 대의 민주주의에서 여러 가지 한계를 드러낸다. 선거를 통해 책임성을 보장하는 선출직 공직자와 비교하면 대부분 집행 기능을 담당하는 임명직 공직자 또는 국가기구에서 책임성 문제가 더 심각하다(최장집 외, 2007: 92~97).

1) 가입자 참여

가입자(시민, 주민, 대중, 소비자) 참여는 최근 들어 보건의료와 건강보장에서 두드러지게 나타나는 새로운 경향이다. 가입자 참여란 가입자의 관점과 선호를 정책 결정자와 공유함으로써 의사결정 과정에서 적극적인 파트너가 되는 것을 말한다. 정책 결정자는 시민이 참여하는 기전을 만드는 책임을, 시민들은 실제 그 과정에 참여할 책임을 진다.

세계적으로 보건의료에 참여가 강조되기 시작한 것은 1970년대 이후다. 특히 보건의료뿐 아니라 여러 사회·경제·문화 요인이 건강에 영향을 미친다는 인식이 중요하게 작용했다. 분야 간 협력을 강조하면서 각 분야에서 참여를 중요 전략으로 적용하게 되었다(Thurston et al., 2005).

참여의 방식과 수준은 다양한데, 예를 들어 아른스타인(Arnstein)은 참여를 가장 낮은 단계인 '조종(manipulation)'부터 가장 높은 단계인 '시민 통제(citizen control)'까지 여덟 단계로 나누었다(Arnstein, 1969). 시민의 통제란 평범한 시민이 의사결정의 주도권을 가지거나 관리의 권한을 갖는 것을 말한다. 참여의 양상과 층위를 의사결정 영역, 역할 관점, 참여 수준에 따라 분해하기도 한다(Charles and DeMaio, 1993). 의사결정 영역은 거시, 사업/서비스, 개인으로 나뉘고, 역할 관점은 정책과 사용자로 구분된다. 참여 수준은 통제, 협력, 자문으로 나눌 수 있다.

보건의료를 중심으로 생각하면, 시민 참여는 크게 의견 반영('voice'), 대표 (representation), 선택(choice)의 세 가지 기전을 통한다(World Health Organization Regional Office for Europe, 2006). 의견 반영은 집단이나 집합적 수준에서 일어나는 것으로, 관련 집단들의 관점을 의사결정 과정에 반영하고자 하는 것이다. 초점 집단 면담이나 설문조사, 특정 집단에 대한 의견 청취 등이 흔히 쓰이고, 먼저 정책안을 내고 의견이나 이의를 받는 것도 여기에 속한다. 대표는 체계 수준에서 일어나는 것으로, 조직, 지역, 지방, 국가 차원에서 특정 관점을 드러내거나 특정한 이해관계를 대표하는 것을 가리킨다. 대표는 직접 선출하기도 하고 공공조직이 임명하기도 하는데, 선출할 때는 특별한 문제가 없으나 임명하는 방식이면 대표성을 둘러싼 시비가 생길 수 있다. 선택은 주로 개인 차원에서 제공자나 서비스 항목을 고르는 것으로, 전체 의사결정 과정에 간접적으로 영향을 미친다. 선택은 소비자의 선호가 의사결정에 반영된다고 전제하고 시장 기전을 활용하려고 한다.

참여 기전 가운데 건강보장이 특히 관심을 기울이는 영역은 소비자의 역할을 강조하는 접근이다. 앞서 언급한 분류로는 '선택'에 속하는 방법에 해당한다. 여기서 소비자의 역할은 선택하는 사람(chooser), 의사소통자(communicator), 조사자(explorer), 활동가(activist), 시민(citizen) 등으로 다양하게 이해된다(Shaw and Aldridge, 2003). 보건의료에서 '소비자'라는 용어와 개념을 쓰는 것은 비교적 최근의 변화로, 그 전에는 의료 전문직에 전적으로 의존하는 수동적인 존재였다. 최근 변화는 의존적인 환자 개념보다 소비자의 역할을 강조하며, 그중에서도 사용자(user) 또는 선택하는 사람이라는 적극적 의미를 부여한다. 보건의료와 건강보장체계에서 이런 변화가 일어난 것은 신공공관리론의 확산에 큰 영향을 받았는데, 시민은 고객 또는 소비자로서 공적 체계가 제공하는 서비스를 선택하고 구매하는 존재이다. 신공공관리론의 원리를 적용하면, 공공 부문은 소비자의 선택을 받기 위해 소비자에 대한 반응성(responsiveness)을 높여야 한다. 조직의 성과 또한 소비자의 요구를 얼마나 충족시켰느냐에 따라 결정된다. 이런 원리는 1980년대 이후 건강보장을 비롯한 공공 부문 관리에 큰 영향을 미쳤고, '선택'이라는 명분 아래 시장주의적 개혁의 중심을 차지하고 있다(Cornwall and Shankland, 2008).

시민을 고객이나 소비자로 보는 것이 일반 대중이 거버넌스에 참여하는 것 또는 '민주적 참여'와 같은 의미인지에 대해서는 논란이 있다. 대표적인 비판은 소비자에 대한 반응성을 강조하는 것이 시민을 여전히 수동적인 상태에 머무르게 하고 실제 행동이나 참여는 한정된 것으로 본다는 것이다(Vigoda, 2002). 소비자형 시민 참여와 대비되는 것이 권리에 기초한 시민 참여이다. 소비자 개념은 더 넓고 포괄적인 시민 개념에 비하면 시장 참여자로 축소된다(Shaw and Aldridge, 2003). 시민 참여는 건강을 국가가 보장해야 할 시민의 권리로 보고, 시민이 거버넌스에 참여하는 것을 권장하고 보장한다(Cornwall and Shankland, 2008).

참여라는 용어와 개념 자체가 수동성을 전제한다고 보면, 적극적으로는 참여의 수준을 높이는 정도가 아니라 '권력' 관계를 재편하는 데 이르러야 한다는 주장도 있다. 자본주의 국가에서 민주적 참여의 문제는 참여하는 주체로서의 사회권력이 어떻게 국가와 시장에 개입해 들어갈 수 있는가 하는 과제로, 사회권력은 한쪽으로는 국가와 또 다른 쪽으로는 시장과의 권력관계를 다시 편성하는 '이중적' 과제를 떠안는다(김창엽, 2012).

2) 보험자의 역할

건강보험에서 보험자는 보험 기능, 서비스 제공(접근성 보장) 기능, 대리인(agency) 기능을 가진다(Schut and van Doorslaer, 1999). 보험 기능은 위험집단을 구성해 소비자의 재정적 위험을 분산하는 것이며, 서비스 제공 기능은 위험의 크기와 관계없이 서비스에 접근하는 것을 보장하는 것이고, 대리인 기능은 소비자를 대신해서 서비스를 효율적으로 구매하는 것이다. 전통적인 사회보험은 주로 앞의 두 가지 기능을 수행해왔고 민간보험은 첫째 기능을 위주로 한다.

최근 들어 관심이 커진 보험자 기능은 대리인 기능으로, 보험자가 서비스를 제공하는 과정에서 구매자(purchaser)로서 역할이 강화한 것이 중요한 계기가 되었다. 이론적으로 대리인 기능은 구매 이외에도 건강보장의 다른 영역에 두루 관련된다. 주인-대리인 이론을 적용하면 보험자의 모든 행동과 역할이 대리인 기능이라 할 수 있다.

보험자의 대리인 기능을 먼저 주목한 것은 미국 민간보험이다. 의료서비스를 구매하는 역할(purchaser)을 하는 대기업(과 이를 모체로 하는 민간보험)으로서는 구매력(purchasing power)을 활용해 보험 가입자(또는 종업원)를 대리하게 된다. 민간보험이나 대기업은 구매력을 강화하기 위해 개별 가입자를 대신해 의료서비스를 측정하고 그 비용효과(cost effectiveness)를 검증하는 역할을 했다(Light, 1998). 개인으로서는 불가능하나 집합적 소비자로서 대리인이 구매할 서비스를 평가하고 선택하는 역할을 한 것이다. 이와는 조금 다르지만, '관리된 경쟁(managed competition)'의 '스폰서(sponsor)' 개념도 대리인 역할과 비슷하다(Enthoven, 1993). 스폰서는 개인 가입자를 대신해 급여와 수가, 가입 절차와 다른 조건들을 민간보험회사와 계약하는 역할을 한다. 의료서비스에서 나타나는 시장 실패에 대응하기 위해 시장 경쟁을 '관리'하는 공공 기구로서 스폰서 개념을 내놓은 것이다(Ranade, 1998: 7~8) 일본에서도 비슷한 논의가 있었는데, 여기에서도 보험자 역할을 강화해야 한다는 주장이 나왔다. 과거에는 보험자가 진료보수를 지불하는 역할을 했을 뿐, 서비스를 이용하는 당사자로서 역할은 제대로 하지 않았다는 것이 이들의 지적이다. 서비스를 이용하는 당사자는 보험 가입자이나, 여기서는 가입자를 대리한다는 의미에서 보험자를 서비스를 받는 당사자로 규정했다. 정보의 격차와 비대칭성을 고려할 때, 보험자는 가입자의 대리인으로서 제공자와의 사이에서 정보의 비대칭성을 줄일 수 있다(尾形裕也, 2000).

구체적으로 보험자가 대리인 임무를 수행하는 방식은 가입자 참여와 크게 다르지 않다. 가입자의 의견 반영, 가입자 대표의 참여, 선택 등의 기전을 활용할 수 있다(Figueras, Robinson and Jakubowski, 2005). 문제가 되는 것은 주인-대리인 이론이 지적하듯 보험자가 가입자의 시각과 이해관계를 완전하게 대리하기 어렵다는 점이다. 특히 보험자의 성격에 따라 가입자의 이해관계와 동떨어진 역할을 할 수 있고, 이때 대리인 기능은 명분에 그치게 된다. 정부기구와 마찬가지이거나 민간보험처럼 자기 이해관계가 있을 때는 대리인 역할을 충실하게 할 수 없다.

대리인으로서의 보험자 행동을 통제하거나 규제하는 것은 가입자의 역량에 좌우되므로, 가입자의 역량을 어떻게 강화할 것인가가 중요한 과제다(尾形裕也, 2000). 가입자의 역량 강화는 지역사회 주민 참여(community involvement), 소비자 주권(consumer sovereignty), 민주적 참여 등의 개념이나 실천과 뗄 수 없다. 건강보장에 특수하게는 다음과 같은 방법으로 가입자의 역량을 강화할 수 있다(Figueras, Robinson and Jakubowski, 2005).

- 집단 수준에서 건강상 필요를 평가하고 이를 구매 결정에 활용한다.
- 구매의 우선순위를 정할 때, 가입자의 관점, 가치, 선호 등을 반영한다.
- 전체 가입자와 개인에 대한 구매자의 책임을 명확하게 한다.
- 구매자와 제공자를 선택할 수 있게 한다.

공공 부문 보험자도 자기 이해관계를 가질 수 있다고 전제하면 이들에 대한 규제와 감독이 필요하다. 대부분 나라에서 공공이든 민간이든 보험자를 감독하고 감시하는 기능이 있다. 정부의 감독(supervision)이란 실행 기구의 행동에 영향을 미치는 조직화한 통제(organized control)로, 비공식적인 공공 감시(public control)와 구분된다(Maarse, Paulus and Kuiper, 2005). 감독 기능은 일반적으로 정보 수집·평가·교정 등의 행위로 나누어지는데, 감독자와 피감독자 사이에 정보의 불균형이 있는 점, 감독의 기준을 정하기 쉽지 않은 점 등이 문제가 된다. 한편 비공식 감시는 공적 감독과 구분되는 것으로, 여기에는 정치권·이익단체·소비자·언론 등으로부터의 감시를 포함한다(Maarse, Paulus and Kuiper, 2005).

3) 이해당사자의 참여와 사회적 합의

대부분의 건강보장체계에서는 의료비 지출이 급증하면서 비용을 억제하기 위한 다양한 개혁을 시도했다. 비용 억제는 경제적 이해관계와 직결되므로 여러 당사자와 충돌할 수밖에 없었고, 심각한 갈등 때문에 개혁안이 좌초하는 일도 흔했다. 이해당사자들의 갈등을 조정하고 사회적 합의를 끌어내는 것에 관심이 집중되었다.

사회적 합의는 코포라티즘적 국가에서 주로 볼 수 있는 것으로, 정부의 경제·사회정책의 형성과 집행에 대해, 정부와 함께 정책의 영향을 받게 되는 사회적 파트너(노동자와 경영 측)가 함께 참여해 협의하고, 때에 따라서는 함께 결정하는 것을 뜻한다(최영기 외, 1999). 합의 모형은 다원주의의 틀에서 출발했는데, 다양한 집단이 각 구성집단을 포괄하는 자율적 공공기구를 구성해 합의에 참여하는 형태를 가리킨다. 사회적 합의의 원형은 유럽 국가들의 사회적 합의 모형이다. 이른바 네덜란드의 기적(Dutch miracle)을 만들어낸 네덜란드 노사정위원회와(노사정위원회, 2000a),[1] 1960년대 말부터 시작된 독일의 사회합의주의(corporatism)에 의한 이른바 '협조행동(Konzertierte Aktion)'이 대표적인 예이다(노사정위원회, 2000b).[2]

건강보장 영역에서 이러한 방식을 적용하는 대표적인 나라가 독일이다. 독일은 협조행동의 하나로 보건의료 영역에서 연 2회 정기적으로 열리는 국가적 합의회의(national forum)를 조직해 운영했다(Glaser, 1993; Hoffmeyer and McCarthy, 1994). 1994년 이 회의에 참여한 90명의 각계 대표를 보면 〈표 15-2〉와 같다. 이 회의에서 결정한 사항이 법적 구속력을 갖는 것은 아니었지만, 여기서 부문별 재정 지출 증가율을 합의했으며 이를 기초로 보험료율을 정했다. 별도의 전문가위원회가 이 합의기구의 의사결정을 지원했는데, 이들은 주로 보건과 경제 분야

---

1) 네덜란드 모형은 흔히 다른 말로 협의 모형(consultation model)으로 부르기도 하며, 간척지가 많은 국가라는 의미로 '간척지 모형(polder model)'이라고도 한다.
2) '협조행동'은 1980년대에 만들어졌고, 1997년에 마지막 회의를 한 이후 정치적 목적을 달성하지 못했다는 평가를 받으면서 2003년에 해체되었다(Busse and Blümel, 2014).

〈표 15-2〉 **독일 국가합의회의의 구성**

질병기금	1. 지역질병기금연합회 2. 직장질병기금연합회 3. 수공업자질병기금연합회 4. 농업질병기금연합회 5. 광부질병기금 6. 선원질병기금 7. 사무직질병기금연합회 8. 생산직질병기금연합회 9. 민간보험회사연합회
의사와 치과의사	10. 연방의사협회 11. 연방치과의사협회 12. 연방의학회의소(Federal Medical Chamber) 13. 연방치과의학회의소(Federal Dental Chamber)
병원	14. 독일병원협회
제약부문	15. 연방약사협회 16. 연방제약산업협회
노동조합 및 피고용자 조직	17. 독일노동조합협회 18. 독일사무직노동조합 19. 독일공무원협회 20. 연방피고용자협회
정부	21. 연방지방자치단체협회 22. 각 주 노동사회부 23. 연방 노동사회부 24. 연방경제부 25. 연방보건부

를 전공한 학자들로 보건부 장관이 임명했다.

오스트리아는 독특하게 사회보험의 합의 거버넌스가 국가 차원의 '사회적 협조체제(social partnership)' 틀 안에 있다(Greer and Falkenbach, 2017). 연방노조, 노동회의소, 상공회의소, 농업회의소 등 사회적 '파트너'들이 자발적으로 사회적 동반협력제도(Partnerschaft)를 운영하고 정부와 함께 물가, 임금, 사회보장 등을 합의한다. 보건의료, 사회보장, 건강보장도 규범과 문화 측면에서 사회적 협조체계의 영향 아래 있는데, 사회보험을 운영하는 보험자(다수), 근로자, 자영자 대표가 자율적으로 관리 기구를 구성하고 운영한다. 무엇을 결정하는지에 따라 참여자는 다르지만, 노동, 기업, 정부가 참여하는 제도적인 협력체제가 모든 의사결정의 거버넌스라는 점은 같다.

사회적 합의모형 가운데는 다음과 같은 공통 특징을 보이는 네덜란드와 독일 사례에 주목할 필요가 있다. 첫째, 사회적 합의모형이 그 사회의 심각한 위기 국면에서 시도되고 운영되었다는 점이다. 두 국가 모두 사회적 합의는 경제 위기라는 상황에서 제안되었고 작동했다. 두 번째는 사회적 합의 모형이 그 사회의 경험과 역사의 축적을 반영한다는 점이다. 네덜란드는 기독교적 합의 전통과 기업가 정신, 독일은 사회적 시장경제체제와 의회 민주주의 등이 사회적 합의 모형을 이루어내는 데 중요한 역할을 했다. 세 번째 공통점은 이해당사자들 사이에 사회적 합의가 가능할 정도로 '힘의 균형'을 이루고 있었다는 점이다.[3] 마지막으로 사회적 합의는 '교환 체계'에 바탕을 둔다는 점을 지적할 수 있다. 이 체계에서 각 이해당사자는 이익과 양보를 교환한다.

각 나라의 건강보장체계에서 이에 해당하는 조건들은 서로 다른 양상으로 나타난다. 각 사회의 고유한 경험과 함께 힘의 균형과 교환 체계가 성립해야 한다는 조건에는 이견이 없으나, 어떤 시점이 사회적 합의의 압력을 받는 위기 국면인가와 이해당사자 간에 힘의 균형이 성립하는가 하는 점 등은 관점에 따라 다르게 판단할 수 있다.

가능성과 한계를 모두 고려하면, 건강보장체계의 거버넌스 차원에서 사회적 합의 모형과 협조행동 모형은 몇 가지 점에서 잠재력이 있다(선한승, 1998). 첫째, 협조행동 모형은 대립적 이해관계에 있는 참가자들이 서로의 이익을 표출하고 효과적으로 자신의 이익을 실현하는 바탕을 마련해준다. 둘째, 정부는 이해당사자들과 정례적인 접촉을 하면서 조정 역할을 할 수 있다. 셋째, 이해당사자들이 중요한 정책 결정 과정에서 의견을 낼 수 있는 기회를 부여해 상대방의 관점과 처지를 이해하고 현안 과제에 책임을 갖게 한다.

---

3) 힘의 균형에 대해서는 논자에 따라 시각이 다르다. 예를 들어 외형적으로는 힘의 균형처럼 보이지만 사실은 약자의 희생과 고통을 기초로 한 '계급 타협'이라는 주장도 있다.

건강보장의 사회적 합의를 요구하는 내·외부 압력이 존재해야 하고, 이해당사자가 이익과 손해를 '교환'할 동기와 힘이 있어야 한다. 건강보장체계가 축적한 자체 논리와 역사성, 다른 영역으로부터의 영향도 중요하다.

참고문헌

김석준 외. 2000. 『뉴거버넌스 연구』. 서울: 대영문화사.
김창엽. 2012. "건강정책에서 참여와 민주주의 가능성: 효과적인가? 어떻게 실효성을 확보할 것인가?" 2012년 건강정책학회 봄 학술대회 발표문.
노사정위원회. 2000a. 『네덜란드의 사회합의제도』. 노사정위원회.
_____. 2000b. 『독일의 사회합의제도』. 노사정위원회.
선한승. 1998. 『독일 구조조정기의 노사관계와 시사점』. Friedrich-Ebert-Stiftung.
우창빈. 2014. 「바람직한 거버넌스(good governance)가 국민의 행복에 미치는 영향: 기술적(technical) 거버넌스가 민주주의보다 우선하는가?」. ≪행정논총≫, 제52권 제1호, 219~246쪽.
최영기 외. 1999. 『한국의 노사관계와 노동정치(I): 1987년 이후 사회적 합의를 중심으로』. 서울: 한국노동연구원.
최장집·박찬표·박상훈. 2007. 『어떤 민주주의인가』. 서울: 후마니타스.
尾形裕也. 2000. 「保險者機能に關する考察」. ≪社會保障研究≫, 第36卷, 第1號, pp. 102~112.
Anderson, Gerard F. and Peter Hussey. 2004. "Special Issues with Single-payer Health Insurance Systems." HNP Discussion Paper. Washington, DC: The World Bank.
Arnstein, Sherry R. 1969. "A Ladder of Citizen Participation," *Journal of the American Institute of Planners*, Vol. 35, No. 4, pp. 216~224.
Asociación de ISAPRES de Chile. 2016. *ISAPRES 1981-2016. 35 Years Supporting Chile's Private Health System*, Santiago: ISAPRES.
Busse, Reinhard and Miriam Blümel. 2014. "Germany: health system review." *Health Systems in Transition*, Vol. 16, No. 2, pp. 1~296.
Charles, Cathy and Suzanne DeMaio. 1993. "Lay participation in health care decision making: a conceptual framework." *Journal of Health Politics, Policy and Law*, Vol. 18, No. 4, pp. 881~904.
Cornwall, Andrea and Alex Shankland. 2008. "Engaging citizens: lessons from building Brazil's national health system." *Social Science & Medicine*, Vol. 66, No. 10, pp. 2173~2184.
Enthoven, Alain C. 1993. "The History And Principles Of Managed Competition." *Health Affairs*, Vol. 12, No. supp., pp. 24~48.

Figueras, Josep, Ray Robinson and Elke Jakubowski(eds.). 2005. *Purchasing to Improve Health Systems Performance*. Maidenhead: Open University Press.

Glaser, William A. 1993. "How Expenditure Caps and Expenditure Targets Really Work." *The Milbank Quarterly*, Vol. 71, No. 1, pp. 97~127.

Greer, Scott L. and Michelle Falkenbach. 2017. "Social partnership, civil society, and health care." in Scott L. Greer et al.(eds.). *Civil Society and Health*. Copenhagen: The European Observatory on Health Systems and Policies. pp. 139~155.

Hoffmeyer, Ullrich K. and Thomas R. McCarthy. 1994. *Financing Health Care*. Dordrecht: Kluwer Academic Publishers.

Light, Donald W. 1998. "Is NHS purchasing serious? An American perspective." *British Medical Journal*, Vol. 316, No. 7126, pp. 217~220.

Maarse, Hans, Aggie Paulus and Gerard Kuiper. 2005. "Supervision in social health insurance: a four country study." *Health Policy*, Vol. 71, No. 3, pp. 333~346.

Muiser, Jorine. 2007. *The New Dutch Health Insurance Scheme: Challenges and Opportunities for Better Performance in Health Financing*. Geneva: World Health Organization.

Normand, Charles E. M. and Axel Weber. 1994. *Social Health Insurance: A Guidebook for Planning*. Geneva: World Health Organization.

Ranade, Wendy. 1998. *Markets and Health Care: A Comparative Analysis*. London: Longman.

Saltman, Richard B. 2008. "Decentralization, re-centralization and future European health policy." *European Journal of Public Health*, Vol. 18, No. 2, pp. 104~106.

Saltman, Richard B., Vaida Bankauskaite and Karsten Vrangbaek(eds.). 2007. *Decentralization in Health Care: Strategies and Outcomes*. Maidenhead: Open University Press.

Sapelli, Claudio. 2004. "Risk segmentation and equity in the Chilean mandatory health insurance system." *Social Science & Medicine*, Vol. 58, No. 2, pp. 259~265.

Schut, Frederik T., Stefan Gres and Juergen Wasem. 2003. "Consumer Price Sensitivity and Social Health Insurer Choice in Germany and the Netherlands." *International Journal of Health Care Finance and Economics*, Vol. 3, No. 2, pp. 117~138.

Schut, Frederik T. and Eddy K. A. van Doorslaer. 1999. "Towards a reinforced agency role of health insurers in Belgium and the Netherlands." *Health Policy*, Vol. 48, No. 1, pp. 47~67.

Shaw, Ian and Alan Aldridge. 2003. "Consumerism, Health and Social Order." *Social Policy and Society*, Vol. 2, No. 1, pp. 35~43.

Thomson, Sarah and Elias Mossialos. 2006. "Choice of public or private health insurance: learning from the experience of Germany and the Netherlands." *Journal of European Social Policy*, Vol. 16, No. 4, pp. 315~327.

Thurston, Wilfreda E. et al. 2005. "Public participation in regional health policy: a theoretical framework." *Health Policy*, Vol. 73, No. 3, pp. 237~252.

van de Ven, Wynand P. M. M. et al. 2003. "Risk adjustment and risk selection on the sickness fund insurance market in five European countries." *Health Policy*, Vol. 65, No. 1, pp. 75~98.

_____. 2007. "Risk adjustment and risk selection in Europe: 6 years later." *Health Policy*, Vol. 83, No. 2, pp. 162~179.

Vigoda, Eran. 2002. "From Responsiveness to Collaboration: Governance, Citizens, and the Next Generation of Public Administration." *Public Administration Review*, Vol. 62, No. 5, pp. 527~540.

World Bank. 2017. *World Development Report 2017: Governance and the Law*. Washington, DC: World Bank.

World Health Organization Regional Office for Europe. 2006. *Ninth Futures Forum on Health Systems Governance and Public Participation*. Copenhagen: World Health Organization Regional Office for Europe.

| 제16장 |

건강보장체계의 관리

건강보장체계의 관리는 건강보장의 다른 영역에 비해 소홀하게 다루는 느낌이 없지 않다. 건강보장체계의 관리가 좁은 의미의 제도 내부 관리(management)나 행정(administration)을 가리키는 때가 많고 주로 실무에 치우치기 때문이다. 실무 과제가 가끔 사회적 의제로 등장하기도 하지만, 일반 대중의 주목을 받기 어렵고 대부분 정부나 제도 내부의 관심을 벗어나지 못한다.

건강보장의 전통적 관리, 행정 개념은 큰 변화를 겪는 중이다. 건강보장이 점점 더 중요한 관심사가 되었다는 것이 가장 큰 요인으로, 재정적 어려움이 커지면서 건강보장체계는 더는 '내부' 문제로만 남기 어려워졌다. 얼마나 효율적으로 관리하는가? 얼마나 큰 비용이 낭비되는가? 관료주의가 비효율의 원인이 아닌가? 등이 대중의 관심을 반영하는 대표적 의문이자 질문들이다. 신공공관리론을 비롯한 '지식'도 중요한 역할을 한다. 많은 국가가 시장에 더 많은 역할을 부여하는 방식으로 문제를 해결하려고 하면서, 국가와 정부를 비롯한 공공 영역뿐 아니라 시장까지 포함하는 건강보장체계를 피할 수 없게 되었다. 최근 시민사회와 소비자가 성장한 것도 변화의 또 다른 요인이다. 민주적 참여든 또는 소비자 주권이든 시민사회와 소비자의 참여 요구는 건강보장체계의 관리에도 큰 영향을 미친다.

건강보장에서 관리는 거버넌스와 밀접한 관계에 있는 일상 활동이다. 관리 대상 영역은 건강보장체계의 기능에 따라 달라지는데, 각 건강보장체계의 성격이 어떤가에 따라 차이를 보인다. 예를 들어 조세 방식으로 재원을 조달하면 징수 기능을 따로 둘 필요가 없다. 건강보험이 비임금노동자를 포함하지 않으면 이들로부터 보험료를 징수하는 기능도 필요하지 않다. 임금노동자만 대상으로 하면 보험료 징수 기능은 간소해지고 그 구조도 작아진다.

건강보장의 미시적 관리는 크게 가입자 관리와 급여(서비스) 관리로 나눌 수 있다. 가입자 관리는 가입과 가입자 관리, 기여(조세나 보험료)의 징수, 재정관리, 가입자로부터의 청구 관리, 서비스 이용 관리, 가입자의 건강관리 등을 포함한다. 급여 관리는 서비스 구매, 질 관리, 제공자로부터의 청구 관리 등으로 구분한다. 그 밖에 여러 영역을 포괄하는 일반 관리 기능과 지원 기능이 필요하다.

건강보장체계의 관리는 체계의 기능을 반영하므로, 가입자 관리, 재정관리, 급여 관리 등의 내용은 각각의 기능이 무엇인가에 따라 달라진다. 기능별 관리를 지원하는 일반 관리, 기획, 기타 지원 기능은 크게 다르지 않지만, 고유 기능에 따른 관리가 더 중요하다.

건강보장체계를 관리하는 데에는 늘 효율성이라는 과제가 따른다. 어느 사회나 건강보장체계 관리자는 독점적 지위와 큰 규모, 관료제적 조직 구조 등을 가지고 있다. 이러한 특성은 정부조직, 공공 부문, 공공기관에 공통으로 나타나는 것으로, 1970년대 이후 효율성 논리가 득세하면서 이를 위한 사회적 요구가 대폭 늘어났다.

1. 가입자 관리

가입자 관리는 가입자 등록부터 가입자의 서비스 이용 관리까지 포함한다. 서비스 이용은 가입자의 건강 상태나 위험 요인(risk factor)과도 밀접하고 최근에는 관리 대상이 건강증진과 건강위험까지 확대되었다. 새로운 거버넌스 구조가 확산함에 따라 제도와 가입자 사이의 '관계 관리'도 더 중요해졌다.

1) 등록

전 국민을 하나의 위험집단(risk pool)으로 묶은 것이 아니면, 가입자 등록(enrollment, registration)은 건강보장체계 운영의 출발이자 기본 단계다. 재정 기여와 급여 이용, 이에 대한 보상과 지출은 주로 가입자 개인을 대상으로 하고 개인 단위로 관리된다.

등록 과정에서 위험집단의 구분에 따라 가입 자격(eligibility)이 명확하게 정의되어야 한다. 거주지나 직장, 연령 등의 기준은 혼란이 거의 없으나, 소득이나 자산 등이 가입 자격이면 관리가 쉽지 않다. 정확하게 파악하는 것도 과제지만, 명확한 근거를 가지고 자격을 나누는 기준을 정하기 어렵다.

가입 단위에 대한 기준도 필요한데, 개인, 가족, 개인과 일부 가족 등을 가입 단위로 할 수 있다. 전통적인 가입 단위는 부양가족 단위였지만, 가족과 부양관계가 근본적으로 바뀌면서 가입의 기본단위는 개인으로 바뀌는 추세다. 가족을 단위로 할 때는 범위에 대한 정의가 있어야 하며, 가족 일부를 대상으로 할 때도 마찬가지이다.

개인 단위가 아니면 일반적으로 경제 단위를 기준으로 하는데, 독자적인 경제활동을 하지 않고 다른 사람에게 의존하는 구성원은 피부양자(dependent)로 편성한다. 피부양자를 정하는 기준은 명확하게 정하기 어려울 때가 많은데, 흔히 경제활동 여부와 의존 정도를 정확하게 파악하기 어렵기 때문이다. 명확하게 구분할 수 있는 요소, 예를 들어 자녀, 실업 상태의 배우자, 고령자인 친족 등이 흔한 대리 지표지만, 이 또한 경제활동을 간접적으로 나타내는 것일 뿐 한계가 많다. 예컨대 한 가족 안에서 독립적 경제활동을 하는 구성원이 여러 명 있으면 부양자와 피부양자를 몇 명이나 어떻게 정할지 문제가 된다. 불완전한 경제활동을 하는 사람(예를 들어 시간제 또는 임시 근로)을 어떻게 판단할지도 문제이다. 가족구조와 형태가 빠르게 변하고 있어, 전통적인 배우자, 자녀, 친족 개념을 그대로 따르기 어렵다는 것도 고려해야 한다.

등록 과정에서 검토해야 할 중요한 과제 가운데 하나는 가입자 정보를 관리하는 것인데, 부과(조세나 보험료)와 징수뿐 아니라 전체 관리를 통틀어 가장 중요한 관리 요소다. 등록 시점에서는 건강보장체계의 관리에 필요한 정보를 망라하되, 정보 수요를 정확하게 예측하고 필수 정보만 수집하는 것이 효율적이다. 최근 가입자 관리의 범위가 계속 넓어지는 추세를 고려하면, 새로운 정보 요구에 효과적으로 대응할 수 있는 유연성과 확장성도 중요하다.

2) 현금급여 지급

상병수당을 비롯한 현금급여의 청구, 심사, 지급 기능을 가리킨다. 현금급여는 현물급여와 달리 제공자가 없고 업무는 가입자 관리가 대부분을 차지한다. 현금급여를 관리할 때는 지급의 정당성 확인(validation)과 효율적 운영이 가장 중요한 과제다. 기준이 명확하면 판단이 쉽고 정당성 시비가 적으므로, 관리 수요가 그리 많지 않다.

급여 청구와 심사, 지급을 효율화하는 데에는 주로 정보기술을 활용한다. 인터넷 등 정보기술을 활용하고 필요한 자료나 정보를 전자문서교환(electronic data interchange: EDI) 방식으로 처리해 지체 시간(lag time)을 줄인다. 국가 단위로 보면 상병수당, 모성수당, 아동수당 등이 모두 현금급여에 속하므로 통합정보체계가 효율성을 높일 수 있다.

3) 서비스 이용 관리

건강보장체계가 어떤 이용 관리 방법을 도입하는가에 따라 구체적 관리 방식이 달라지고, 서비스 이용을 관리할수록 관리 수요가 늘어난다. 상세한 관리 방식은 각 제도에 따라 다르므로 여기서는 공통 요소를 설명한다.

서비스 이용(제공도 마찬가지다)을 관리하는 것은 가입자의 행동에 개입(또는 중재)하는 것으로, 다른 사업과 마찬가지로 기획-실행-평가의 과정을 거친다. 기획이 중요한 것은 어떤 사업이든 마찬가지지만, 이 과정에서 근거(evidence)를 수집, 축적, 적용하는 것이 필수적이라는 점을 강조한다.

서비스 이용 관리는 가입자 대부분에게 영향을 미칠 뿐 아니라 관리가 효과를 보려면 많은 자원을 투입해야 한다. 명확한 근거 없이 사업을 진행하면 자원 낭비는 물론, 가입자의 서비스 이용과 건강에 나쁜 영향을 미치게 된다. 이용 관리는 이용자 부담이나 의뢰체계와 같이 시스템을 바꾸려는 시도가 많은데, 특히 전통적 방법들은 별다른 과학적 근거를 찾을 수 없다. 최근 주목을 받는 질병관리 등의 전략도 아직 근거가 충분하지 않은 것은 마찬가지다.

근거를 적용하는 것은 서비스 이용 관리 이외에도 질 관리, 건강증진과 예방 등 여러 영역에서 사업의 핵심 요건이 되어야 한다. 이는 '근거 거버넌스'에 대한 것으로, 근거를 찾고 모으는 역할이 전체 조직을 지원하는 수평적·포괄적 기능을 수행해야 한다는 뜻이다. 각 세부 조직이 따로 '근거' 기능을 수행할 수도 있으나 대부분 조직에서는 독립적 운용이 쉽지 않다. 근거를 찾고 모으는 기능을 독립하고 다른 기능을 지원하게 하면(수평적·포괄적 조직 방식), 수직적 구조들 사이에 다시 역할 분담과 조정이 필요한 단점이 나타난다.

서비스 이용 관리에 필요한 또 하나의 요소는 정보이다. 건강보장체계의 유형과 관계없이 서비스 이용 정보는 대부분 관리체계 전체에 통합되어 있다. 제3자 지불 방식으로 진료비를 청구하고 지급하는 체계에서는 통합 정도가 높고, 특히 행위별 보상 방식에서는 상세한 이용 정보를 수집해야 한다. 생산된 개인 또는 집단 정보는 이용 관리 대상(집단, 문제, 상황, 제공자 등)을 정하는 기초가 된다. 개인정보 보호도 중요한 과제인데, 질병과 건강 정보는 특히 민감한 개인정보이므로 정보 보호의 요구 수준이 다른 분야보다 더 높다.

서비스 이용을 관리하는 실무는 건강보장체계를 관리하는 조직(예를 들어 보험자)이 직접 할 수도 있지만, 외부 자원을 활용할 수도 있다. 방법을 선택하는 데는 업무량과 업무 방식이 중요한 기준이 되는데, 일반적으로 대상자가 많을수록 개인적 개입일수록 직접 수행하기 어렵다. 외부 자원을 동원할 때에도 관리자는 정보체계를 활용하는 환류(feedback)나 인터넷을 활용하는 간접 방법, 교육이나 홍보 등 대중을 대상으로 하는 사업은 직접 수행할 수 있다(효과성은 다른 문제다).

질병관리를 할 때는 관리팀 개념이 필요한데, 여러 분야 전문가가 협동해 통합적이고 잘 연계된 서비스를 제공해야 한다. 제공자, 그중에서도 의료 전문직이 참여하는 것이 큰 원칙으로, 이 조건이 충족되지 않으면 서비스 제공이 단절되기 쉽고 질병관리의 효과를 기대하기 어렵다.

4) 건강증진과 건강위험 관리

미래의 서비스 이용과 비용 지출을 예방할 수 있다는 점에서 건강증진과 건강위험 관리는 비교적 최근에 추가된 관리 영역이다. 관리 원칙은 이미 논의되고 활용되는 것과 크게 다르지 않으나, 건강보장체계에서는 재정 지출 기전을 관리에 활용할 수 있는 장점이 있다.

건강증진과 건강위험 관리 또한 과학적 근거에 토대를 두고 기획하는 것이 중요하다. 근거를 생산하고 축적하는 기능이 필요하며, 다른 관리 영역과 통합적으로 관리하는 것이 바람직하다. 개인 특성이나 건강위험, 서비스 이용 등의 정보가 관리 대상과 방법을 정하는 데 도움을 줄 수 있다.

구체적인 관리 방법에는 영역별로 직접 서비스를 제공하는 것, 제공자의 행동 변화를 유도하는 것, 이용자의 행동 변화를 유도하는 것 등을 포함한다. 이 중에서 직접 서비스를 제공하는 방식은 불특정 다수를 위한 교육이나 정보 제공 등의 방식을 벗어나기 어려운데, 비용이 적게 드는 장점이 있으나 효과에 대한 근거는 부족하다. 집단 강의나 책자, 언론 매체를 통한 정보 제공 등은 효과가 불분명할 뿐 아니라 효과를 측정하기도 어렵다.

제공자와 이용자의 행동을 바꾸려면 과학적 근거에 기초해 목표를 정하고 논리적으로 사업을 설계하는 것이 중요하다. 성과에 따른 보상이 중요한 사업에서는 정확한 성과 측정에 주의를 기울여야 하지만, 지나치게 큰 비용이 들면 곤란하다. 경제적 보상의 크기도 중요한데, 적정 수준을 결정하는 데에는 관련 근거를 참고하는 것이 좋다. 이용자(가입자)에 대한 경제적 보상은 형평성 관점에서 신중하게 접근해야 한다. 건강행동 변화에 대한 보상(경제적·비경제적)은 고소득층에게 상대적으로 유리하게 작용할 가능성이 크다.

건강증진이나 건강위험 관리는 건강보장체계뿐 아니라 국가보건의료체계에서도 중요한 기능이므로, 두 체계 사이에서 기능과 활동이 중복될 수 있다. 건강보장체계가 건강증진이나 건강위험 관리에 나설 때 국가공중보건체계나 지방정부의 보건정책과 충돌을 빚는 때가 적지 않다. 다른 영역과의 협력과 조정이 건강보장체계의 상시 관리 기능 속에 포함되어야 한다.

5) 가입자 관계 관리

가입자 관계 관리는 마케팅에서 쓰이는 고객 관계 관리(customer relationship management: CRM)와 비슷하게 이해할 수 있다. 이는 민간 부문에서 여러 종류의 고객 관련 정보를 축적, 정보화하고 이를 바탕으로 고객의 요구와 필요에 신속하게 대응하는 체계를 뜻한다(Ling and Yen, 2001). 최근에는 발전한 정보통신기술을 활용하는 것이 핵심 전략이자 실행의 중심을 차지한다. 건강보장체계의 가입자 관계 관리는 기술적으로는 CRM의 개념과 방법을 참고, 활용할 수 있다. 가입자의 이의와 요구에 효과적으로 대응하는 데 CRM의 기법을 효과적으로 적용할 수 있을 것이다.

건강보장에서의 가입자 관계 관리가 기업의 CRM과는 배경과 목적이 다르다는 것이 중요하다. 건강보장체계에서 가입자는 조세나 보험료를 납부한 '주권자' 또는 권한을 위임한 '주인'에 가깝고 정부나 보험자는 위임받은 권한을 관리하는 '대리인'에 가깝다. 가입자에게 어떤 권한을 부여하고 어떻게 의사결정과 실행에 참여시킬 수 있는지가 중요한 과제다. 정부나 보험자가 가입자를 대리해서 실무적으로 건강보장체계를 관리한다고 가정하면, 가입자 관계 관리의 기본은 가입자의 관점과 가치, 요구와 필요를 어떻게 반영할 것인가에 집중된다.

2. 재정관리

재정관리는 건강보장의 핵심 기능이다. 안정적인 재정 확보와 효율적 운용은 건강보장체계가 지속할 수 있는지를 가늠하는 가장 중요한 요소라 해도 지나치지 않다. 재정관리는 크게 수입과 지출 관리, 적립금 관리로 나눌 수 있는데, 지출 관리는 가입자의 이용 관리와 제공자 관리와 밀접하게 연관된다.

1) 기여금의 부과와 징수

조세 방식에서는 독립된 부과, 징수 기능이 필요하지 않으므로 논외로 하고, 여기서는 건강보험료만 논의 대상으로 한다.

보험료를 주된 재원으로 하는 건강보장체계(사회보험체계 또는 건강보험체계)에서는 먼저 어떤 조직이 보험료를 부과하고 징수할 것인지 결정해야 한다. 보험자가 담당하는 것이 당연한 것처럼 보이나, 현실에서는 다양한 방식이 공존한다. 크게 ① 부과 징수 주체가 정부인가 보험자인가, ② 다른 사회보험료와 통합 징수하는가 또는 건강보험을 분리해서 징수하느냐는 기준에 따라 유형이 나뉜다. 오스트리아, 독일, 스위스 등은 여러 보험자(질병기금)가 있고 각 보험자가 보험료를 징수하지만, 룩셈부르크는 질병기금의 연합체가 징수를 담당한다(Normand and Busse, 2002). 벨기에는 사회보장청(National Social Security Office)이 건강보험을 비롯한 모든 사회보험료를 함께 징수해서 영역별로 배분한다. 프랑스는 지방정부가 모든 사회보험료를 징수해서 중앙 조직에 넘기고 여기서 영역별로 배분하는 형태고, 일본의 지방정부도 일부 보험료 징수 기능을 담당한다. 각각의 유형은 장단점이 있지만, 합리적으로 선택한 것이라기보다는 각 나라에서 역사적 발전 과정을 따른 것이 많다. 기여금의 종류가 건강보험, 연금 등 제도별로 다르더라도 부과 기준이 같으면 통합 부과, 통합 징수가 효율적이다. 부과 기준이 다르면 통합체계의 효과는 크게 나타나기 어렵다.

보험료 부과 관리는 부과 기준을 어떻게 정하는가에 따라 달라진다. 비임금 노동자(자영자)에 대해 소득을 기준으로 보험료를 부과하면, 소득을 파악하는 업무가 늘어날 수밖에 없다. 임금노동자와 자영자를 가릴 것 없이 비임금 소득이나 자산을 부과 대상으로 할 때도 마찬가지이다. 특히 소득 파악을 위한 제도적 기초가 미흡할수록 이 업무의 부담이 커진다. 여러 공공기관과 정보를 공유하는 것이 필수 업무지만, 이 또한 제도적 토대가 허약하면 크게 도움을 받기 어렵다.

징수도 보험료 부과와 비슷하다. 임금노동자는 직장을 통해 징수할 수 있어 관리가 간편하지만, 임금노동자를 제외한 나머지 대상은 징수 관리가 복잡하고 어렵다. 자발적으로 납부하는 가입자의 비율이 낮으면 관리 수요는 더 커진다. 징수가 어려우면 보험료 납부를 지연하는 데 따른 업무 수요도 같이 늘어난다.

2) 재무관리

재정관리는 논리적으로는 비교적 단순한데, 수입과 지출이 동질적이기 때문이다. 수입과 지출이 균형(balance)을 유지해야 하는 원칙은 정부의 일반 재정 운영과 같다.

건강보장의 재무관리는 건전성(stability and predictability) 원칙을 지키는 것이 중요하다(Lienert and Jung, 2004). 재정 수지와 부채 등의 건전성을 유지할 수 있도록 관리해야 한다. 재무관리를 위해 중기 재정 계획(3~5년 단위)과 함께 장기 재정 위험 분석이 25~50년 단위로 작성될 필요가 있다. 투명성(transparency) 원칙도 지켜야 한다.

재정 보고에서는 최근 각국의 공공 부문 재정 보고가 발생주의(accrual basis) 회계로 전환한다는 것을 유념할 필요가 있다. 발생주의는 회계와 예산에서 현금 입출 여부와 관계없이 수입을 창출하는 행위가 일어날 때 또는 자원을 사용할 때 거래를 인식한다(우석진·조진권, 2008). 공공 부문 회계에서 발생주의 회계를 쓰면 비용을 더 투명하고 정확하게 인식함으로써 자산과 부채를 체계적으로 파악할 수 있다. 관리자의 책임성을 높이고 성과와 연결하기도 더 쉽다.

건강보험은 재정관리의 한 가지 요소로 일정 수준 이상의 준비금(compulsory reserve, legal reserve)을 적립해야 한다. 급여를 제공하는 제공자에게 비용을 안정적으로 지불할 책임을 지고 있기 때문이다. 건강보장의 지출은 예측하기 쉬운 편이나, 새로운 정책을 시행하거나 급격한 경제사회적 변화를 겪으면 변동이 심해진다. 이 때문에 대부분 건강보험체계는 의무적으로 일정 수준 이상의 준비금을 보유한다.

3. 급여 관리

급여는 건강보장체계의 목적을 달성하는 데 필수적 요소이므로 이에 대한 관리 또한 중요성이 크다. 건강보장체계와 분리된 제3의 보건의료 자원(인력, 시설, 장비 등)이 현물급여 제공의 주체일 때는 직접 급여를 관리하기 어렵고 간접 수단에 의존하게 된다.

1) 구매

건강보장체계가 자원을 보유하고 직접 급여를 제공하지 않는 한, 정부나 보험자는 서비스를 구매해야 한다. 1990년대 이후 많은 나라에서 서비스 제공과 구매를 분리했고(provider-purchaser split), 이후 건강보장체계 유형과 무관하게 구매가 중요한 공통 관리 기능이 되었다. 최근 정부나 보험자는 단순히 진료보수를 지불하는 역할에 머물지 않고 전략적 구매를 통해 체계의 성과를 개선하는 역할로 변화하고 있다(Figueras, Robinson and Jakubowski, 2005).

구매는 정부나 보험자가 건강보장 재정을 활용해 제공자로부터 서비스를 '사는' 행위로, 가격과 질이 구매의 핵심 기준으로 쓰이는 것은 다른 상품과 마찬가지다. 건강보장체계에서 구매는 급여 서비스의 질과 지출의 효율성을 좌우하는 핵심 요소 중 하나다.

구매의 첫 단계는 체계 수준에서 목표를 정하는 것인데, 목표는 체계 전체 차원에서 어떤 성과를 얻을 것인지에 따라 달라진다. 예를 들어 일차진료를 강화한다는 체계 수준의 목표가 정해지면 그 이후의 구매 과정은 이런 목표를 성취하는 데 초점을 맞춘다. 체계 수준의 목표는 실무적으로 정해지기보다는 대개 정치적·정책적 결정을 따른다.

다음 단계는 구체적으로 구매 항목을 정하는 것으로, 급여 범위와 우선순위를 결정하는 과정이다. 이 결정은 전체 구매 과정에 통합하거나 분리해 운영할 수 있는데, 실제로는 분리하는 때가 더 많다. 일반적으로 급여 범위와 우선순위는 더 높은 단계에서 '정치적'으로 결정되고 구매는 집행 조직이 담당한다.

다음 단계에서는 서비스 제공 방식, 내용, 보상 방법과 수준 등을 결정한다. 예를 들어 일차진료 수준에서 외래진료는 약 처방을 포함하고 진료보수는 일당 진료비로 한다는 식이다. 이 단계의 결정은 대부분 구매자와 제공자 사이의 계약과 분리되지 않는다. 계약을 통해 서비스 제공과 보상의 방법을 확정하게 되므로, 구매자는 계약을 준비하기에 앞서 제안할 내용을 결정해야 한다.

구매에는 정확한 제공자 정보를 확보하는 것이 중요하다. 지역, 수, 전문 분야, 서비스 제공 형태, 시설과 장비 등의 구조적 정보는 당연하고, 질 수준과 같은 과정과 결과 정보까지 필요하다. 제공자 정보는 계약 과정에서 어떤 결정을 할 때 필요할 뿐 아니라, 체계 수준에서 성과를 개선하는 데 간접적으로 영향을 미친다. 이용도 감사, 질 감사 등 건강보장의 질 관리 활동과 연계해 활용할 수도 있다.

구매 과정은 주로 계약 형식을 통하는데, 계약은 개인이나 조직을 조정하려는 합의 과정이다. 거래 과정에는 구매 대상에 대한 측정과 평가, 협상, 모니터링이 필요하며, 특히 서비스나 상품의 질과 양을 파악하고 제공자와 사용자를 평가하는 모니터링이 중요하다. 평가, 협상, 모니터링에는 비용이 든다는 것을 유념해야 하는데, 여러 수준에서 중복해서 모니터링을 하면 비용이 더 증가할 수 있다.

2) 청구와 지급

진료비를 청구하고 심사(validation)를 거쳐 지급하는 것은 업무량으로는 가장 비중이 큰 업무이다. 특히 행위별 보상 방식에서는 이 업무의 비중이 다른 업무를 압도할 정도로 커질 수도 있다. 업무량과 부담으로만 보면 지불의 중요성보다 관리 효율성에 우선순위를 두어야 하는 상황도 발생한다. 이런 딜레마를 벗어나려면 청구와 지급 과정의 관리 목표를 명확하게 정해야 하는데, 특히 청구와 지급 관리의 목표를 상위 목표와 연결하는 것이 중요하다. 개별 건이나 개별 제공자로 관리의 초점을 좁히는 것은 바람직하지 않고, 전체 체계의 효율성을 올리거나 바람직한 파급효과가 생기는 관리 방식을 채택해야 한다. 많은 자원을 투입해 예외적 사례를 찾는 것보다 전체 경향이 바람직한 쪽으로 개선되도록 유도하는 것이 더 효율적이다.

청구와 지급 관리에 정보기술을 잘 활용하는 것은 다시 강조할 필요가 없을 정도로 상식적이다. 통합정보체계를 구축해 관리의 기술적 오류를 줄이고 제공자 관리, 질 관리, 이용 관리 등에 활용해야 한다. 정확한 제공자 정보를 구축하는 것이 중요한데, 이 정보가 미흡하거나 부실하면 심사 효율성과 정확성이 큰 영향을 받는다.

제공자 정보는 심사, 지급 관리를 지속함에 따라 더 풍부해지고 개선되는 특성을 보인다. 제공자 정보를 효과적으로 활용하려면 제공자가 어떤 자원을 어떻게 활용하는가에 대한 정보를 포함해야 하고, 단면 정보가 아니라 추세 변화를 반영하는 종단(longitudinal) 구조로 된 것이 좋다. 자원 사용 정보는 입원, 외래 시술, 시술의 종류 등을 모두 포함하는 것이 바람직하다. 청구와 심사 과정에서 보다 많은 정보가 생성되어 새로운 정보체계가 구축되면 다음 단계에서 효율성과 효과성이 더 개선된다.

3) 질 관리

질 관리에서도 기획, 실행, 평가 등이 필요한데, 질 문제(quality problem)를 확인하고 해결 방안을 모색하는 일이 가장 중요하다. 질 문제는 지속적 모니터링, 우연한 사건(sentinel problem), 가입자의 불만, 언론 보도 등으로 드러나지만, 건강보장에서는 체계적 질 모니터링을 전체 관리 과정 속에 포함하는 것이 바람직하다. 예를 들어 제공자 정보, 진료비 청구와 지급, 주기적 질 감사 등을 질 모니터링 체계의 구성요소로 활용할 수 있다.

행위별 보상과 일부 포괄 보상 방식에서는 청구와 지급 과정에서 수행되는 이용도 감사와 질 감사가 질 관리의 핵심 요소이자 수단이다. 이때는 청구와 지급 과정에 질 관리를 통합적인 요소로 포함하는 것이 좋다. 청구와 심사 과정에서 생성되는 정보가 질 측정과 향상을 일차 목적으로 하지 않으면 바로 활용하기 어렵고, 행정 자료 이외에 다른 정보를 보완해야 한다. 이용도 감사와 질 감사 이외의 방법은 더 간접적인데, 질 정보를 공개해 질을 개선하려는 것이 대표적인 간접 수단이다. 이때 질 정보를 생산하고 공개하기 위해서는 환자 정보와 제공자 정보를 포함한 통합적 정보체계가 필요하다. 지속적·일상적으로 질 정보를 관리하기 위해서는 질을 다루는 정보체계는 전체 정보체계와 통합되어야 한다.

제공자 정보를 체계적으로 구축하는 것은 질을 관리하는 핵심 전략이자 방법이다. 대표적 방법이 종단적 제공자 정보 구축(provider profiling)이다. 이는 제공자의 중요한 성과(outcome) 정보를 모으고 평가하며 확인하는 계획적인 노력을 가리킨다(Tucker III, 2000). 제공자 정보는 좁게는 진료 행태와 유형, 진료의 성과와 결과를 주된 대상으로 하고, 제공자 간의 비교를 통해 관리 대상을 선별하는 데 활용한다. 관리는 반드시 처벌이나 불이익을 뜻하는 것이 아니라, 추가 보상과 보너스 등 인센티브도 포함한다. 제공자 정보체계가 효과적으로 작동되기 위해서는 적절한 통계 방법과 기준을 개발하고 적용하는 것이 중요하다(Christiansen and Morris, 1997).

4. 지원 기능

내부 조직 관리와 정보체계는 일반 조직과 다른 것이 많지 않으므로 다루지 않는다. 한 가지 특별히 강조할 것은 연구개발 기능이다.

건강보장을 관리하는 데에는 경제, 사회문화, 제도 등 많은 원인이 영향을 미치고, 건강보장의 재정과 지출에도 중요한 요소로 작용한다. 재정과 지출의 결정 요인과 경로에 대해 충분한 지식이 축적되어야 때맞추어 정확하고 적절하게 정책을 결정할 수 있다. 개별 프로그램을 관리하는 것도 마찬가지다. 투입-과정-결과(산출, 영향 포함)를 논리적으로 기획하고 집행할 만한 정보, 지식, 근거를 축적해야 한다. 건강보장 관리에 연구개발 기능을 필수 요소로 포함해야 하는 이유다.

5. 감독과 통제

주인-대리인 이론의 관점에서 건강보장체계의 관리자는 국가나 정부 또는 가입자를 '대리'한다. 대리인으로서의 관리자는 '주인'의 것이 아닌 독자적 이해관계를 가질 수 있으므로 규제와 감독이 필요하다.

정부의 감독은 실행 기구의 행동에 영향을 미치는 조직화한 통제(organized control)로, 정보 수집, 평가, 교정 등의 행위로 나누어진다. 여기에는 다른 주인-대리인 관계와 마찬가지로 감독자와 피감독자 사이에 정보의 불균형이 있다는 점이 한계로 작용한다. 피감독자가 더 많은 정보를 가지고 있어 감독자가 충분히 통제할 수 없을 때가 많다. 건강보장을 관리하는 공공조직은 성과를 명확하게 정의하고 측정하기 어려워 감독 기준을 정하기도 쉽지 않다.

외부뿐 아니라 내부 통제도 관리의 필수 요소이다. 내부 통제는 "회계보고의 신뢰성 제고와 업무 관리의 실효성·효율성 달성 그리고 업무 관리에서의 법규 준수 등 세 가지 목적을 달성하기 위한 절차와 과정"이다(이종운, 2006). 다시 말하면, 조직 운영 과정에서 발생할 수 있는 위험을 최소화하기 위한 제도적인 절차나 장치를 말한다. 내부 통제는 복잡하고 다양한 업무를 수행하는 조직에서 견제와 균형을 유지하고, 부정과 오류 등의 위험을 방지하며, 조직의 목표를 효율적으로 수행하도록 유도하는 기능을 수행한다. 내부 통제는 내부 회계 관리 제도, 관리 통제, 위험 관리, 업무 감사, 준법 감시 시스템 등으로 구성된다.

6. 관리의 성과와 효율성

건강보장체계 관리의 효율성은 이론적으로는 간단하나 실제 측정은 쉽지 않은데, 성과를 무엇으로 볼 것인지를 합의하는 것이 가장 어렵다. 건강수준 향상, 경제적 위협으로부터의 가계 보호, 부담의 형평성, 가입자의 만족도 등이 모두 성과와 무관하지 않지만, 여러 성과를 한 가지 지표로 나타내기는 불가능하고 모든 성과를 관리 효과라 할 수도 없다.

투입이나 성과의 성격을 두고도 논란이 있는데, 과거 미국 의회 기술평가사무국(Office of Technology Assessment: OTA)이 주장한 것이 대표적이다. 관리운영비는 급여를 제공하는 데 필요한 비용일 수 있지만, 공평하고 효과적인 의료 생산을 위한 투입 요소로 볼 수도 있다(Office of Technology Assessment, 1994). 후자로 보면 건강보장의 관리운영비는 지출이 아니라 새로운 서비스로 해석할 수 있다.

관리의 효율성을 나타내는 지표로 흔히 활용되는 것은 관리운영비 규모(더 정확하게는 전체 지출 중 관리운영비의 비중)이다. 이론적으로 건강보장, 특히 보험의 관리운영비에는 거래 비용(transaction-related cost), 간접비, 판매와 마케팅 비용, 규제와 규제 준수(compliance) 비용, 이윤 등을 포함한다(Thorpe, 1992). 논란이 되는 것은 관리운영비의 범위로, 국가나 조직 간의 비용을 비교할 때 범위가 서로 다르면 같은 차원에서 비교하기 어렵다. 국가 간 비교를 위해서는 공통된 틀을 만들어야 한다는 주장도 있는데, 예를 들어 한(Hahn)은 관리운영비 범위에 감독(oversight) 비용을 추가하고 각국의 서비스 생산 함수(production functions)를 고려해야 한다고 주장했다(Office of Technology Assessment, 1994).

정의와 범위, 자료 수집의 문제 때문에 관리운영비의 국가 간 비교는 많지 않다. 국가 간 비교 중 대표적인 것으로는 1992년 OECD 국가를 대상으로 수행된 풀리에(Poullier, 1992)의 연구와 1994년 미국 OTA의 연구가 있다(Office of Technology Assessment, 1994). 비교적 최근에는 2010년 세계보건기구가 비교 분석 결과를 발표했다(Nocolle and Mathauer, 2010). 국가 간 비교에서 나타나는 공통점은 변이가 매우 크다는 것이다. 풀리에의 연구에 따르면 OECD 국가의 관리운영비는 전체 보건의료비의 1~7% 수준이고, 2010년 세계보건기구 연구에서는 1.1~16.9%의 변이를 나타낸다. 이러한 차이는 자료와 정의상의 문제를 고려하더라도 지나치게 크다.

관리운영비의 변이는 여러 요인으로 설명할 수 있는데, 건강보장의 관리운영비를 대상으로 한 것은 아니나 미첼(Mitchell, 1996)의 설명을 참고할 만하다.

첫째, 국가 간 비교가 의미가 있으려면 산출과 투입에 대한 정의와 그것을 측정하는 방법이 통일되어야 한다. 실제로는 각 나라 프로그램들이 산출하는 질 수준에 차이가 있으므로 당연히 효율성에 차이가 난다.

둘째, 비용 지출의 정의가 다르다. 국가에 따라 자산에 대한 평가가 다르고 인건비 등의 계산 방법도 일치하지 않는다.

    셋째, 급여의 종류와 수준이 다르다. 현금급여는 현물급여보다 관리 비용이 덜 들 가능성이 크다.

    건강보장체계에서는 이러한 요인 이외에 거래 비용의 차이가 영향을 미칠 가능성이 크다. 건강보장 재원이 분산되어 있고 다양할수록 관리운영비 규모는 커지는데, 미국, 독일, 네덜란드 등이 대표적 국가이다. 이 경향은 관리운영비를 인구당으로 계산해도 비슷하게 나타난다.

    관리운영비에 규모의 경제가 작용하는 것도 중요하다. 대상 인구나 재정, 급여지출이 많을수록 한계비용은 줄어들고, 전체 지출 규모가 클수록 그 비중으로 나타내는 관리운영비 규모(의 비중)는 줄어드는 것이 보통이다. 예를 들어 다른 조건은 변화하지 않아도 관리 인력의 인건비보다 수입과 지출이 더 빨리 증가하면(임금이나 소득이 올라가는 등의 이유) 관리운영비 비중은 감소한다. 이러한 현상은 국가 차원뿐 아니라 프로그램 수준에서도 나타난다. 예를 들어 RAND의 의료보험 시범 사업에서 지출한 행정 비용은 가입자가 1만 명이 넘는 대규모 집단에서는 5.5%에 지나지 않았으나 소규모 집단에서는 전체 비용의 최대 40%에 이르렀다(Enthoven, 1993). 전체 재정 규모가 커져서 관리운영의 효율성이 높아진 것이면, 관리운영비는 적절한 효율성 지표라고 보기 어렵다.

    행정 비용이 적게 지출된다고 해서 효율성이 높다는 뜻이 아니라는 것도 중요하다. 행정 비용을 써서 어떤 결과와 성과를 산출했는지가 더 중요한 판단 기준이다(Nocolle and Mathauer, 2010).

참고문헌

우석진·조진권. 2008. 「주요국의 발생주의 예산제도의 도입 현황과 정책과제」. ≪재정포럼≫, 제5호, 29~44쪽.

이종운. 2006. 「자체감사기구의 내부통제 자체평가시스템 구축 및 운영」. ≪감사원연구논문집≫, 169~197쪽.

Christiansen, Cindy L. and Carl N. Morris. 1997. "Improving the statistical approach to health care provider profiling." *Annals of Internal Medicine*, Vol. 127, No. 8 Part 2, pp. 764~768.

Enthoven, Alain C. 1993. "The history and principles of managed competition." *Health Affairs*, Vol. 12, No. supp. 1, pp. 24~48.

Figueras, Josep, Ray Robinson and Elke Jakubowski(eds.). 2005. *Purchasing to Improve Health Systems Performance*. Maidenhead: Open University Press.

Lienert, Ian and Moo-Kyung Jung. 2004. *The Legal Framework for Budget Systems: An International Comparison*. Paris: OECD.

Ling, Raymond and David C. Yen. 2001. "Customer relationship management: an analysis framework and implementation strategies." *Journal of Computer Information Systems*, Vol. 41, No. 3, pp. 82~97.

Mitchell, Olivia S. 1996. "Administrative Costs in Public and Private Retirement Systems." Working Paper No. 5734. Cambridge: National Bureau of Economic Research.

Nicolle, Emmanuelle and Inke Mathauer. 2010. "Administrative costs of health insurance schemes: Exploring the reasons for their variability." Geneva: World Health Organization.

Normand, Charles and Reinhard Busse. 2002. "Social health insurance financing." in Elias Mossialos et al.(eds.). *Funding Health Care: Options for Europe*. Buckingham: Open University Press.

Office of Technology Assessment, US Congress. 1994. *International Comparison of Administrative Costs in Health Care*. Washington, DC: Government Printing Office.

Poullier, Jean-Pierre. 1992. "Administrative costs in selected industrialized countries." *Health Care Financing Review*, Vol. 13, No. 4, pp. 167~172.

Thorpe, Kenneth E. 1992. "Inside the black box of administrative costs." *Health Affairs*,

Vol. 11, No. 2, pp. 41~55.

Tucker III, Jessie L. 2000. "The theory and methodology of provider profiling." *International Journal of Health Care Quality Assurance*, Vol. 13, No. 6-7, pp. 316~323.

| 제17장 |

건강보장 재정의 거시 관리

 건강보장의 재정 성과는 좁은 의미에서 재정을 관리하는 결과라기보다는 보건의료와 건강보장을 포함한 여러 사회경제 요인이 함께 작용한 결과다. 그런 의미에서 건강보장체계가 당면하는 재정 문제는 재정관리의 과제일 뿐 아니라 보건의료와 건강보장의 영역을 넘는 국가적·사회적 과제라 할 수 있다.

 건강보장의 재정은 '건전성'을 유지하는 데 큰 관심이 있으나, 재정은 제도와 체계의 성과 전반을 반영하므로 단순한 기술적 관리로 환원될 수 없다. 재정 성과는 건강보장의 구성요소와 운영을 평가하는 데뿐 아니라 보건의료의 여러 요소를 비교, 평가하는 기준으로 사용될 수 있다. 재정을 비교, 평가할 수 있으면 그 평가 결과가 영역별 요소와 전체 체계의 변화를 촉발하는 실마리가 된다는 것이 중요하다. 재정 성과와 건강보장체계의 각 구성요소로 구성되는 환류(feedback) 체계는 건강보장과 보건의료의 구조와 기능을 바꾸고 개선하는 핵심 경로 중 하나다.

 건강보장 재정을 거시적으로 관리하는 것은 재정을 모니터링하는 데서 출발한다. 종단면적 모니터링을 통해 추세 변화를 파악하고 재정을 예측할 수 있으며, 국제비교를 통해 각 나라의 제도와 정책을 간접적으로 평가할 수 있다. 재정 관리는 모니터링에서 그치지 않는데, 지출 원인을 찾고 그에 개입하는 것도 중요한 관리 대상이자 방법이다. 모니터링이 효과를 거두려면 처음부터 개입을 염두에 두고 체계를 구성해야 한다.

건강보장 재정을 '일반' 보건의료 재정과 구분할 수 있는지는 이론적·실천적으로 중요한 문제다. 이론적으로는 건강보장 재정과 보건의료 재정을 분리할 수 있으나, 실제 재정관리는 따로 구분하기 어렵다. 건강보장 재정의 비중이 큰 것이 중요한 이유지만, 재원을 구분할 때를 제외하고는 지출과 관리를 포함해 건강보장을 분리하기가 쉽지 않다.

1. 국민의료비

1) 국민의료비의 정의와 의의

국민의료비[1]를 정의하려면 보건의료 부문에 속하는 재화와 서비스의 범위를 정해야 한다. 보건의료를 어떻게 정의하는가에 따라 포괄 범위가 달라진다. 지출에는 질병이나 손상을 치료하기 위한 비용과 같이 비교적 범위가 명확한 것은 물론, 교육처럼 건강 회복과 간접적으로 연관되거나 환경, 체육, 복지 등 다른 분야와 연계된 모호한 영역도 포함한다.

국민의료비는 일치된 정의가 없을뿐더러 정의를 어떻게 하는가에 따라 포괄하는 범위도 다르다. 정의가 일치하지 않으면 의료비의 다양성을 드러내는 데에는 도움이 되지만 국가 간 또는 제도 간 비교가 어렵다는 한계가 있다. 이런 현상을 극복하고 표준화의 계기가 된 것이 OECD가 제안한 보건계정체계(system of health account: SHA)이다.

보건계정체계에서 보건계정은 의료비의 흐름을 보여주는 의료비 지출의 표이고, 국가 단위로 의료비의 흐름을 보여주는 표가 국민보건계정(National Health Account)이다. 2011년 개정된 보건계정체계(SHA2011)에 따르면, 핵심회계는 보

---

1) 국가나 체계 차원에서 재정을 모니터링할 때 사용하는 대표적인 지표가 국민의료비다. 국민의료비는 'national health expenditure(NHE)'를 옮긴 말로, 국가 전체의 보건의료 재정 지출을 나타내기 위해 흔히 쓰이는 말이다. 개념의 혼란이 있으나, 여기서는 흔한 용법을 그대로 따르기로 한다.

건의료 지출을 기록하는 세 개의 축, 즉 보건의료의 기능 분류, 공급 분류, 재원 분류로 구성된다(정형선, 2012). 세 축은 각각 다음과 같은 질문을 다룬다.

- 어떤 종류의 보건의료 재화/서비스가 소비되는가?
- 어떤 보건의료 공급자들이 재화/서비스를 제공하는가?
- 어떤 재원이 이에 대한 대가를 지불하는가?

의료비 지출 추세를 분석하고 국가를 비교하는 데에는 총량지표가 중요한데, SHA2011은 국가 단위 의료비의 총량을 나타내는 지표로 'Current Health Expenditure(CHE)'를 제안했다. 이는 2000년 SHA가 제안했던 'Total Health Expenditure(THE)'에서 달라진 것이다.[2] CHE, 즉 '경상보건지출'은 재화나 서비스를 생산하거나 그 생산을 위한 요소소득의 분배가 아니라, "판매자가 제공하는 재화나 서비스와 교환해서 구매자가 지불하는 것의 가치"를 화폐로 측정한 결과다. 경상보건지출은 보건의료 재화와 서비스의 최종 소비를 뜻하며, 과거의 THE에서 보건의료의 하부구조에 대한 자본 투자를 뺀 것이다.

2) 국민의료비의 국제비교

국민의료비는 국가나 제도를 비교하는 데 주로 활용한다. 국제비교는 전체 규모도 의미가 있으나 재원, 제공자, 기능 등을 구분할 수도 있다. 비교를 통해 간접적으로 재정 성과를 평가하는 것이 중요하다.

국제비교의 의의

보건의료비 지출은 국가적 관심사이다. 큰 지출 규모와 빠른 증가 속도를 통제하려는 대부분 고소득 국가는 국내 추세 변화와 국제비교에 관심이 크다. 특

---

[2] CHE와 THE를 한국어로 어떻게 구분해서 옮길지는 논의 중이다. 지금까지 THE를 '국민의료비'로 번역했으나, 앞으로 CHE가 국제 표준으로 쓰이면 이 같은 용법은 달라질 수밖에 없을 것이다.

히 국제(국가 간) 비교를 통해 얻을 수 있는 교훈과 지식은 다음과 같은 질문들에 연관되어 있다(Gerdtham and Jnsson, 2000).

- 전체 보건의료체계가 보건의료비 지출에 영향을 미치는가?
- 예산제, 행위별 보상, 병상당 정액 등 병원에 대한 진료보수 지불 방법에 따라 보건의료비 지출이 다른가?
- 일반의(일차진료의)가 일차 접촉 의사(gatekeeper)로 기능하면 보건의료비 지출이 줄어드는가?
- 외래에서 의사 보수 지불 방식(행위별 보상, 인두제, 봉급제 등)에 따라 지출이 달라지는가?
- 의사 수가 늘어나면 지출이 늘어나는가?
- 건강보장체계가 포괄하는 인구 범위에 따라 지출에 차이가 있는가?
- 고비용 기술이 지출에 미치는 영향은 어느 정도인가?
- 공공 부문의 공급 비중이 증가하면 지출은 어떻게 변화하는가?
- 입원 환자의 비중이 큰 나라에서 지출이 더 많은가?

이러한 질문은 모두 비용 지출과 밀접하게 연관된다. 지출이 이들 요소의 영향을 받는다면, 건강보장체계의 구조와 정책, 운영의 차이를 비교 분석해 비용 지출의 효율성을 평가할 수 있다.

기술적 문제

국가 간 국민의료비 비교에서 가장 어려운 것은 분류와 가격(value) 통일 문제이다(Mossialos and Le Grand, 1999). 고소득 국가에서는 장기요양 서비스와 사회복지 서비스를 분류하는 것이 중요한 과제다. 국가에 따라서는 장기요양 서비스를 보건의료 서비스(기관 서비스, 지역사회 서비스 포함)로 분류하기도 하고 사회복지 서비스(social service)로 분류하기도 한다. 보건의료 내 분류는 국가 간 차이가 더 크다. 제도 차이에 따라 비용 분류가 달라지기 때문이다. 특히 외래와 입원 서비스의 분류, 병원과 나머지 기관 사이의 구분이 국가마다 크게 다르다. 점점 더 많은 국가가 국민보건계정을 사용함에 따라 분류 문제는 감소할 전망이다.

가격을 통일하기 위해서는 교환율(exchange rate)이나 구매력 지수(purchasing power parities: PPP)를 써야 한다. PPP는 OECD를 중심으로 각국의 국내총생산(GDP)을 비교하기 위해 개발한 것으로, 각 나라 화폐를 공통 화폐단위로 변환해 구매력을 통일한 화폐변환단위(currency conversion rates)이다. 1990년 이후 매 3년마다 다시 계산하고 유럽연합에서는 매년 계산한다. PPP를 사용하면 모든 비교 대상 국가에 공통 화폐단위를 사용하는 것이나 마찬가지로, 교환율에서 나타나는 문제점을 피할 수 있다.

의료비 지출 비교에서는 PPP를 사용해도 한계가 나타난다. 장비나 재료, 물품 등은 문제가 적으나 보건의료 서비스는 주로 서비스의 '시장가격'을 반영할 뿐 국가 간 생산 비용(원가나 임금)이나 생산성 차이를 고려하지 못한다. 비용 지출의 차이가 소비 때문인지 투입과 비용 때문인지 구분하기 어렵다. 이 때문에 따로 보건의료에 적용되는(health specific) PPP를 개발하는 중이다(Koechlin et al., 2014).

국민의료비 추세

OECD의 2016년 보건통계(Health Statistics, 2016)에 따르면, 2015년 기준 OECD 회원국 가운데 1인당 의료비 지출이 가장 많은 국가는 미국이다(구매력을 보정한 후 1인당 미화 9451달러). 지출이 상대적으로 많은 국가는 미국, 룩셈부르크, 스위스, 노르웨이 등이고, 상대적으로 낮은 국가는 멕시코, 터키, 라트비아, 폴란드, 라트비아, 헝가리, 칠레, 에스토니아 등이다. 일반적으로는 소득이 높은 국가들의 1인당 의료비 지출액은 많고 소득이 낮은 국가들의 1인당 의료비 지출액은 적다. 국내총생산에서 차지하는 비중은 터키(5.2%)나 멕시코(5.8%) 수준부터 미국(16.9%), 스위스(11.5%), 일본(11.2%) 수준까지 범위가 넓다. 프랑스, 독일, 스웨덴, 오스트리아, 벨기에, 캐나다, 네덜란드 등도 비중이 10%를 넘는다.

현재 의료비 수준보다 증가 추세가 더 중요할 수도 있다. 전반적으로 GDP 대비 국민의료비 증가 속도는 매우 빠르지만, 국가별 추세는 다른 양상을 보인다. OECD 회원국 전체로는 2005년~2009년 연평균 증가율(3.4%)보다 2009년~2013년의 연평균 증가율(0.6%)이 낮다(OECD, 2015). 2005년~2009년 시기에는 슬로바키아(11.3%), 한국(9.0%), 폴란드(8.4%), 에스토니아(6.7%), 체코(5.4%) 등이 비교적 연평균 증가율이 높았다. 2009년~2013년에는 칠레(6.4%), 한국(5.4%), 일본(3.9%), 이스라엘(3.6%), 스위스(2.5%)의 연평균 증가율이 높은 편이다.

국민의료비 지출은 비중과 증가율을 비롯한 현상에도 관심을 기울여야 하지만 증가 요인을 찾고 적절하게 대응하는 것이 더 중요하다. 국민의료비가 증가하는 데에는 여러 요인이 함께 작용한다(Xu, Saksena and Holly, 2011). 비제도적 요인으로는 소득이 가장 인과관계가 뚜렷한데, 대부분 연구에서 소득은 의료비 증가에 큰 영향을 미친다. 노령화와 보건학적 필요는 대부분 연구에서 유의한 상관관계가 없다. 모든 연구에서 결과가 일치하는 것은 아니지만, 다음과 같은 몇 가지 제도 요인들이 흔히 지출 증가에 영향력이 크다(Xu, Saksena and Holly, 2011).

- 일차진료의의 문지기 역할은 낮은 수준의 지출과 상관관계가 있다.
- 공공 부문이 지출하는 재정의 비중은 큰 영향이 없다. 사회보험 방식보다는 조세 방식에서 지출 증가가 더 작은 경향이 있다.
- 진료보수 지불제도 중에는 인두제와 예산제가 행위별 보상보다 진료비 증가가 느리다.
- 전체 의사 수가 진료비 증가에 영향을 주는 경향이 강하지만, 그렇지 않은 연구도 있다.

두 번째로 열거한 공공 부문 지출의 의미는 연구마다 영향력이 다르고 논란이 크므로 주의해야 한다. 지출 수준(level)이 아니라 증가(growth) 요인을 분석한 연구에 따르면(Barros, 1998), 1인당 의료비 지출의 증가율은 1인당 GDP 증가율과 유의한 관계가 있으나 노령화, 보건의료체계 유형, 일차진료 유무 등은 관계가 없었다. 이 결과는 보건의료체계의 유형이 지출의 수준(level)과는 관계가 있으나 증가(growth)와는 무관하다는 것을 시사한다. 노동생산성보다 임금이 빨리 증가하는 이른바 불균형 성장(unbalanced growth)이 의료비 지출 증가의 원인이라는 주장도 있다(Hartwig, 2008).

종합하더라도 여러 연구에서 대부분 요인이 일관되지 않은 결과를 보인다. 이는 아직 의료비 지출에 영향을 주는 요인에 대한 지식이 충분하지 않다는 것을 나타낸다(Hartwig, 2008).

보건의료비 지출의 성과 비교

보건의료비 지출과 건강수준은 비례하지 않는다는 것이 정설이다. 평균수명을 비롯한 건강지표가 의료 외적 요인에 더 큰 영향을 받는다는 것이 중요한데, 이런 상관관계는 국가뿐 아니라 지역 단위로도 일관되게 나타난다(Arah and Westert, 2005). 더 중요한 것은 전체 건강성과가 아니라 지출의 효율성이다. 건강수준이 여러 가지 다른 요인의 영향을 받는다고 전제하면(모든 체계에 공통), 지출의 효율성에 따라 건강성과가 다르다는 점에 주목해야 한다. 의료가 건강성과에 미치는 영향이 부분적이라 하더라도 이 또한 지출 효율성에 따라 달라진다. 지출 효율성은 공공 부문 지출, 일차진료의, 진료보수 지불 방식 등 제도적 요인에 의존한다.

보건의료비 지출, 나아가 건강보장체계의 성과를 건강수준으로 가늠하는 것이 타당한가는 근본적 문제다. 보건의료 서비스와 건강수준의 상관관계가 불완전한 것은 이미 잘 알려져 있다. 투입 요소로서 보건의료 서비스(또는 지출)를 건강수준이라는 산출로 평가하면 상관관계가 약하게 나타나는 것이 당연하다. 유전이나 체질 등의 생물학적 요인은 물론 소득, 직업, 학력 등 사회적 요인이 건강수준에 영향을 미친다.

보건의료비 지출이 건강성과로 이어지지 않는 것은 두 가지 측면에서 중요한 정책적 의미가 있다. 하나는 보건의료비 지출을 늘리는 것만으로 건강수준을 개선하기 어려운 것이다. 건강수준 향상을 목표로 하면 보건의료비 이외에 건강수준을 결정하는 다른 요인에 개입해야 한다. 다른 하나는 건강수준 향상이 전체 성과가 아니라면 보건의료비 지출이나 건강보장체계가 산출하는 다른 성과를 명확하게 해야 한다는 것이다. 무엇을 성과로 볼 수 있는지는 보건의료비 지출 또는 건강보장체계의 궁극적 목적이나 목표가 무엇인지에 달려 있다. 건강수준 이외에도 필요(needs) 충족, 반응성(responsiveness), 접근성, 만족도, 삶의 질 향상 등이 대안이 될 수 있을 것이다. 가장 적극적인 목표로는 센(Amartya Sen)이 제창한 능력(capability)이나 자유 개념까지 확대할 수 있다.

2. 의료비 관리

의료비 지출 관리는 보통 지출 통제 또는 비용 절감과 같은 뜻으로 쓰인다. 이론적으로는 '적정' 지출을 목표로 해야 하지만, 대부분 국가가 급증하는 비용 지출을 고민하는 것이 현실이다. 통제 또는 절감은 무조건 비용을 줄이는 것이 아니라 편익이나 급여 등의 가치를 포함한다는 사실도 중요하다. 오해를 피하려면 절감이나 통제보다는 재정 균형이나 지출 적정화라는 표현이 더 어울릴 것이다.

국민의료비 지출을 적정화한다고 표현해도 논란이 사라지는 것은 아니다. '적정'의 수준을 어떻게 정할 것인지 불확실하다는 것이 첫 번째 문제다(Carrin and Hanvoravongchai, 2003). GDP 대비 보건의료비 지출이 늘어나도 보건의료에 대한 선호나 수요가 커진 결과인지 또는 비용이 증가한 것인지 구분하기 어렵다. 비용 절감이 전체 보건의료비를 대상으로 하는지 공적 지출만 대상으로 해야 하는지도 불확실하다.

보건의료비 절감 방안은 흔히 공적 건강보장체계의 수요를 줄이는 방법과 서비스 공급을 줄이는 방법으로 나뉘지만(Mossialos and Le Grand, 1999), 현실에서는 흔히 구분이 모호하거나 불가능하다. 예를 들어 지출 상한선을 정하는 것은 두 방법을 혼합해야 하므로 이런 식으로 구분하기 어렵다. 체계 전체에 영향을 미치는 거시 정책과 함께 미시 정책도 여러 가지가 있다. 여기서 모든 정책을 다룰 수 없으므로, 영역별로 대표적인 몇 가지 정책을 소개한다.

1) 공급 관리

제공자 수나 행태를 바꾸어 서비스 공급에 개입하는 방법을 흔히 쓴다. 자원계획, 신의료기술평가, 진료 지침, 진료보수 지불 방식 등이 이에 해당하는 방법이다(Garrison, 1991).

제공자 규제

의사를 비롯한 제공자의 수와 구성, 병원이나 병상 통제, 장비 수 조절 등을 모두 포함한다. 인력이나 시설, 장비 등 제공자나 자원이 지나치게 많이 공급되거나 구성이 부적절하면 비효율적으로 지출이 늘어난다는 것이 제공자를 규제하는 근거다.

시설 투자를 통제한 대표적인 사례는 1960년대와 1970년대 미국에서 유행하던 필요인증(certificate-of-needs: CON)으로, 이는 정부가 병원이나 병상, 자본 투자 등을 검토하고 허가하는 정책을 가리킨다. 이 정책의 효과는 명확하지 않은데, 미국에서는 별 효과가 없다는 분석이 이어져 1980년대 중반 이후 많은 주가 정책을 축소하거나 폐지했다. 1990년대 말에 분석한 결과에 따르면, CON 프로그램이 1인당 급성기 의료비를 줄였으나 전체 의료비를 줄이는 효과는 없었다(Conover and Sloan, 1998). 이 프로그램이 비용 지출을 억제하는 증거가 없다는 연구도 있지만(Rivers, Fottler and Younis, 2007), CON을 시행하는 주가 그렇지 않은 주보다 비용-효율성이 높다는 분석도 있다(Rosko and Mutter, 2014). 미국의 정책 결과만으로 시설 공급을 제한하는 정책의 효과를 일반화하기는 어려운데, 이 정책의 효과는 단독으로 나타나기보다 전체 보건의료 환경에 따라 여러 요인의 영향을 받기 때문이다. 예를 들어 공적 보험체계를 운영하는 캐나다는 비슷한 정책을 통해 미국보다 더 큰 효과를 볼 수 있을 것으로 예측했다(Garrison Jr., 1991).

인력을 통한 접근은 의사 인력의 과잉 공급과 과다한 전문의 비중이 정책의 핵심 대상이다. 의사 인력의 적정 수준에 대해서는 국가와 제도별로 판단이 다르고, 의사 수 증가를 억제하는 국가와 공급을 늘리려는 국가가 혼재한다. 대부분 고소득 국가는 지나치게 많은 의사 인력을 비용 증가의 중요 원인으로 보고 증가를 억제하는 추세다. 의사 인력의 공급은 의료비 지출 이외에도 서비스의 질이나 접근성 등을 같이 고려해야 하므로 한 가지 기준으로만 결정하기 어렵다. 많은 국가가 일차진료 의사의 비중을 적정하게 유지하려고 하는 것은 비슷하다.

비용효과적인 기술 채택

보건의료비 지출이 늘어나는 데 기여하는 핵심 요인 중 하나가 새로운 의료기술 도입이다(Bodenheimer, 2005). 새로운 기술과 장비를 더 많이 도입하면 의료 이용량이 늘어나고 비용이 증가한다(Baker et al., 2003).

의료비 지출을 둘러싼 의료기술의 의미에 대해서는 의견이 나뉜다. 비용 증가와 비교해 효용이 더 크다는 주장이 우세하지만, 효용이 큰 의료기술이 남용되기 쉽고 비용 증가를 촉진한다는 주장도 만만치 않다. 새로운 의료기술은 그 자체로 문제라기보다 확산(diffusion)과 채택(adoption)을 어떻게 관리하는가가 중요한 과제다.

새로운 기술의 편익, 위험, 비용효과 등을 평가해 기술 확산과 채택에 개입하려는 것이 신의료기술평가로,[3] 평가 결과는 비용효과적인 기술과 서비스를 선택하고 급여 범위를 정하는 기준으로 쓰인다. 신의료기술평가는 효과와 비용효과에 대한 정보를 생성하고 이를 기초로 급여에 대한 의사결정을 하는 과정을 거친다(Davis, 2008). 영국과 오스트레일리아가 신의료기술평가를 활발하게 적용하는 대표적인 국가들이다. 영국은 국가기구로 국립보건임상연구소(NICE)를 설치하고, 약품, 의료기기, 진단법 등에 대한 지침을 만들어 제공자에게 전파하는 한편 비용-효과에 대한 기준을 제시해 정책 결정에 활용한다.

신의료기술평가는 실제 정책 결정에 활용해야 가치가 있으나, 의사결정에는 기술적 판단과 함께 여러 정치적·사회적 요소가 영향을 미친다. 기술평가 결과가 유일한 판단 기준이 되지 않더라도 의사결정을 지원하는 정보로 활용되어야

---

[3] 급여의 효과 평가에 대해서는 제9장 '건강보장 급여의 원리'를 참조할 것.

한다. 새로운 의학 기술의 발전과 기술 대체 속도가 빨라지면서 긴 시간을 써야 하는 신의료기술평가는 제대로 활용되기 어려운 한계도 있다.

진료보수 지불제도의 개편

행위별 보상이나 일당제 등의 진료보수 지불 방식이 의료비 지출을 관리하는 데 불리한 것은 잘 알려져 있다. 의료비 지출을 줄이려고 할 때는 포괄 보상이나 인두제에 관심을 두는 것이 당연하지만, 지나친 기대는 실패로 돌아가기 쉽다. 진료보수 지불제도가 의료비를 결정하는 중요한 요인 중 하나인 것은 확실하나, 이것 한 가지만으로 의료비 지출 전부를 설명하기는 어렵다.

DRG(Diagnosis-related groups)를 기초로 한 포괄 보상이 비용 절감 효과가 있는지는 명확하지 않다. 미국 메디케어에서는 비용이 줄어들었으나 독일에서는 별 효과를 거두지 못했다(Carrin and Hanvoravongchai, 2003). 입원 환자를 대상으로 하는 DRG 방식은 비용을 다른 부문(예를 들어 외래)으로 전가하는 효과가 있어 실제 감소 효과는 더 낮을 수도 있다. 이 방식을 가장 일찍 도입했고 현재도 널리 쓰는 미국에서 제도 도입 후 전체 의료비 지출이 억제되었다는 증거는 없다.

인두제는 비용 상승을 억제하는데, 제공자가 서비스양과 비용을 늘릴 동기가 약하기 때문이다. 봉급제도 비슷하다. 문제는 인두제나 봉급제가 과소 서비스나 질적 문제 등 다른 부작용을 초래할 수 있다는 점이다. 다양한 진료보수 지불 방식의 비용 절감 효과를 요약하면 〈표 17-1〉과 같다.

2) 수요 관리

수요에 개입하는 것은 효과와 정당성을 둘러싼 논란이 많다. 정보 불균형과 격차 때문에 제공자가 의료 이용(서비스 제공)에 큰 영향을 미치고, 결과적으로 수요(제공자가 간접적으로 영향을 미친다)를 억제하는 데 한계가 있다. 수요를 억제할 수 있다 하더라도 필요한 서비스까지 억제하는 것은 주의해야 한다.

〈표 17-1〉 진료보수 지불 방식에 따른 비용 절감 효과

지불 방식	서비스 영역	비용 절감 가능성
행위별	외래, 입원	낮음
일당제	입원	낮음
포괄 보상	입원, 외래	중간
인두제	입원, 외래	중간
봉급제	입원, 외래(근무시간에 대해서만)	높음
예산	입원, 외래	높음

자료: Carrin and Hanvoravongchai(2003)에서 수정.

이용자 부담

이용자 일부 부담은 서비스 이용을 줄여서 지출을 억제하는 대표적 방법으로, 많은 국가가 다양한 형태로 제도를 운영한다. 이용자 부담이 지출을 줄이는 것은 분명하나 그 정도는 기대에 미치지 못하는 때가 적지 않다. 이용자 부담을 1% 올릴 때 서비스 이용은 0.2%밖에 줄지 않는다는 분석이 있을 정도다(Carrin and Hanvoravongchai, 2003). 단위 가격을 올리고도 이용자 부담이 의료 이용에 별 영향을 미치지 못하면, 전체 비용은 오히려 증가할 수도 있다.

참조가격제

약품에 대한 참조가격제(reference price system)는 1980년대 말부터 도입된, 비교적 새로운 비용 억제 방법이다. 비슷한 종류나 범위별로 약에 참조가격을 설정하고 이 가격을 넘는 약을 사용하면 차액을 환자가 내는 제도로, 환자가 비용을 의식하고 수요를 줄이는 것을 목적으로 한다.

이론과 달리 참조가격제는 비용을 줄이지 못한다는 평가가 많다(Carrin and Hanvoravongchai, 2003). 참조가격제가 작동하려면 대신 쓸 수 있는 약품이 있어야 하는데, 주로 대체 약품이 없는 신약이 비용 상승을 주도하는 것이 맹점이다. 대체 약품이 없으면 참조가격제는 작동하지 않는다.

3) 총액예산제

총액예산제(global budgeting)는 일정 기간에 특정 분야에서 지출할 비용 총액을 정하는 방법으로, 가격과 서비스 제공량을 동시에 통제한다(Altman and Cohen, 1993). 정치적·사회적으로 상한선을 정하는 총액 상한제(global expenditure limit)와 구분할 수도 있다(Bishop and Wallack, 1996). 개별 기관에 예산으로 진료보수를 지불하는 병원예산제(hospital budgeting)와 달리 총액예산제는 일정한 범위 안에 있는 모든 제공자와 서비스를 포괄한다.

총액예산제를 운영하기 위해서는 몇 가지 구성요소를 정해야 하는데, 먼저 총액 속에 포함될 서비스와 제외될 서비스를 정한다. 대부분 전문가는 개인 보건의료비 지출(personal health care spending)을 먼저 포함해야 한다는 데 동의하지만, 구체적으로 어떤 서비스를 포함할 것인지는 일치된 의견이 없다. 대부분 서비스가 포함되는 것(포괄성)이 바람직한데, 일부 서비스만 포함하면 서비스 이용자와 제공자의 행동이 왜곡되어 총액에 포함되지 않은 서비스가 늘어나고 가격도 오를 가능성이 크다. 서로 다른 서비스 유형 또는 제공자 유형 사이에 재원을 구분해서 정하면, 대체 서비스 개발이 어렵고 다른 영역의 지출에 대해서는 자원 이용을 효율화하려는 동기가 떨어진다. 상대적으로 동질성이 떨어지는 공중보건이나 의학교육, 자본 투자에 들어가는 비용은 분리해서 예산을 정할 수 있다.

새로 제도를 시행할 때는 시작 시점에서 지출(baseline spending)을 정하는 것이 중요한 과제다. 제도 시행 이전의 수준을 그대로 인정하자는 현실적 주장이 많지만, 구체적 방법은 제도 시행 전후의 상황에 따라 달라진다. 제도 시행 이전에 미충족 필요가 있었다면, 제도 시행 이후에 늘어날 수요와 지출 증가를 고려해야 한다.

제도를 시작한 이후 총액을 어떻게 조정할 것인가도 흔한 논란거리다. 1인당 GDP 증가를 기준으로 하는 것이 합리적이라는 주장이 있지만, 이견도 많다. 예산은 투입 요소나 결과물을 기준으로 정하지만, 여러 사회·경제·정치적 영향에서 자유롭지 못한 것이 현실이다. 투입 요소를 기준으로 한 예산은 과거 실적을 바탕으로 정하므로 '역사적' 경험을 반영하는 방법이다. 이에 비해 결과물을 기준으로 한 예산은 제공자의 성과에 기초해 정한다. 성과는 주로 환자 진료 실적을 기준으로 하는데, 약이나 검사와 같이 투입 요소가 아니라 환자의 필요를 반영해야 한다. 환자의 인구학적 특성과 더불어 질병의 종류, 중증도 등을 중요하게 고려한다.

총액예산 방식으로 지역, 서비스와 제공자, 인구집단 등 서로 다른 영역 간에 재정을 배분하는 것은 대단히 복잡한 과정이다. 특히 서로 다른 지역 사이에는 서비스 이용과 제공의 변이가 커서 적정 기준을 찾기 어렵다. 흔히 쓰는 방법은 인구학적 변수를 고려한 인구 규모이다.

총액예산제에서 나타나는 제공자 행동은 세부 자원 배분 방식에 따라 달라진다. 예를 들어 총액 범위 안에서 개별 제공자(의사)에게 행위별 보상 방식으로 재원을 배분하면, 제공자 각자는 더 많은 서비스를 제공하는 것이 경제적으로 유리하다. 총액이 정해져 있어 서비스의 단위 가격(진료비 수준, 수가)은 내려가지만, 더 많은 서비스를 제공하려는 동기는 바뀌지 않는다. 병원예산을 과거 실적에 근거해 배분하면, 각 병원은 예산과 지출을 맞추기 위해 관료적 관리 방식을 택하기 쉽다. 예산이 부족하면 환자 수를 제한하거나 서비스를 줄이는 방법으로 대응한다.

총액예산제를 관리하는 데는 중앙집중식 체계를 택하는 경향이 있다. 조직이나 개인에게 관리 책임을 위임하는 분권형 체계를 운영하려면 감독과 성과 평가에 필요한 다른 장치나 관리체계가 있어야 하는데, 노력과 비용을 추가해야 한다. 조정과 타협 등 서로 다른 배분 단위 사이에 거래 비용이 늘어날 가능성도 크다.

총액예산제를 도입하는 데는 특히 정치적·사회적 조건이 중요하다. 사회적으로 비용 절감의 필요성과 총액의 적정 수준을 합의해야 하고(Bishop and Wallack, 1996), 이에 필요한 경험, 전통, 문화가 필요하다. 많은 나라가 이 방식에 관심을 두면서도 조건을 갖추지 못해 제도를 도입하지 못하는 것이 현실이다.

타이완의 총액예산제

타이완은 전 국민건강보험 출범 이후 치과(1998), 한방(2000), 의원(2001), 병원(2002)의 순서대로 총액예산제를 도입했다. 총액예산 안에서 개별 의료기관은 행위별로 보상을 받는데, 일부 상병에 대해 포괄수가제를 적용한다.

연도별 비용 총액 계산 공식은 다음과 같다.

새로운 연도 의료상환총액 = 작년 1인당 의료급여비용 × [1+의료급여 비용성장률(1+비협상 요소+협상 요소)] × 보험대상자 수

협상 가능 요소에는 급여 범위, 진료비 항목, 의료의 질, 건강 상태, 의료 이용과 서비스 강도 등이 들어간다. 협상 불가능 요소는 자연성장률(인구 증가, 인구구조 등)과 의료서비스 비용지수 변화율(인건비, 약제와 기기, 기타 비용 등에 대한 것으로 임금지수나 가격지수에 따라 정해짐)이다.

이렇게 정해진 총액예산은 3단계를 거쳐 배분된다.

1단계: 부문별(병원, 의원, 한방, 치과, 기타)
2단계: 부문 내에서 세부 부문별(외래, 약제비, 조제료, 예방, 포괄수가제 등)
3단계: 외래 부문의 비용을 6개 권역별로 배분(지역별로 의료비 발생 위험을 반영해 보정, 병원 예산은 제외)

개선 방향은 거시적으로는 협상을 통한 지출 상한 설정, 부문별 예산 배정, 지역별 예산 등이고, 미시적 효율 향상을 위해서는 지불 단위 개혁(예: 포괄수가제), 수가표 개혁(예: 상대가치체계), 의료 이용도 조사 등을 논의하는 중이다.

자료: 김진수 외(2011: 70~74)에서 일부 수정.

4) 지출 목표 설정

총액예산제와 비슷하지만 구분할 필요가 있는 것이 지출 목표를 설정하는 방식이다. 상한선을 정하는 방법도 마찬가지인데, 지출이 목표나 상한을 넘을 때

어떻게 조정하느냐에 따라 제도의 성격이 달라진다.

지출 목표를 정하는 대표적 사례는 미국 메디케어에서 의사 진료비 지출의 목표를 정하는 것이다. 지출 목표치는 지속가능 성장률(Sustainable Growth Rate: SGR)을 고려해 결정하는데, 일정 기간 모든 해의 목표 진료비와 실제 진료비를 각각 합산해 비교를 통해 진료비 목표를 수립하는 누적(cumulative) 개념을 적용한다(최병호 외, 2006). 목표 진료비는 의료 물가 인상률, 국내총생산 상승률, 행위별 진료보수 지불을 받는 메디케어 대상자 수, 기타 법률과 규정 변화 등을 고려해 정한다. 실제 진료비 지출이 목표 진료비를 초과하면 다음 해에 환산지수가 작아지고(즉 진료비가 줄고), 목표에 이르지 못하면 환산지수는 커진다. 단기로는 진료비 증가 속도가 떨어진다.

이 방법의 단기 효과는 명확하나 지출 목표를 정하는 것만으로 장기 효과가 나타날지는 의심스럽다. 미국 메디케어 사례에서 보듯이 이 방법은 과거 추세를 미래에 적용하는 것이 핵심인데, 과거 추세가 미래에도 지속한다고 가정하는 것은 비현실적이다. 특히 의료 인력 수 증가, 의료 이용 변화, 기술 발전 추세 등은 과거 경험을 그대로 적용하기 어렵고, 근거가 약한 지출 목표에 대해 제공자와 일반 대중을 설득하기 어렵다.

5) 시장 기전을 활용한 비용 절감

일반적 재화는 수요와 비교해 공급이 늘어나면 가격이 내려가지만, 보건의료 서비스는 반드시 그렇게 움직이지는 않는다. 시장 경쟁을 촉진하는 방법 이외에도 제공자나 이용자의 경제적 동기를 활용하려는 것은 이 때문이다.

관리의료

민간 부문의 비중이 큰 건강보장체계에서는 경쟁을 촉진해 비용을 절감한다는 '시장적' 전략을 무시하기 어렵다. 대표적인 예가 미국으로, 특히 관리의료(managed care)라고 부르는 접근법(또는 원리)이 널리 알려져 있다. 네덜란드도 여러 민간보험이 경쟁하는 방식을 도입해 각 민간보험이 관리의료의 원리를 채택할 동기를 부여했다. 여기서 관리의료는 의료제공자와 환자에 대해 적극적인 계약이나 의료 이용 통제를 통해 진료비 지출을 줄이고자 하는 모든 노력을 뜻한다(Fry et al., 1995).

미국의 관리의료는 민간보험자인 건강유지조직(Health Maintenance Organization, HMO)에서 출발했다는 것이 통설이다. 현재 HMO는 하나의 조직이라기보다는 체계라고 보는 편이 타당하다. 다양한 관리의료 체계는 대부분 건강유지조직이 변형된 것으로, 기본 구조와 논리, 작동 기전은 크게 다르지 않다. 원칙적으로 개인별 특성(성, 연령, 질병 등)에 관계없이 정액 보험료(prepayment)로 재정을 조달하는데, 가입 당시의 건강 상태나 가입 이후 의료 이용량과 무관하게 미리 정해진 보험료를 받고 계약한 범위의 서비스를 제공한다. 관리의료 조직(managed care organization)은 인두제와 비슷한 재정적 위험에 노출되고, 서비스 제공을 적정화해 비용을 절감하려는 동기를 갖게 된다.

관리의료가 작동하는 데에는 관리의료의 주체인 민간보험이 시장에서 다른 민간보험과 경쟁하는 조건이 중요하다. 민간보험은 더 많은 가입자를 모으기 위해서 경쟁하는 한편, '좋은' 제공자와 계약하기 위해서도 경쟁한다(이중의 경쟁). 제공자는 한쪽으로는 민간보험과 좀 더 '좋은' 조건으로 계약하기 위해 비용과 질을 기준으로 다른 제공자와 경쟁해야 하고, 다른 쪽으로는 더 많은 환자의 선택을 받기 위해 환자가 부담하는 비용을 줄이고 서비스 질을 높이기 위해 경쟁한다. 관리의료는 이러한 다중 경쟁 관계를 통해 제공자가 질을 높이고 비용을 절감할 것을 기대한다. 비용을 줄이는 방법에는 환자의 의료 이용을 억제하는 것도 포함된다.

다양한 '관리' 대상 중 핵심은 의사의 행태로, 민간보험은 의사들의 부적절한 의료 행위를 줄이고 비용효과적인 진료를 하도록 유도한다. 의사를 통제하는 데에는 의뢰체계나 제공자 선택에 제한을 가하는 방법, 제공자에게 인센티브를 주는 방법, 임상진료 지침과 같은 지침을 제공하는 방법 등이 쓰인다. 전체 비용을 줄이기 위해 일차의료에 문지기 역할을 맡기는 것은 첫 번째 방법, 성과에 기반을 둔 보상(pay for performance)은 두 번째 방법에 해당한다.

기대와 달리 지출 효율화 측면에서 관리의료에 대한 평가는 좋지 않다. 관리의료가 확대되었는데도 미국의 보건의료비 지출 증가 추세가 꺾이지 않은 것이 명백한 증거다. 1990년대 초반부터 1995년 사이에는 의료비 증가가 비교적 안정 상태를 보여 관리의료에 기대를 걸었으나, 1990년대 후반 이후 지출은 다시 증가하는 추세를 보인다.

비용 절감에 큰 효과를 보지 못하지만 관리의료를 비롯한 시장 기전에 대한 기대는 줄지 않는다. 관리의료의 의료비 억제 효과가 기대에 미치지 못하는 이유 중에는 경쟁이 불완전하기 때문이라는 주장도 있다(Enthoven, 2003). 시장 기전과 경쟁을 강화한 결과가 충분하지 않을 때 더 많은 경쟁을 해결책으로 제시하는 셈이다. 보건의료와 관리의료에서 경쟁의 가능성과 효과는 아직 논쟁 중이나, 보험자, 가입자, 제공자 사이에 '효과'를 볼 만한 경쟁 기전이 작동할지는 의심스럽다.

의료저축계좌

건강보장 재정으로서의 의료저축계좌(medical savings account: MSA)는 제7장에서 설명했으므로, 여기서는 의료비 지출을 줄이는 방법의 하나로 이 제도를 보고자 한다. 중국, 싱가포르, 남아프리카, 미국 등이 비슷한 제도를 운영하지만(Wouters et al., 2016), 여기서는 미국 제도에 한정한다.

미국은 1996년 의료보험 확대와 책임에 관한 법률(Health Insurance Portability and Accountability Act of 1996)을 제정하고 50인 이하 소규모 사업장과 자영자에게 시범 사업을 허용했다. 이 법률의 핵심은 면세 혜택에 관한 것으로, 고액의 일정액 전액 이용자 부담(deductible)을 부과하는 의료보험(즉 고액 보험사고에 대한 보험, catastrophic insurance)과 의료저축계좌를 결합하고 계좌에 저축한(남은) 액수에 대해 면세 혜택을 주도록 했다. 이후 의회는 2003년 '건강저축계좌(health savings account: HSA)' 제도를 입법하고 민간보험 상품에 포함했다(김창엽, 2005).

HSA는 고액의 이용자 부담 상한과 개인 저축계좌를 연계하는 것을 기본 골격으로 한다(저축계좌와 연계되지 않고 고액 이용자 부담 상한만 있는 보험 상품도 존재한다). 일정액 전액 이용자 부담은 2017/2018 회계연도 기준 최소(미국 국세청 기준) 연간 1350달러(가족은 두 배)이고, 해당 금액을 개인은 연간 3450달러, 가족은 6900달러까지 개인 계좌에 저축할 수 있다(Hudson, Perigo and Oeding, 2017). 의료비를 지출해야 하면, 정해진 범위 안에서는 일정액 전액 이용자 부담 수준에 도달할 때까지 자신의 저축계좌에서 인출해 사용하고, 그 이상의 고액 진료비는 보험 적용을 받는다. 저축은 65세까지 가능한데, 계좌의 금액은 다양한 저축성 금융(뮤추얼 펀드, MMF, 양도성 예금증서 등)에 적립할 수 있고 면세 혜택이 있다. 용도는 비교적 엄격하게 제한되어 있어서, 정해진 의료비용 이외에 쓸 목적으로 인출하면 소득세와 함께 추가로 사용 금액의 20%를 벌금으로 내야 한다. 본인이 사망한 경우에는 배우자가 세금 없이 상속받을 수 있다.

의료저축계좌는 시장 기전에 기초한 건강보장 개혁 방안의 대표적인 모델로 주목을 받았다. 일부, 특히 시장 기전을 강조하는 그룹들은 미국 건강보장제도를 근본적으로 개혁할 획기적인 방안이라고 평가했다(Cato Institute, 2005). 이들은 지나친 의료비 지출과 증가의 근본 이유가 제3자 지불 방식에 있다고 보고, 의료저축계좌를 통해 이용자와 제공자가 비용을 더 민감하게 의식하고 그 결과 비용 절감의 동기를 가진다고 주장한다. 이런 인식을 바탕으로, 제도 도입 이후 의료저축계좌는 꾸준히 증가했다. 카이저가족재단의 연례 조사를 보면, 의료저축계좌 가입자는 2003년 보험 가입 근로자의 2% 수준에서 2016년 19% 수준으로 늘어났다(The Kaiser Family Foundation, 2016).

가입자가 늘어나고 특히 시장 기전을 지지하는 이들이 긍정적으로 평가하지만(Hughes-Cromwick, Root and Roehrig, 2007), 의료저축계좌의 효과에 대해서는 불확실한 점이 많고 결론을 내리기도 이르다. 의료비 지출을 줄이는 효과가 있는지가 중요 관심사이나, 당초 예상과 달리 효과적이라는 증거가 많지 않다. 제도 시작 초기에 한 민간 자문회사가 실시한 조사에서는 의료저축계좌가 다른 보험에 비해 1.5%의 비용 절감 효과가 있는 것으로 분석되었다(Burke and Pipich, 2008). 이러한 감소 효과조차 과장되었을 수 있는데, 외형적인 비용 절감은 주로 이용자 부담 증가와 의료 이용 감소에서 비롯된 것이다. 가입자가 젊고 건강하다는 특성까지 고려하면, 절감 효과는 의미 있는 수준이라 보기 어렵다.

미국 의료의 비용 지출 구조를 근본적으로 바꾸기 어렵다는 점도 이 제도의 장기 효과를 부정적으로 보는 이유 중 하나다. 미국에서도 노인 인구 증가와 고령화가 의료비 증가에 큰 영향을 미치는데, 의료저축계좌는 의료 이용을 적게 하는 건강한 집단에 유리하다. 젊은 층을 중심으로 가입자가 늘어나도 전체 비용 지출에 큰 영향을 주기 어렵다. 이용자 부담의 성격도 영향을 미친다. 큰 규모의 지출은 주로 입원을 비롯한 고가 의료 이용 때문인데, 이용자의 비용 의식을 높이는 방식으로는 전문가가 주도하는 의료 이용에 영향을 미치기 힘들다. 의료 이용이 줄어드는 대신 서비스에 대한 접근성이 떨어지는 것은 중요한 부작용이나, 체계적인 검토가 부족하다.

참고문헌

김창엽. 2005. 『미국의 의료보장』. 파주: 한울.

정형선. 2012. 『OECD 신보건계정체계(SHA2011)적용위한 국민의료비 시범추계』. 원주: 연세대학교 의료·복지연구소.

최병호·신윤정·신현웅. 2006. 「SGR 기준의 건강보험수가 산정 연구」. ≪보건사회연구≫, Vol. 26, No. 2, 141~166쪽.

김진수·장진영·최인덕. 2011. 『주요 외국의 총액계약제 운영현황과 시사점』. 서울: 대한약사회·세종: 한국보건사회연구원.

Altman, Stuart H. and Alan B. Cohen. 1993. "The Needs For A National Global Budget." *Health Affairs*, Vol. 12, No. supp., pp. 194~203.

Arah, O. A. and G. P. Westert. 2005. "Correlates of health and healthcare performance: applying the Canadian health indicators framework at the provincial-territorial level." *BMC Health Services Research*, Vol. 5, No. 1, p. 76.

Baker, Laurence et al. 2003. "The relationship between technology availability and health care spending." *Health Affairs*, 5 November, pp. w3-537~w3-551

Barros, Pedro Pita. 1998. "The black box of health care expenditure growth determinants." *Health Economics*, Vol. 7, No. 6, pp. 533~544.

Bishop, Christine E. and Stanley S. Wallack. 1996. "National health expenditure limits: the case for a global budget process." *The Milbank Quarterly*, Vol. 74, No. 3, pp. 361~376.

Bodenheimer, Thomas. 2005. "High and rising health care costs. Part 2: Technologic innovation." *Annals of Internal Medicine*, Vol. 142, No. 11, pp. 932~937.

Burke, Jack and Rob Pipich. 2008. "Consumer-driven impact study." Seattle: Milliman Inc.

Carrin, Guy and Piya Hanvoravongchai. 2003. "Provider payments and patient charges as policy tools for cost-containment: How successful are they in high-income countries?" *Human Resources for Health*, Vol. 1, No. 1, p. 6.

Cato Institute. 2005. *Cato Handbook on Policy*. Washington, DC: Cato Institute.

Conover, Christopher J. and Frank A. Sloan. 1998. "Does removing Certificate-of-needs regulations lead to a surge in health care spending?" *Journal of Health Politics, Policy and Law*, Vol. 23, No. 3, pp. 455~481.

Davis, Karen. 2008. "Slowing the growth of health care costs — learning from international experience." *New England Journal of Medicine*, Vol. 359, No. 17, pp. 1751~1755.

Enthoven, Alain C. 2003. "Employment-based health insurance is failing: now what?" *Health Affairs*, Vol. Suppl Web Exclusives, pp. W3-237~249.

Fry, John et al. 1995. *Reviving Primary Care: A US-UK Comparison*. Chicago, Illinois: Radcliffe Medical Press.

Garrison Jr., Louis P. 1991. "Assessment of the effectiveness of supply-side cost- containment measures." *Health Care Financing Review Annual Supplement*, pp. 13~20.

Hartwig, Jochen. 2008. "What drives health care expenditure? — Baumol's model of 'unbalanced growth' revisited." *Journal of Health Economics*, Vol. 27, No. 3, pp. 603~623.

Hudson, Shannon, Darla Perigo and Jill Oeding. 2017. "An assessment of high deductible health plans and affiliated savings accounts in the current market", *International Journal of Healthcare Management*. http://dx.doi.org/10.1080/20479700.2017.1336873.

Hughes-Cromwick, Paul, Sarah Root and Charles Roehrig. 2007. "Consumer-driven healthcare: information, incentives, enrollment, and implications for national health expenditures." *Business Economics*, April, pp. 43~57.

Koechlin, Francette et al. 2014. "Comparing Hospital and Health Prices and Volumes Internationally: Results of a Eurostat/OECD Project." Paris: OECD.

OECD. 2000. *A System of Health Accounts*. Paris: OECD.

_____. 2015. *Health at a Glance 2015*. Paris: OECD.

Rivers, Patrick A, Myron D Fottler and Mustafa Zeedan Younis. 2007. "Does certificate of needs really contain hospital costs in the United States?" *Health Education Journal*, Vol. 66, No. 3, pp. 229~244.

Rosko, Michael D. and Ryan L. Mutter. 2014. "The Association of Hospital Cost-Inefficiency With Certificate-of-Need Regulation." *Medical Care Research and Review*, Vol. 71, No. 3, pp. 280~298.

The Kaiser Family Foundation. 2016. *2016 Employer Health Benefits Survey*. Menlo Park: The Henry J. Kaiser Family Foundation.

Wouters, Oliver J. et al. 2016. "Medical savings accounts: assessing their impact on efficiency, equity and financial protection in health care", *Health Economics, Policy and Law*, Vol. 11, No. 3, pp. 321~335.

Xu, Ke, Priyanka Saksena and Alberto Holly. 2011. "The determinants of health expenditure: a country-level panel data analysis." Results for Development Institute.

제6부

건강보장의 분야별 과제와 관리

| 제18장 |

민간보험

건강보장을 위한 민간보험의 역사는 사회보험보다 더 길다. 유럽에서는 일찍부터 상업보험이 발전했으므로, 질병과 이에 따른 경제적 불안정에 대해서도 민간보험과 비슷한 목적을 가진 제도들이 발전했다. 오늘날의 보험과는 직접 비교할 수는 없으나 기본 원리는 보험과 크게 다르지 않다. 영리보다는 자발적 협력에 기초해 경제적 안정을 추구한 것이 조금 다른 특성으로, 현재의 '민간'보험이라는 말보다 '임의'(자발적, voluntary) 보험이라고 하는 편이 더 정확할 것이다.

현재는 임의보험과 민간보험을 구분하는 것이 큰 의미가 없다. 공적 체계가 성숙하면서 대부분 국가에서 임의보험은 공적 체계를 보완하는 제도로써 민간보험과 같은 역할을 한다. 저개발국에서는 처음부터 자발적 보험보다는 영리형 민간보험이 더 발전한 곳도 많다. 흔히 임의보험보다는 민간보험으로 부르는 것이 이런 현실을 반영한다.

건강보장체계에서는 민간보험 그 자체보다는 공적 건강보장체계와 맺는 '관계'가 중요하다. 공적 체계가 존재하지 않을 때는 민간보험이 부분적으로 건강보장 기능을 수행하지만, 일단 공적 체계가 성립된 이후에는 민간보험의 역할과 성격은 크게 달라진다. 공적 체계가 건강보장의 핵심 역할을 담당하고, 민간보험은 주로 공적 체계에 포함되지 않은 기능을 하게 된다. 공적 체계가 먼저 발전하고 이에 따라 민간보험이 함께 커지는 수도 있다. 민간보험이 공적 체계를 보완하는 역할에 머물지 않고 사실상 경쟁 상태인 체계도 존재한다.

최근 많은 나라에서 건강보장 재정과 지출이 급증하면서 민간보험의 역할에 주목하는 것이 현실이다. 실무적으로는 공적 건강보장체계가 당면한 도전에 대응하는 차원이지만, 근본적으로는 공적 건강보장체계의 목적과 가치, 건강보장에 관한 개인과 공동체의 책임, 공공 부문의 효율성 등과 무관하지 않다.

1. 민간보험의 성장 배경

넓은 의미의 민간보험은 공적 건강보장체계가 성립되기 전부터 존재했다. 몇 세기 전부터 유럽에 존재하던 우애조합이나 질병기금은 사회구성원이나 특정 집단이 자구 수단으로 마련한 일종의 민간보험이었다. 근대적 건강보장체계가 수립된 이후에 민간보험이 성장하는 이유는 이와는 좀 다르다. 공적 건강보장체계가 수립되면 민간보험의 역할은 공적 체계가 미치지 못하는 영역으로 좁아지기 마련이다(Buchmueller and Couffinhal, 2004).

공적 건강보장체계가 가입자의 모든 요구를 충족할 수 없다는 데서 민간보험이 성장하는 공간이 열린다. 공적 체계가 모든 서비스를 급여에 포함하는 것은 불가능하고, 범위를 벗어나는 서비스는 이용자가 부담해야 한다. 필수적이지 않은 서비스는 물론이고 재정 상황에 따라 필수적 서비스도 급여 범위에서 제외될 수 있다. 일부 국가에서는 긴 대기열과 낮은 질 때문에 공적 체계를 벗어나 개인 부담으로 서비스를 받으려는 요구가 생길 수 있다. 민간보험은 이처럼 공적 건강보장체계가 해결하지 못하는 수요를 충족시키는 기능을 하는데, 대부분의 국가에서 '보완적'이고 부분적인 기능을 수행한다(Thomson and Mossialos, 2004).

미국의 민간보험

미국에서 민간보험이 발전한 경로는 유럽 국가들과 다르다. 민간보험이 건강보장의 보완적 역할이 아니라 뼈대로서 기능하는 특수한 유형이라 해야 한다.

미국이 민간보험 중심의 체계를 발전시켜온 데에는 여러 요인이 작용했으나, 크게 민간보험회사와 고용주(사용자) 측면으로 나누어 볼 수 있다(김창엽, 2005).

미국 민간보험 회사가 직접 건강보장과 관련된 활동을 시작한 것은 20세기 초 전 국민 의료보험 운동 시기부터이다. 당시 성숙기에 접어들었던 보험 산업은 전 국민 의료보험 도입에 대해 민간보험을 크게 위협하는 새로운 변화로 받아들일 수밖에 없었다. 이들은 전 국민 의료보험에 반대하는 활동을 지속해서 전개했고, 민간보험을 확대하는 노력을 병행했다. 예를 들어, 메트로폴리탄 보험회사는 1921년 최초로 개인 의료보험을 판매하기 시작했고, 프루덴셜 보험은 단체 생명보험 부서를 신설해 1925년부터 의료보험을 판매했다. 주목할 것은 1920년대부터 대기업을 중심으로 한 단체보험이 성행했다는 점이다. 단체보험은 쉽게 보험료를 징수하고 가입자의 역선택을 방지해 관리 비용을 줄이는 방법이었다.

1930년대 중반 뉴딜정책과 사회보장 논쟁, 그리고 이어진 제2차 세계대전은 고용에 기초한 집단적(group) 의료보장 방식과 병원과 의사에 의해 조직된 민간 의료보험을 탄생시킨 시대적 배경이다. 뉴딜정책은 노사 간의 단체교섭을 의무화했고, 제2차 세계대전 시기에는 정부가 임금을 통제하는 대신 일정 수준의 부가급여(fringe benefit)를 허용했다. 이러한 노사관계 변동은 기업이 노동자들에게 의료보장을 제공하는 직접적인 동기가 되었다. 넓어진 시장을 장악한 것은 당연히 민간보험이었다. 아울러 이 시기에는 병원과 의사를 중심으로 한 새로운 민간보험이 창안되고 확산된다. 이들은 병원과 진료소 등 자체 공급체계를 갖추고 일정액의 보험료를 받는 대신 정해진 모든 서비스를 포괄적으로 제공하는 '정액 보험료-포괄 서비스' 방식을 택했다. 기존 민간보험과는 다른 새로운 형태의 민간보험은 기업이 노동자에게 더 쉽게 의료보장을 제공할 수 있는 조건이 되었다. 이런 방식의 민간보험을 건강유지조직(Health Maintenance Organization: HMO)이라 불렀고, 초기에는 대부분 비영리였다. HMO는 시작할 때는 전체 민간보험의 일부에 지나지 않았으나 1970년대 이후 크게 성장해 이른바 관리의료(managed care)의 기본 형태가 되었다. 관리의료는 꼭 HMO에 한정된 것은 아니나, 제도 속에 내장된 경제적 유인 구조 때문에 HMO 또는 이와 비슷한 형태의 민간보험이 관리의료를 대표한다. HMO는 정액 보험료-포괄 서비스 방식으로 운영되므로, 행위별 보상에 비하면 가입자와 의료제공자를 적극적으로 관리해

질과 비용을 통제하려는 동기가 더 강하다.

1970년대 이후 미국 민간보험의 가장 두드러진 특성은 관리의료가 확립되고 주류가 되었다는 것이다. 급증하는 의료비 문제에 부심하던 닉슨 행정부는 비용 절감 효과가 크다는 이유로 여러 개혁 방안 가운데 HMO를 확산하는 전략을 선택했다. 지원 법률을 제정하고 25명 이상 노동자를 고용하는 기업 중 의료보험 급여를 하는 기업은 HMO를 선택 사항으로 포함하도록 규정한 것이 대표적이다. 이 법률은 HMO가 획기적으로 늘어나는 계기가 되었고, 1980년대 중반 이후 상대적으로 보험료가 싼 HMO가 시장 경쟁력을 키우면서 민간보험의 중심을 차지하게 된다. 시장이 커지면서 의료인을 직접 고용하던 형태의 비영리 HMO들은 네트워크형의 영리 보험회사로 변화했고, 민간 의료보험을 취급하던 대형 보험회사까지 이 시장에 참여했다. 민간보험 전체가 관리의료를 중심으로 재편되었고, 공적 건강보장(메디케어와 메디케이드)도 위탁 운영 등의 방법으로 관리의료를 채택한다.

저개발국의 민간보험 논의

많은 개발도상국은 전체 인구에 적용되는 건강보장체계를 갖추지 못한 상태에서 주로 개인이 의료비를 부담한다. 이는 일종의 '정부 실패'라 할 수 있는데, 민간보험은 이러한 틈을 메꾸는 대안의 하나로 관심을 받는다(Pauly et al., 2006). 잘 알려진 부정적 효과 때문에 민간보험이 건강보장의 핵심 전략이 되기는 어려우나, 전체 비용의 대부분을 이용자가 부담하는 현실에서 민간보험의 역할을 적극적으로 고려해야 한다는 주장도 만만치 않다. 다른 대안이 없는 상태에서 민간보험을 정책 대안에서 제외할 이유가 없다는 것이다. 이용자 부담의 분포도 민간보험 '역할론'을 뒷받침하는데, 고소득층뿐 아니라 직접 부담하는 의료비가 많은 저소득층을 위해서도 민간보험이 도움이 된다는 논리다. 많은 저개발국과 개발도상국에서는 빈곤, 비효율적인 행정, 부실한 조세체계 등의 이유로 건강보장 재원을 충분히 확보할 수 없다. 민간보험을 활용하는 것이 아예 아무런 건강보장이 없는 것보다 사회적 편익이 크다는 주장은 이런 상황에서 나온다.

개발도상국에서 많이 시도하는 민간보험의 한 가지 형태는 지역사회를 위험분산 단위로 하는 지역보험이다(Pauly et al., 2006). 이른바 '지역을 기반으로 한 건강보험'으로, 이는 비교적 작은 지역에서 비영리로 운영되는 상호부조 방식의 자발적 건강보험을 가리킨다. 지역 기반의 건강보험 수요는 적지 않으나 자원이 부족한 상황에서는 지역 단위의 자발적 보험이 제대로 작동하기는 쉽지 않다. 비영리와 달리 영리형 민간보험이 어느 정도 역할을 할 수 있다는 주장도 있는데, 이에 해당하는 사례가 비교적 최근에 공적 건강보장체계를 완성한 타이완이나 한국 등 신흥 선진국이다. 이들 국가에서는 공적 체계가 완비되기 이전에 영리 민간보험이 일정한 역할을 한 것으로 평가된다(Liu and Chen, 2002).

자발적 보험이든 영리 민간보험이든 저개발국에서 민간보험이 성립하고 발전하는 것은 한 사회의 경제 역량에 결정적인 영향을 받는다. 이론적 가능성과 달리 저개발국에서 공적 건강보장을 대체할 만큼 민간보험이 활성화된 사례가 거의 없는 것은 적정 규모의 시장이 만들어지기 어렵기 때문이다. 민간보험에 대한 정부의 규제가 강하고 민간보험의 행정관리 비용이 비싸다는 점 등도 무시할 수 없다.

2. 민간보험의 유형

공적 건강보장체계를 갖춘 대부분의 나라에서 민간보험은 보완적·보조적 역할에 머문다. 이 때문에 민간보험 유형은 공적 건강보장체계와 어떤 관계가 있는지에 따라 나누어진다. 이런 관점에서 체계적인 분류를 시도한 것이 세계보건기구 유럽 사무국과 OECD의 작업이다(Colombo and Tapay, 2004; Mossialos and Thomson, 2004). 여기서는 이들의 논의를 포함해 민간보험의 유형을 다시 분류하는데, 가장 큰 차이는 기존 유형에 추가해 공보험형 민간보험을 구분한 점이다.

1) 일차형(primary) 민간보험

민간보험이 대부분 사람에게 '우선적' 건강보장 방법으로 쓰이는 것으로, 미국 민간보험이 대표적으로 이에 해당한다. 민간보험의 비중이 그리 높지 않은 개발도상국의 민간보험도 이 유형에 속한다고 할 수 있다. 앞서 민간보험의 유형을 공적 건강보장체계와 어떤 관계에 있는가를 기준으로 나누었다고 했지만, 이 유형은 공적 건강보장체계가 없는 형태이므로 이 분류기준이 적용된 것은 아니다.

네덜란드와 독일, 스위스 등에서는 복수의 민간보험이 공적 건강보장체계에 속해 보험자 역할을 하나, 자유로운 선택과 계약으로 이루어지는 미국과 같은 형태라고 보기는 어렵다.

2) 대체형(substitute) 민간보험

전체 또는 다수에게 공적 건강보장체계가 적용되지만, 어떤 이유로든 여기에 포함될 수 없으면 민간보험을 택해야 한다. 이들을 위한 민간보험이 대체형 민간보험이다. 여기에 가입해야 하는 개인은 다른 선택이 불가능하므로 이들에게 민간보험의 의미는 일차형 민간보험과 동일하다.

민간보험이라는 형태는 같지만, 대체형 민간보험은 다른 민간보험과 사회적 위상이 다르고 정책적 의미도 차이가 난다. 민간보험이 공적 건강보장체계에 속해 있지는 않으나, 해당 인구에게는 다른 대안이 없으므로 사실상 공적 성격을 나타내기 때문이다. 뒤에서 설명할 보충형 민간보험보다 정부의 규제가 강한 데에는 이런 이유가 작용한다.

이 유형에 속하는 대표적 보험이 공적 건강보험에서 제외된 자영자 또는 비임금노동자가 가입하는 민간보험이다. 벨기에나 독일에서는 농부를 제외한 자영자들은 건강보험에 가입할 수 없고, 이들은 원한다면 민간보험에 가입할 수 있다. 독일의 고소득자처럼 공적 건강보장체계에서 탈퇴할 수 있는 집단도 민간보험을 일차 건강보장으로 삼을 수 있다. 최근에 이민한 사람이나 일시 거주자와 같이 특별한 이유로 공적 건강보장체계에 편입되지 못하는 사람들도 비슷하다.

3) 중복형(duplicate) 민간보험

공적 건강보장체계에 세금이나 보험료로 기여를 하고 급여를 받는 상태에서, 가입자에게 공적 체계와 같은 서비스를 보장하는 민간보험을 가리킨다. 건강보험 방식에서는 드물고, 조세 방식의 국가공영의료체계에서 발달한 유형이다(Dhalla, 2007).

이들 나라에서는 공공과 민간 부문의 서비스 공급이 명확하게 분리되어 있거나, 공공 부문에서도 별도의 서비스나 병상을 허용한다. 민간보험에 가입하는 것은 공적 체계에서 벗어나 있는 민간병원이나 공공병원의 특별 서비스를 이용하려는 것이다. 민간보험에 가입하는 데에는 비용 부담을 줄이려는 것보다는 더 낫고 빠른 서비스를 받으려는 동기가 크다. 영국, 아일랜드, 호주, 뉴질랜드, 일부 북유럽 나라의 민간보험이 이 유형에 해당한다.

4) 보충형 민간보험

전체 인구를 대상으로 건강보장의 주된 역할은 공적 체계가 담당하되, 제외된 영역을 민간보험이 담당하는 유형이다. 보충형은 공적 체계의 건강보장 구조에 따라 두 가지 형태로 나눌 수 있다.

이용자 부담 보충형(complementary)

공적 체계에서 급여 대상으로 하지 않거나 이용자 부담이 있는 서비스를 이용할 때 발생하는 비용을 보장하는 민간보험을 말한다. 예컨대 프랑스의 보충형 민간보험은 이용자 일부 부담금과 비급여 비용을 민간보험이 보장한다.

부가급여 보충형(supplementary)

필수 서비스가 아닌 고급 서비스와 민간병원, 병상 등을 이용하는 것을 보장하는 민간보험이다. 주로 국가공영의료체계를 택하는 나라들에서 볼 수 있는 유형으로, 이용자의 부담을 줄이기보다는 주로 긴 대기 기간을 줄이고 원하는 제공자를 선택할 목적으로 쓰인다. 앞서 설명한 중복형과 목적은 비슷하지만, 이 유형은 공적 체계와 겹치지 않는 서비스에 한정되는 것이 보통이다.

5) 공보험형 민간보험

공적 건강보장체계와 병렬적으로 존재하면서 공적 건강보험과 비슷한 역할을 하거나 민간보험이 공적 건강보험의 역할을 대신하는 형태다. 대표적인 나라가 독일, 네덜란드, 칠레 등이다.

네덜란드는 2006년 과거 질병기금(sickness fund)과 민간보험사로 나누어져 있던 구조를 바꾸어 여러 개의 민영화된 질병기금이 경쟁하는 체제를 만들었다. 공적 건강보험의 보험자가 없고 여러 민간보험이 그 역할을 대신하는 것이다. 공적 체계의 보험자이지만 민간보험이므로, 보험자 사이에 서로 경쟁하고 인수합병도 가능하다. 민간보험(질병기금)의 수는 2006년에 37개였으나 제도 시행 직후 인수합병이 일어나 두 개의 큰 질병기금이 시장의 약 50%를 차지하게 되었다(Muiser, 2007).

칠레는 네덜란드와는 다른 유형의 민간보험을 운영한다. 피고용자는 임금의 7%를 보험료로 내고, FONASA나 13개(2015년 기준)의 ISAPRE 중에 선택해 가입할 수 있다(Asociación de ISAPRES de Chile, 2016). 2016년 기준 FONASA 가입자가 인구의 약 76%를, ISAPRE 가입자가 약 19%를 점유한다. 민간보험에 가입하는 사람은 기본보험 이외에 계약을 통해 보험료를 더 내고 추가적인 혜택을 받는다.

공보험형 민간보험은 공적 건강보장체계를 대신하므로 정부는 다른 민간보험 유형보다 더 강한 규제를 하는 것이 보통이다.

3. 민간보험의 구조와 운영

민간보험의 구조와 운영은 나라마다 달라서 간단하게 정리하기 어렵지만, 정책 수립이나 집행에서는 해결해야 할 비슷한 과제가 적지 않다.

1) 보험자의 성격

보험자의 성격은 민간보험의 성과와 한계를 결정하는 가장 중요한 요소다. 많은 국가가 직접 보험자를 관리하고 규제하는데, 보험자의 성격에 따라 실제 행동이 다르고 결과적으로 체계의 성과도 달라진다.

영리와 비영리

민간보험에서 보험자의 가장 중요한 특성으로 거론되는 것은 영리 여부로, 영리인가 비영리인가에 따라 보험자의 행태가 직접 영향을 받는다. 비영리조직은 원칙적으로 재정이나 회계에서 이익 추구를 우선하지 않으며, 이익이 발생해도 이를 배당하거나 제공자(기여자)가 제공한 자원에 비례해 경제적 보상을 하지 않는다. 청산할 때는 잔여 재산이 자원 제공자에게 배분되지 않고 국가 또는 같은 성격의 다른 비영리조직에 귀속된다(이동규, 2003).

여러 유럽 국가에서는 오래전부터 상호저축조합(mutual association)이나 공제조합(provident association) 등 비영리조직이 민간보험을 운영해왔으나(Mossialos and Thomson, 2004), 최근에는 역할이 크게 줄었다. 핀란드에서는 비영리 민간보험을 찾아보기 어려워졌고, 덴마크와 영국도 비영리조직의 비중이 과거보다 훨씬 작다.

역사적 배경이 다른 미국 민간보험도 비영리조직의 역할이 줄어드는 경향은 비슷하다. 과거에는 상업 보험회사가 판매하는 보험과 비영리조직이 운영하는 보험이 혼재되어 있었으나, 현재는 민간보험의 영리 여부가 그렇게 중요하지 않다. 이는 보험시장의 성격이 근본적으로 변화했기 때문인데, 영리 민간보험이 큰 폭으로 늘어나 비영리 민간보험도 영리 보험의 영향에서 자유롭지 않게 되었다. 1980년대 이후부터 1990년대 말까지 영리 민간보험의 시장점유가 급속하게 늘어났고, 보험시장에서 영리 보험의 '권력'이 강해졌다. 이 때문에 법률상 지위로는 비영리인 많은 민간보험이 영리 보험과 비슷한 방식으로 시장 환경에 대응할 수밖에 없다. 미국에서 민간보험의 영리 여부가 별로 중요하지 않다는 판단은 바로 이런 현상 때문이다.

보험사업의 영역

독일은 유럽 국가 중 유일하게 민간 건강보험은 건강보험만 운영하는 보험자가 판매할 수 있도록 한 국가이다(Mossialos and Thomson, 2004). 이는 다른 분야 보험을 같이 취급하는 경우 전체 재정 상황에 따라 건강보험의 건전성이 위협받을 수 있기 때문이다. 다른 유럽 국가들은 법으로 이를 강제하지 않기 때문에 건강보험만을 취급하는 보험자도 있고 다른 보험과 함께 건강보험을 운영하는 국가도 있다.

보험자 수

미국, 프랑스, 이탈리아, 스페인 등에는 다수의 민간보험이 경쟁하지만, 대부분 유럽 국가들에서는 몇 개의 민간보험이 시장을 과점한다. 2006년 기준 유럽연합에 속하는 대부분 국가에서는 3대 민간보험이 시장의 50% 이상을 차지할 정도다(Mossialos and Thomson, 2009: 39). 보험시장에서 보험자가 독점 또는 과점 상태에 있으면 규모의 경제로는 유리하지만, 보험자 행동을 왜곡할 수 있다.

2) 가입자

누가 가입하는가에 관심을 두는 것은 가입자의 개인 특성이 중요하다기보다는 민간보험 가입을 촉진하거나 억제하는 요인이 중요 정책·관리 대상이기 때문이다.

가입 방식

민간보험 구매는 개인이 구매하는 방식과 집단으로 구매하는 방식이 있는데, 보험자로서는 모든 면에서 집단 가입이 유리하다. 징수 비용을 비롯한 관리운영비를 줄일 수 있고, 어느 정도까지는 역선택을 방지하는 효과가 있다. 직장을 통해 가입하면 상대적으로 젊고 건강한 가입자를 확보하는 데에도 유리하다. 보험을 구입하는 입장(사용자 포함)에서는 개인보다 정보를 얻고 여러 민간보험을 비교하는 데 유리하다.

집단 가입의 비중은 나라마다 다르다. 유럽 국가 중에서는 많게는 90%에 이르는 나라(스웨덴)도 있지만, 독일이나 벨기에처럼 그 비중이 낮은 나라도 있다 (Mossialos and Thomson, 2004). 미국 민간보험은 집단, 그중에서도 직장을 통한 가입 비중이 매우 높다. 대다수 민간보험 가입자는 고용된 기업을 통해 보험에 가입하는데, 2016년 기준 전체 노동자의 55%가 이러한 방식으로 가입해 있다 (The Kaiser Family Foundation, 2016). 이 때문에 미국 민간보험, 나아가 미국 건강보장의 주류는 고용관계를 통한 보험 또는 사용자에 기반을 둔 보험(기업보험, employer-based, employer-sponsored)이라고 부른다.

보험료

보험료를 결정하는 가장 중요한 요소는 서비스를 이용할 가능성, 즉 보험자에 보험사고가 일어날 위험 정도이다. 위험을 기초로 보험료를 산정하는 방식은 크게 지역사회 보험료율 방식(community rating)과 개인 보험료율 방식(experience rating)으로 나누어진다(Bodenheimer and Grumbach, 2005). 집단별로 같은 보험료율을 적용하는 집단 보험료율 방식(group rating)을 따로 구분할 수도 있다. 지역사회 보험료율이나 집단 보험료율을 채택하면 개인의 서비스 이용이나 건강 위험을 고려하지 않고 한 집단 전체에 동일한 보험료(율)를 적용한다.

유럽 국가에서도 민간보험의 보험료는 개인 위험을 기초로 하는데, 일부에서는 집단 보험료율을 사용한다. 집단 보험료율은 주로 직장을 통한 단체 가입에 적용한다. 비영리 민간보험에서는 지역사회 보험료율을 적용하기도 한다. 〈표 18-1〉은 일부 유럽 국가들이 보험료를 산정할 때 고려하는 요소와 요구하는 의학 정보를 정리한 것이다.

미국 민간보험에서도 일부에서 지역사회 보험료율이 쓰인다. 비교적 동질적이고 지리적으로 모여 있는 소규모 집단을 대상으로 하는 보험이 이에 해당한다. 성, 연령, 결혼 여부, 지리적 요인 등 일부 요인을 고려해 지역사회 보험료율을 조정하기도 하는데, 이를 소집단별 지역사회 보험료율 방식(community rating by class)이라고 부른다(Cave, Schweitzer and Lachenbruch, 1989).

보험료 수준을 일반화하기는 어려우나, 집단 가입자가 개인 가입자보다 더

⟨표 18-1⟩ 유럽 국가들에서 보험료 산정에 고려하는 요소

	보험료 산정 요소	가입자에게 요구하는 의학 정보
덴마크	· 상호저축조합: 집단 보험료율 · 영리: 연령, 취업 상태	· 건강 설문지
독일	· 연령, 성, 건강 상태	-
아일랜드	· 연령(35세 이후)	-
영국	· 개인: 여러 개인, 가족 변수	· 개인: 건강 설문지
이탈리아	· 영리/개인: 성, 연령, 건강 상태, 거주지 · 영리/집단: 성, 연령, 거주지(건강 상태)	· 영리: 건강 설문지 · 상호저축조합: 없음
프랑스	· 집단: 사회경제적·인구학적 정보 · 개인: 연령	· 영리: 건강 설문지(55세 이상) · 상호저축조합: 없음

자료: Mossialos and Thomson(2004).

싼 보험료를 적용받을 가능성이 크다. 보험료의 인상 수준과 속도도 중요한데, 유럽 국가들에서는 의료 물가 상승보다 민간보험의 보험료 인상 수준이 더 높았다고 한다(Mossialos and Thomson, 2004).

보험료에 대한 세제 혜택

민간보험 가입을 촉진하기 위해 소득세나 법인세에서 보험료를 공제할 수 있다. 이는 민간보험 가입으로 공적 건강보장체계의 재정 부담이 줄어들고 사회적 편익이 커지는 것을 전제로 한다. 세제 혜택의 '차별적' 효과는 논쟁적인데, 세금 감면은 일종의 정부 보조금으로 고소득층이 민간보험에 더 많이 가입한다고 가정하면 주로 고소득층을 지원하는 결과를 낳는다. 민간보험이 주로 필수적이지 않은 서비스를 구매하는 데 쓰이는 점도 고려해야 한다. 행정이 복잡하고 거래 비용이 큰 것, 더 비싼 보험을 구입할수록 혜택이 크다는 역진성, 세금 회피 수단이 될 수 있다는 점도 문제점으로 꼽힌다. 일부 국가를 빼면 유럽 국가에서는 세제 혜택이 점차 줄어드는 추세를 보인다(Mossialos and Thomson, 2009: 71).

민간보험 보험료에 세금을 부과하는 나라도 있다. 영리 목적의 민간보험 보험료에 세금을 부과할 수 있고, 가입자가 받은 급여를 수입의 다른 형태로 보고 세금을 부과하는 방법도 있다. 보험 급여에 세금을 매기는 나라는 찾기 어렵다.

가입 제한

민간보험이 가입을 제한하는 방법으로 흔히 쓰는 것은 연령이나 건강 상태에 따라 가입을 거부하는 것이다. 가입을 거부할 수 없도록 정한 나라는 드문 편인데, 일부 국가는 가입 거부는 불가능하지만 특정 조건을 가진 사람에게는 보험료를 다르게 할 수 있다. 오스트리아나 독일은 연령 제한이 없지만, 60~65세 이상은 가입할 수 없도록 한 나라도 많다.

가입을 제한하는 다른 방법은 가입 전부터 있던 질병은 보장해주지 않거나 병이 있으면 보험료를 올리는 것이다. 과거 영국 민간보험은 가입 전부터 가지고 있던 질환은 보장하지 않았다. 또한 일차의료, 사고와 응급 입원, 만성질환(당뇨병, 다발성 경화증, 천식, 약물 남용, 자해, 외래 환자의 약, 에이즈, 불임, 임신과 출산, 미용 수술, 성 전환, 예방적 치료, 신장 투석, 운동 보조, 장기이식 등)도 보장 범위에서 제외했다(Mossialos and Thomson, 2004). 최근에는 보험 종류에 따라 전문의 진단 등의 급여를 받을 수 있다.

민간보험이 가입자를 선택하려 하는 것은 민간보험 가입에서 '역선택' 문제가 일어나기 때문이다. 민간보험은 가입자의 건강/질병 상태를 완전하게 파악할 수 없고, 민간보험에 가입하려는 '고위험군'(의료 이용과 보험 재정 지출의 가능성이 크다는 의미)은 자신에게 불리한 정보를 숨긴다. 민간보험은 이를 방지하기 위해 가입자가 가진 위험을 미리 평가하고 이미 가진 질병이나 특정 질병은 보장 범위에서 제외하는 방법을 쓴다.

한편, 민간보험이 자유롭게 가입자를 선택할 수 있으면 '단물 빨기'의 문제가 나타난다(Leidl, 2003). 보험자가 의료 이용이나 보험 재정 지출 가능성이 큰 위험군을 보장 범위에서 제외하면 주로 건강한 사람이 위험집단을 구성하게 된다.

3) 급여와 서비스 이용

민간보험이 제공하는 급여와 서비스는 공적 체계와 비교하면 제한적이다. 대부분 보완적 역할에 머무르나, 공보험형 민간보험에서는 공보험과 급여 범위가 비슷하다.

급여의 종류

원칙적으로 현금급여, 현물급여가 모두 가능하지만, 현금급여가 더 많다. 미국처럼 일차형 민간보험에서는 현물급여가 불가피하다. 현금급여를 하는 데에는 후불제(서비스를 이용하는 시점에서 가입자가 비용을 부담한 후 사후에 민간보험에 보상을 청구하는 방법)가 보편적이다. 후불제에서는 서비스 이용 시점에 가입자가 부담하는 비용이 경제적 장애로 작용해 의료 이용을 줄이는 효과가 있다.

급여 범위

민간보험의 급여 범위는 다양해서, 전체 비용을 모두 보장하거나 미용 수술, 대체 요법 등 상품에 따라 서로 다른 범위의 급여를 제공한다. 일차형, 대체형, 공보험형은 일반적으로 급여 범위가 넓은데, 민간보험이 주된 건강보장 수단이기 때문이다. 네덜란드는 모든 보험자에게 최소한의 기본급여를 강제하고, 미국도 연방정부와 주 정부가 민간보험의 급여 범위를 규제한다. 보충형 보험의 급여 범위는 상대적으로 규제가 약하다.

제공자 선택

제공자를 제한할 수 있지만, 민간보험 수요의 특성상 선택 범위는 넓은 편이다. 민간보험으로서는 제공자 선택의 범위가 넓을수록 효율성이 떨어지므로, 제공자를 제한하고 대신 다른 혜택을 주는 방식을 흔히 활용한다. 더 적극적으로 제공자 선택에 개입하는 방법도 있는데, 여러 서비스 제공자를 통합체계로 묶어 반드시 그 체계를 이용하게 하는 것이다. 이는 제공자(또는 그 네트워크)와 민간보험이 재정 위험을 공유하는 것으로, 제공자가 좀 더 효율적으로 서비스를 제공하게 한다.

이용자 부담

다양한 방식으로 이용자 부담을 부과할 수 있다. 급여에 상한을 두거나 일정액 전액 이용자 부담(deductible), 정액이나 정률로 일부 비용을 부담하게 하는 방법 등이 있다. 이용자 부담은 가입자의 서비스 이용을 줄여 재정을 보호하려는 것이므로, 민간보험의 이용자 부담은 증가 추세를 보인다. 이용하지 않는 가입자에게 보상하는 방식도 널리 쓰인다.

4) 보험자와 제공자

진료보수 지불

모든 형태의 보상 방법을 적용할 수 있으나 행위별 보상이 가장 흔하다. 행위별 보상 안에서도 구체적인 보상 방법은 다양한데, 표준진료비를 보상하는 방법 이외에도 참조가격제를 활용하거나 표준진료비보다 고액을 청구하는 방법도 사용한다. 일부 국가의 일부 보험은 인두제를 활용하고, 보험자가 직접 서비스를 제공하는 환경에서는 봉급제를 적용하기도 한다.

제공자와의 계약

보험자는 일부 제공자만 선택해 계약할 수 있으나 민간보험의 지위와 급여 방식에 따라 다양한 형태가 나타난다. 예를 들어 가입자가 어느 제공자나 선택할 수 있고 사후에 현금으로 보상하는 민간보험은 제공자 중 일부만 선택적으로 계약하기 어렵다. 제공자가 민간보험 시장에 접근하는 것을 제한할 수 없다는 것을 이유로, 선택적 계약을 제한하는 국가도 있다.

4. 민간보험 평가

민간보험은 여러 측면과 기준으로 평가할 수 있지만, 정책 영역에서도 몇 가지 중요한 문제를 제기할 수 있다. 그중 가장 중요한 관심사는 민간보험이 지대추구(rent seeking) 행위를 할 가능성이 있다는 것인데, 이는 대부분 민간보험, 특히 상업적 민간보험이 영리를 추구하는 속성을 보이기 때문이다.

1) 접근성

민간보험이 제 역할을 하려면 이론적으로 누구나 민간보험을 구입할 수 있어야 한다. 접근성에 장애가 있어서는 안 되지만, 대부분 국가에서는 보험료를 지불할 능력이 되지 않는 사람이 많다. 민간보험에 접근할 수 없는 가장 중요한 이유는 경제적인 것이다.

민간보험이 위험선택의 동기가 강하다는 것도 접근성을 제약하는 중요한 요인이다. 역선택을 줄이기 위해서는 가입 희망자의 위험을 평가해야 하는데, 상당한 기술적·경제적 어려움이 있다. 민간보험은 가능하면 위험이 큰 가입자를 피해 '단물 빨기'가 나타나기 쉽다. 이런 부작용을 막기 위해 일부 국가는 위험선택을 금지하면서 여러 민간보험이 위험 균등화 기금(risk equalization fund)을 조성하는 방법을 쓴다. 위험 균등화의 성과는 확실하지 않은데, 위험을 보정하거나 균등화하는 방법이 완전하지 않은 것이 중요한 이유다. 정책적으로 위험을 피하려는 민간보험의 동기를 효율적으로 관리하기는 쉽지 않다.

보험 상품에 대해 정확한 정보를 제공하는 것은 접근성을 개선하는 한 방법이다. 일반적으로 민간보험 상품은 계약 사항이 복잡하고 이해하기 어려워, 소비자가 내용을 정확하게 파악하고 여러 상품을 비교해 선택하기 어렵다. 비교 정보를 대중이 접근할 수 있는 매체에 공개하거나 표준상품제도를 도입하는 것이 도움이 될 수 있다.

2) 형평성

민간보험은 구입 능력이 있는 사람이 자발적으로 구입하기 때문에 처음부터 형평성 문제를 피하기 어렵다. 민간보험을 구입할 수 없다는 것은 접근성 문제인 동시에 형평성과도 관련된다. 의료 이용의 불평등도 나타나는데, 민간보험을 구매할 수 없는 저소득층에게서 의료 이용의 장애가 더 큰 것은 당연하다. 프랑스 사례를 보면, 보충형 보험으로 이용자 부담을 해결하는 것은 사회계층, 소득, 고용상태 등에 비례했고, 서비스의 질도 소득에 비례하는 것으로 나타났다

(Thomson and Mossialos, 2004).

민간보험을 통한 서비스 이용이 공적 체계의 서비스 이용에 부정적 영향을 미치는 것도 형평성 문제의 하나다. 특히 서비스 공급이나 이용에서 공공과 민간 부문의 경계가 확실하지 않으면 민간보험 때문에 공적 체계가 큰 영향을 받을 수 있다. 결과적으로 공공재정이 (상대적으로 유리한) 민간 부문을 지원하게 되어 공적 서비스의 양이나 질에 부정적 영향이 나타나는 것이 대표적 예다. 이는 공적 체계와의 관련성에서 좀 더 자세하게 설명한다.

3) 급여

민간보험의 급여는 공적 건강보장과 비교할 때 불리한 것이 보통이다. 행정관리 비용이 공적 체계보다 많이 드는 데다 수익을 남겨야 하므로 당연히 급여율이 낮다. 행정관리 비용 중에는 특히 가입자 유치를 위한 영업 활동과 광고 등이 문제가 된다. 경쟁이 가격을 낮춘다고 말하지만, 다수의 민간보험이 경쟁하는 상황에서는 '경쟁 비용'이 발생한다.

4) 공적 체계와의 관련성

민간보험과 공적 체계의 관계로 흔히 언급되는 것 한 가지가 민간보험 확대가 공적 체계의 비용 증가 압력을 완화한다는 것이다. 이는 민간보험 확대를 주장하는 가장 중요한 이유 가운데 하나이나, 실증적 근거는 별로 없다. 민간보험 확대가 오히려 공적 재정 지출을 늘린다는 주장도 있다. 예를 들어 아일랜드에서는 민간보험이 전체 의료비에 대한 공공지출의 비중을 감소시키지 못했다 (Mossialos and Thomson, 2004). 민간보험은 필수적이지 않은 서비스를 담당했기 때문에 공공지출이 계속 늘어날 수밖에 없었다.

민간보험과 공적 건강보장의 경계가 명확하지 않으면 공적 체계에 부정적 영향을 미칠 수 있다(Chernichovsky, 2000). 오스트레일리아에서는 공공병원에서 민간 재원이 차지하는 비중이 계속 증가했고, 공공병원이 자기 부담이나 민간보험에 가입한 환자를 선호하는 현상이 생겼다. 민간보험을 통한 수익이 공적 체계보다 유리하면 서비스 제공자의 자원 이용이 민간보험 영역에 집중되기 마련이다. 그뿐만 아니라 기관 전체로 투자와 운영비 지출(예를 들어 시설 투자나 인건비)의 재원을 항상 엄격하게 구분하기 어렵다면, 공적 재원이 민간보험 가입자로 흘러갈 가능성도 있다. 공적 재원이 민간보험 환자를 지원하는 이른바 '횡적 지원(cross subsidy)' 현상이 발생하면 공적 재원의 왜곡을 초래할 뿐 아니라 공적 체계를 이용하는 사람이 불이익을 받는 형평의 문제가 발생한다. 실제 아일랜드에서는 많은 민간보험 가입자들이 공공병원 내의 민간병상을 이용했고, 이는 민간보험 가입자를 위해 공적 자원을 투입했다는 것을 뜻한다.

보충형 민간보험이 공적 건강보장체계의 이용자 부담을 핵심 대상으로 하면, 공적 체계와 민간보험의 관계는 분리할 수 없다. 이용자 일부 부담은 주로 건강보장체계 내에서 발생하는 서비스 이용의 위험, 즉 비용 의식이 약해서 생기는 서비스 과다 이용을 억제하려는 것이다. 보충형 민간보험이 공적 체계에서 발생하는 이용자 부담 전체를 보장하면 이 장치는 무력해지고 공적 부문의 서비스 이용과 지출이 증가한다. 한 예로 프랑스에서는 보충형 보험 가입자가 비가입자에 비해 의사 서비스를 더 이용했고, 그 결과 공적 체계의 비용 지출도 증가했다(Buchmueller et al., 2004). 보충형 보험을 구입하는 사람들은 상대적으로 소득이 높은 계층이고, 증가하는 공적 지출은 소득수준에 따라 불평등한 분포를 보인다.

민간보험이 커지면 공적 체계의 지출이 늘어나는 것과 같은 부분적 효과보다는 공적 체계 전반의 '위축' 효과가 나타날 수 있다는 점이 더 중요하다. 공적 건강보장체계의 지출이 빠르게 증가함에 따라 많은 나라가 가입자의 부담을 늘리는 데 어려움을 겪고 있고, 재원을 확충하는 방법을 둘러싸고 갈등이 심화하는 것이 공통의 추세다. 공적 건강보장체계가 흔히 급여 축소나 이용자 일부 부담 증가 등의 방법으로 문제를 해결하려 하는 것도 비슷하다. 공공 부문이 후퇴하고 공적 체계가 위축될 때, 예를 들어 이용자 부담이 늘어나면 그만큼 공적 체계를 대신하는 민간보험 시장이 확대된다. 중요한 것은 일단 민간보험의 역할이 굳어지면 그 재정 부담을 공적 체계로 다시 흡수하기가 쉽지 않다는 사실이다.

새로운 체계가 구축되면 민간보험자와 의료제공자를 중심으로 새로운 이해관계가 형성되고, 가입자도 사회적 부담보다는 민간보험을 통한 '개인적' 해결 방식을 선호할 가능성이 크다. 개인화된 해결 방법인 민간보험에서는 개인의 비용과 편익이 명확하게 연결되어 집합적·집단적·사회적 방식보다 수용성이 높다.

반대 상황도 있을 수 있는데, 공적 체계의 범위와 보장 수준, 질이 높아질수록 민간보험의 역할은 위축된다. 영국이 대표적인 사례로, 2000년대 이후 공공의료체계에 대한 투자와 질 향상에 따라 민간보험 시장이 크게 위축되었다(BBC, 2005).

5) 민간보험의 효율성

효율(성)은 투입과 비교해 산출(또는 결과) 수준이 어느 정도인지 평가하는 개념이자 지표로, 투입과 산출의 범위, 산출 종류, 평가와 적용 범위 등을 어떻게 정하는가에 따라 효율성 측정 결과는 크게 달라진다. 효율성의 관점을 한 기관, 지역사회나 지역, 또는 제도 전체 가운데 어느 것으로 하는가에 따라서도 결론이 달라진다. 미시적 효율성(micro-efficiency)과 거시적 효율성(macro-efficiency)을 구분하는 것은 이 때문이다(Colombo and Tapay, 2004). 거시적 효율성이란 체계 또는 국가 수준의 효율성을 뜻한다.

민간보험의 효율성을 평가할 때는 거시적 효율성과 미시적 효율성을 나눌 필요가 있다. 거시적 효율성이 전체 건강보장체계를 평가하는 잣대라면, 미시적 효율성은 하나 또는 전체 민간보험의 효율성을 가리킨다. 효율성을 구분하면 전체 건강보장체계와 개별 민간보험의 효율성이 일치하기 어렵다.

민간보험의 거시적 효율성은 비용 지출과 성과 모두 확실하지 않다. 다른 무엇보다 비용 측면에서 민간보험이 전체 건강보장 비용 지출을 효율화한다는 증거를 찾기 어렵다. 앞서 언급한 아일랜드의 예에서도 보듯이, 민간보험이 공적 지출을 줄이는 데 기여하지 못했다. 미국은 예외적으로 비효율적인 민간보험체제로, 민간보험이 주류인 미국 건강보장체계가 비용 면에서는 비효율적이라는 데에는 큰 이견이 없다. 일반적으로는 민간보험이 전체 건강보장체계에서 부분적인 역할만 할 때가 많아 체계 수준에서 효율성을 평가하기 어렵다.

민간보험의 성과도 부정적 평가가 많다. 예외가 될 정도로 비효율적인 미국을 제외하더라도, 민간보험을 보완적으로 활용하는 나라에서도 성과는 회의적이다. 예를 들어, 공공과 민간 재정이 혼합된 형태에서 민간보험은 공공 부문의 대기열과 대기시간을 줄이는 데 크게 기여하지 못했다(Tuohy, Flood and Stabile, 2004). 물론, 한두 가지 단편적 평가만으로 결론을 내리기는 어렵다. 기술 측면에서 과학적 평가가 어렵고, 환자에 대한 반응성이나 질, 비용효과 등의 결과를 민간보험이라는 단일 요인으로 설명하기 어렵기 때문이다.

미시적 차원에서 주목을 받는 것이 민간보험의 지나친 행정관리 비용이다. 민간보험의 관리운영비는 흔히 거래 비용(transaction-related cost), 간접비, 판매와 마케팅 비용, 규제와 규제 준수(compliance) 비용, 이윤 등을 포함하는데(Thorpe, 1992), 비용의 정의와 범위가 통일되어 있지 않아 같은 잣대로 비교하기는 어렵다. 전체 재정이 늘어나면 같은 수준의 행정관리 비용도 매우 낮은 비율로 계산되므로 평면적 비교는 바람직하지도 않다.

정의와 비교가 어렵지만, 어느 나라를 대상으로 어떤 지표로 비교하더라도 민간보험의 행정관리 비용 비중은 매우 높다. 공적 체계와는 별도로 보험을 관리해야 하고, 그밖에도 광고, 마케팅, 재보험 등에 비용을 지출하기 때문이다. 민간보험의 비중이 작은 유럽 국가에서도 행정관리 비용의 비중은 전체 재정의 10% 초반에서 20% 중반에 이를 정도이다(Mossialos and Thomson, 2004).

5. 민간보험 정책

민간보험 '정책'의 미시 관리는 거시 정책에 따라 달라진다. 민간보험에 어떤 기능과 역할을 부여할지를 결정하는 것이 거시 정책이자 미시 관리를 규정하는 정책 환경이다. 공적 건강보장과 민간보험의 기능 분담과 상호관계를 어떻게 하는지에 따라 민간보험 정책이 크게 달라진다. 이러한 거시 정책은 다시 더 상위에 있는 정책 환경에 영향을 받는다. 민간보험에 대한 기본 방침으로서의 확대와 축소는 국가와 자본, 사회권력이 서로 어떤 권력관계의 균형 속에 있는지에 따라 결정된다(제4장 건강보장의 정치경제 참조).

미시 관리에 한정하면, 민간보험의 특성과 평가를 기초로 민간보험이 적절한 역할을 할 수 있도록 정부가 개입하고 관리해야 한다. 조장 정책과 확대 정책을 펴는 나라도 있지만, 바람직하지 않은 행동이 나타나지 않도록 하는 규제 정책이 더 많다.

1) 보험자 자격

보험자의 자격 조건으로 먼저 고려할 것은 영리 민간보험을 허용할지 여부이다. 비영리 민간보험만을 인정하는 국가는 거의 없으므로 현실적으로 제한을 두기 어렵지만, 차별적 세제 등을 통해 영리 민간보험의 시장 진입에 영향을 미칠 수는 있다. 경쟁이 필요한 조건이라면 비영리조직 등이 쉽게 시장에 진입할 수 있는 정책이 필요하다(Sekhri and Savedoff, 2006).

보험자의 사업 범위를 규정하는 것도 필요하다. 민간 건강보험만을 전담하는 방식과 다른 보험사업도 병행하는 방식 모두 가능하다. 건강보험만을 사업 범위로 하는 것(독일이 대표적이다)은 건강보험의 재정 안정성을 높이려는 것이다. 유럽연합이 최근 보험자의 사업 범위 제한을 없앤 데서도 알 수 있듯이(Thomson and Mossialos, 2007), 국제적으로 사업 범위를 제한하는 것은 점점 더 어려울 것으로 예상한다.

재정 안정성에 대한 조건도 필수 규정에 들어간다. 시장에 진입할 때 일정 기준 이상의 재정 안정성을 확보해야 하는 것은 물론이고, 보험사업을 지속하는 데도 재정 안정성 기준이 필요하다. 재정 안정성을 보장하기 위한 또 한 가지 방법은 재정보고를 투명하고 명확하게 하는 것이다(Sekhri and Savedoff, 2006).

2) 가입자 선택과 거부

위험에 따라 가입자를 선택하거나 거부하는 것은 민간보험의 가장 대표적인 폐해로, 모든 사람이 특성과 관계없이 가입할 수 있는 가입 개방(open enrollment)

정책으로 부정적 효과를 줄일 수 있다.

복수의 민간보험이 존재하는 환경에서 가입 개방을 강제하려면 재정 위험을 분산하는 장치가 있어야 한다. 대표적 방법이 재정 조정 또는 위험 균등화이다. 이것은 가입자의 위험에 따라 민간보험 사이에 재정을 이전한다. 문제는 이 정책만으로 가입자 선택을 완전히 막을 수 없다는 것이다. 위험을 보정하는 방법이 완전하지 않은 가운데 위험선택의 경제적 유인 동기가 강력하기 때문이다.

3) 보험료 산정

보험료 수준은 민간보험 가입에 직접 영향을 미친다. 민간보험의 역할을 어떻게 정하는가에 따라 보험료 정책은 달라지는데, 시장 확대를 목표로 할 때는 보험료 인상을 억제하는 정책을 택하는 것이 일반적이다.

보험료를 관리할 때 한 가지 중요한 과제는 시장 경쟁에 따른 가격 할인을 어떻게 관리할 것인가 하는 점이다. 보장성과 질이 낮아지지 않는 범위 안에서 가격이 낮아지면 긍정적이지만, 지나친 가격 경쟁은 보장성과 질에 부정적 영향을 미치고 심하면 재정 안정성을 해칠 수도 있다. 일부 국가(예: 아일랜드)가 보험료 인하 폭을 제한하는 정책을 시행하는 이유다.

4) 보험료에 대한 세제

민간보험료에 대한 세제는 개인이나 기업의 민간보험 구매 행태에 영향을 준다. 민간보험 시장을 확대하기 위해서는 세제 혜택을 늘리는 쪽으로 정책을 결정할 수 있다.

세제 혜택은 부정적 측면이 많아 세계적으로는 축소되는 경향을 보인다. 특히 정부 지원의 형평성을 고려하면 민간보험 구입에 세제 혜택을 주는 것은 정의의 원리에 어긋난다. 일부만 민간보험을 구매하는 시장에서 보험 가입자는 대부분 고소득층이다. 이들에게 어떤 형태로든 세제 혜택을 주면 사실상 정부 보조금이 고소득층에게 지급되는 결과가 초래된다.

5) 보험자와 제공자의 계약

보험자와 제공자의 계약은 가입자에게 직접 영향을 미치거나 제공자를 통해서 간접적으로 영향을 미친다. 예를 들어, 민간보험이 일부 제공자만 계약 대상으로 하면 가입자는 해당하는 제공자만 선택할 수 있다.

더 중요한 문제는 계약을 통해 서비스가 영향을 받는다는 점이다. 예를 들어 계약 시에 서비스 가격이나 비용 지출을 중요한 고려 사항으로 포함하면, 제공자는 비용을 절감하는 방향으로 행동을 바꾸고 서비스의 종류나 내용, 강도도 다르게 한다. 명시적인 계약이 아니라 암묵적인 기준이라도 효과가 나타나는 것은 마찬가지이다. 서비스에 영향을 미칠 수 있는 계약에 대해서는 어떤 형태로든 개입하고 규제할 수 있어야 한다.

6) 보험자 정보와 가입자 정보

정보는 보험시장에서 판매자와 구매자 모두에게 중요하다. 구매자는 보험에 대한 정확한 정보에 접근할 수 있어야 하는데, 상품 수가 많아지고 정보가 복잡해질수록 필요는 더 크다. 복수의 보험자가 많은 상품을 판매할 때 소비자들은 단일 상품의 정보를 제대로 알기 어렵고, 나아가 상품들을 비교하는 것은 더욱 힘들다. 문제를 해결하기 위해서는 소비자가 상품 정보에 쉽게 접근할 수 있도록 정보 공개의 자세한 내용과 방법을 정해야 한다.

표준 상품을 정하는 것도 한 가지 방법인데, 소비자가 선택할 수 있는 폭이 좁아지므로 정보 편의성과 선택권 사이에서 어떤 균형을 잡을지가 핵심 고려 사항이다. 보험 정보는 광고와 판매에서 핵심 역할을 하므로, 민간보험의 상품 광고와 판매를 모니터링하고 필요하면 표준 지침을 정하거나 부정확한 정보를 제공하지 못하도록 규제해야 한다.

보험자 정보 중에서는 재정 상태를 투명하게 공개하는 것이 중요 과제다. 보험자의 재정 안정성과 함께 보험료 수준과 급여 범위 등이 가입자의 판단에 직접 영향을 미칠 수 있다. 정보 공개의 시기와 방법 등도 명시되어야 할 것이다.

가입자의 건강위험에 대해서는 민간보험이 가진 정보가 가입자가 가진 정보보다 적은, 일종의 정보 불균형이 발생한다. 이 때문에 많은 민간보험이 가입 시점에 가입자에게 설문이나 검사 등을 통해 건강 관련 정보를 제공하도록 요구한다. 가입 후 일정 기간이 지나야 보장을 받을 수 있도록 제한하기도 한다. 대부분 국가가 역선택을 방지하는 민간보험의 장치를 인정하지만, 보험자의 조치가 건강 대상자만 골라 가입시키는 '단물 빨기'가 되지 않도록 규제가 필요하다. 가입자의 위험과 보험 가입 조건(보험료 포함), 보험 재정이 균형을 맞추어야 한다.

7) 보장성

정부는 민간보험의 급여에 관해 최소 기준, 표준 급여 또는 구체적인 서비스 항목을 규정할 수 있다(Thomson and Mossialos, 2007). 표준 상품을 강제해 기본 보장 수준을 유지하게 하는 나라도 있는데(Sekhri and Savedoff, 2006). 모든 민간보험이 적어도 하나 이상 공통 표준 상품을 개발하고 비슷한 방식으로 보험료를 산정한다.

민간보험은 행정관리 비용과 수익 때문에 공적 체계보다 보장성 수준이 낮을 수밖에 없다. 보험료와 비교해 상대적으로 급여수준이 낮다는 의미로, 영리 민간보험이 과점 또는 독점하는 시장에서는 보장성이 더 낮아진다. 이러한 상황에서 보장성을 높이는 한 가지 방법은 민간보험의 지급률을 규정하는 것이다. 이는 모든 민간보험이 일정 수준 이상의 지급률을 유지하도록 강제하는 것으로, 미국 민간보험도 이런 규제를 받는다.

참고문헌

김창엽. 2005. 『미국의 의료보장』. 파주: 한울.

이동규. 2003. 『정부 및 비영리조직회계』. 서울: 선학사.

Asociación de ISAPRES de Chile. 2016. *ISAPRES 1981-2016, 35 Years Supporting Chile's Private Health System*. Santiago: ISAPRES.

BBC. 2005. "NHS 'threatening' private sector." Retrieved July 23, 2005, from http://news.bbc.co.uk/1/hi/health/4706601.stm

Bodenheimer, Thomas and Kevin Grumbach. 2005. *Understanding Health Policy*. New York: McGraw-Hill Co.

Buchmueller, Thomas C. and Agnes Couffinhal. 2004. *Private Health Insurance in France*. Paris: OECD.

Buchmueller, Thomas C. et al. 2004. "Access to physician services: does supplemental insurance matter? Evidence from France." *Health Economics*, Vol. 13, No. 7, pp. 669~687.

Cave, Douglas G., Stuart O. Schweitzer and Peter A. Lachenbruch. 1989. "Adjusting employer group capitation premiums by Community Rating by class factors." *Medical Care*, Vol. 27, No. 9, pp. 887~899.

Chernichovsky, Dov. 2000. "The public-private mix in the modern health care system: concepts, issues, and policy options revisited." Working Paper 7881. Cambridge: National Bureau of Economic Research.

Colombo, Francesca and Nicole Tapay. 2004. *Private Health Insurance in OECD Countries: The Benefits and Costs for Individuals and Health Systems*. Paris: OECD.

Dhalla, Irfan. 2007. "Private Health Insurance: An International Overview and Considerations for Canada." *Longwoods Review*, Vol. 5, No. 3, pp. 89~96.

Leidl, Reiner. 2003. "Medical Progress and Supplementary Private Health Insurance." *The Geneva Papers*, Vol. 28, pp. 222~237.

Liu, Tsai-Ching and Chin-Shyan Chen. 2002. "An analysis of private health insurance purchasing decisions with national health insurance in Taiwan." *Social Science & Medicine*, Vol. 55, No. 5, pp. 755~774.

Mossialos, Elias and Sarah Thomson(eds.). 2004. *Voluntary Health Insurance in the*

European Union. Geneva: World Health Organization.

_____. 2009. *Private Health Insurance in the European Union*. London: London School of Economics and Political Science.

Muiser, Jorine. 2007. *The New Dutch Health Insurance Scheme: Challenges and Opportunities for Better Performance in Health Financing*. Geneva: World Health Organization.

Pauly, Mark V. et al. 2006. "Private Health Insurance In Developing Countries." *Health Affairs*, Vol. 25, No. 2, pp. 369~379.

Sekhri, Neelam and William Savedoff. 2006. "Regulating private health insurance to serve the public interest: policy issues for developing countries." *International Journal of Health Planning and Management*, Vol. 21, No. 4, pp. 357~392.

The Kaiser Family Foundation. 2016. *2016 Employer Health Benefits Survey*. Menlo Park: The Henry J. Kaiser Family Foundation.

Thomson, Sarah and Elias Mossialos. 2004. "Private health insurance and access to health care in the European Union." *Euro Observer*, Vol. 6, No. 1, pp. 1~4.

_____. 2007. "Regulating Private Health Insurance in the European Union: The Implications of Single Market Legislation and Competition Policy." *Journal of European Integration*, Vol. 29, pp. 89~107.

Thorpe, Kenneth E. 1992. "Inside the black box of administrative costs." *Health Affairs*, Vol. 11, No. 2, pp. 41~55.

Town, Robert, Roger Feldman and Douglas Wholey. 2004. "The impact of ownership conversions on HMO performance." *International Journal of Health Care Finance and Economics*, Vol. 4, No. 4, pp. 327~342.

Tuohy, Carolyn Hughes, Colleen M. Flood and Mark Stabile. 2004. "How Does Private Finance Affect Public Health Care Systems? Marshaling the Evidence from OECD Nations." *Journal of Health Politics, Policy and Law*, Vol. 29, No. 3, pp. 359~396.

| 제19장 |

취약계층의 건강보장

 취약계층이 누구인지 한마디로 정의하기는 어렵다. '취약'은 경제·사회·문화 모두와 무관하지 않은 폭넓은 특성을 가리키며, 이런 특성을 나타내는 계층도 엄밀하게 규정하기 어렵다. 규정하기에 따라서 오지 주민, '비주류' 인종, 성 소수자, 가난한 사람, 이주민, 시설 수용인을 모두 취약계층에 포함할 수 있다. 자본주의 사회에서는 취약계층이 주로 경제적 측면, 특히 빈곤층을 가리키는 때가 많은데, 사람을 중심으로 하면 여러 종류의 취약성은 함께 나타난다. 소수 인종이면서 교육수준이 낮고 직업을 얻지 못한 가난한 사람이라는 식이다.
 취약계층은 흔히 많은 건강문제를 가지고 있지만 비용 부담 능력이 떨어져 보건의료 이용에 어려움을 겪는다. 육지에서 멀리 떨어진 작은 섬에 사는 주민은 노동이나 빈곤에서 비롯된 질병이 많지만 필요할 때 의료기관에 접근하기 어렵다. 대부분 건강보장체계가 취약계층에 대한 건강보장을 특별한 문제로 다루는 이유다. 예를 들어 한국 건강보험에서 취약 지역에 사는 주민은 같은 조건에서 보험료를 덜 내는 '혜택'을 받는다.
 '취약성'은 다양한 의미를 포함한 중층적 개념이지만, 이 장에서 취약계층은 주로 경제적 약자와 빈곤층을 중심으로 하고 필요하면 다른 집단을 포함한다. 빈곤층에 초점을 맞추는 것은 취약계층 가운데 이 집단의 비중이 비교적 큰 것도 있지만 많은 건강보장체계가 명시해서 정책 대상으로 하기 때문이다. 자본주의 사회경제체제에서는 경제적 특성을 중심으로 '취약성' 기준이 설정되기 쉬운 점도 있다.

빈곤층의 건강을 보장하는 것이 사회적·보건학적·정책적으로 중요하다는 것을 전제하면, 국가 건강보장체계도 여러 영역에서 빈곤을 다루어야 한다. 예를 들어, 공공부조의 대상 기준이나 급여 범위, 공공부조에 해당하지 않는 빈곤층의 보험료 방식과 수준 등 정교하게 결정하고 관리해야 할 과제가 적지 않다.

빈곤층의 건강보장을 설계하려면 먼저 건강보장이 빈곤층에 어떤 의미가 있는지 검토하고, 이에 앞서 빈곤과 건강의 관계를 살펴볼 필요가 있다. 이를 통해 빈곤층에 대한 건강보장이 어떤 의미가 있는지, 또 건강보장의 목표를 어떻게 정해야 하는지 좀 더 분명하게 드러난다.

1. 빈곤과 건강

빈곤과 건강이 밀접하다는 것은 새로운 지식이 아니다. 연관성의 크기와 경로는 논쟁적이나, 빈곤이 건강문제를 일으키는 가장 중요한 원인에 속하고 질병과 장애가 다시 빈곤을 초래한다는 데는 크게 이론이 없다.

1) 빈곤 결과로서의 불건강

빈곤이 원인으로 작용해 불건강(질병, 사망, 장애 등)의 결과가 나타나는 것은 분명하다. 가난은 모든 종류의 건강 상태, 즉 사망, 질병 발생, 장애, 기능 장애, 주관적 건강 등에 나쁜 영향을 미치고, 여러 사회, 국가, 집단에서 일관되게 나타나는 경향이다.

빈곤이 건강을 훼손하는 경로와 기전(기제, 메커니즘)은 빈곤의 원인만큼이나 다양하고 복잡하다. 흔히 지적되는 요인으로는 열악한 물질적 조건, 나쁜 노동 조건과 환경, 이용할 수 있는 자원의 한계, 사회관계의 문제, 빈곤에서 비롯된 개인 행태 등이 있다(Marmot and Wilkinson, 2006).

물질적 요인

빈곤이 건강을 악화시키는 가장 중요한 요인은 노동과 생활 조건을 포함한 물질적 요인이다. 건강과 직접 관련된 물질적 조건으로는 부적절한 주택, 영양 부족과 불균형, 뒤떨어진 농업과 식량 생산, 나쁜 작업환경, 비위생적인 식수 등이다(James et al., 1997).

물질적 조건은 절대 수준뿐 아니라 상대 수준도 중요하다. 절대빈곤에서 벗어나도 소득과 물질 조건의 차이는 계층 간의 건강 불평등으로 나타난다. 소득 격차는 여러 사회적 자원(교통, 의료, 주택, 교육, 공공시설 등)의 격차를 반영하는 지표로, 전반적인 물질적 조건의 격차가 건강수준의 격차로 실현된다(Lynch et, al., 2000). 같은 소득수준에서도 불평등이 심할수록 건강수준이 낮게 나타나는 것, 즉 물질 조건의 절대 수준뿐 아니라 불평등 그 자체로 건강에 부정적인 영향을 미친다는 점도 중요하다(Pickett and Wilkinson, 2015).

노동자에서는 물질 조건이 더 복합적으로 작용한다. 건강에 큰 영향을 미치는 조건은 고용·직업 조건과 직업 불평등을 통한 것인데, 직업과 직업 선택은 선행 요인인 교육수준이나 나이, 성 등에 영향을 받는다(Hart, 1997). 빈곤이 다시 교육수준에 영향을 주는 것을 고려하면, 빈곤과 건강은 빈곤-교육-직업-물질 조건-건강의 순서로 이어지는 순환 관계 속에 위치한다.

보건의료 자원의 제한

보건의료 자원이 제한되는 것은 보건의료 서비스에 대한 접근(access)에 영향을 미친다. 보건의료 필요(needs)가 있는데 보건의료 서비스를 이용하지 못하면 건강을 회복하지 못하고 건강수준이 악화하기 쉽다. 경제적 지위가 낮고 비용 부담 능력이 떨어질수록 필요한 서비스를 이용하지 못할 가능성이 커진다. 경제 수준이 낮은 집단에서 의료 필요는 더 크고 의료 이용과 충족률은 낮아서, 결과적으로 미충족 필요(unmet need)의 크기가 크다.[1]

---

1) 의료 필요의 크기와 충족 정도가 반대 방향으로 움직이기 쉬운 것을 가리켜 흔히 'inverse care law'라고 부른다(Hart, 1971).

접근성의 제한은 개인이나 가계의 경제 수준뿐 아니라 지역에 따라 다르게 나타날 수 있다. 지역 불평등은 지역별로 보건의료 시설이나 인력 분포가 균등하지 못할 때 발생하는 현상으로, 도시와 농촌 사이에 자원 분포에 따른 접근성이 차이가 나는 것이 대표적인 예이다. 지역에 따른 접근성 차이는 지리적 특성(거리나 지리적 조건)뿐 아니라 지역의 경제수준에 따른 현상이라는 특성도 있다. 보건의료 자원이 희소한 지역은 주로 거주 인구의 경제 수준이 낮은 지역으로, 주로 농촌과 도시 빈민 지역이 이에 해당한다. 지역에 따른 접근성 차이는 현상적으로는 지역 변수에 따른 것이나, 실제로는 경제 능력의 차이에 따른 접근성 차이와 명확하게 분리되지 않는다.

빈곤에서 비롯된 자원 제한이 불건강으로 이어지는 경로 가운데는 교육수준과 건강수준의 관련성이 중요하다. 특히 여성의 교육수준이 어린이의 건강수준에 직접 영향을 미치는 것은 잘 알려져 있다. 건강수준 향상에 기여하는 교육은 좋은 직업과 높은 소득을 얻는 것 외에도 가족의 영향, 개인 건강습관 형성, 건강과 관련된 인지 능력 획득 등 여러 경로를 통해 영향을 미친다(Marmot and Wilkinson, 2006). 기전 대부분은 미시적·단기적 수준에서 교육이 '지식 자원'으로 작용해 건강수준에 영향을 미치는 것을 뜻한다. 건강에 대한 지식 자원이 풍부할수록 건강에 영향을 미치는 기술 역량, 해로운 환경에 대처하는 능력, 자긍심 등이 커지고 그 결과 건강수준이 높아질 가능성이 커진다. 가난 때문에 교육에 지장이 있으면, 지식 자원이 제한되고 그 결과 건강수준이 낮아진다.

사회구조 요인

사회구조 요인, 그중에서도 형평성이 불건강에 영향을 미치는 것은 앞서 설명한 것과 같다. 빈곤뿐 아니라 빈곤 구조 또는 소득이나 부의 불균형 분포가 건강에 영향을 미치는 것은 중요한 의미가 있다. 윌킨슨(Wilkinson, 1992)의 연구에 따르면, 주요 선진국에서 평균수명은 소득 분포와 국가 내 상대적 빈곤층의 비중에 영향을 받는다. 이는 소득이 같더라도 불평등한 사회의 건강수준이 평등한 사회의 건강수준보다 더 나쁘다는 것을 의미한다(Pickett and Wilkinson, 2015). 일부 학자는 형평성이 높은 사회일수록 사회 참여의 정도와 사회구성원

간의 유대가 강하고 사회자본(social capital)이 건강수준 향상에 기여한다고 해석한다(Kawachi et al., 1997).

노동자의 건강에 영향을 미치는 한 가지 요인은 노동자가 노동과정을 얼마나 통제할 수 있는지다(Karasek and Theorell, 1990). 노동자가 노동과정을 통제하기 어려울수록 사망률 등 건강수준이 떨어지고, 이런 현상은 특히 관상동맥질환에서 두드러진다.

심리적/행태적/사회적 관계 요인

현상만 보면 빈곤층의 생활양식과 행태, 사회관계, 문화 등이 직접 건강을 위협하는 것처럼 보인다. 식습관, 흡연, 물질 남용(술, 마약 등), 우울증, 자살, 반사회적 행동과 폭력 등이 빈곤층에서 더 흔히 발생하고, 이런 요인들이 건강수준을 낮추는 것은 분명하다(Reading, 1997). 자긍심, 삶의 태도, 가족관계, 어린이 양육과 가족 구성원의 지원 등 이른바 '빈곤 문화'도 빈곤층의 건강수준을 낮추는 데 기여한다.

빈곤층의 건강에 직접 영향을 미치는 이들 요인은 더 심층 구조나 요인에서 비롯되었다는 것이 중요하다. 현상적 요인은 불건강을 초래하는 매개 요인에 지나지 않으며, 빈곤 자체가 근본 문제라 할 수 있다. 행태적·심리적·문화적 접근에 의존하면 생물학적으로 건강/질병을 설명할 수 있고 실무 대책(행태나 개인의 습관 등 개인의 요인을 수정하는 방식으로)을 마련하기도 쉽지만, 한계도 분명하다. 문화와 행태만으로는 빈곤층에서 나타나는 불건강을 전부 설명하지 못하며, 건강 불평등을 크게 줄이기도 어렵다(Reading, 1997).

2) 불건강이 빈곤에 미치는 영향

질병이나 장애가 빈곤으로 이어지는 것도 분명하다. 질병에 걸렸을 때 다른 사회적 대처 수단이 없으면 빈곤이 심해지고 가난하지 않은 사람은 새로 빈곤에 빠지기 쉽다. 병에 걸리면 노동력 상실, 가족자원 약화, 경제적 부담 증가 등이 나타나고, 이는 개인이 가난해지는 직접 요인들이다.

빈곤을 유발하는 건강문제로는 특히 정신질환이나 물질 남용(알코올, 약물 등)이 중요하다. 정신질환자나 물질 남용, 중독자가 빈곤층으로 전락하기 쉬운 것은 오래전부터 잘 알려져 있는데, 캐나다의 한 연구에 따르면 홈리스 중 약 21%가 약물 남용이나 정신질환이 노숙의 일차 원인이었다(Mental Health Policy Research Group, 1998). 빈곤과 정신건강의 관련성에서는 무엇이 선행요인인가, 즉 빈곤이 정신건강을 나쁘게 하는지 아니면 정신건강 문제가 빈곤으로 이어지는지가 중요한 질문이다. 1930년대 말 패리스(Faris)와 더럼(Durham)이 시카고 지역에서 수행한 연구에서는 빈민 지역에서 조현병(정신분열병) 환자가 더 많이 거주하는 것을 발견했다. 연구진은 두 가지 가능성이 있다고 해석했는데, 빈곤이 정신분열병의 원인이거나, 조현병 환자가 경제 사정 때문에 빈민 지역으로 이동했을 가능성이었다. 후자를 이른바 '사회적 표류(social drift)'라고 하는데 그 이후 비슷한 연구로 타당성이 증명되었다(Leff, 1991). 빈곤이 정신질환의 원인이라기보다는 정신질환 때문에 가난해진다는 것이다.

임금노동자가 건강이 나빠 가난해지는 과정은 비교적 단순하다. 자본주의 노동시장에서 질병과 장애는 노동력의 질을 떨어뜨리고, 노동자는 취업 기회를 잃거나 불리한 노동조건에서 일해야 한다. 임금과 소득이 줄어들 수밖에 없다. 빈곤은 건강수준 저하에 기여하고 낮은 건강수준은 노동시장의 성과(주로 임금)에 영향을 미쳐, 노동자의 빈곤 가능성을 높인다. 빈곤과 불건강은 서로 밀접하게 연결되고, 때로 '악순환'의 고리로 맺어져 있다.

3) 건강보장과 빈곤

건강보장체계가 부실해 지나치게 많은 의료비를 지출하고 이 때문에 개인이나 가계가 가난해지는 일은 드물지 않다. 의료비 지출은 빈곤의 중요한 원인으로, 세계보건기구 추정에 따르면 세계적으로 해마다 1억 5천만 명의 사람이 재정적 어려움을 겪고 1억 이상의 인구가 빈곤층으로 전락한다(World Health Organization, 2010: x). 라틴아메리카 국가들에서도 의료비 지출이 빈곤화의 중요한 원인으로, 한 해 동안 의료비 지출 때문에 새로 빈곤층이 된 인구가 아르헨

티나 5%, 칠레 1%, 에콰도르 11%, 온두라스 4%에 이르렀다(Baeza and Packard, 2006). 베트남을 대상으로 한 연구에서는 2002년에서 2010년 사이에 4~5%의 가계가 위험성 의료비 지출을 경험했고, 3~4%의 가계가 의료비 때문에 빈곤선 밑으로 추락했다(Minh et al., 2013). 이런 현상은 상대적으로 부유한 나라에서도 흔히 나타난다. 미국에서 파산에 빠진 인구의 절반이 의료비 때문이라는 보고에서도 의료비 지출이 빈곤의 중요한 원인임을 알 수 있다(Himmelstein et al., 2005).

의료비 지출이 많더라도 건강보장 혜택을 받을 수 있으면 '빈곤화'를 줄일 수 있다. 심지어 민간보험도 넓은 의미에서는 비슷한 역할을 한다(O'Hara, 2004).

4) 빈곤층의 건강보장

빈곤층 건강보장에는 여러 접근 방법이 있는데, 넓게는 공중보건의 기반을 강화하는 것부터 세부적으로는 긴급 의료 지원이나 무료 진료, 바우처 지급에 이르기까지 방법이 다양하다. 여기서는 세부 방법은 제외하고 체계 수준의 접근만 논의한다. 체계 수준 전략은 크게 두 가지 영역으로 나누는데, 하나는 서비스 공급을 통한 것이고 다른 하나는 수요에 영향을 미치는 방법이다.

공급을 통해 건강과 의료를 보장하려면, 빈곤층이 큰 비용을 부담하지 않고 대부분 서비스에 접근할 수 있어야 하는데, 공중보건, 예방, 치료, 재활 등 모든 영역을 망라하는 점이 중요하다. 서비스를 직접 공급하는 체제 유형에서는 주로 공공자원을 활용해 빈곤층에게 서비스를 제공한다. 광범위한 자원 확충과 인프라를 구축해야 하고, 때로 민간자원을 활용할 수도 있다. 빈곤층에 대해서만 독립된 자원으로 서비스를 공급하는 것은 어려우므로, 공급을 통해 빈곤층의 건강을 보장하는 것은 주로 국가공영의료체계에서 볼 수 있는 접근법이다.

수요 측면에서는 건강보장체계를 통해 서비스 이용 시점에 경제적 장애를 없애는 것이 주된 방법이다. 전체 구성원에게 보편적으로 적용되는 체계가 있는가 하면 빈곤층을 다른 구성원과 구분하는 체계도 있다. 보장 수준이 높으면 경제적 장애를 줄이거나 없애는 것만으로 필요의 상당 부분을 수요로 전환할 수 있다.

2. 건강보험과 빈곤층

건강보험이 저소득 빈곤층을 지원하는 일차 방법은 보험료를 지원하는 것이다. 예를 들어 독일이나 프랑스, 네덜란드 등 사회보험을 운영하는 국가는 최저생계비 이하의 저소득층에 보험료를 지원한다(신현웅 외, 2011). 네덜란드는 보험료 명목이 아니라 의료보장수당(health care allowance)을 지급해 보험료와 이용자 일부 부담금으로 사용하게 한다. 의료보장수당은 가구원 수와 소득수준에 따라 달라지는데, 보험료와 이용자 부담금 모두를 지불할 수준은 아니다. 타이완의 경우에는 저소득자가 건강보험 내에서 별도로 분류되어('第五類') 정부가 100% 보험료를 부담한다. 2016년 기준 전 인구의 약 1% 수준인 약 32만 명이 여기에 속한다(National Health Insurance Administration, 2017).

보험료 지원과 같은 방법으로 제도를 통합해 운영하면 차별을 줄이고 낙인을 피할 수 있는 장점이 있지만, 보험료를 내는 가입자들과의 관계를 해결해야 한다. 저소득층은 대체로 의료 이용 필요와 요구가 많으므로, 제도를 어떻게 설계하는가에 따라 이 집단에 지원되는 보험료에 비해 이용과 지출이 더 많아질 수 있다. 보험료를 내는 가입자들이 이들의 지출까지 자신이 부담한다고 생각하면 제도 불만과 저항이 생긴다. 어느 경우든 재정 부담의 공평성이 문제이므로 절대 기준을 정하기 어렵다.

3. 공공부조

공공부조는 국가가 빈곤층의 기본 생활을 지원하는 대표적인 사회보장제도이다. 보통은 일정 소득 이하 대상자가 기초생활을 할 수 있도록 현금급여를 제공하는 제도를 가리키지만, 직접, 간접으로 건강보장과 관계가 있다.

1) 개념과 역사

공공부조는 비기여 자산조사(non-contributory and means tested) 방식에 속하

는 사회보장의 한 형태로(이성기, 1996; Eardley et al., 1996), 국가가 공적인 책임을 지고 도움을 필요로 하는 대상자에게 별도의 기여 없이 자산조사를 거쳐 급여를 제공하는 제도를 가리킨다. 재원은 일반 조세에서 조달하는 것이 보통이다. 나라마다 공공부조(public assistance), 국민부조(national assistance), 무기여 급여(non-contributory benefit), 사회부조(sozial hilfe, aide sociale, social assistance) 등 다양한 이름으로 부른다(최일섭·이인재, 1996: 13).

공공부조는 역사적으로 가장 오래된 사회보장에 속하는데, 기원은 사회 기본선(social minimum) 보장을 중요한 기본원리로 삼은 영국의 구빈법(救貧法, Poor Law)에서 찾을 수 있다(원용찬, 1998). 처음 시작할 때 공공부조의 가치나 이념은 '사회 기본선'이나 '구빈법'이 주는 인상과는 다르다. 구빈법은 빈민에 대한 인도적 조치라기보다 빈민이나 부랑자를 억압·통제함으로써 무산(無産) 노동자를 창출하려 했다는 것이 더 흔한 해석이다. 노동 능력이 있으면서도 취업하지 않는 빈민에게는 강제로 일을 시키고 노동 능력이 없는 빈민만 최소한으로 구제하는 억압적 입법이 구빈법의 실상이라는 것이다. 1834년 개정된 구빈법에 포함된 이른바 열등 처우(또는 처우 제한)의 원칙(principle of less eligibility)은 이러한 입법 취지를 잘 보여준다(원용찬, 1998). 임금보조 등 공공시설(작업장) 밖에서 이루어지는 구제(outdoor relief)를 배제하고, 작업장에 들어간 사람은 낙인을 찍어 계속 머물러 있을 유인 동기를 박탈하며, 공공 작업장에 들어간 빈민의 생활 조건은 원외에서 일하는 노동자가 받는 최저보수보다 더 낮아야 한다. 구빈법은 이런 조치를 통해 구빈세를 줄였고(자본 축적을 촉진하는 효과), 더 많은 빈민을 임금노동자로 바꾸었다. 결과적으로 근대 자본주의 노동시장이 확대·발전하는 데 기여한 것이 구빈법의 가장 큰 역할이라고 할 수도 있다.

구빈법의 원리가 현재의 공공부조와 무관하다고 하기는 어렵다. 공공부조와 자본주의 체제의 연관성은 달라졌지만, 공공부조가 자본주의 체제 확대·발전에 순기능을 해야 한다는 제도의 목적과 의의는 상당 부분 그대로 남아 있다. 공공부조가 '무임승차' 또는 '도덕적 해이'를 조장하거나 근로 의욕을 저해해서는 안 된다는 원리와 이를 둘러싼 가치체계도 크게 달라지지 않았다.

2) 공공부조의 내용

대상

공공부조 대상은 원칙적으로 이를 필요로 하는 개인이나 집단이지만, 대상자를 정하는 구체적 방법은 배분의 원칙을 어떻게 적용하는가에 따라 달라진다. 대부분 국가에서 공공부조는 자산조사에 기초해 필요에 따라 급여를 제공한다. 기여 없이 급여를 받는 제도이므로 급여를 받으려는 사람이 자신의 상황이 곤란하다는 증거를 제시해야 하고, 이를 입증하는 방법이 자산조사이다.

자산조사는 부조 기준을 정하기 위해 신청자가 가진 자산을 조사, 확인, 평가함으로써 부조가 필요한 대상과 범위를 정하는 과정을 가리킨다(최일섭·이인재, 1996). 자산조사는 필요한 사회적 재화나 서비스를 대상자의 경제 능력에 기초해 판단하는 방법으로, 경제 능력을 어떤 시각과 기준으로 판단해야 하는지가 가장 큰 논쟁거리다. 자산조사의 쟁점은 다음 몇 가지로 나누어진다(송근원·김태성, 1995: 288~294).

첫째, 무엇을 기준으로 경제 능력을 파악할 것인가? 경제 능력은 부, 소득, 소비 등 여러 기준으로 측정할 수 있는데, 이들은 서로 연관성이 높으나 반드시 그런 것만은 아니다.

둘째, 소득조사에 무엇을 포함할 것인가? 대부분 국가는 자본이득, 귀속임대료(imputed rent),[2] 현물 소득 등을 소득에 포함하지 않는데, 이에 대해서는 논란이 많다.

셋째, 자산조사의 조사 단위도 문제가 될 수 있다. 개인 단위로 파악하는 것이 정확하나, 실제 소비 단위인 가족이나 가구를 조사 단위로 하는 것이 일반적이다. 이때는 가족이나 가구 내 구성원 사이에 존재하는 소득 차와 가족 수를 어떻게 할 것인지 고려해야 한다.

---

[2] 귀속임대료란 '전가임대료'라고도 하는데, 자기 소유인 부동산(유형·무형자산)을 이용하면서 소유자가 내는 것으로 보는 임대료를 말한다. 자산조사에 이 개념을 도입하면, 자기 집이 없다면 내야 할 임대료를 자기 집을 소유하면 내지 않아도 되므로 소득에 이 임대료를 더해 전체 소득으로 본다.

넷째, 어떤 기간의 소득을 조사할 것인가? 이론적으로는 평생 소득(life-time income)도 기준이 될 수 있으나, 현실에서는 연간 소득이나 월간 소득 등 비교적 단기간의 소득을 기준으로 한다.

공공부조 대상이 되는 자산 기준은 나라마다 다르다(이성기, 1996). 물가 등을 고려한 국가 최저 기준(national minimum)에 따라 결정하거나(영국, 오스트레일리아, 뉴질랜드 등), 최저임금-노령급여 등 일정한 기준에 연계된 국가 최저 기준에 따라 정한다(프랑스, 벨기에, 네덜란드 등). 주의 소득수준 등 주 표준 필요(state standard of needs)에 따르거나(미국, 캐나다), 가계 평균 지출의 일정 비율(일본) 또는 실업급여의 일정 비율에 기초해(덴마크) 정하기도 한다.

기준에 따라 공공부조 대상을 정하더라도 공공부조 대상 인구의 크기는 기준의 수준이나 급여 내용에 따라 달라진다. 대상 인구는 1% 이하부터 20%가 넘는 국가까지 폭이 넓다. 대체로 영어 사용국의 대상자 수가 가장 많으며, 아이슬란드, 핀란드, 프랑스, 독일, 네덜란드, 스웨덴 등이 대상자 비율이 높고, 일본, 오스트리아, 스위스, 포르투갈, 그리스 등의 대상자 비율이 낮다(Eardley et al., 1996). 2000년 기준 총인구 대비 공공부조 수급자 비율은 영국 11.2%, 핀란드 8.8%, 네덜란드 6.0%, 독일 3.3%, 한국 3.0%, 일본 0.8% 등이다(정인영, 2007).

공공부조의 급여

사회보장의 급여는 크게 현금급여와 현물급여로 나눌 수 있고, 증서(voucher), 기회, 권력, 신용(credit) 등도 가능하다(송근원·김태성, 1995). 급여 형태 중에서는 현금이 가장 큰 비중을 차지하는데, 연금, 각종 수당, 실업급여 등이 여기에 속한다.

공공부조에 속하는 급여 종류는 나라에 따라 다르다. 생계(소득), 주거, 노령연금, 주택이나 집세 보조, 장애, 의료, 교육, 직업훈련이나 고용 지원, 아동, 출산 등 여러 가지 요소를 포함한다. 주요 나라의 급여를 비교하면 〈표 19-1〉과 같다. 의료급여는 신중하게 해석해야 하는데, 보건의료 서비스 전체가 아니라 나라에 따라 다양한 항목을 포함하기 때문이다. 가령 사회보험 방식 국가에서 보험료가 급여 대상이면 의료급여 요소가 포함된 것으로 본다.

<표 19-1> 각국의 공공부조 급여 비교

	한국	미국	영국	프랑스	일본	캐나다	오스트레일리아	이탈리아	독일
생계보호	✓	✓	✓	✓	✓	✓	✓	✓	✓
출산급여	✓	✓	✓	✓	✓	✓	✓	✓	✓
의료급여	✓	✓	✓	✓	✓	✓	✓	✓	✓
실업부조		✓	✓	✓			✓		✓
군인연금	✓	✓	✓					✓	
주택급여		✓	✓	✓	✓	✓	✓	✓	✓
가족급여		✓	✓	✓		✓	✓	✓	✓
경로급여	✓	✓	✓	✓	✓	✓	✓	✓	✓
장애급여	✓	✓	✓	✓	✓	✓	✓	✓	✓
고용재해급여	✓	✓	✓	✓	✓	✓	✓	✓	✓
유족급여		✓	✓	✓					

주: 해당 급여를 공공부조의 구성요소로 포함함.
자료: 김미곤(1999).

공공부조의 급여와 밀접하게 연관되면서 최근 논의되는 것 가운데 하나가 보편적 기본소득이다. 기본소득은 일반적으로 '자산조사나 근로조건을 부과하지 않고 소득과 관계없이 모든 구성원이 개인 단위로 국가로부터 받는 소득'을 가리키는데, 급여 형태로만 보면 공공부조의 현금급여와 구분되지 않아 흔히 공공부조의 대안으로 거론된다. 기본소득은 자산조사 등 다른 조건을 요구하지 않기 때문에 공공부조의 사각지대를 없앨 수 있고 낙인과 수치심을 주지 않으며 '실업함정'을 피할 수 있다(서정희·조광자, 2010). 개인 단위로 지급해 가족 해체를 유발하지 않고 빈곤 이전에 사전적으로 작동하는 것도 장점이다.

현물 의료급여

공공부조에서 의료급여는 현물, 현금급여가 모두 가능하지만, 전체 의료급여를 현물로 제공하는 국가는 많지 않다. 미국, 일본, 한국 등이 현물로 의료급여를 제공하는 대표적 국가들이다. 현물로 의료급여를 제공하는지는 전체 건강보장체계의 특성에 영향을 받는다. 예를 들어 국가공영의료체계를 운영하는 영국, 이탈리아, 스페인 등에서는 일반 의료서비스가 전 국민에게 제공되므로 공공부조 대상자를 구분할 필요가 없다. 국가공영의료체계에서도 이용자 부담은 별도 급여가 필요하고, 일상생활 중에 발생하는 의약품이나 재료 사용도 급여에 포함해야 한다.

건강보험(사회보험)을 운영하는 나라도 보장 수준이 높으면 굳이 의료급여를 따로 현물급여로 할 필요가 크지 않다. 보험료를 면제하거나 국가가 대신 납부하는 형식, 또는 공공부조 급여비에 보험료를 포함하는 방식 등으로 해결할 수 있다. 실제 사회보험 방식에서는 보험료를 낼 의무에서 면제하거나 공공부조 전체 급여에 포함하는 방법(오스트리아, 캐나다, 독일), 치료비를 지원하는 방식(오스트리아, 덴마크, 스웨덴), 비용 일부를 지원하거나 이용자 부담을 감면하는 방식(뉴질랜드) 등을 활용한다. 특정 서비스(예: 약품, 치과 치료, 안과 치료, 보장구 등)에 대해서만 현물급여를 실시(캐나다, 독일 등)할 수도 있다(Eardley et al., 1996).

전 국민을 대상으로 한 건강보장제도가 없으면 의료급여 '체계'가 따로 필요할 수도 있는데, 미국이 대표적 국가라 할 수 있다. 미국과 달리 전국민 건강보장제도를 운영하는 한국, 일본이 별도로 의료급여 제도를 운영하는 것은 '경로의존적'이다. 비슷한 방식의 건강보험이 있는 타이완이 따로 의료급여를 운영하지 않는 것에서 보듯이, 한국과 일본의 의료급여는 역사적으로 건강보험과 분리되는 과정을 거쳐 현재에 이르렀다.

4. 빈곤층 건강보장의 주요 논점

빈곤층의 건강보장이 중요한 것은 분명하지만, 구체적인 목표와 방법은 해결해야 할 논점이 적지 않다. 검토해야 할 사항은 빈곤층 건강문제의 본질부터 건강 유지와 향상의 방법, 보건의료와 건강의 관계, 의료보장을 위한 제도 운영에 이르기까지 범위가 넓다.

1) 빈곤층의 건강행동과 보건의료 이용

　빈곤층의 건강 유지와 향상을 위해 적절한 건강행동과 보건의료 이용을 권고할 때는 빈곤층 개인의 특성으로 모든 것을 설명하려는 '환원론'에 빠지지 않아야 한다. 빈곤층에서 건강위험 요소가 더 많이 나타나는(즉 건강에 위험한 행동을 더 많이 하는) 것은 부인하기 어렵다. 흡연, 영양, 운동, 음주, 스트레스 등 대부분 위험요소가 빈곤층에서 더 많다. 중요한 것은 위험요소가 더 많이 나타나는 현상 그 자체가 아니라, 이를 어떻게 해석할 것인지 하는 문제다. 빈곤층에서 흔히 나타나는 건강위험 요소는 환경과 무관하게 오로지 개인이 선택하거나 좋아하는(선호) 결과가 아니다. 예를 들어, 교육 수준이 낮을수록 위험 정보에 접근하고 이해하기 어려운데, 이를 단순히 개인 특성이나 선호로 해석할 수 없다. 빈곤층이 사는 지역은 운동이나 여가 시설이 적고, 신선한 음식 재료를 구하기 어려우며, 술과 담배 광고에 노출되기 쉽다(Adler and Newman, 2002). 어린이는 학교 환경이나 시설에 따라 영양, 운동, 안전 등의 위험요소가 크게 달라진다. 빈곤층의 건강행동을 빈곤이라는 개인 특성으로 설명하는 것은 정확한 해석이 아니며, 개인 특성에 영향을 미치는 심층 구조, 환경, 상황을 바꾸어야 한다.

　보건의료 서비스 이용도 비슷한 문제를 포함한다. 빈곤층은 경제적 장애 때문에 보건의료에 대한 접근성이 떨어지고 이용이 줄어드는데, 어떤 방법이든 의료 이용을 보장하는 제도가 있으면 이용이 늘어난다. 빈곤층의 충족되지 못한 필요가 보건의료 이용으로 전환되는 것이다. 이 과정에서 빈곤층이 더 높은 보건의료 이용률과 지출을 보이는 것을 '도덕적 해이'로 해석하기 쉬우나, 건강수준과 필요의 차이가 더 중요한 요인이다.

　빈곤층의 더 많은 보건의료 이용을 어떻게 판단하고 대응하는지에 대해서는 논란이 끊이지 않는다. 대부분 국가가 빈곤층의 보건의료 이용과 비용 지출에 큰 관심을 보이는데, 절대 규모와 함께 단위(대상자별) 지출이 큰 것이 중요한 이유다. 지출 비중이 큰 데에는 여러 요인이 작용하지만, 관심은 주로 필요와 비교해 보건의료 이용이 과다하지 않은지에 집중된다. 필요보다 과다한 의료 이용은 흔히 '도덕적 해이'로 규정되고, 빈곤층 건강보장을 위한 제도와 정책에 영향을 미친다. 정책 이상으로 중요한 것은 이러한 종류의 '도덕적 해이' 주장이 건강보장이나 복지를 둘러싼 이념 또는 지향성과 무관하지 않다는 점이다. 빈곤층의 행동은 제도를 어떻게 구성하는지에 따라 달라지는 것으로, 경제학적 의미에서는 '합리적' 행동일 때가 많다. '도덕적' 접근은 국가 책임을 최소한으로 제한하고('잔여적'), 비용을 부담하지 않는 보건의료 서비스는 권리가 아니라 '시혜'임을 강조한다. 공공부조 대상자는 급여를 받는 만큼 당연히 책임을 다해야 한다.

도덕적 해이 여부를 판단하려면 실제 빈곤층이 지나치게 많은 보건의료 서비스를 이용하는지 밝혀야 하나, 이는 쉬운 일이 아니다. 보건의료 이용을 정당화하는 '필요' 수준을 밝히기 어렵고 객관적으로 과잉인지 판단하는 것도 불가능하다. 환자 요인 이외에 제공자 요인이 이용 빈도와 서비스 강도에 영향을 미치는 것도 같이 고려해야 한다. 보건의료 이용을 둘러싼 의사결정에는 제공자도 중요한 역할을 하고, 이용자가 요구한다고 해서 바로 과잉 이용(제공)이 결정되지 않는다.

한 가지 더 고려할 것은 빈곤층이 보건의료 서비스를 이용하는 비용이 실제보다 적게 계산되는 경향을 보이는 점이다. 공식 비용이 무료 또는 무료에 가깝더라도 환자가 부담하는 비용에는 교통비나 부대비용은 물론이고 기회비용까지 포함해야 한다. 환자가 금전 비용 일부를 분담해야 하면 전체 비용은 더 커진다. 보건의료 서비스의 가격은 무료에 가까워도 빈곤층이 실제 지불하는 비용은 상당한 수준에 이를 수 있다.

경제적으로 도덕적 해이를 설명하는 이론에 따르면, 편익이 비용보다 커야 보건의료를 이용한다. 지나친 이용도 마찬가지다. 빈곤층이 건강보장제도 내의 보건의료를 이용하는 것은 편익이 이용자 일부 부담을 포함한 비용보다 크다는 뜻으로, '도덕적 해이'가 실재하는지는 이 편익을 어떻게 볼 것인가에 달려 있다.

의료 이용을 억제하는 정책의 효과도 의심스럽다. '도덕적 해이'를 막는다는 명분으로 흔히 이용자에게 비용 일부를 부담하게 하지만, 빈곤층에서는 필요한 보건의료 이용까지 줄이는 등 부작용이 더 크다. 근거가 명확하지 않은 채 '도덕'을 강조하면서 환자 부담을 늘리는 것은 정책 효과가 명확하지 않을 뿐 아니라 사회정의에도 부합하지 않는다.

2) 빈곤층 건강보장의 방법

빈곤층 건강보장의 방법은 고소득 국가와 개발도상국 사이에 뚜렷한 차이가 있다. 빈곤 규모, 원인, 정책 과제, 정부 역량이 다르므로 접근 방법에도 차이가 크다.

개발도상국은 주로 재원을 어떻게 마련할 것인지에 관심이 큰데, 건강보장체계의 기반이 취약해 빈곤층 건강보장을 위해 충분한 재정을 확보하기 어렵다. 조세와 보험 방식 모두 쉽지 않은 가운데 오래전부터 관심을 끄는 것은 지역사회를 통한 재원 조달(community financing)이다(Preker and Carrin, 2004). 위험집단의 크기가 작고 재정이 불안정해 보호 효과를 낼 수 있을지 불확실하지만, 일부 지역에서는 사회보험으로 가는 과도기적 실험이 진행되는 중이다.

선진국의 빈곤층 건강보장은 재정보다는 빈곤 문제 전반과 연결되어 있다. 미국 메디케이드와 같이 재정 문제가 큰 나라도 있으나, 일반적 양상은 개발도상국과는 크게 다르다. 고소득 국가에서는 대체로 보건의료에 대한 접근성을 해결한 가운데, 보건의료 서비스로 해결되지 않는 빈곤층 건강문제와 건강수준, 건강격차에 관심이 크다. 빈곤층의 건강이 보건의료 서비스 이외에도 다양한 사회적 결정 요인에 따라 결정되고, 건강보장체계만으로는 빈곤층의 건강을 향상할 수 없기 때문이다. 빈곤층의 건강보장에는 보건의료체계나 건강보장 이외에도 교육, 복지, 고용과 노동, 주거, 교통 등의 분야와 연계, 협력하는 접근을 강조한다.

자원을 효율적으로 활용하는 것도 중요한 관심사다. 빈곤층은 건강위험 요소가 더 많고 복잡하며 보건의료 서비스에 대한 접근성도 떨어진다. 빈곤층에 대한 건강보장으로 접근성은 어느 정도 해결할 수 있지만, 건강수준을 결정하는 다른 요인에 영향을 미치기는 쉽지 않다. 건강보장과 다른 접근 방법 사이에서 적절한 자원 배분이 필요한데, 사회적 결정 요인은 물론 보건의료 서비스의 성과를 높이는 데도 자원을 효율적으로 배치하고 운영하는 것이 중요하다. 예를 들어 빈곤층의 에이즈 문제를 해결하고자 할 때는 건강보장체계를 통해 치료 서비스를 보장하는 방법과 공중보건학적 접근으로 위험 요인을 예방하는 방법 사이에서 적절한 자원 배분을 고민해야 한다. 보건의료 서비스 내부 자원을 효율적으로 배분하는 것도 중요하다. 고가의 첨단 서비스를 보장하는 것과 비용효과적인 일차진료를 강화하는 방법 사이에서 자원 배분의 우선순위가 달라질 수 있다.

3) 제도 통합과 분리

빈곤층 건강보장체계를 전체 건강보장체계와 통합하거나 분리하는 두 대안에는 장단점이 모두 존재한다. 미국 메디케이드처럼 제도를 분리하면 책임성을 명확하게 하고 정치적 수용성을 높일 수 있다. 대상자를 구분하면 제도의 일관성을 유지하기 어렵다는 것이 문제다. 필요의 크기가 아니라 정책 판단이나 재정 상황에 따라 대상자 수나 재정 지출 규모가 정해질 수 있기 때문이다. 제도를 분리, 운영하는 것은 기술적으로도 쉽지 않은데, 특히 기준을 정하고 적용할 때 갈등과 비효율을 피하기 어렵다. 빈곤선 바로 위인 사람과 바로 아래인 사람을 인위적으로 구분해서 한쪽만 빈곤층 건강보장체계에 포함하는 것은 윤리적으로도 정당화하기 어렵다.

급여 대상자를 구분하면 경제적인 차별과 사회문화적인 차별이 발생할 수 있다. 경제적 원인은 흔히 진료보수 지불과 관련된 것으로, 빈곤층 건강보장의 경제적 보상이 불리할 때 서비스 제공자가 이용자를 차별하는 현상이 나타난다. 실제 많은 나라에서 두 개의 분리된 체계 사이에 보상 차이가 있고, 서비스의 가용성(availability), 강도(intensity), 질 등의 영역에서 차별이 있을 수 있다.

대상자가 분리되면서 나타나는 사회문화적 차별도 중요한데, 주로 빈곤에 대한 사회적 반응과 관계가 있다. 미국의 사회학자 프리드슨(Freidson)은 낙인을 하나의 사회적 반응(societal reaction)으로 이해했는데, 이는 가정, 법과 제도, 경찰, 대중매체 등과 같이 사회적 통제를 가하는 공식, 비공식 기구가 일탈(deviance)에 대해 보이는 반응을 가리킨다(Nettleton, 1995). 여기에서 일탈은 기존의 사회체계를 위협하는 개인의 행동이나 상태를 말한다. 예를 들어 신체 질환 대부분은 '조건부로 정당화된 일탈'인 반면 정신질환이나 에이즈는 그렇지 않다. 비슷한 관점에서, 빈곤이 일반화되고 '정상화'되면 사회의 전반적 기능 수행에 문제가 생기므로 빈곤은 자본주의 사회에서 정당화될 수 없는 일탈로 받아들여질 수 있다. 빈곤의 결과로 공공부조 또는 차별적인 자격 대상이 되면 사회적 반응으로서의 낙인을 초래한다.

제도를 통합하면 차별과 낙인 문제를 줄일 수 있지만, 한 사회의 사회연대와 통합 수준에 따라 각기 다른 반응을 불러일으킨다. 빈곤층이 재정 기여에 비해 더 많은 지출을 하면 다른 계층의 부담이 증가하고, 이들 계층이 재정의 불균등한 부담 - 이것이 본래 사회보장의 취지이긴 하지만 - 을 어떻게 해석하는지에 따라 전체 사회의 반응이 달라진다.

통합적 제도가 사회연대와 건강보장을 통한 보편적 보호의 원리와 부합하는 것은 사실이다. 각 나라의 현실 여건에 따라 제도 설계는 달라지지만, 통합체계는 통일된 기여와 급여, 서비스 제공과 이용을 필수 요소로 포함한다. 강조할 것은 어느 나라 할 것 없이 빈곤층 건강보장의 일차 책임 주체는 국가와 정부라는 점이다. 통합된 제도에서도 이 원칙은 유지되어야 하며, 그것이 사회 전체의 제도 수용성을 높이는 데에도 필수적이다.

참고문헌

김미곤. 1999. 「빈곤대책으로서의 국민기초생활보장법」. ≪도시연구≫, 제5호, 63~83쪽.
김창엽. 2003. 「의료급여제도의 이론」. 김창엽 엮음. 『빈곤과 건강』. 파주: 한울.
_____. 2005. 『미국의 의료보장』. 파주: 한울.
서정희·조광자. 2010. 「보편적 복지제도로서의 기본소득」. ≪진보평론≫, 제45호. 79~98쪽.
송근원·김태성. 1995. 『사회복지정책론』. 서울: 나남.
신현웅·임지원·윤장호. 2011. 『의료급여 진료비 지출 실태분석』. 세종: 한국보건사회연구원.
원용찬. 1998. 『사회보장발달사』. 서울: 신아.
이성기. 1996. 「사회부조의 유형화에 관한 연구」. 서울대학교 대학원 박사학위논문.
정인영. 2007. 「공공부조제도 국가 간 비교연구: 한국과 OECD 8개국을 중심으로」. ≪사회복지정책≫, 제31호, 7~33쪽.
최일섭·이인재. 1996. 『공적부조의 이론과 실제』. 서울: 집문당.
Adler, Nancy E. and Katherine Newman. 2002. "Socioeconomic Disparities In Health: Pathways And Policies." *Health Affairs*, Vol. 21, No. 2, pp. 60~76.
Baeza, Cristian and Truman G. Packard. 2006. *Beyond survival protecting households from health shocks in Latin America*. Washington, DC: World Bank.
Eardley, Tony et al. 1996. *Social assistance in OECD countries*. Vol. 1, Synthesis report. London: H. M. S. O.
Hart, Julian Tudor. 1971. "The inverse care law." *The Lancet*, Vol. 1, No. 7696, pp. 405~412.
Hart, Nicolette. 1997. "The social and economic environment and human health." in Roger Detels et al.(eds.). *Oxford Textbook of Public Health*. 3rd ed. Oxford: Oxford University Press.
Himmelstein, David U. et al. 2005. "Illness And Injury As Contributors To Bankruptcy." *Health Affairs*, Web Exclusives, pp. W5-63~73.
James, William Philip T. et al. 1997. "Socioeconomic determinants of health: The contribution of nutrition to inequalities in health." *British Medical Journal*, Vol. 314, No. 7093, pp. 1545~1549.
Karasek, Robert A. and Tores Theorell. 1990. *Healthy work: stress, productivity and the reconstruction of working life*. New York: Basic Books.

Kawachi, Ichiro et al. 1997. "Social capital, income inequality, and mortality." *American Journal of Public Health*, Vol. 87, No. 9, pp. 1491~1498.

Leff, Julian. 1991. "Schizophrenia: social influences on onset and relapse." in Douglas H. Bennett and Hugh L. Freeman(eds.). *Community Psychiatry*. Edinburgh: Churchill Livingstone.

Lynch, John W. et al. 2000. "Income inequality and mortality: importance to health of individual income, psychosocial environment, or material conditions." *British Medical Journal*, Vol. 320, No. 7243, pp. 1200~1204.

Marmot, Michael and Richard G. Wilkinson. 2006. *Social determinants of health*. Oxford: Oxford University Press.

Mental Health Policy Research Group. 1998. *Mental illness and pathways into homelessness: proceedings and recommendations*. Toronto: Canadian Mental Health Association.

Minh, Hoang Van et al. 2013. Financial burden of household out-of pocket health expenditure in Viet Nam: Findings from the National Living Standard Survey 2002-2010. *Social Science & Medicine*, Vol. 96, pp. 258~263.

National Health Insurance Administration. 2017. Statistics & Surveys. Retrieved on September 20, 2017, from http://bit.ly/2fJCtFA.

Nettleton, Sarah. 1995. *The Sociology of Health and Illness*. Cambridge: Polity Press.

O'Hara, Brett. 2004. "Do medical out-of-pocket expenses thrust families into poverty?" *Journal of Health Care for the Poor and Underserved*, Vol. 15, No. 1, pp. 63~75.

Pickett, Kate E. and Richard G. Wilkinson. 2015. "Income inequality and health: A causal review." *Social Science & Medicine,* Vol. 128, pp. 316~326.

Preker, Alexander S. and Guy Carrin(eds.). 2004. *Health financing for poor people: resource mobilization and risk sharing*. Washington, DC: World Bank.

Reading, Richard. 1997. "Poverty and the health of children and adolescents." *Archives of Disease in Childhood*, Vol. 76, No. 5, pp. 463~467.

Wilkinson, Richard G. 1992. "National mortality rates: the impact of inequality?" *American Journal of Public Health*, Vol. 82, No. 8, pp. 1082~1084.

World Health Organization. 2010. *Health System Financing: The Path to Universal Coverage*. Geneva: World Health Organization.

| 제20장 |

약품 사용과 지출 관리

건강보장에서 약품 사용 또는 약품으로 지출되는 비용을 관리하는 일은 그 중요성이 점점 더 커지고 있다. 노인 인구와 만성질환 증가가 중요한 원인이지만 약품 비용의 증가 크기와 문제의 비중은 그 이상이다. 삶의 질 향상에 주목적을 둔 신약이 증가하고 그 사용이 크게 늘면서 약품비 지출은 건강보장 재정의 핵심 문제가 되었다.

건강보장에서 약품 사용을 보장하는 것, 즉 약제 급여는 다른 급여와 구분되는 몇 가지 특성을 가진다. 첫째, 약품은 물적 자원의 하나로, 생산이 중요하며 산업으로서의 성격이 강하다. 약품 생산은 대부분 민간 부문이 담당하고 세계 수준의 경쟁과 독과점이 함께 존재한다. 일부 생산자는 큰 매출과 이익을 얻는 거대 기업으로 기능하고 시장과 정책 결정에 큰 영향을 미치기도 한다. 일부 국가의 제약기업은 초국적 또는 다국적 기업으로 제약산업뿐 아니라 전체 산업에 영향을 미친다. 제약기업의 산업적·기업적·영리적 성격은 공적 가치를 추구하는 보건의료체계 또는 건강보장체계와 긴장 관계를 형성하는 원인이 된다. 예를 들어, 대부분 국가는 보건의료 또는 건강보장 비용 지출을 억제하기 위해 약품 가격을 규제하는데, 제약사가 요구하는 가격 또는 보상 수준과 갈등을 빚는 일이 흔하다. 둘째, 대부분 약품은 화학적으로 생성된 물질을 기반으로 합성되고 생산되므로 안전성이 중요한 관심사다. 국가마다 판매하고 사용할 수 있는 약품을 정하고 허가하는 과정이 있으며 엄격한 기준을 적용해 안전성을 검토한다. 셋째, 국제 수준에서 약품 개발과 생산, 유통과 판매가 이루어지고 국제 경제, 교역, 정치, 보건의 영향을 받는 정도가 강하다. 대표적인 사례는 다국적 제약사가 세계적으로 단일 가격을 유지하려 하는 것이다. 같은 약품을 두고 나라별로 가격차가 있으면, 싼 가격으로 판매하는 국가에서 비싼 가격을 적용하는 국가로 약품이 수출될 수 있고 제약사의 매출과 이윤은 줄어든다.

건강보장체계에서는 이러한 약품과 약제비 특성이 직접 드러나는 일이 드물지만, 건강보장의 정책 결정과 집행은 약품의 영향을 받는다. 대부분 나라에서 건강보장체계는 약품 허가나 관리, 생산, 유통을 직접 다루지 않고, '약품정책'이 (미국의 FDA나 한국의 식품의약품안전처가 한 요소이다) 약품을 관리한다. 건강보장은 약품정책의 이러한 요소 중 특히 재정 측면, 즉 건강보장의 급여 여부와 가격에 밀접한 관련이 있다. 건강보장의 급여와 보상 수준은 의약품의 안전성과 효과와 분리할 수 없으므로 건강보장과 의약품 정책 또한 연계와 조정이 필요하다.

건강보장정책의 관점에서 약품 사용과 지출관리 방법은 대상 집단에 따라 크게 생산자, 이용자, 제공자로 구분하는 것이 실용적이다. 유통을 담당하는 도매상이나 소매상도 포함할 수 있으나, 비중이 작으므로 여기서는 다루지 않는다.

1. 약품정책의 배경

현대 보건의료에서 약품이 차지하는 비중은 점점 더 커지는데, 약에 대한 필요가 커지고 약품을 더 쉽게 이용할 수 있게 된 결과다(Davis, 1997: 79~82). 인구 고령화가 진행되고 만성질환이 증가하면서 더 많은 약이 필요한 것은 분명하지만, 약품 관련 과학기술의 발전, 새로운 치료법을 개발하려는 의료 전문직의 노력, 시장 요인 등도 함께 영향을 미쳤다. 더 중요한 요인은 필요가 수요로 전환하는 과정에서 경제적 장애가 없어지거나 줄었다는 사실이다. 건강보장을 통해 약에 대한 접근성을 개선한 것이 약물치료가 늘어난 결정적 계기가 되었다.

건강보장체계로 한정하더라도 약물 사용이 늘어나는 것에 비례해 '관리' 필요성이 커진다. 관리 수요가 가장 큰 영역은 비용 지출에 대처하는 것으로, 재정관리가 핵심 기능 중 하나인 건강보장체계로서는 소홀하게 취급할 수 없는 중요한 과제다. 약품비 지출은 다른 영역에 비해서도 증가 속도가 더 빠르다는 것이 중요하다. 약품비 지출이 늘어나는 데는 사용량 증가와 단위 가격 상승이 모두 영향을 미치므로, 약품 사용과 약품 가격이 모두 정책 대상이다.

약품 사용의 질(quality)도 중요한 관리 대상에 들어간다. 질은 어떤 측면을 중시하는가에 따라 강조점이 달라지는데, 안전성이나 효과 등 전통적 의미의 질도 중요하지만 최근에는 비용과 효과를 연계한 이른바 비용효과(cost-effectiveness)에 관심이 크다. 약품에서 효과와 비용은 쉽게 분리되지 않고, 적절하게 약물을 사용하면 적정 효과와 적정 비용의 가치를 동시에 추구할 수 있다.

1) 약품비 지출

1990년부터 2004년까지 OECD 회원국의 연평균 약품비(소매 기준) 지출 증가(5%)는 전체 보건의료비 지출 증가(4% 이하)보다 더 컸으나, 이후 둔화 추세를 보인다(Belloni, Morgan and Paris, 2016). 2005~2013년 시기에 약품비 지출은 연평균 0.7% 증가했으나 보건의료비는 2.4% 증가했다. 약품비 증가가 둔화한 데는 2008년 금융위기로 각국 정부가 공공재정 지출을 줄인 영향이 컸다. 2009년 이후 2013년까지 대부분 회원국에서 약품비 지출이 줄었으나(전체 평균 -3.2%), 한국, 스위스, 노르웨이, 미국, 일본 등은 증가 추세가 바뀌지 않았다.

약품비 지출 규모가 늘면서 전체 의료비에서 약품비 지출이 차지하는 비중도 커졌다. 2013년 기준 국내총생산 대비 약품비 지출 비중은 OECD 29개국 평균 1.4% 수준이다(OECD, 2015). 그리스, 헝가리, 일본, 미국 등에서 비중이 높고, 덴마크, 룩셈부르크, 노르웨이, 네덜란드, 아이슬란드 등은 1%에 미치지 않는다. 신흥 고소득 국가, 지중해 연안 국가, 아시아 국가들의 약품비 비중이 더 높다.

건강보장체계의 관점에서 또 다른 중요 지표는 약품비 지출 중 공공지출의 비중이다. 과거에는 개인이 약품비를 부담하는 국가가 많았으나, 최근 공공 부문 지출의 비중이 높아진 결과 OECD 국가 평균 약 60%에 이른다(OECD, 2015). 2008년 금융위기 이후 공공지출은 줄어드는 추세여서, 2009~2013년 기간 동안

OECD 회원국 연평균 3.2%가 감소했다(2005~2009년에는 연평균 2.7% 증가).

2) 약물치료의 질

약물 사용의 질은 비용과 분리하기 어렵다. 질이 효과(effectiveness)뿐 아니라 비용효과, 비용효용 등 효율까지 포함하면 비용과 질의 관계는 더 밀접해진다.

적절하지 못한 약물치료가 치료 결과(outcome)를 나쁘게 하고 비용을 늘린다는 연구가 적지 않다(Agency for Healthcare Research and Quality, 2004; Fu, Liu and Christensen, 2004). 치료 효과를 떨어뜨릴 뿐 아니라 위해나 부작용을 초래하면 질은 곧 안전의 문제가 된다(Thomsen et al., 2007). 위해와 부작용은 건강을 위협할 뿐 아니라 추가 비용을 발생시킨다.

약물의 위해와 부작용은 줄지 않고 오히려 빠른 속도로 늘어나는 추세를 보인다. 예를 들어, 미국에서 1998년부터 2005년 사이에 FDA에 보고된 심각한 약물 부작용은 2.6배 늘어났고, 치명적인 부작용도 2.7배 증가했다(Moore, Cohen and Furberg, 2007). 전체 입원 환자의 4.7%, 응급실 방문자의 0.8%에서 약물 부작용이 나타났다는 미국의 보고도 있다(Lucado, Paez and Elixhauser, 2011).

약물치료의 질은 건강보장의 효과와 비용에 직결되므로, 약물 위해와 부작용이 늘수록 건강보장에서 질을 관리할 필요성은 커진다. 앞으로 약물치료와 질은 더 중요한 관심사가 될 것이고, 건강보장체계에서도 중요한 과제가 될 것이다.

2. 약품 관리 정책의 구조

약품을 적절하게 사용하기 위한 다양한 권고가 있으나, 효과가 증명된 '근거' 있는 방법은 그리 많지 않다. 일부라도 근거가 있는 방법으로는 임상진료 지침, 필수 의약품 목록, 약제위원회, 문제 해결식 전문가 훈련, 보건의료인에 대한 집중 직무교육 등이 있다(Laing, Hogerzeil and Ross-Degnan, 2001). 인쇄물 형태의 처방 정보나 진료 지침을 배포하는 방법은 효과가 확실하지 않다.

약품비 증가로 보건의료 재정에 압박을 받은 국가들이 가장 많이 활용했던

〈표 20-1〉 **약품비 지출 관리를 위한 전략 유형**

대상 영역		방법
공급	가격	참조가격
		이윤 제한
		품목별 통제
	비용 보상	급여 목록(positive list) 지정
		할인 의무화
		양-가격 연동제(양에 따른 가격 인하)
		약품 광고비 제한
		판매세
혼합 (공급-수요)		약품 목록
		참조 가격
		비급여 목록 지정(negative list)
		비처방 약품으로 전환
		약국에 대한 인센티브
수요	제공자	의사 정보(profiling)
		고정예산
		적응증 제한
	환자	정액 이용자 부담
		정률 이용자 부담
		환자 교육

자료: Davis(1997: 100).

대응 방법은 진료보수 지불제도 개편이었다(Davis, 1997: 98). 비용 통제 방법은 크게 공급 관리와 수요 관리, 혼합형으로 구분하는데, 공급은 가격과 비용 보상을 관리하는 방법으로 나누고, 수요는 제공자에 영향을 미치는 방법과 이용자에 영향을 미치는 방법으로 구분한다. 미국이나 캐나다는 처방목록집(formulary) 작성, 일반명 처방 권장 등 공급 측면에 집중하는 데 비해 스칸디나비아 국가들과 스페인, 포르투갈 등은 사후 보상, 이용자 일부 부담 등 주로 수요 측면을 관리한다. 약품비 지출을 관리하는 전략을 유형별로 정리하면 〈표 20-1〉과 같다(Davis, 1997: 100).

3. 생산자 대상 정책

건강보장체계를 중심으로 생각하면 약품 생산자를 대상으로 하는 정책은 크게 급여 범위와 보상 수준을 통한 방법으로 나눌 수 있다. 건강보장체계에서 국가나 보험자는 급여 대상 의약품을 정하는 과정에서 약품의 질과 비용(효과성과 효율성)을 관리한다. 보상 수준은 주로 약 가격을 통제하는 것으로, 이를 통해 비용 지출에 직접 개입한다.

1) 급여 범위

정부나 보험자가 급여 범위를 정하는 것은 건강보장체계 내외부의 시장 진입을 통제하는 결정이다. 약품 허가와 급여 인정(등록, registration)을 통해 급여 여부를 정하는데, 건강보장체계의 구매 기능을 활용한 가장 강력한 지출 억제 정책 중 하나다(Hutton et al., 1994). 급여에 포함되지 않으면 건강보장체계에서 배제되고 지출은 발생하지 않는다. 이론적으로는 건강보장체계 외부 시장이 남아 있지만, 이용자가 직접 비용을 부담해야 하므로 접근성이 떨어지고 전체 이용이 줄어든다.

급여 목록 결정

모든 약품을 급여 대상으로 하는 제도는 없으며, 어떤 방식이든 평가를 거쳐 급여 대상을 정한다. 약품의 급여 범위는 흔히 '목록(list)'으로 나타내는데, 급여 대상 약품을 명시하는 '급여 목록(positive list)'과 비급여 약품을 명시하는 '비급여 목록(negative list)'의 두 가지 방법이 있다. 1980년대 이전에는 대부분 국가에서 이런 구분이 없었으나, 1980년대 이후 유럽 국가들이 급여 목록 또는 비급여 목록을 도입하기 시작했다(Ess, Schneeweiss and Szucs, 2003).

급여 목록 방식은 허가된 약품 중 일정 기준을 적용해 건강보장체계가 급여할 약품을 정하고 명시하는 방법이다. 목록에 들어가지 못한 약품은 저절로 급여 대상에서 제외된다. 이에 비해 비급여 목록은 허가받아 생산되는 전체 약품은 급여 대상으로 하고 일부 약품만 급여에서 제외하는 방법이다. 처방 의약품(전문 의약품)과 비처방 의약품(일반 의약품, over-the-counter drug)은 목록과는 다른 구분 방법으로, 처방 의약품도 비급여 대상이 될 수 있으며 비처방 의약품도 급여에 포함될 수 있다.

어떤 약품을 급여에서 제외하면 생산자가 주로 영향을 받지만 소비자도 영향을 받는다. 급여에서 제외한다고 해서 이용과 소비가 없어지지 않으며, 이 약품 비용은 어떤 형식으로든 소비자가 부담해야 한다. 급여 목록을 정해 보상 범위에서 제외하면 이용자 일부 부담과 비슷한 효과가 나타난다.

약품비 지출을 통제하기 위해 급여 목록을 제한하면 상황에 따라 효과가 달라진다. 예를 들어, 대체할 수 있는 의약품이 목록에 있고 환자의 비용 부담이 줄거나 그대로면 의사와 환자는 처방을 변경할 가능성이 크다. 대체할 수 있는 약품 가격이 더 비쌀 때는 관리하려는 약품을 목록에서 제외하는 편이 전체 지출을 더 늘릴 수도 있다.

급여 목록의 결정 기준

약품의 급여 범위를 정하는 기준은 일반적인 급여 결정 기준과 크게 다르지 않다. 즉, 안전성, 효과성, 비용효과, 질병의 중증도나 특성 등이 중요한 기준으로 쓰인다(Ess, Schneeweiss and Szucs, 2003). 약품은 전통적으로 안전성, 효과, 질을 세 가지 핵심 기준으로 적용해왔으나, 최근에는 기존 기준에다 임상효과 또는 비용효과를 추가하면서 이를 '제4의 장애물(fourth hurdle)'이라고 부르기도 한다(Paul and Trueman, 2001). 비용효과나 비용효용 등 '경제성'을 평가하고 그 결과를 의사결정에 적용하려는 시도가 늘어난 것은 이런 경향을 반영한 결과다.

경제성 평가 등 이론적이고 원칙적인 급여 결정 기준을 엄격하고 일관되게 적용할 수 있는지, 또는 그것이 바람직한지에 대해서는 논란이 많다. 급여를 결정할 때는 경제성 이외에도 여러 조건과 요구를 고려하기 때문이다. 예컨대 건강보장의 재정 상태와 여기에 미치는 약품의 영향, 구조의 원칙(rule of rescue: 급박한 상황에 있는 개인에게 다른 대안이 없을 때 비용과 관계없이 급여해야 한다는 원칙), 생활 습관과 관련된 약품인지 등이 영향을 미친다(Taylor et al., 2004). 정치적 우선순위, 사회적 관심, 국제 동향, 환자의 압력이나 제공자의 요구, 제약산업의 동기 등 여러 정치·경제·사회적 요인도 중요하다.

2) 보상 수준

건강보장 영역 안에서는 대부분 국가가 직접 약품 가격을 통제하는데, 생산자와 협상해 가격을 합의하거나 정부가 여러 요소를 고려해 직접 결정하는 방식이 흔하다(Mrazek and Mossialos, 2004). 보상 수준은 생산자(제약산업)의 매출과 이익을 결정하는 요소지만, 건강보장 시각에서는 약품비와 보건의료비 지출 규모를 결정하는 핵심 요인이다. 보상 수준을 정할 때는 생산자의 이익과 건강보장 재정 지출이라는 상반되는 동기이자 가치가 충돌한다.

보상 수준 논란이 계속되는 것은 공정하고 합리적인 약품 가격(공정가격) 산정이 어렵기 때문이다. 가격을 정할 때는 '원가'를 기준으로 해야 한다는 주장이 많으나, 약품 원가를 정확하게 계산하는 것은 불가능하다.[1] 약품은 시판하기 전 장기간에 걸쳐 연구개발, 생산, 초기 마케팅 비용 등이 들어가므로 정확한 비용 배분이 더 어렵다. 시판 이전의 비용은 일종의 매몰비용(sunk cost)으로,[2] 시판 후 약의 수명이 길면 길수록 한계비용과 비교해 매몰비용의 비중이 커진다.

건강보장과 보건의료, 약품의 사회적 성격 때문에 대부분 나라에서 국가가 약품 가격 결정에 직접 개입한다. 흔한 방법의 하나는 다른 나라와 비교해 가격을 정하는 것으로, 비교 대상 국가와 비교 방법에 따라 가격이 크게 달라진다.

---

1) 보건의료에서 말하는 '원가' 논리 대부분이 마찬가지다. 서로 다른 원가 구조를 바탕으로 한 가지 공정가격을 정하기 어려운 것은 당연하다 하더라도, 사회적으로 정해지는 가치에서 누구나 동의할 원가를 도출하는 것은 불가능하다. 예를 들어 의사나 간호사, 약사의 인건비는 현상적으로 시장에서 정해지는 것처럼 보이지만, 실제로는 한 사회가 합의한 노동의 가치를 반영하고 이는 시간과 공간에 따라 크게 변동한다.
2) 매몰비용은 일반적으로 "의사결정 이전에 지출되어 회수가 불가능한 비용"을 가리킨다. 교통시설이나 사회기반 시설의 초기 설치에 필요한 비용으로 환수가 어렵거나 장기간에 걸쳐 환수할 수 있는 비용도 일종의 매몰비용으로 볼 수 있다. 매몰비용이 너무 크면 자연 독점이나 규모의 경제가 발생해 민간 기업의 참여가 어렵게 된다.

약품 가격은 넓은 의미에서 '정치적'으로 결정되는 때가 많고, 제품 특성과 함께 여러 경제적·사회적·정책적 요소가 영향을 미친다. '권력'을 중심으로 보면, 정부와 소비자 이상으로 생산자가 중요한 정책 참여자이다.

건강보장체계에서 보상 수준을 통제해 비용 지출에 영향을 미치는 데에는 크게 세 가지 전략을 활용하는데, ① 직접 통제, ② 간접 통제, ③ 이윤 규제 등이 그것이다(Ess, Schneeweiss and Szucs, 2003). 이 가운데 간접적으로 가격을 통제하는 대표적 방법은 참조가격제(reference pricing)와 대체 조제다.

약품 가격에 영향을 미치는 요인

제약산업은 다른 어떤 산업보다 연구개발에 큰 비용이 든다. 전세계 제약과 바이오산업은 2015/2016년에 전체 매출액 대비 15%를 연구개발(R&D)에 지출했고, 이는 전체 산업을 통틀어 가장 높은 수준이다(European Union, 2016: 57). 많은 연구개발비를 쓰는 것이 상식처럼 되어 있지만, 일반적 인식과 달리 기존 분석이 연구개발비를 과장한다는 비판도 있다. 예를 들어 미국의 퍼블릭 시티즌(Public Citizen)이라는 시민단체가 ≪포춘(Fortune)≫지의 "Fortune 500" 자료를 이용해 분석한 결과에 따르면, 1999년 기준 500개 제약기업은 전체 수입의 12.4%를 연구개발에 지출하면서 마케팅과 관리에는 연구개발비의 세 배에 가까운 37.3%를 사용했다(Public Citizen, 2000). 주로 공공 부문이 위험이 따르는 혁신을 주도한다는 사실도 민간의 연구개발비 투자가 과장되었다는 주장을 뒷받침한다. 미국에서 위험을 감수해야 하는 혁신 신약의 75%는 공공 연구기관에서 개발되었다는 통계가 있을 정도다(Mazzucato, 2016).

제약산업의 연구개발비 논란은 약가 때문이다. 제약회사가 주장하듯 연구개발비 투자가 아니라 지나친 이윤이 높은 약가의 원인이라는 비판이 많다. 다국적 제약사들이 지나치게 이윤을 추구하면서 '시장'이 작동하기보다 제공자가 가격을 지배한다는 것이다(Gray and Matsebula, 2000). 제약기업이 많은 연구개발비를 쓰는 것은 분명하지만, 이를 고려해도 제약산업의 이익은 다른 산업을 압도한다. 앞서 인용한 퍼블릭 시티즌의 자료를 보면, 어떤 기준으로 계산하더라도 제약산업의 이윤율은 다른 어느 산업보다 훨씬 높다(전체 산업 평균의 2~4배).

가격 통제

대부분 나라가 사용하는 방법이다. 정부가 가격 결정에 고려하는 요소는 정책 목표가 약품의 최저 가격을 정하는 것인지 또는 제약산업의 이익과 비용의 균형을 맞추는 것인지에 따라 달라진다(Mrazek and Mossialos, 2004). 결정을 할 때는 다음 몇 가지 기준이 흔히 쓰인다.

- 약품의 치료적 가치: 비용효과분석이 대표적인 분석 방법이다.
- 기존 약품과의 비교: 기존 약품과 가치를 비교해 가격을 결정한다. 제약사와 협상을 거치기도 한다.
- 국제비교: 대부분 나라가 활용하는 방법으로, 산업과 경제수준을 포함해 비슷한 조건을 갖춘 나라와 비교한다.
- 경제적 기여: 영국, 벨기에, 스페인 등에서 고려하는 요소이다.

직접 가격을 통제하는 방법 가운데 하나로 가격과 판매량을 연동하는 나라도 있는데, 프랑스, 오스트레일리아, 일본, 타이완 등이 이에 해당한다(김혜린·이재현, 2013). 이들 나라에서는 실현되거나 예상되는 판매량을 넘으면 가격을 인하하거나 정부/보험자에 비용을 상환한다. 예를 들어, 프랑스에서는 산업 전체 차원, 개별 기업, 개별 약품별로 가격과 판매량을 연동한다.

정부가 직접 가격을 결정할 때 중요한 요구 사항 가운데 하나가 '일관성'인데, 어떤 기준을 쓰더라도 명확하고 일관된 원칙을 적용해 가격을 정하기 어렵다. 특히 개별 약품의 가격을 결정할 때 일관되게 명확한 근거를 제시하기는 쉽지 않다. 약가 결정 과정에서 갈등이 일어나고 이를 해결하는 데 큰 사회적 비용을 지불해야 하는 것은 가격의 근거가 명확하지 않기 때문이다. 제약사와 가격 결정자(정부, 보험자 등)는 조금만 상황이 바뀌어도 유리한 방향으로 새로운 가격을 요구하기 쉽다. 제약사는 제형을 바꾸거나 일부 성분을 변화시키는 방법으로 가격을 높이려 하고, 정부나 보험자는 흔히 물가, 경제 상황, 환율 변화 등을 명분으로 약가 조정을 요구한다.

간접적 가격 통제: 참조가격제와 대체 조제

참조가격제(reference pricing system)는 1990년대 초 독일에서 최초로 도입한 제도로, 지불자(정부, 건강보험)가 대체 가능한(interchangeable) 여러 의약품을 구분해 군(group)별로 보상 수준의 상한을 정하고, 그 이상 가격에 대해서는 이용자가 전액 부담하게 하는 제도를 가리킨다(Dylst, Vulto and Simoens, 2012). 참조가격제의 일차 목표는 이용자의 비용 부담을 늘려 기준보다 비싼 약품 사용을 줄이려는 것이다.

참조가격제를 간접적인 가격 통제 수단이라고 하는 이유는 이 제도가 제약사가 정하는 약가에 영향을 미치기 때문이다. 참조가격의 상한선보다 낮은 가격을 받는 약품은 상한선 이상의 약품에 비해 가격 경쟁에 유리하고, 비싼 가격을 매긴 제약사는 가격 인하의 압력을 받는다. 장기적으로 전체 약가는 상한선 부근으로 수렴한다.

대체 조제를 확대하는 것으로도 가격에 영향을 미칠 수 있다. 복제약(generic drug)은 대체로 오리지널(original) 약보다 가격이 낮아, 대체 조제를 활성화하면 오리지널 약은 가격을 내리는 쪽으로 압력을 받는다.

이윤 규제

이윤 규제는 다른 가격 관리 방법보다 덜 쓰인다. 영국이 제약사의 이윤을 규제하는 대표적 국가이다. 영국은 1950년대 말 이후로 정부와 제약사가 서로 협상해 적정 수준의 이윤에 합의하는 방식으로 약가를 정한다(Ess, Schneeweiss and Szucs, 2003). 계약에는 "제약산업의 이윤을 보장해 경쟁력을 유지한다"는 원리가 작동한다(Department of Health, 2013). 이 방법의 비용 절감 효과에 대한 평가는 엇갈리는데, 반대자들은 예측할 수 있는 안정적인 규제 환경을 조성하고 일정 수준의 이윤을 보장하는 장치라고 비판한다. 비용 절감보다는 제약산업의 투자와 장기 이익을 촉진하는 제도라는 것이다(Mrazek and Mossialos, 2004).

이윤을 규제하는 것과 달리 필수의약품 등에 대해서는 생산을 촉진할 목적으로 조세 감면 등 혜택을 줄 수도 있다(WHO, 2015). 세금을 면제하거나 줄일 때는 환자나 구매자에게 가격 인하 혜택이 돌아가도록 유의해야 한다.

4. 이용자 대상 정책

이용자를 대상으로 한 대표적 정책은 이용자 일부 부담금을 부과하는 것이다. 이용자 일부 부담의 방법과 의미는 다른 급여와 크게 다를 것이 없으므로, 여기서는 약품에 해당하는 정책을 위주로 설명한다. 참조가격제는 별도의 방법으로 볼 수 있으나, 원리 면에서 이용자 부담 방식과 크게 다르지 않다. 이용자 부담 이외의 중요 정책으로는 비처방약품(OTC drug) 정책이 있고, 대체 조제도 간접적으로는 이용자에 영향을 미친다.

이용자 부담

대부분 건강보장제도에서 약품을 구입할 때 이용자 부담을 부과한다. 구체적 방법은 나라마다 다르지만, 외래에서는 처방당 일정액 또는 정률제 부담이 흔히 쓰인다(Hossein and Gerad, 2013). 입원 환자에 대해서는 이용자 부담이 없는 국가도 있다(영국). 대부분 부담의 상한이 있고, 빈곤층이나 노인, 만성질환자에는 면제하는 국가가 많다.

이용자 부담이 커지면 약품 사용이 줄어들지만, 이런 효과는 꼭 필요한 약품 사용도 함께 줄이고 특히 저소득층에게 불리하게 작용한다. 여러 연구를 종합한 체계적 문헌 고찰에서는 이용자 부담이 10% 늘어나면 약품 사용이 2~6% 줄어드는 것으로 나타났다(Goldman, Joyce and Zheng, 2007). 2016년 한 국제조사에서는 보험 가입 상태인 미국인 14%가 비용 때문에 제대로 처방약을 복용하지 못했다(Sarnak et al., 2017). 만성질환자에서 이용자 부담을 늘리면 다른 보건의료 서비스 이용이 늘어나 비용이 전가되는 경향을 보인다.

이용자 부담을 늘리는 정책에 대해서는 공적 약품비 지출을 줄이는 것 이외에는 큰 효과가 없고 다른 부정적 결과를 초래한다는 비판이 많다. 공적 약품비 지출 부담을 환자에게 전가하고, 전체 비용을 줄이는 데 별 효과가 없다는 것이다(Maynard and Bloor, 2003).

참조가격제

참조가격제는 이용자를 주 대상으로 한 정책이긴 하나, 다른 이용자 부담과는 논리와 작동 방식이 조금 다르다. 특정 약품군에 대해 지불 보상의 상한을 정해놓고 가격이 상한을 넘으면 이용자가 부담해야 한다.

참조가격제에서는 대체할 수 있는 약품 범위, 즉 약품군(참조군) 분류가 중요한 관심사이자 과제다. 가장 기본 단계는 화학적으로 동일한 성분을 가진 약품(identical ingredient)을 같은 군으로 묶는 방법이다. 예를 들어 같은 소화성궤양 치료제이지만 시메티딘(cimetidine)과 파모티딘(famotidine)은 다른 화학 성분이므로 다른 군으로 분류한다. 이 수준에서 분류하면 참조가격제는 대체 조제와 다를 것이 없다.

화학 성분이 같은 약을 같은 군으로 분류하는 방식으로는 대체할 수 있는 약품 수가 지나치게 제한되어 참조가격제가 효과를 내기 어렵다. 참조가격제를 처음 도입한 독일은 같은 군에 속하는 약품의 분류 수준을 단계별로 확대했는데, 화학 성분 다음 단계에서는 화학 성분과 무관하게 약리 또는 치료 효과가 '대등한(comparable)' 약품을 같은 군으로 분류했다. 앞서 예로 든 소화성 궤양 치료제는 이 단계에서는 서로 대체할 수 있는 같은 군에 속한다.

참조가격제는 독일에서 처음 실시했고, 그 후 유럽 여러 나라와 미국, 캐나다 등으로 퍼졌다. 최근 프랑스, 덴마크, 이탈리아, 스페인 등은 단일 성분에 대해서 참조가격을 적용하고, 독일, 헝가리, 네덜란드 등은 약리학적으로 대등한 군에 대해, 그리고 체코, 폴란드 등은 치료 효과가 대등한 약품을 같은 군으로 분류한다. 독일, 헝가리, 폴란드처럼 여러 참조군을 같이 활용하는 국가도 있다(Dylst, Vulto and Simoens, 2012).

참조가격제가 효과를 내기 위해서는 몇 가지 전제조건을 갖추어야 한다. 비슷한 약품 사이에 가격 격차가 크고 복제약이 충분히 존재하며(López-Casasnovas and Puig-Junoy, 2000), 대체할 수 있는 약품들 사이에 효능과 안전성의 '대등성'이 확보되어야 한다(Kal et al., 2007). 참조가격제를 시행하더라도 환자가 스스로 느끼는 차이나 인식 때문에 참조가격을 넘는 약을 선택하면 비용 부담이 커진다. 비용 때문에 순응도가 떨어지면 의사 진료, 시술, 입원 등 약품이 아닌 의료서비스가 늘어날 가능성도 있다. 최근까지 제도 시행의 효과를 종합적으로 평가한 결과, 단기 비용 절감 효과는 분명하나 2년 이후의 효과는 명확하지 않은 것으로 나타났다(Acosta et al., 2014).

사용량과 사용 기간 제한

약의 양이나 투약일을 제한하는 방법이다. 미국 메디케이드는 대부분 주에서 전체 약은 월 3~15종, 오리지널 약은 월 2~5종으로 처방을 제한한다(Lieberman, 2016). 처방 기간을 관리하기도 하는데, 처방 기간이 길어지면 중간에 처방을 바꾸고 남는 약은 버리는 등 낭비가 생긴다는 이유다. 미국의 한 연구에서는 90일간 투약하는 처방 중 15%는 중간에 처방을 바꾸었다(Walton et al., 2001).

사용량이나 사용 기간을 제한하면 비용이 줄어든다. 편두통을 대상으로 한 연구에서 양을 제한한 결과 1개월 평균 한 환자당 12.25달러의 비용 절감 효과가 있었다(Culley and Wanovich, 2001). 2001~2010년 사이 미국 메디케이드는 처방약 수를 제한한 결과 비용 지출이 1.2~1.6% 감소했다(Lieberman, 2016).

5. 제공자 대상 정책

제공자를 대상으로 한 정책은 주로 약 처방(prescription) 행태를 바꾸는 것을 목표로 한다. 약 처방이 따르는 진료가 많으므로 이러한 개입 방법은 비용과 함께 진료의 질에도 큰 영향을 준다. 약 처방 여부와 내용 결정은 주로 의사가 주도하지만, 환자의 기대와 질병에 대한 지식 또한 중요하다는 점을 고려해야 한다. 제공자의 처방에 개입하는 것은 환자의 이해와 참여 없이는 가능하지 않다(Ess, Schneeweiss and Szucs, 2003).

의사의 처방 행태를 바꾸는 것은 현실적으로 쉽지 않다. 진료 지침, 약품 사용 평가, 진료보수 지불 등의 방법을 활용하지만, 일관되게 효과가 있다고 증명된 방법은 거의 없다.

1) 복제약 대체 조제

대체 조제는 제공자에게 영향을 주지만 제공자에 직접 개입하는 정책이라 할 수는 없다. 이용자 대책이라 하기도 어려운데, 정책 대상을 굳이 나누면 제공자 행동에 영향을 미치는 간접적 정책 수단이다.

복제약(generic)으로 대체해 조제하는 정책의 원리와 기대효과는 비교적 간단하다. 가격이 낮은 복제약을 오리지널 약 대신 사용하도록 유도하거나 강제해 약품 사용의 효율성(예를 들어 비용효과성)을 올리려는 것으로, 많은 국가가 복제약 사용을 늘려 비용 지출을 줄였다(Andersson et al., 2008). 스웨덴과 핀란드는 가장 낮은 가격의 복제약으로 대체하는 것을 강제할 정도다(Hassali et al., 2014).

대체할 수 있는 약의 품질 문제를 제외하면 대체 조제를 비판하는 가장 큰 이유는 의사의 자율성을 침해한다는 것이다. 실제 의사들의 비협조와 반발이 이 정책 시행에 큰 장애가 된다. 의사가 대체약이 없는 약으로 처방하면 대체 조제는 작동하지 않지만, 오스트레일리아의 조사에서는 이런 사례가 많지 않았다(McManus et al., 2001). 약의 가격 차이가 커서 의사와 환자가 비용을 의식해야 하고, 의사로서는 계속 처방하던 약을 대체약 없는 다른 약으로 바꾸기 어렵다.

2) 약품 사용 평가

약품 사용 평가(Drug Utilization Review: DUR)의 정의는 크게 다르지 않다. 가장 앞서 이 분야를 개척한 브로디(Brodie, 1972)는 이를 "미리 정한 기준에 따라 약품 사용 유형을 검토, 분석, 해석하는 공식적이고 구조화된 지속적 프로그램"으로 정의했다. 프로그램의 목적은 부적절한 처방을 예방해 최소한으로 줄이는 것으로, 약물 사용의 질을 향상하는 지속적 중재를 포함한다(Erwin, 1991). 중복 또는 금지된 약품을 사용하는 것을 방지하고 과잉 사용, 과소 사용, 오용 등의 문제를 줄이는 것이 세부 목표다. 궁극적으로는 환자 진료의 결과를 개선하고 비용효과적인 약품 사용으로 비용을 절감하고자 한다.

약품 사용 평가는 기관 단위, 예를 들어 병원 기반의 프로그램에서 출발했는데, 현재는 체계나 제도 차원에서도 활용하고 일차진료에도 적용할 수 있다. 건강보장체계에서 약품 사용을 평가할 때는 주로 두 가지 방법을 활용한다. 하나는 직접 약품 사용을 평가하는 것이고, 다른 하나는 각 기관에서 관련 활동이 늘어나도록 유도하는 방법이다.

약품 사용 평가는 흔히 ① 기준(criteria)과 표준(standard) 설정, ② 설정 기준과 표준을 데이터에 적용, ③ 약품 사용 유형 분석, ④ 중재, ⑤ 중재에 대한 평가 과정으로 진행한다(Erwin, 1991). 각 과정은 약품 사용 평가를 체계 차원에서 적용하는지 또는 기관 차원에서 적용하는지에 따라 달라진다.

기준과 표준 설정

약품 사용 평가는 확립된 기준과 표준을 실제로 적용하는 과정이다. 기관에서는 흔히 내부 위원회에서 평가 대상 약품을 선정하고 평가 기준을 개발하지만, 제도 차원으로는 별도 조직에서 이런 역할을 해야 한다.

평가의 첫 단계는 평가 대상 약품 선정이다. 부작용이 있거나 다른 약물, 음식, 검사 등과 상호작용이 있는 약품, 부작용 위험이 큰 고위험 환자 치료 약품, 독성 또는 부작용을 나타낼 수 있는 약품, 빈번하게 처방되거나 고가인 의약품 등을 일차 대상으로 한다. 평가 항목은 과소 사용(underuse), 과다 사용(overuse), 오용(misuse), 과소 용량(underdosing), 과다 용량(excessive dosing), 같은 약품의 중복 사용(duplicative dosing), 동일 치료군 내 여러 약품의 중복 처방(duplicative dosing of multiple entities in a therapeutic class), 약물 상호작용(drug interaction), 환자 특성(노인, 어린이, 임신부 등)에 따른 적정 처방 여부, 비용효과적인 처방 등을 포함한다.

평가 기준은 전체 약품 사용 평가의 가치를 결정하는 핵심 요소로, 새로 개발된 약품의 정보와 최신 의학 정보를 반영해 계속 재검토하고 보완해야 한다.

데이터베이스 구축과 기준 적용

개발한 기준과 표준을 자료에 적용하는데, 이 자료는 흔히 기관 단위 또는 체계 수준에서 데이터베이스로 구축된다. 정보는 환자 특성(연령, 성별, 체중, 신장,

약물 알레르기, 상병명과 중증도, 동반 상병 등), 약품 정보(화학 성분, 투여 용량, 투여 빈도, 병용 약물, 약물 복용력 등), 의료 이용 정보(입원, 외래 방문, 응급실 방문, 주치의사 등)를 포함한다.

데이터베이스가 구축되면 기준과 표준을 적용해 기준에 해당하거나 벗어나는 처방을 가려내고, 이들 건을 다시 검토하는 과정을 거친다. 문제 처방을 확인할 수 있는 능력은 데이터베이스에 포함된 정보의 양과 질에 좌우되나, 의무기록 등 다른 정보원을 활용하는 정도도 중요하다.

약품 사용 유형 분석

약품 사용 유형을 사전 또는 사후에 분석하는 단계로, 사전(prospective) 분석은 처방이나 조제가 발생하기 전에 실시한다. 이 단계에서 부적절 처방이 의심되면 당사자에게 경고하고 어떤 형식이든 약물 사용에 개입하는 것이 보통이다.

중재

평가를 거쳐 문제를 확인하면 중재 여부와 방법을 결정한다. 중재 방법은 시점에 따라 사전과 사후로 나누고, 방법은 교육, 규제, 인센티브 등으로 구분한다. 처방 의사, 환자, 약사 등이 모두 중재 대상이 될 수 있다.

사전 평가에서는 경고가 중요한 중재 수단이다. 경고를 받았는데도 잘못된 처방을 하면 진료보수 지불 등을 통해 불이익을 줄 수 있다. 사후 평가에서는 처방 의사나 기관에 분석 결과를 알리는 방법을 많이 쓰는데, 결과에 따라 보상에 차이를 두는 방법을 결합한다. 직접 얼굴을 마주 보고 하는(대면) 교육 중재가 효과적인 방법이라는 연구가 많으나, 시간과 비용이 많이 들어 큰 규모로 시행하는 데는 어려움이 따른다.

중재 평가

중재를 하고 일정 시간이 지난 후 처방 유형이 바뀌고 문제가 줄었는지 평가하는 과정이다. 전체 효과를 평가하려면 기준이 명확해야 하는데, 효과는 처방 변화, 임상 결과 향상, 비용 지출 감소 등 적어도 세 가지 이상 다른 영역에서 나타날 수 있다. 다른 보건의료 중재와 마찬가지로 여러 요인이 한꺼번에 영향을 미치므로(예를 들어 홍보, 소비자의 관심, 다른 관련 제도 시행, 제공자의 주의 등), 제도나 사업 시행의 단독 효과를 분석하기는 쉽지 않다.

이러한 한계 때문에 약품 사용 평가의 효과에 대해서는 아직 논란이 많다. 일부 기관이나 특정 의약품에 대한 프로그램은 효과가 있다고 하지만(Qureshi et al., 2015), 전체로는 효과가 뚜렷하지 않다. 특히 사전 평가와 비교할 때 사후 평가의 효과는 부정적 결과가 많다(Gregoire et al., 2006; Hennessy et al., 2003).

약품 사용 평가의 효과는 단순하지 않다. 개인 제공자와 환자에게 직접 효과를 미치지 못해도 프로그램 시행만으로 조직 전체의 행동이나 문화에 영향을 미친다. 제공자가 평가 결과로부터 교훈을 얻어 처방 행태를 바꿀 수도 있으므로, 전이(spill-over) 효과를 무시할 수 없다(Lipton and Bird, 1993).

3) 처방 지침

다양한 형태로 제공자들의 처방 지침을 제공하는 나라가 많다. 프랑스는 국가적으로 일부 처방에 대한 지침을 정했는데, 항생제, 비스테로이드성 소염제, 노인 환자들에 대한 처방, 경구 피임약 등을 포함했다(Ess, Schneeweiss and Szucs, 2003). 프랑스에서는 2003년 기준 국가 지침 147개 중 12개가 약품 처방에 관한 것이다. 〈표 20-2〉는 OECD 주요 국가의 처방 지침이다(Jacobzone, 2000).

4) 진료보수 지불을 통한 방법

진료보수 지불 방법이 고정예산(fixed budget)이면 처방에 개입하기 쉽다. 이 방식에서는 약품비로 지출할 예산 규모를 협상으로 정하고, 초과할 때는 의사 또는 의사 조직이 재정 책임을 진다(Ess, Schneeweiss and Szucs, 2003). 독일의 실험이 대표적 사례에 속한다. 독일은 1993년부터 정부와 질병기금, 보험의사연합회가 각 주별로 약품비 총액예산을 합의했다. 비용을 초과하면 주 보험의사연합회가 부족액을 지불하고, 기준보다 덜 지출해도 인센티브는 없는 것으로 정했다.

〈표 20-2〉 주요 OECD 국가의 처방 지침

	지침	설명	제재와 처벌
오스트레일리아	있음	· 처방 의사에게 권고 지침과 처방정보를 보냄 · 국가 수준의 지침	· 없음
캐나다	있음	· 대부분 주가 지침을 가지고 있음	
프랑스	있음	· 일부 의약품에 대해 사용하면 안 되는 강제 지침	· 재정적 제재 가능
독일	있음	· 질병기금이 사후 평가	· 있음 · 질병기금이 처방 심사
일본	있음	· 노인 고혈압 환자	· 없음
네덜란드	있음	· 일반의와 전문의를 위한 지침 · 전국적으로 650개 지역 네트워크가 약물치료 자문에 참여	· 없음 · 주로 환류
뉴질랜드	있음	· 의사에게 정보 제공	· 없음
노르웨이	있음	· 광범위한 지침	· 없음
스웨덴	있음	· 의사에게 정보 제공(11개의 흔한 질병에 대한 지침)	· 없음
영국	있음	· 넓은 범위의 진료에 대해 권고가 이루어짐 · 전문가 조직의 권고. 컴퓨터 처방 지원 시스템	· 없음
미국	있음	· 의사들이 활용할 수 있는 다양한 출판물 존재 · 관리의료조직이 지침 적용	· 있음 · 관리의료조직에 따라 다름

자료: Jacobzone(2000: 75).

실제로는 제도 시행 이후 몇 차례 비용이 상한을 초과했으나 보험의사연합회가 지불하지 않았고, 운영 과정에서 반대 의견이 강해 2001년 사업을 중단했다.

예산 방식의 제도가 비용 억제에 미친 영향은 명확하지 않다. 독일에서 고정예산이 도입된 직후에는 비용이 줄어들었으나 몇 년 후 다시 증가하기 시작했다. 예산 방식을 도입한 미국의 일부 민간보험 실험에서도 약품 사용 감소와 비용 절감 효과는 뚜렷하지 않다(Afendulis et al., 2014). 이런 결과가 나타난 중요한 이유는 고정예산의 인센티브가 개인 의사의 행동에 영향을 미치지 못하기 때문이다. 예산이 부족하면 재정 책임이 전체 의사에게 돌아가지만, 개인에게 배분되는 예산은 영향을 받지 않는다. 의사가 처방 행태를 바꿀 직접적인 동기가 작동하지 않는 것이다.

참고문헌

김혜련·이재현. 2013. 「사용량·약가 연동제 시행 주요 외국의 현황 조사·연구」. ≪보건의료기술평가≫, 제1권 제1호, 61~68쪽.

Acosta, Angela et al. 2014. "Pharmaceutical policies: effects of reference pricing, other pricing, and purchasing policies." *Cochrane Database of Systematic Reviews*, Issue 10. Art. No.: CD005979. DOI: 10.1002/14651858.CD005979.pub2.

Afendulis, Christopher C. et al. 2014. "The Impact of Global Budgets on Pharmaceutical Spending and Utilization: Early Experience from the Alternative Quality Contract." *Inquiry*, Vol. 51. doi:10.1177/0046958014558716.

Agency for Healthcare Research and Quality. 2004. "Outcomes of Pharmaceutical Therapy Program(OPT) Update." Retrieved April 11, 2006, from http://www.ahrq.gov/clinic/pharmtherapy/optupdat.htm.

Andersson, Karolina et al. 2008. "Influence of mandatory generic substitution on pharmaceutical sales patterns: a national study over five years." *BMC Health Services Research*, Vol. 8, No. 1, pp. 50.

Belloni, Annalisa, David Morgan and Valérie Paris. 2016. "Pharmaceutical Expenditure And Policies: Past Trends And Future Challenges." OECD Health Working Papers, No. 87. Paris: OECD.

Brodie, Donald C. 1972. "Drug utilization review-planning. 1." *Hospitals*, Vol. 46, No. 11, pp. 103~112.

Culley, Eric J. and Robert T. Wanovich. 2001. "Evaluation of a Monthly Coverage Maximum (Drug-Specific Quantity Limit) on the 5-HT1 Agonists (Triptans) and Dihydroergotamine Nasal Spray." *Journal of Managed Care Pharmacy*, Vol. 7, No. 6, pp. 468~475.

Davis, Peter. 1997. *Managing medicines: public policy and therapeutic drugs*. Buckingham: Open University Press.

Dylst, Pieter, Arnold G. Vulto and Steven Simoens. 2012. "Reference pricing systems in Europe: characteristics and consequences." *Generics and Biosimilars Initiative Journal*, Vol. 1, No. 3-4, pp. 127~131.

Erwin, W. Gary. 1991. "The definition of drug utilization review: statement of issues."

Clinical Pharmacology & Therapy, Vol. 50, No. 5 Pt 2, pp. 596~599.

Ess, Silvia M., Sebastian Schneeweiss and Thomas D. Szucs. 2003. "European Healthcare Policies for Controlling Drug Expenditure." *PharmacoEconomics*, Vol. 21, No. 2, pp. 89~103.

European Union. 2016. *The 2016 EU Industrial R&D Investment Scoreboard*. Luxembourg: Publications Office of the European Union.

Fu, Alex Z., Gordon G. Liu and Dale B. Christensen. 2004. "Inappropriate Medication Use and Health Outcomes in the Elderly." *Journal of the American Geriatrics Society*, Vol. 52, No. 11, pp. 1934~1939.

Goldman, Dana P., Geoffrey F. Joyce and Yuhui Zheng. 2007. "Prescription Drug Cost Sharing: Associations with Medication and Medical Utilization and Spending and Health." *Journal of the American Medical Association*, Vol. 298, No. 1, pp. 61~69.

Gray, Andy and Thulani Matsebula. 2000. "Drug pricing." in Health Systems Trust(ed.). *South African Health Review 2000*. Durban: Health Systems Trust, South Africa.

Gregoire, Jean-Pierre et al. 2006. "Effect of drug utilization reviews on the quality of in-hospital prescribing: a quasi-experimental study." *BMC Health Services Research*, Vol. 6, No. 1, pp. 33.

Hennessy, Sean et al. 2003. "Retrospective Drug Utilization Review, Prescribing Errors, and Clinical Outcomes." *Journal of American Medical Association*, Vol. 290, No. 11, pp. 1494~1499.

Hassali, Mohamed Azmi et al. 2014. "The experiences of implementing generic medicine policy in eight countries: A review and recommendations for a successful promotion of generic medicine use." *Saudi Pharmaceutical Journal*, Vol. 22, No. 6, pp. 491~503.

Hossein, Zare and Anderson Gerad. 2013. "Trends in cost sharing among selected high income countries ― 2000–2010." *Health Policy*, Vol. 112, No. 1-2, pp. 35~44.

Hu, Shanlian et al. 2001. "Pharmaceutical cost- containment policy: experiences in Shanghai, China." *Health Policy and Planning*, Vol. 16, No. supp., 2, pp. 4~9.

Hutton, John et al. 1994. "The pharmaceutical industry and health reform: lessons from Europe." *Health Affairs*, Vol. 13, No. 3, pp. 98~111.

Jacobzone, Stephane. 2000. *Pharmaceutical policies in OECD countries: reconciling social* and industrial goals. Paris: OECD.

Laing, Richard O., Hans V. Hogerzeil and Dennis Ross-Degnan. 2001. "Ten recommendations to improve use of medicines in developing countries." *Health Policy and Planning*, Vol. 16, No. 1, pp. 13~20.

Lieberman, Daniel A. et al. 2016. "Medicaid prescription limits: policy trends and comparative impact on utilization." *BMC Health Services Research*, Vol. 16, No 15. doi:10.1186/s12913-016-1258-0.

Lipton, Helene Levens and Joyce Adair Bird. 1993. "Drug Utilization Review in Ambulatory Settings: State of the Science and Directions for Outcomes Research." *Medical Care*, Vol. 31, No. 12, pp. 1069~1082.

López-Casasnovas, Guillem and Jaume Puig-Junoy. 2000. "Review of the literature on reference pricing." *Health Policy*, Vol. 54, No. 2, pp. 87~123.

Lucado, Jennifer, Kathryn Paez and Anne Elixhauser. 2011. "Medication-Related Adverse Outcomes in U.S. Hospitals and Emergency Departments, 2008." HCUP Statistical Brief #109, Rockville: Agency for Healthcare Research and Quality.

Maynard, Alan and Karen Bloor. 2003. "Dilemmas In Regulation Of The Market For Pharmaceuticals." *Health Affairs*, Vol. 22, No. 3, pp. 31~41.

Mazzucato, Mariana. 2016. "Smart and Inclusive Growth: reforming the risk-reward nexus in innovation." Innovation for Growth (i4g), Policy Brief No.9, Retrieved September 12, 2017, from: http://bit.ly/2xPnKgZ.

McManus, Peter et al. 2001. "Impact of the Minimum Pricing Policy and introduction of brand (generic) substitution into the Pharmaceutical Benefits Scheme in Australia." *Pharmacoepidemiology and Drug Safety*, Vol. 10, No. 4, pp. 295~300.

Moore, Thomas J., Michael R. Cohen and Curt D. Furberg. 2007. "Serious Adverse Drug Events Reported to the Food and Drug Administration, 1998~2005." *Archives of Internal Medicine*, Vol. 167, No. 16, pp. 1752~1759.

Mrazek, Monique and Elias Mossialos. 2004. "Regulating pharmaceutical prices in the European Union." in Elias Mossialos, Monique Mrazek and Tom Walley(eds.). *Regulating pharmaceuticals in Europe: striving for efficiency, equity, and quality*. Maidenhead: Open University Press.

OECD. 2015. *Health at a Glance 2015*. Paris: OECD.

Paul, John E. and Paul Trueman. 2001. "'Fourth hurdle reviews', NICE, and database applications." *Pharmacoepidemiology and Drug Safety*, Vol. 10, No. 5, pp. 429~438.

Public Citizen. 2000. "Analysis of Corporate Profits 1999." Retrieved May 30, 2002, from http://www.citizen.org/congress/drugs/factshts/corporate$.htm.

Qureshi, Nabeel et al. 2015. "Effectiveness of a Retrospective Drug Utilization Review on Potentially Unsafe Opioid and Central Nervous System Combination Therapy." *Journal of Managed Care & Specialty Pharmacy*, Vol. 21, No. 10, pp. 938~944.

Sarnak, Dana O. et al. 2017. *Paying for Prescription Drugs Around the World: Why Is the U.S. an Outlier?* Washington, DC: The Commonwealth Fund.

Taylor, Rod S. et al. 2004. "Inclusion of cost effectiveness in licensing requirements of new drugs: the fourth hurdle." *British Medical Journal*, Vol. 329, No. 7472, pp. 972~975.

Thomsen, Linda Aagaard et al. 2007. "Systematic Review of the Incidence and Characteristics of Preventable Adverse Drug Events in Ambulatory Care." *Annals of Pharmacotherapy*, Vol. 41, No. 9, pp. 1411~1426.

US Department of Health and Human Services. 2000. "Report to the President: Prescription Drug Coverage, Spending, Utilization, and Prices." Retrieved July 17, 2003, from http://www.aspe.hhs.gov/health/reports/drugstudy/.

Walton, Surrey M. et al. 2001. "A Model for Comparing Unnecessary Costs Associated with Various Prescription Fill-Quantity Policies: Illustration Using VA Data." *Journal of Managed Care Pharmacy*, Vol. 7, No. 5, pp. 386~390.

WHO. 2015. *WHO Guideline on Country Pharmaceutical Pricing Policies*. Geneva: World Health Organization.

Zoltán, Kalo et al. 2007. "Does therapeutic reference pricing always result in cost-containment?: The Hungarian evidence." *Health Policy*, Vol. 80, No. 3, pp. 402~412.

| 제21장 |

노인 건강보장

 연령을 기준으로 구분한 '노인' 개념은 인위적이지만, 현대 국가에서 집단으로서의 노인의 중요성은 날로 커진다. 건강보장의 관점에서도 마찬가지로, 노인이 지출하는 보건의료비가 급격하게 증가하는 것이 많은 사람의 관심을 끄는 중요한 한 가지 요인이다.

 건강보장이 노인 인구에 주목하는 이유는 꼭 비용 때문만은 아니다. 서비스 제공 면에서도 노인 인구 증가는 새로운 과제를 제기하는데, 예를 들어 노인에서는 보건의료와 복지 서비스(예를 들어 장기요양)를 명확하게 구분하기 어렵고 통합과 조정의 필요가 강하다. 이런 특성은 서비스 제공은 물론 보건의료 자원 배치와 재정에 큰 영향을 미친다.

 노인에 대한 건강보장이 노인의 건강과 보건의료 이용 특성에 영향을 받는 것은 분명하지만, 노인 집단을 분리해 건강보장체계를 별도로 운영하는 나라는 거의 없다.[1] 연령에 따라 체계를 분리하지 않는 '통합형' 건강보장체계가 대부분으로, 유례를 찾기 어려운 급격한 고령화 추세 속에서도 건강보장체계는 고령화 이전 시대, 즉 전통적 모형에 머물러 있다. 고령화는 통합형 건강보장체계, 그중에서도 사회보험 방식의 운영과 관리에 큰 영향을 미친다. 젊은 사람이 부

---

[1] 2008년 4월 일본이 75세 이상 노인을 분리해 창설한 '후기 고령자 의료제도'는 예외적 제도다.

담하는 재정으로 노인의 의료를 보장하는 이른바 연령집단 간 횡적 이전(cross-subsidization)이 건강보험의 한 가지 중요한 재정 원리인데, 고령화가 심화할수록 이 기제를 통한 재정 안정성은 감소한다. 노인 인구 증가가 건강보장 재정에 주는 충격이 클수록 노인 인구에 대한 급여와 서비스 이용, 관리도 직간접으로 영향을 받는다.

재정 측면에서 기존 건강보장체계에서 분리되는 대표적 서비스는 장기요양 서비스와 완화의료(palliative care)이다. 장기요양 서비스 재정을 마련하기 위해 새로운 사회보험(장기요양보험)을 도입하는 것이 대표적 정책으로, 독일, 일본, 한국이 이에 해당한다. 완화의료 재정은 흔히 건강보장체계와 통합되어 있지만, 많은 나라에서는 서비스 특성과 대상자 때문에 민간과 자선 등 다양한 재원이 건강보장 재정을 지원한다(Groeneveld et al., 2017).

노인 건강보장에 필요한 또 다른 과제는 윤리 원칙을 정립하는 것이다. 불평등을 중심으로 한 자원 배분과 정의는 모든 연령층에 해당하는 과제지만, 노인 건강보장에서는 특히 보건의료 서비스의 효과성과 효율성을 둘러싼 논란이 커질 수 있다. 건강이나 건강보장을 경제적 관점, 예를 들어 생산성이나 인적 자본 관점에서 이해하면 정의로운 자원 배분의 근거와 목표, 방법은 더 복잡해진다.

이 장에서는 노인 보건의료의 특성이 건강보장에 미치는 영향과 건강보장 측면의 과제를 살펴보고, 이어서 노인 장기요양 서비스와 완화의료를 기술한다.

1. 노인 건강보장의 특성

건강보장의 관점에서 노인 인구의 가장 중요한 특성은 재정 부담 능력은 떨어지면서 보건의료 이용과 비용 지출은 늘어나는 것이다. 노인을 대상으로 한 건강보장에서 나타나는 과제는 이런 특성에서 비롯된다.

1) 노인 보건의료 서비스의 특성

노인 인구의 건강문제는 복잡하고 복합적이다. 다수의 노인 인구가 만성질환을 앓고, 흔히 여러 건강문제가 동시에 나타나며, 신체장애와 정신심리 장애를 동반한다. 건강문제와 기능 제한이 타인의 지원이 필요한 일상생활의 불편과 장애로 이어지는 것도 한 가지 특성이다. 보건의료에 대한 필요와 수요가 많고 복잡하며, 기능과 일상생활 지원을 함께 요구한다. 제공되는 서비스는 포괄성, 통합성과 함께 잘 조정되어야 한다.

'관리'의 중요성

노인의 건강문제는 흔히 노화와 구분이 어렵고 단독으로 발생하기보다는 복합적이다. 질환은 만성적이고 퇴행적인 경과를 보이며, 기능은 계속 악화하거나 부분적으로만 회복할 수 있다. 급성기 진료보다 치료 효과가 떨어지고, 완치보다는 악화 방지 또는 증상 완화에 초점을 두게 된다.

높은 타인 의존성

노인에서 '관계'는 생물학적·심리적·사회적 기제를 통해 건강에 영향을 미친다(Qualls, 2014). 노인의 건강과 기능 상태에는 육체·정신·사회적 요인이 동시에 작용하고, 질병을 앓고 회복하는 과정에서 타인 의존성이 매우 높다. 스스로 돌보기(self care)만으로는 필요와 요구를 모두 해결하기 어렵고, 개인이나 가정이 충분히 대처하지 못하면 미충족 필요(unmet needs)가 많아진다.

의료, 생활, 복지의 통합과 조정

노인 보건의료 수요는 흔히 기능 지지, 일상생활 지원, 복지 수요와 명확하게 구분되지 않는다. 많은 만성질환은 신체적·정신적 기능 저하를 동반하고, 이는 일상생활 지원과 복지 서비스 수요로 이어진다. 보건의료 서비스가 생활 지원이나 복지 서비스와 통합되고 조정되어야 하는 상황이 많다.

특수한 성격의 수요

노인 보건의료의 하나로 포함되어야 할 것이 완화의료이다. 완화의료가 노인만 대상으로 하는 것은 아니나, 이것이 필요한 말기 질환은 노인에 집중되는 경향을 보인다. 이들 환자는 임종할 때까지 상당 기간을 육체적 고통, 불안이나 우울과 같은 정신·심리 문제, 일상생활 장애, 삶의 질 저하 등을 안고 살아간다. 환자와 그 가족에 대해서 적절한 신체·정신·사회적 지지가 필요하고, 이는 노인 보건의료 서비스의 핵심 요소로 포함되어야 한다.

2) 노인 보건의료 서비스의 구성

노인의 보건의료 서비스에서 특히 강조되는 것은 지속성(continuity)과 포괄성(comprehensiveness)이다. 고혈압 환자를 예로 들면, 생애주기와 질병의 자연사, 합병증 발병 여부에 따라 건강증진과 질병 예방, 조기 치료, 방문보건, 재활, 요양 등의 서비스를 연계해 제공할 때 효과와 효율을 기대할 수 있다.

포괄성은 건강수준 단계별, 서비스의 연속성(continuum of care), 보건의료 사업 대상자의 생활주기의 포괄성(지속성) 등에서 모두 필요하다. 건강보장체계의 관점에서는 특히 서비스 제공의 연속성이 강조된다.

건강수준 단계별 서비스 구성

건강수준 단계별 서비스란 완전한 건강 상태로부터 사망에 이르는 전 과정에서 이에 맞는 서비스가 단계별로 요구된다는 의미이다. 〈표 21-1〉은 이를 도식화해 나타낸 것이다.

서비스 연속성에 따른 구성

노인 건강보장에서는 발병 이전부터 완전한 회복에 이르기까지 연속적이고 통합적인 보건의료를 제공하는 것이 바람직하다. 연속성의 범위는 예방과 건강증진, 급성기 치료, 지속적 관리, 복지 서비스, 완화의료에 이르기까지 범위가 매우 넓다.

노인의 보건의료 서비스 중에는 입원과 요양, 외래 수요가 가장 많다. 요양은 신체적·정신적 질환이나 기능 장애로 가정에서 적절한 관리를 할 수 없는 상태의 대상자를 관리하는 것을 가리킨다. 외래는 일반 진료, 외래 정신치료, 위기

〈표 21-1〉 건강수준 단계별 서비스의 포괄성

안녕 (wellness)	질병이 없는 상태	질병이 있으나 증상은 없는 상태 (불현성 질환)	증상이 있는 상태 (현성 질환)	사망
건강증진	위험 요인 발견과 조치	선별검사를 통한 질병의 조기 발견	적절한 치료를 통해 합병증과 장애 예방	완화의료

개입, 외래 재활, 상담과 교육, 건강진단 등을, 상담과 교육은 만성질환 예방과 관리, 영양, 흡연, 음주, 스트레스 등 건강증진과 예방 서비스를 포함한다. 전문 가정간호 서비스에는 보건교육, 복잡한 기술 서비스(산소요법, 인공항문 관리, 위장 삽관 관리 등), 물리치료, 작업치료, 언어치료 등의 재활 서비스, 호흡요법, 영양 상담. 의료사회사업 서비스 등이 포함된다. 일반 가정간호 서비스는 대인 서비스, 목욕과 배변, 식사 준비, 장보기, 이동, 집안 정리, 기타 훈련받지 않은 인력이 제공할 수 있는 서비스를 뜻한다. 주간치료 서비스(day care)는 가정에서 서비스를 제공할 수 없는 상황에서 요양, 재활, 간호 등의 서비스를 낮에 제공하는 서비스다. 목욕, 식사 제공, 여가 활동, 재활, 의학적 진단과 치료, 가족 상담, 이동 지원 등이 여기에 포함된다.

서비스 연속성은 단순히 여러 서비스를 모아 놓은 기계적 조합 그 이상이다. 이는 개별 서비스를 조직해 하나의 통합체계로 운영하는 포괄적이고 잘 조정된 '돌봄 시스템(system of care)'을 의미한다(Evashwick, 2005: 4~5). 환자 중심적이고, 신체, 정신, 사회, 재정을 모두 포함하는 총체적(holistic) 접근이며, 질병보다 안녕(웰빙)을 강조한다.

3) 노인의 보건의료 이용과 비용

노인 인구의 의료비 지출은 두 가지 요소, 즉 1인당 의료비 지출 크기와 전체 인구 중 노인 인구 비중에 따라 결정된다. 노인 인구 비중은 따로 논의할 필요가 없을 정도이므로, 관심은 1인당 의료비 지출에 집중된다.

노인의 1인당 의료비는 다른 연령층에 비해 훨씬 많다. 일부 고소득 국가를 대상으로 분석한 결과에 따르면, 2000년을 전후한 시기에 65세 이상 인구의 1인당 의료비 지출은 65세 미만 인구의 3.9~5.2배(장기요양 포함)에 이른다(Sheiner, 2009). 1인당 의료비 지출은 연령 증가에 따라 더 가파르게 증가한다. 대부분의 나라에서 75~84세 인구는 65~74세 집단보다 1.8~3.8배 큰 비용을 지출했고, 85세 이상 인구는 75~84세 인구보다 1.7~2.3배의 비용을 지출했다.

노인 인구는 만성질환과 장애가 많으므로 당연히 1인당 의료비 지출이 늘어난다고 생각할 수 있지만(Gregersen, 2014), 연령보다는 사망 전 시기(time-to-death)가 의료비 지출의 중요한 요인이라는 주장도 있다(Felder, Werblow and Zweifel, 2010). 노인 인구의 의료비 지출을 설명하는 핵심 요인은 장애와 사망 직전의 의료비로, 고령화가 진행됨에 따라 이들 요인은 서로 다른 방향으로 비용 지출에 영향을 미친다(Cutler and Sheiner, 1998). 평균수명이 길어지면 사망 직전 의료비는 오히려 줄어들 수 있고 생존자의 장애도 줄어드는 경향을 보이지만, 이는 노인 의료비의 일부밖에 설명하지 못한다. 이론적으로는 노인에서 유병 상태로 있는 기간이 더 높은 연령대로 지연되는지와 전체 기간이 축소되는지에 따라 보건의료 수요와 비용이 달라진다(Fries, 2003).

노인 보건의료비 지출 증가의 한 가지 중요한 요인은 기술 발전으로, 이는 모든 영역에서 의료 이용과 서비스 강도를 증가시킨다. 장기요양, 가정치료, 완화의료 등 새로운 의료서비스가 도입되고, 새로운 기술 적용과 기존 기술의 발전이 비용 상승을 불러온다.

2. 장기치료병원(병상)

장기치료병원(long-term care hospital) 또는 장기요양병원은 급성기병원과 장기요양 서비스(시설)의 중간정도의 역할을 하는 시설로, 급성기병원과 분리해 장기치료병원을 구분할지는 나라마다 다르다. 좀 더 정확하게 표현하면, 장기치료병원 또는 장기요양병원 등 시설이라기보다는 '병원'에 있는 장기요양 병상이라고 해야 한다. OECD 통계는 이런 병상을 구분해 'long-term care beds in hospitals'라고 하고, 급성기병원에 있는 장기치료용 병상, 장기요양(long-term care) 병상, 완화의료용 병상을 포함한다(OECD, 2017). 장기요양 시설과 장기치료병원의 구분이 명확하지 않지만, 실제로는 법과 제도로 '병원'에 속하는지가 핵심 기준이다.

장기치료 또는 장기요양 병상의 구성과 분포는 나라마다 다르다. OECD 국가들은 대체로 요양시설 병상 위주로 구성되어 있으나, 일본, 한국, 핀란드, 헝가리, 에스토니아 등은 많은 장기요양 병상이 병원에 속한다(OECD, 2015: 206). 주로 민간 부문이 병상을 공급하는 나라에서는 진료비 보상제도가 장기요양 병상 구성에 큰 영향을 미친다. 예를 들어, 미국은 1980년대 초 메디케어가 장기치료를 구분해 보상하기 시작한 후 장기요양 병상이 크게 늘었고(Muramatsu, Lee and Alexander, 2000), 일본에서는 개호보험 실시 후 요양 병상이 대폭 증가했다.

장기요양병원 서비스는 급성기 치료와 장기치료를 통합하는 기회를 제공하는 한편, 서비스 제공과 재정을 둘러싼 새로운 과제를 제기한다. 노인에서 급성기와 장기치료를 통합하면 포괄성과 질을 높일 수 있지만, 조직과 운영체계가 갖추어지지 않으면 효율성을 보장할 수 없다. 급성기 치료와 장기요양의 경계가 모호하고 필요와 서비스가 중첩되는 것은 사실이나, 장기요양병원 서비스로 기능을 명확하게 구분할 수 있는지는 의문이다.

시설과 기능 구분에는 재정이 큰 영향을 미친다. 장기치료병원(병상)이 상대적으로 더 큰 비용을 지출하기 때문에, 여러 나라에서 병원 병상을 요양시설 또는 지역사회 요양으로 전환하는 경향을 보인다(OECD, 2015).

3. 장기요양보장제도

장기요양(long-term care)은 단일 기준으로 정의하기 어려운 여러 요소를 가진 서비스를 한꺼번에 부르는 말이다. 한 가지 정의는 "지속적인 신체적·정신적 장애로 도움이 필요한 사람에게 제공하는 여러 보건의료와 사회서비스(a variety of ongoing health and social services provided for individuals who needs assistance on a continuing basis because of physical or mental disability)"를 가리킨다(Institute of Medicine, 1986). 장기요양은 병원서비스로 해결할 수 없는 장기 질환이나 장애

를 주로 관리하고, 의료 전문직보다는 돌봄 노동자와 비공식 제공자가 중요한 역할을 한다.

장기요양은 오래전부터 비공식적으로 존재한 서비스로, 최근 들어 '제도화'가 진행된다는 특성이 있다. 재정 부담과 서비스 제공이 제도화되면서 돌봄 노동 또한 제도화되고, 돌봄 노동의 제공자와 특성도 크게 바뀌었다. 가계 경제, 노동 시장, 젠더 분업과 불평등, 돌봄과 보건의료산업 또한 장기요양의 제도화와 밀접한 관련이 있다.

1) 대상자

수요의 크기

인구 고령화에 따라 장기요양 수요가 늘어나는 것은 공통적이지만, 서비스가 필요한 인구 규모는 나라별로 다르다. 장기요양에 대한 정의가 다르고 필요의 크기에 각 나라의 사회·문화 요소가 영향을 미치기 때문이다. 필요를 직접 측정하는 것은 어렵고, 서비스를 이용하는 인구 규모를 파악하는 것이 더 현실적이다.

OECD 국가에서는 2013년 기준 장기요양 서비스를 받는 인구 비율이 4.5%에서 0.3%까지 넓게 분포해 있다(OECD, 2015: 201). 네덜란드, 스위스, 스칸디나비아 국가, 독일, 일본 등이 평균보다 높은 국가이고, 폴란드, 포르투갈, 미국, 아일랜드, 캐나다 등이 비교적 낮은 비율을 보인다. 장기요양 서비스 중 재가 서비스 대상자의 비율도 나라에 따라 77.5%부터 42.1%까지 다양하다. 일반적으로 장기요양 서비스를 받는 인구 비율이 높을수록 재가 서비스 비율도 높은 경향을 나타낸다.

대상자 선정 기준

장기요양보장의 급여 대상을 선정할 때는 연령, 기능 상태, 소득과 재산, 부양가족 등의 기준을 적용할 수 있다.

공적 장기요양보장 제도에서는 미국의 메디케어와 일본, 한국 정도를 제외하면 대부분의 나라가 연령 기준을 두지 않는다. 인구학적 기준으로는 노인이 장기요양의 주 대상이 되어야 하나, 어떤 상태에 있는 노인이 제도의 대상이 되는지 또는 되어야 하는지 명확하게 정하기 어렵다. 장기요양 또는 돌봄과 '수발'을 필요로 하는 모든 대상자를 포함해야 한다는 주장이 있는가 하면, 연령과 관계없이 '노인성' 질환이 원인인 돌봄 대상자는 모두 포함해야 한다는 의견도 있다.

일부 국가에서는 자산 기준을 적용하기도 한다. 보건의료 서비스에 포함되면 보편적 기준을 적용하고 사회복지 서비스에 포함되면 자산 기준을 적용하는 나라들이 이에 해당한다. 헝가리, 스페인, 영국 등이 대표적인 예이다.

인구학적 기준이나 자산 기준을 사용해도 신체적·정신적 기능의 저하 정도에 따라 대상자를 정하는 것은 불가피하다. 가족이 수발할 수 있는 수준을 별도 기준으로 삼는 제도도 있다. 참고로 2010년 기준 사회보험 방식으로 장기요양제도를 실시하는 한국, 독일, 일본의 대상자 선정 기준과 방법은 〈표 21-2〉와 같다.

2) 재정

이 영역에서 재원을 둘러싼 핵심 쟁점은 장기요양보장 재원과 건강보장 재원의 구분인데, 건강보장과 사회서비스(social-care service)를 공적으로 보장해야 하는지에 대해 사회적 이해가 다르기 때문이다. 대부분 국가가 건강보장을 보편적 적용 대상으로 보는 데 비해, 사회서비스는 국가 기본선(national minimum)에 한정한다(Ikegami, 2007). 현실에서 장기요양 서비스는 보건서비스와 사회서비스 요소를 모두 포함한다.

공적 장기요양제도를 운용하는 국가 대부분은 다양한 방식으로 재원을 조달한다. 60% 이상의 재원을 민간에서 조달하는 스위스를 제외하면, 대부분 국가에서는 공적 재정의 비중이 크다(Colombo et al., 2011: 47). 독일, 일본, 한국 등은 사회보험 방식으로 재원을 조달하나, 장기요양을 위해 독립된 사회보험을 도입한 국가는 더 찾기 어렵다. 사회보험과 조세 방식을 가릴 것 없이 더 많은 국가에서는 공적 건강보장과 장기요양 재정이 분리되지 않는다.

덴마크, 핀란드, 이탈리아, 뉴질랜드, 노르웨이 등 많은 국가가 조세 방식으

⟨표 21-2⟩ 한국, 독일, 일본의 장기요양자 선정 방법과 기준

구분	한국	독일	일본
인정 조사자	· 보험자 소속의 사회복지사, 간호사가 방문조사	· 의사, 케어전문직, 사회복지사 중 1인이 방문조사	· 신규 신청자는 보험자 소속 직원이 조사 · 갱신 신청자는 지역 내 케어매니저에게 위탁 가능
요양 대상자	· 고령이나 노인성질병 등의 사유로 일상생활을 혼자 수행하기 어려운 노인	· 질병 또는 장애로 일상생활을 수행하는데 계속적(최저 6개월)으로 상당 정도 이상의 원조를 필요로 하는 자	· 신체, 정신의 장애로 입욕, 배설, 식사 등 일상생활 기본동작의 전부 또는 일부에 대해 6개월 이상 계속 상시적 케어를 필요로 하는 자
요양상태의 개념	· 6개월 이상 혼자 일상생활을 수행하기 어려운 상태	· 신체, 정신 또는 지적장애나 기질성 질환에 의해 발생되는 상태	· 위의 요양 대상자가 될 수 있는 상태
인정조사 내용	· 기본적 일상생활 동작, 인지 기능, 문제 행동과 간호·재활 치료의 필요성 등, 총 52개 항목	· 일상생활 활동 ① 신체케어: 세정, 샤워, 목욕, 치아 정돈, 머리·수염 깎기, 배변, 배뇨 행위 등 ② 영양 섭취: 먹기 좋게 자르기, 음식 섭취 등 ③ 이동: 기상·취침, 옷 갈아입기, 보행, 일어서기, 계단 오르기, 외출, 귀가 등 ④ 가사: 쇼핑, 조리, 청소, 설거지, 세탁, 난방 등	· 기본적·수단적 일상생활 동작, 인지 기능, 문제 행동과 간호·재활 치료의 필요성 등, 총 74개 항목
인정등급과 절차	· 장기요양 인정점수로 등급 구분. 3등급 미만자는 등외자로 점수에 따라 A, B, C 등급으로 구분 ① 55~74점(3등급) ② 75~94점(2등급) ③ 95점 이상(1등급) · 전산 프로그램으로 등급을 결정한 후, 장기요양등급판정위원회에서 최종 판정	· 장기요양 필요 시간으로 등급 구분 ① 하루 최저 90분 중, 기초케어에 45분 이상 필요(1등급) ② 하루 최저 3시간 중, 기초케어에 2시간 이상 필요(2등급) ③ 하루 최저 5시간 중, 기초케어에 4시간 이상 필요(3등급) · 한 차례의 심사만으로 등급 결정	· 장기요양 인정시간으로 등급 구분 ① 25~32분 미만(요지원1) ② 32~50분 미만(요지원2, 요개호1) ③ 50~70분 미만(요개호2) ④ 70~90분 미만(요개호3) ⑤ 90~110분 미만(요개호4) ⑥ 110분 이상(요개호5) · 전산 프로그램으로 등급을 결정한 후, 장기요양인정심사회에서 최종 판정

자료: 선우덕(2010).

〈표 21-3〉 재원과 제공체계에 따른 장기요양 서비스 체계 분류

제공 체계	보건의료 서비스 재원			
	조세		사회보험	
	전체 노인	저소득층	전체 노인	저소득층
보건의료 서비스의 일부	뉴질랜드, 덴마크, 핀란드, 노르웨이, 스웨덴, 영국		캐나다, 네덜란드, 프랑스, (일본)	
복지 서비스 독립형	스페인	이탈리아, 영국	오스트레일리아 오스트리아, 독일, 일본	프랑스, 미국, (일본)

자료: 府川哲夫(2000).

로 장기요양 재원을 마련한다. 서비스 비용을 정부, 그중에서도 주로 지방정부가 부담하는데, 소득이나 자산 기준을 적용하는 나라는 많지 않다. 미국과 잉글랜드는 엄격한 자산조사를 통해 대상자를 선정하고, 빈곤층에 대한 장기요양을 '사회안전망'의 하나로 이해한다(Muir, 2017: 27). 시설 서비스에는 자산조사 요소를 적용하는 국가들이 있는데, 네덜란드, 일본, 캐나다 등이 이에 속한다. 조세 방식은 사회보험보다 보편적 보장이 더 쉬우나, 실제 보장 범위는 급여 범위와 수준에 따라 달라진다. OECD 회원국의 장기요양 서비스 유형을 재원과 제공체계에 따라 분류하면 〈표 21-3〉과 같다(府川哲夫, 2000).

국가와 공공 부문이 장기요양 재정을 책임져야 한다는 주장은 논란이 많다. 민간보험 시장이 '실패'할 가능성이 있어도 반드시 국가 개입이 필요하지 않다는 주장이 있는가 하면(Karlsson et al., 2004), 비용 부담이 크고 필요와 위험의 불확실성이 높아서 집단적 보장이 필요하다는 주장도 강하다(Colombo et al., 2011: 214). 실제 민간보험을 통한 장기요양 보장은 미국 이외에는 활성화되어 있지 못하다. 수요 측면에서 보험료 부담, 젊은 계층의 인식 미비와 수요 부족 등이 중요 원인으로 작용하고, 공급에서는 도덕적 해이(moral hazard)나 역선택의 우려, 특히 보험 지출을 충분히 예견할 수 있다는 한계가 크다.

주로 고소득 국가인 OECD 회원국에서도 특히 재정 측면에서는 가족복지

(family care)나 보건의료, 연금과 비교해 공적 장기요양체계의 비중이 작은 편이다(Colombo et al., 2011: 214). 아직 비공식 제공자의 서비스가 많고 공식 체계에서도 이용자 일부 부담이 중요한 비중을 차지한다.

3) 장기요양 급여

장기요양 서비스는 단일한 서비스가 아니라 일상 지원부터 보건의료 서비스에 이르는 연속적인 서비스의 총합이자 개별 서비스를 연계하고 조정하는 시스템이다. 크게 구분하면 보건의료 서비스와 사회서비스로 나눌 수 있는데, 보건의료는 의료, 간호, 재활, 보건교육, 건강증진 등을 포함하며 급성기 치료를 제외하고 장기간 제공되는 서비스를 포함한다. 돌봄 또는 수발로도 부르는 사회서비스는 간병과 가사 지원 등 일상 활동을 보조하고 지원한다. 사회서비스에서는 현금급여의 비중이 큰 나라가 많다.

장기요양 서비스는 서비스를 제공하는 장소에 따라 크게 재가/지역 기반(community-based) 서비스와 시설(institutional) 서비스로 구분할 수 있다. 공적 장기요양제도를 일찍 도입한 국가에서는 그동안의 장기요양 서비스가 시설 서비스에 치우쳤다고 평가하고 재가/지역 기반 서비스를 확대해왔다(OECD, 2015: 201). 프랑스를 제외한 대부분 OECD 회원국에서는 2000년과 2013년 사이에 재가/지역 기반 서비스 이용자가 증가했다.

여러 나라에서 볼 수 있는 추세와 달리, 재가/지역 기반 서비스와 시설 서비스 사이에서 역할 분담과 적정 분포는 결론을 내리지 못한 상태다. 재가/지역 기반 서비스가 진료비 지불이나 서비스 제공 시스템과 결합하면 비용 절감 효과가 나타날 가능성이 있지만, 오히려 더 큰 비용이 지출될 수도 있다(Grabowski, 2006). 제공할 서비스 강도가 높은 환자는 시설 서비스가 더 효율적이나, 재가/지역 기반 서비스에서는 비공식 돌봄이 늘어나 공식 재정 지출을 줄일 수 있다(OECD, 2015: 206). 환자와 가족이 가정이나 지역사회에서 서비스를 이용하는 쪽을 선호한다는 것도 고려해야 할 요인이다. 최근에는 재가 서비스와 시설 서비스의 중간 형태를 띠는 시설과 서비스가 확대되면서 서비스 이용 장소에 따른 이분법적 구분이 적절하지 못하다는 지적도 있다.

비공식 제공자(informal unpaid caregiver)가 서비스 제공에 중요한 역할을 하는 것이 장기요양의 한 가지 특성이다. 장기요양 서비스는 전통적으로 가족이 제공해왔으나, 산업화·시장화가 진행되면서 가족을 대신해 공식적·제도적 서비스가 급속하게 확대되었다. 아직 가족을 포함한 비공식 제공자의 역할이 더 크지만, 공식-비공식 돌봄 서비스의 분포는 빠르게 변화하는 중이다. 돌봄 노동이 제도화하면서 여성에게 치우친 돌봄 노동의 부담이 줄었고, 돌봄 서비스의 상품화와 산업화가 촉진되었다.

장기요양 서비스에 대한 공적 재정 부담이 증가하면서 비공식 제공자를 활용하려는 시도도 강화되었다. 전체 비용과 무관하게 공공 부문이 부담하는 비용 증가를 억제할 수 있기 때문이다. 제공자에 대한 수당(벨기에, 영국), 환자 수당(벨기에, 영국, 프랑스), 세금 혜택(프랑스), 유급휴가(벨기에, 프랑스, 네덜란드) 등이 비공식 서비스 제공을 지원, 촉진하는 방법으로 쓰인다(Mosca et al., 2017).

장기요양 서비스가 제도화되면 서비스 제공 인력도 중요한 정책 대상이 된다. 돌봄 서비스를 전담하는 별도 인력이 필요하다는 데에는 큰 이견이 없으나(인력의 종류와 기능에 대한 세부적인 사항은 논란이 많다), 보건의료 서비스와 사례 관리 등을 담당하는 인력은 국가와 제도별로 다양하다. 여러 분야 인력으로 구성된 팀이 장기요양 서비스를 담당할 수밖에 없다면, 인력 사이의 협력과 연계, 조정을 담당할 리더십도 중요한 과제다.

4) 제공자에 대한 보수 지불

장기요양 서비스에서도 진료비 보상(보수 지불)의 근본 원칙은 급성기 진료와 크게 다르지 않다. 자원소모량을 정확하게 반영하는 동시에 불필요한 비용 지출을 줄일 수 있고, 서비스의 질 수준을 유지, 발전시킬 수 있어야 한다. 장기요양 서비스에서 제기되는 특별한 과제는 서비스 대상자가 주로 노인, 특히 기능 이상이나 장애가 있는 환자라는 점이다. 장기요양 서비스의 주 대상인 노인은 의학적인 치료나 처치보다는 간병과 돌봄에 대한 요구가 많고, 완치가 어려운 질병을 오랜 기간 관리해야 한다. 질병이나 손상 종류와 관계없이 최종 결과로서 기능 상태(functional status)가 중요하다는 점도 특성에 포함된다.

장기요양 서비스가 건강보장체계나 사회서비스 체계에 통합되어 있다는 것도 보수 지불 방법을 결정하는 중요한 요인에 속한다. 장기요양 서비스 가운데 보건의료 서비스의 성격이 강한 서비스의 보수 지불은 대체로 전체 건강보장체계와 분리되지 않는다. 대표적으로 완화의료에 대한 보수 지불이 이에 해당한다(Groeneveld et al., 2017). 사회서비스로서의 성격이 강한 장기요양 서비스는 흔히 총액예산을 배정하는 방법을 적용한다(Colombo et al., 2011: 279).

장기요양 서비스에서는 활동(activity)이나 자원소모를 반영해야 할 때도 행위별 보상은 적절하지 않다. 질병군별 보상도 한계가 있는데, 질병(군)이 아니라 기능 장애가 자원 소모의 핵심 결정 요인이기 때문이다. 활동과 자원 투입에 비례해 보상할 때 흔히 적용하는 방법 한 가지는 포괄 보상(prospective payment)이다. 미국 메디케어를 예로 들면, 전문요양시설(skilled nursing facility)은 재원 1일, 가정의료(home health)는 60일 단위 건(에피소드), 입원재활시설과 장기요양병원은 퇴원 건을 포괄 단위로 묶어 보상한다(Linehan and Coberly, 2015).

포괄 보상은 질병보다는 기능 상태에 따른 자원소모량을 반영하는 것이 바람직하다. 기능 상태와 개선이 중요한 것은 단순 일당 정액제로는 기능 상태가 좋은 노인만 골라서 입소시키는 '단물 빨기' 현상을 막기 어렵기 때문이다. 미국 메디케어에서는 중증도와 기능 상태를 보정하기 위해 환자 그룹을 구분하는데, 서비스 영역에 따라 66개의 '자원이용그룹(Resource Utilization Groups, 전문요양시설)', 153개의 '가정의료자원그룹(Home Health Resource Groups, 가정의료)', 92개의 '환례구성그룹(Case Mix Groups, 입원재활시설)', 753개의 '메디케어 중증도 DRG(Medicare Severity Long-Term Care Diagnosis Related Groups, 장기요양병원)'를 적용한다(Linehan and Coberly, 2015).

환자의 기능 수준을 보정한 포괄 보상에서는 진료비가 미리 정해지므로 제공자의 유인 동기는 더 많은 서비스를 제공하기보다 불필요한 서비스 제공을 피하는 쪽으로 바뀐다. 포괄 보상을 적용하면 자원 투입과 서비스를 줄이려는 동기가 작동하고, 환자와 보험자, 정책 당국의 관심은 질의 적절성으로 이동한다.

재가 서비스나 지역 기반 서비스에서는 완전한 포괄 보상을 적용하기 어렵다. 독일의 재가 서비스는 '옷 벗고 입기'나 '머리 빗기'를 지원하는 데도 행위별로 비용이 정해져 있고, 일본 개호보험에서도 신체개호는 20분 미만, 20분 이상 30분 미만, 30분 이상 1시간 미만, 1시간 이상 1.5시간 미만, 1.5시간 이상은 30분마다 등으로 나누어 보상한다(서동민 외, 2013).

5) 요양 서비스의 질 관리

장기요양 서비스에서도 질 수준을 유지해야 하는 것은 마찬가지다. 포괄 보상이나 총액예산 방식에서는 급성기 진료와 마찬가지로 진료비 지불 방법의 특성 때문에 질 관리가 중요하다. 주목할 것은 장기요양에서는 이용자가 서비스 과정이나 결과에 개입하기 어려워 질 관리를 더 강조하는 경향이 나타난다는 점이다. 많은 서비스 이용자가 인지 기능이 떨어지고 신체적·정신적 기능이 저하되어 있어, 객관적으로 질을 평가하고 감시하기가 쉽지 않다.

질 관리를 위한 또 다른 과제는 다른 부문과의 통합, 협조, 조정이 원활해야 한다는 것이다. 장기요양 서비스의 '다부문성'은 질 수준이 떨어지는 요인인 동시에 질 관리를 어렵게 하는 요인 가운데 하나다. 장기요양 서비스는 의료, 복지, 사회서비스와 경계가 모호하고 수요가 여러 영역에 걸쳐 있으므로, 포괄성, 지속성, 효과성, 효율성 등을 달성하기 어렵다. 질 관리의 필요성은 크면서도 개입과 실천의 조건은 더 어려운 것이 현실이다. 장기요양 서비스 체계는 인력, 조직, 관리운영, 리더십, 의사소통 등이 여러 전문 영역으로 분리되기 쉬운 만큼, 질 관리와 향상에 더 많은 '체계적' 과제가 따른다.

4. 완화의료

완화의료는 임종을 앞둔 환자와 그 가족을 지원하는 서비스로, 신체적 관리와 상담을 포함한다. 19세기에 영국에서 시작되어 1960년대에 현대 의학과 결합한 근대적 호스피스로 발전했으며, 1970년대에 미국으로 퍼졌다(최윤선, 2004). 세계보건기구 정의에 따르면, 완화의료는 임종을 앞둔 환자와 그 가족의 삶의 질 향상을 위한 접근으로, 통증이나 다른 신체적·정신사회적·영적 문제를 조기에 발견, 평가, 치료함으로써 고통을 예방하고 줄이려는 것이다(WHO, 2017).

미국은 1979년부터 메디케어에 호스피스를 포함하기 위한 시범 사업을 시작해 1982년 급여에 포함했다. 이후 호스피스 프로그램 수가 급증해 1984년 31개에서 2009년 3407개로 늘어났다(Hospice Association of America, 2010). 2012/2013년 기준 50병상 이상 병원의 67%, 300병상 이상은 90%가 완화의료 프로그램을 운영한다(Dumanovsky et al,. 2016). 일본은 1990년 완화의료가 건강보험 급여 대상이 되었고, 재가 서비스(1992년), 병원 완화의료 팀(2002년), 재가 호스피스 서비스 클리닉과 데이케어(2006년)로 급여가 확대되었다. 완화의료서비스 프로그램은 1990년 5개에서 2015년 357개로 크게 늘었다(Mori and Morita, 2016).

완화의료는 죽음을 앞둔 임종기 환자와 가족의 삶의 질을 높이고 고통을 줄이려는 서비스로, 다양한 의학적·사회적 서비스를 포함한다. 미국 메디케어가 급여하는 호스피스 서비스를 열거하면 다음과 같다(Centers for Medicare and Medicaid Services, 2017).

- 의사 서비스
- 간호
- 의료 기구(휠체어, 보행기 등)
- 물품(붕대, 카테터 등)
- 증상 치료와 통증 완화를 위한 약품
- 가정에서의 호스피스 서비스 보조와 가사
- 물리치료와 작업치료, 언어치료
- 사회복지 서비스
- 식사 상담
- 환자와 가족에 대한 정서 상담
- 단기 입원치료(통증과 증상 완화)
- 단기 보호자 휴식 서비스(respite care)

완화의료에 대한 진료보수 지불은 의사 서비스를 제외하면 행위별 보상을 적용하기 어렵다. 대부분 포괄 보상 방식이 쓰이는데, 그중에서도 일당진료비를 적용하는 나라가 많다. 미국 메디케어는 1983년 이후 일반 재가케어, 지속적 재가케어, 입원 환자 휴식케어, 입원 등으로 나누어 일당진료비에 차등을 두어 보상했다. 2016년부터는 일반 재가케어에 대한 일당진료비를 60일을 기준으로 둘로 나누어 60일 이후부터는 더 적은 일당진료비를 지불한다(Taylor et al., 2015). 일본의 시설 서비스도 자원소모량에 관계없이 일당 정액 수가를 적용하나, 일반 병동에서 호스피스·완화의료 전담팀이 진료하면 일정액이 가산된다(김정회, 2008). 가정 호스피스·완화의료는 재택의료와 재택요양과 같은 진료비를 지불한다.

참고문헌

김정회. 2008. 「일본의 완화케어병동 수가」, ≪HIRA 정책동향≫, 제2권 제2호., 57~60쪽.
서동민 외. 2013.『재가장기요양 급여제공 세부기준 개발을 위한 연구』. 천안: 백석대학교.
선우덕. 2010. 「한·독·일 노인장기요양보험제도의 비교분석과 시사점 - 장기요양인정체계 부문 중심으로 -」. ≪한양고령사회논집≫, 제1권 제1호 41~56쪽.
최윤선. 2004. 「호스피스 완화의료의 이해」. ≪가정의학회지≫, 제25권 제11호, S480~S483쪽.
府川哲夫. 2000. 「OECD諸国における高齢者介護」. 海外社会保障研究, Vol. 131, pp. 56~65.
Centers for Medicare and Medicaid Services. 2017. "Medicare Part A coverage - hospice." Retrieved July 24, 2017, from http://bit.ly/2yOmfia.
Colombo, Francesca et al. 2011. *Help Wanted? Providing and Paying for Long-Term Care*. Paris: OECD.
Cutler, David M. and Lousie Sheiner. 1998. "Demographics and Medical Care Spending: Standard and Non-Standard Effects." NBER Working Paper 6866. Cambridge: National Bureau of Economic Research.
Dumanovsky, Tamara et al. 2016. "The Growth of Palliative Care in U.S. Hospitals: A Status Report." *Journal of Palliative Medicine*, Vol. 19, No. 1, pp. 8~15.
Evashwick, Connie J. 2005. *The Continuum of Long-term Care*, 3rd ed. Clifton Park: Thomson Delmar Learning.
Felder, Stefan, Andreas Werblow and Peter Zweifel. 2010. "Do red herrings swim in circles? Controlling for the endogeneity of time to death." *Journal of Health Economics*, Vol. 29, No. 2, pp. 205~212.
Fries, James F. 2003. "Measuring and monitoring success in compressing morbidity." *Annals of Internal Medicine*, Vol. 139, pp. 455~459.
Fuchs, Victor R. 1998. "Provide, provide: the economics of aging." NBER Working Papers 6642. Cambridge: National Bureau of Economic Research.
Grabowski, David C. 2006. "The Cost-Effectiveness of Noninstitutional Long-Term Care Services: Review and Synthesis of the Most Recent Evidence." *Medical Care Research and Review*, Vol. 63, No. 1, pp. 3~28.
Gregersen, Fredrik Alexander. 2014. "The impact of ageing on health care expenditures: a study of steepening." *European Journal of Health Economics*, Vol. 15, No. 9, pp. 979~989.

Groeneveld, E. Iris et al. 2017. "Funding models in palliative care: Lessons from international experience." *Palliative Medicine*, Vol. 31, No. 4, pp. 296~305.

Hospice Association of America. 2010. "Hospice Facts & Statistics." Retrieved December 20, 2016, from http://www.nahc.org/assets/1/7/HospiceStats10.pdf.

Karlsson, Martin Les Mayhew, Robert Plumb and Ben Rickayzen. 2004. "An international comparison of long-term care arrangements." Retrieved September 3, 2008, from http://www.cass.city.ac.uk/media/stories/resources/Full_report_-_LTC.pdf.

Linehan, Kathryn and Sally Coberly. 2015. "Medicare's Post-Acute Care Payment: An Updated Review of the Issues and Policy Proposals." Issue Brief No. 847, Washington, DC: National Health Policy Forum.

Mori, Masonori and Tatsuya Morita. 2016. "Advances in Hospice and Palliative Care in Japan: A Review Paper." *Korean Journal of Hospice and Palliative Care*, Vol. 19, No. 4, pp. 283~291.

Mosca, Ilaria et al. 2017. "Sustainability of Long-term Care: Puzzling Tasks Ahead for Policy-Makers." *International Journal of Health Policy and Management*, Vol. 6, No. 4, pp. 195~205.

Muir, Tim. 2017. "Measuring social protection for long-term care." OECD Health Working Papers, No. 93. Paris: OECD.

Muramatsu, Naoko, Shoou-Yih Daniel Lee and Jeffrey A. Alexander. 2000. "Hospital Provision of Institutional Long-Term Care: Pattern and Correlates." *Gerontologist*, Vol. 40, No. 5, pp. 557~567.

OECD. 2015. *Health at a Glance 2015*. Paris: OECD.

_____. 2017. "Definitions, sources and methods. Long-term care beds in hospitals." OECD Health Statistics 2017. Paris: OECD.

Qualls, Sara Honn. 2014. "What Social Relationships Can Do for Health." *Generations*, No. 1, pp. 8~14.

Sheiner, Louise. 2009. "Intergenerational Aspects of Health Care." Finance and Economics Discussion Series. Washington, DC: Federal Reserve Board.

Taylor, Donald et al. 2015. "Evaluating A New Era In Medicare Hospice And End-Of-Life Policy." Health Affairs Blog, December 22, 2015. Retrieved August 22, 2017, from http://bit.ly/2yNLIZ3.

WHO. 2017. "WHO Definition of Palliative Care." Retrieved August 11, 2017, from http://www.who.int/cancer/palliative/definition/en/.

찾아보기

숫자
30바트 보험(30 Baht scheme) 77

ㄱ
가라타니 고진 126~127
가입
　가입 거부 494
　가입 자격 442
　가입 제한 494
가입자
　가입자 관리 154, 441, 443
　가입자 선택 502~503
　가입자 참여 428, 431
가정의 152
가족수당 45, 47
가치기반 258, 376
가치중립 18, 25, 312, 387
간접세 178, 189, 193, 197~198
갈등이론 83
개발도상국 18, 75~76, 89, 97, 106, 123, 129~131, 138~139, 176, 188~189, 204, 208, 232~233, 248~251, 362, 386, 394~395, 399, 485~486, 523
개별 사례 278~279
개인 책임 55~57, 267, 272, 289
개호보험 557, 565
거래
　거래 관행 329
　거래 비용 234, 335, 421, 454~455, 471, 493, 501
거버넌스 67, 124, 145, 154~155, 260, 300,
414~415, 417~419, 427~428, 430, 434, 435, 440~441, 444
건강
　건강 불평등 97, 271, 510, 512
　건강수준 90, 93, 95~96, 103~106, 108~109, 162, 222, 251, 267~269, 271~273, 277, 287, 322, 358, 395~396, 403, 453, 464~465, 510~512, 521, 523, 554~555
　건강위험 104, 177, 179, 441, 445~446, 492, 505, 521, 523
　건강의 가치 93, 95
　건강증진 226, 265, 441, 444~446, 554, 555, 562
　건강행동 179, 445, 521
　건강행태 179, 289
건강관리연맹 67
건강권 77, 98~101
건강보장의 역사 8, 66, 78, 122, 131, 171, 248
건강보장체계 분류 154, 157
건강보험료 27, 198, 200, 202~203, 447
건강보험법 70, 73, 79, 81
건강사회운동 136
건강유지조직(HMO) 345, 401~402, 474, 484~485
건강저축계좌(HSA) 210, 474
경로의존성 6, 85, 147, 213, 321
경제
　경제권력 135~136
　경제발전 55, 58, 61, 94, 106, 109, 139
　경제체제 129~132, 169
　경제성 평가 280, 534

계층화 156~157, 160, 184, 256
고정예산 532, 545~546
공공
  공공병원 32, 236, 238, 249, 488, 498~499
  공공의료 292, 348, 500
  공공의료기관 212
  공공의료체계 500
  공공재정 181, 290, 498, 530
  공공지출 498, 530
공공부조 23, 44, 46~47, 51, 68, 73, 76, 111, 158, 160, 213, 509, 515~520, 522, 525
공공성 28~29, 135, 153, 155, 249~250, 416
공급자 유인 수요 31
공급체계 76, 158~159, 171, 275, 484
공리주의 4, 252, 270, 387
공영의료체계 129, 227, 232, 337
공익 대표 301
공적개발원조 140
공정진료비 329~330
공제 192, 197, 390, 493
공제기금 46, 48
공제제도 46, 390
공중보건 19, 100, 105, 144, 283, 423, 470, 514, 523
과오 이용 367
과오청구 347
과잉진료 350
관리운영비 160, 205~206, 423, 454~455, 491, 501
관리의료 180, 344, 373, 401, 404, 473~475, 484~485, 546
관행진료비 329
구매력 지수(PPP) 462
구빈법 51, 55, 68, 516
구제기금 67
구조의 원칙 282~284, 534
구조조정 프로그램 136~137

국가공영의료체계 47, 49, 71, 73~75, 144, 157, 161, 233, 274, 300, 401, 417, 488, 514, 520
국가공중보건체계 446
국가권력 29, 125, 127~128, 133~136, 300
국가보건서비스(NHS) 74~75, 85, 93, 133, 274, 283, 417
국가보건의료체계 144~147, 170, 445
국고 지원 206
국내총생산(GDP) 129~130, 138, 157, 162, 462~463, 465, 470, 473, 530
국립보건임상연구소(NICE) 274, 281~284, 467
국민개보험 73, 114
국민건강보험 73, 77, 472
국민국가 18, 24~25, 41, 123~125, 127, 136~137
국민보건계정(National Health Account) 459, 462
국민의료비 129, 138, 140, 215, 458~463, 465
국세 197~198, 419
국영의료체계 152, 161, 321
국제 거버넌스 136~137, 139, 140
국제기구 18, 24, 50, 54~55, 99, 130, 136~139, 176, 232
국제노동기구(ILO) 43, 45~47, 51~53, 61, 159
국제연합(UN) 98~99, 124
국제연합개발계획(UNDP) 42
권력관계 37, 92, 132~136, 170, 199, 260, 278, 301, 323, 416, 430, 501
균일 급여 51, 53
근거에 기반을 둔 보건의료(EBH) 258, 280, 307
근거에 기반을 둔 의학(EBM) 258, 307
근로소득 178, 192, 202~204
급여
  가족급여 45, 519
  급여 결정 259~260, 264~265, 299~306,

312~314, 532
급여목록 530~532
급여상한제 391
기본급여 255~256, 292, 495
노령급여 45, 518
생계급여 50
실업급여 45, 518
유족급여 45, 519
의료급여 17, 23, 52, 78, 472, 518~520
질병급여 45
폐질급여 45
현금급여 57, 74, 150~151, 160, 243~249, 260, 423~424, 443, 455, 495, 515, 518~519, 562
현물급여 47~48, 57, 70, 150~152, 160, 183, 203, 243~246, 248~249, 320, 443, 449, 455, 495, 518, 520
기관인정 361~362
기금 보유 일반의 231
기본소득 519
기업 28, 62, 67, 69, 72, 109~110, 129~133, 138, 150, 155, 169, 190, 196~197, 205, 260, 284, 373, 414, 416, 435, 446, 484~485, 492, 503, 528, 535, 537
기여금 150, 191, 200, 202, 213, 447
기호 91, 198, 422, 424
기회의 창 37
길드 66~67, 115, 243

노동당 59, 75
노동생산성 94, 464
노동시장 58, 62, 109, 111~112, 132, 181~182, 200, 203~204, 244, 260, 328, 513, 516, 558
노동운동 35, 69, 83, 172
노동자 25~26, 31, 42, 48, 52~53, 63, 67~69, 71~74, 76, 79~84, 94~95, 108, 115, 128, 132~133, 150, 159, 182, 200, 202, 204~205, 212, 247~249, 433, 484~485, 492, 510, 512~513, 516, 558
노동재해급여 45
노동조합 71~72, 434
노령화 58, 334, 462
노르웨이 68, 70, 161~162, 248, 253, 272~273, 290, 462, 530, 546, 559, 561
노인
 노인 건강보장 552, 554
 노인 보건의료 552~556
 노인 수발 58
 노인 의료비 556
 노인의 보건의료 이용 555
 노인 인구 83, 110, 224, 226, 266, 314, 476, 528, 551~552, 555~556
누진성 191~194, 196~198
뉴딜정책 72, 484
뉴질랜드 161, 163, 236, 253, 255, 376, 417, 488, 518, 520, 546, 559, 561

ㄴ

내부 시장 129, 417
네덜란드 66, 116, 172, 179, 192, 194, 203, 205~206, 253, 255~256, 287, 304~305, 346, 416~417, 423, 425, 433, 435, 455, 462, 473, 487, 489, 495, 515, 518, 530, 540, 546, 558, 561, 563
노동계급 83~84

ㄷ

다보험자 179, 292, 423~425, 427
단계화 399
단골의사제도 403
단면적 위험분산 210, 214
단물 빨기 221, 234, 424, 426, 494, 497, 505, 564
단일 지불자 422~423

단체계약 179
담배세 199~200
대기열 335~336, 483, 501
대니얼스, 노먼(Norman Daniels) 91, 93, 104, 275~276, 299~300
대수의 법칙 69, 132, 183
대체 조제 536, 538~540, 542
대체 효과 324, 326
대표성 301~303, 429
더닝의 깔때기 288
데이터베이스 309~310, 364, 543
덴마크 161, 253, 277, 490, 493, 518, 520, 530, 540, 559, 561
도나베디언, 아베디스(Avedis Donabedian) 355~357, 387
도덕적 해이 55, 151, 225, 386~388, 516, 521~522, 561
도슨 리포트(Dawson Report) 399~400
독일 46, 67~74, 79, 153, 159, 162~163, 171, 179, 190, 192, 202~203, 222, 237, 247~248, 300~301, 305, 330, 346, 372, 391, 416, 420, 423, 425~426, 433~435, 447, 455, 462, 468, 485, 487, 489, 491~494, 502, 515, 518~520, 538, 540, 545~546, 552, 558~561, 565
돌봄 시스템 554
동료 심사 365
동반협력제도 434
뒤르켐, 에밀(Emile Durkheim) 112

ㄹ

라로크, 피에르(Pierre Laroque) 43
라틴아메리카 71, 75~76, 128, 175, 237, 513
러시아 42, 68, 70, 72, 210
롤스, 존(John Rawls) 93, 272, 275
뢰닝위원회(Lønning) 272, 290~291

ㅁ

마르크스주의 83, 94, 202
맥커운, 토머스(Thomas McKeown) 105
메디세이브(Medisave) 212~215
메디실드(Medishield) 213~215
메디케어(Medicare) 110, 147, 190, 304~306, 314, 329, 331, 339, 340~341, 344, 347~348, 363, 375~376, 393~396, 468, 473, 485, 557~558, 564, 566~567
메디케이드(Medicaid) 111, 147, 190, 198, 285, 287, 344, 347, 349, 363, 386, 407, 485, 523~524, 541
메디펀드(Medifund) 213~215
멕시코 71, 206, 462
모성급여 45, 50
모성수당 246~248, 443
목적세 189, 196~201
목표 수입 모형 324~326
무상 의료 74, 128
무작위 대조시험 311, 359
문지기 334, 345, 463, 474
미국 34, 42, 45, 71~72, 84, 93, 96, 103, 105, 107~111, 116, 128~133, 138, 147, 153, 157~158, 162~163, 170, 183, 190, 193, 198, 206~207, 210~211, 221, 224, 247~248, 250, 253, 257, 276, 278, 280~281, 285, 299, 304~305, 309~310, 314, 329, 331, 339, 341~342, 344, 347~349, 356~357, 362~363, 366, 368, 370, 373, 375~376, 386, 388~398, 410~405, 425, 431, 453~455, 462, 466, 468, 473~476, 483, 486~487, 490~492, 495, 500~501, 505, 514, 518~520, 523~524, 529~532, 536, 539~541, 546, 557~558, 561, 564~567
미충족 필요 470, 510, 553
민간 부문 32, 44, 127, 132, 139, 158, 209,

245, 251, 275, 341, 396, 414, 416~417, 446, 473, 488, 498, 528, 557
민간보험
　공보험형 민간보험　486, 489, 494
　대체형 민간보험　487
　보충형 민간보험　145, 487~489
　일차형 민간보험　487, 495
　중복형 민간보험　488
민영화　115, 128, 133, 137, 417, 425, 489
민중건강평의회(People's Health Council)　135

ㅂ

바우처(voucher)　59, 243, 245, 248, 250, 514, 518
반응성　235, 257, 402, 407, 418, 422, 430, 465, 501
발현　23, 32
방법론　30, 34~36, 106, 122~123, 266, 274, 280, 299, 332, 371
베버리지(Beveridge)　43, 50~51, 74
베번, 어나이린(Aneurin Bevan)　75, 85
변화 이론　20, 106
병원
　급성기병원　372, 556
　장기치료병원　556~557
병원예산제　470
보건계정체계(SHA)　459
보건외교　139~140
보건의료
　보건의료산업　107, 132, 558
　보건의료에 대한 권리　100, 103~104
　보건의료의 가치　95
　보건의료 이용　103, 107, 177, 226, 382~384, 401, 508, 521~522, 551~552, 555
　보건의료 자원　131, 145, 181, 271~275, 449, 510~511, 551
　보건의료 재정　22, 74, 145, 170, 172, 459, 531
　보건의료 조직　152
　보건의료 지출　459
　보건의료체계　22~23, 27, 74, 76, 96, 144~147, 152~156, 170~171, 173, 194, 250, 257, 292, 313, 321, 325, 360, 383~385, 400, 402, 404, 461, 463, 523, 528
보장성　36, 57, 77, 129, 144~145, 148, 158, 161~162, 176, 254~255, 383, 395, 503, 505
보충보험　144
보편적 건강보장(UHC)　17~18, 35, 77, 107, 123~124, 128, 137~138, 140, 163, 204, 208
보편주의　47, 157, 161~162, 164
보험 테크놀로지　126
보험료
　보험료 부과　192, 203~205, 426, 447
　보험료 산정　204, 493, 503
　보험료 징수　154, 160, 185, 203, 205, 441, 447
보험료율
　개인 보험료율　492
　지역 보험료율　492
　지역사회 보험료율　180
　집단 보험료율　492
보험자　73, 76, 149, 153, 160, 168~169, 180, 184, 220~221, 223, 227~233, 246, 248, 255, 260, 292, 301, 304~305, 329~330, 332, 334~345, 350, 357, 363, 373, 376, 381, 386~387, 390~391, 404, 415~416, 419, 421, 423~425, 427~428, 430~432, 434, 444, 446~447, 449, 475, 487, 489~492, 494~496, 502, 504~505, 533, 537, 560, 564
보호자주의　55, 245

복제약 337, 538, 540, 542
복지국가 44, 57~58, 83~85, 92, 114, 156~157, 159, 161, 260
봉급제 74, 337, 381, 468~469, 496
부정청구 246~247, 347~350
분권형 415, 418, 420~421, 471
분권화 232, 417~422
분립형 221~223, 226
불평등 97~98, 151, 177~178, 193, 215, 266, 270~273, 310, 397, 402, 419~420, 422, 424, 497, 499, 510~511, 552, 558
불확실성 102, 104, 111, 183, 219~220, 254, 285, 371, 384, 386, 561
브라질 71, 128, 133, 135, 175
비감염성질환 313
비공식 부문 132, 160, 189~190, 201, 204
비공식 지불 209~210, 392
비교제도론 33
비급여 목록 532~533
비기여 자산조사 515
비례적 보편주의 57
비스마르크, 오토 폰(Otto von Bismarck) 68~69, 105
비용
  비용 부담 52~53, 89, 110, 148, 179, 331, 389, 394, 396, 488, 508, 510, 534, 538, 540, 561
  비용 의식 151, 331, 422, 477, 499
  비용효과 36, 152, 184, 199, 233~234, 256, 258~259, 267, 270, 274, 278, 282~284, 289, 308, 313~315, 322, 344, 346, 374, 386, 394, 405~406, 431, 467, 474, 501, 524, 530~531, 534, 537, 542~543
  비용효용 258, 280, 531, 534
비임금노동자 73, 114, 160, 172, 201, 204, 206, 441, 447, 487
비판적 실재론 23, 30~32, 36

비판적 평가 310
빈곤
  빈곤격차(갭) 176
  빈곤선 59, 107~108, 176~177, 514, 524
  빈곤율 176
  빈곤층 59, 67~68, 85, 111, 158, 183, 191, 204, 206, 245, 249~250, 273, 278, 394~395, 508~509, 511~515, 520~525, 539, 561
  빈곤화 89, 107, 174, 177, 513~514
  빈곤화 접근법 176
빌헬름 1세 68

ㅅ

사람 중심 4, 27~28
사마리아인의 딜레마(Samaritan dilemma) 245
사전 기여 175, 184, 220
사전 허가 365
사회경제체제 30, 31, 69, 115, 146, 169, 509
사회권 규약 54, 99~101, 124
사회권력 132, 134~135, 430, 501
사회민주주의 35, 83, 156~157, 160~161
사회보장
  사회보장의 기능과 영향 60
  사회보장의 대상 48
  사회보장의 범위와 구성 44
  사회보장의 원칙 50, 54
  사회보장의 재원 46
  사회보장의 정의 41~42
사회보장법(Social Security Act) 42
사회보장청 45, 206, 447
사회보험료 172, 188, 196, 200~203, 447
사회서비스 44, 48, 61, 156, 557, 559, 562, 564~565
사회연대 112~116, 126, 172, 195, 223, 225, 423~424, 525
사회운동 71, 83, 136

사회자본 185, 231, 424, 512
사회적
　사회적 가치 25, 90, 93, 95, 127, 139, 254, 278~279, 281, 285, 322~323, 387~388
　사회적 결정 요인 24, 266, 273, 523
　사회적 권리 55, 156
　사회적 배제 58
　사회적 분업 112
　사회적 위험 44, 58, 62
　사회적 임금 202
　사회적 제도 27, 78~79, 153, 316
　사회적 합의 323, 328, 433, 435~436
　시장경제체제 435
사회정의 29, 93~94, 97, 104, 126, 139, 316, 347, 522
사회정책 22, 58, 81, 83~84, 106, 112~115, 156, 177, 190, 433
사회주의 63, 69, 72, 74, 79, 155
사회투자국가 57~59
사회투자정책 57~59
산업혁명 67
산업화 56, 68~69, 76, 83~84, 131~132, 160, 563
산재보험 17, 61, 69
삶의 질 44, 92~93, 96, 103~104, 251, 253, 268~269, 271, 274, 278, 287, 291~292, 313, 315, 358, 396, 407, 465, 528, 554, 566
상병수당 23, 70, 74, 89, 150, 243, 246~248, 443
새천년 개발 목표(MDG) 137~139
생명권력 125
선불제 343
선택적 적용 56~57
성과에 따른 보상 372~373, 445
세계보건보고서 170~171, 194
세계은행 55, 136, 162, 176, 232, 386, 415, 427
세계인권선언 43, 54, 98~100, 124, 136
센, 아마르티아(Amartya Sen) 27, 94, 97, 104, 107, 465
소득
　소득 역진성 191, 196~198
　소득 재분배 60~61, 110, 178, 191, 196~198, 202
　소득보장 43, 57, 60~61, 70, 89
소득세 191, 197~198, 202, 204, 476, 493
소련 68, 70, 79
소비세 197~198
소비자 28, 77, 161, 210~211, 234, 247, 250~251, 276, 303, 313, 325, 356~357, 364, 370~371, 381, 414~415, 417, 424~425, 427~432, 440, 497, 504, 534, 536, 545
수가 22, 431, 471~472, 567
수입 효과 324
숙의민주주의 282
스웨덴 68, 70, 161~162, 246, 248, 253, 277, 289, 417, 422, 462, 492, 518, 520, 542, 546, 561
스위스 180, 198, 203, 206, 226, 300~301, 447, 462~463, 487, 518, 530, 558~559
스칸디나비아 70, 264, 267, 342, 532, 558
시기 간 위험분산 211, 213
시민권 25, 76
시민사회 134, 135, 154, 159, 277, 300, 303, 414~415, 440
시민평의회(Citizen's Council) 281~283
시설 서비스 561~562, 567
시스템
　시스템 관점 26
　시스템 사고 26
시장
　시장 기전 57, 116, 267, 418, 429, 473~475

시장 실패　424, 431
시장 원리　274~275, 417
신경제정책(New Economic Policy)　70
신공공관리론　128, 414~418, 430, 440
신약　280, 309, 469, 528, 536
신의료기술　315
신의료기술평가　259, 304, 466~468
신자유주의　28, 115, 126~128, 134~135, 191, 427
신제도주의　155
싱가포르　46, 48, 210~213, 475

ㅇ

아동수당　47, 443
아프리카　108, 136~138
알마아타 선언　76
알펜(Alpen)형 보험　115
앵글로색슨형 보험　115
약물치료　291, 394, 529, 531, 546
약품
　약품 가격　528, 530, 534~536
　약품 생산자　305, 533
약품 사용 평가(DUR)　541~543, 545
약품비　161, 405, 472, 529~531, 535, 545
약품비 지출　337, 528, 530, 532, 534, 539
약품정책　529
에스핑-안데르센(Esping-Andersen, G.)　156~159, 383, 385
역선택　72, 82, 184, 185, 209, 221, 225, 484, 491, 494, 497, 505, 561
연금　60, 81, 156, 160, 182~183, 190, 212
영국　43, 49, 58~60, 67~68, 70~75, 85, 93, 127~129, 157~158, 161~163, 175, 194, 212, 231, 234, 253, 255, 257, 264~266, 274, 280~281, 283, 300, 310, 336~337, 357, 362, 373, 376~377, 399, 417, 422, 467, 488, 490, 493~494, 500, 516~520,

537~539, 546, 559, 561, 563, 565
영리
　영리 민간보험　486, 490, 502, 505
　영리 병원　130, 131, 153
예방　42, 62, 89, 96~97, 99, 152, 163, 171, 184, 223, 243~244, 249, 251, 253, 265, 278, 281, 286~287, 290, 324, 337, 345, 386~387, 393, 402~406, 420, 423, 444~445, 472, 494, 514, 523, 542, 554~555, 566
예산제　338, 342, 345~346, 350, 381, 389, 461, 463
오리건주　253, 278, 281, 285, 287, 299
오리지널 약　538, 541~542
오스트리아　70, 206, 434, 447, 462, 494, 518, 520, 561
완화의료　287, 552~557, 564~567
우간다　209
우선순위
　수직적 우선순위　279
　수평적 우선순위　279
우애조합　46, 67, 483
원가　110, 323, 326, 330~331, 338, 344, 462, 535
원산노동연합회　80
월트, 길(Gill Walt)　36, 127
위험
　위험 고르기　221, 226
　위험 균등화 기금　497
　위험보정　116, 180, 224, 226, 234
　위험분산　171, 173, 182~183, 185, 196, 219~226, 234, 334, 396, 423, 485
　위험선택　224, 425, 427, 497, 503
　위험집단　18, 69, 116, 132, 185, 204, 220~226, 234, 430, 442, 494, 523
위험성 의료비 지출　174~176, 194, 514
유엔헌장　43

찾아보기　577

유인 동기　31, 211, 223~224, 228, 230, 324, 342, 361, 369, 373, 377, 397, 401, 419, 422, 503, 516, 564
의뢰체계　345, 399~401, 444, 474
의료 전문직　256, 267, 277, 301~302, 327, 377, 429, 444, 529, 558
의료보험　17, 24, 43, 57, 61, 71~73, 75~76, 78~79, 82, 90, 103, 107, 110~111, 128, 132, 156, 197, 348, 423, 455, 475, 484~485
의료보험법　78~79, 81, 292
의료비 지출　97, 107~109, 155, 157~158, 162, 174~178, 190, 194, 212, 215, 223, 238, 342, 392~393, 402, 433, 459~464, 467~468, 470, 475~476, 513~514, 530, 535, 555~556
의료재정청　339
의료저축계좌(MSA)　207, 210~215, 475~476
의사
　　의사 업무량　331
　　의사 유인 수요　325, 384
의사협회　72, 74, 230, 403, 434
의약품
　　비처방 의약품　534
　　일반 의약품　534
　　처방 의약품　534
의학 기술　243, 253, 313, 315~316, 356, 420, 468
의학연구소(Institute of Medicine)　257~258, 357, 369, 557
이스라엘　253, 292, 463
이용 관리　154, 382, 441, 443~444, 446, 451
이용도 감사　364~367, 369, 450~451
이용량　108, 243, 249, 331, 393~394, 397, 467, 474
이용자
　　이용자 부담　145, 161, 172, 175, 179, 198, 208, 210, 386~397, 401, 403, 423, 444, 469, 475~476, 485, 488, 495~497, 499, 515, 520, 532, 539~540
　　이용자 부담 상한제　391~392
　　이용자 일부 부담　111, 145, 150~152, 188, 348, 382, 385~388, 390, 396, 403, 469, 488, 499, 515, 522, 532, 534, 539, 562
이윤 규제　536, 538
이윤 극대화 모형　324~326
이의 제기　276, 300, 305
『인간개발보고서(Human Development Report)』 42
인간안보　41~42
인권　54, 77, 98~100, 102, 125, 139, 274
인두제　21, 152, 328, 334~337, 344~345, 373, 381, 389, 404, 461, 463, 468~469, 474, 496
인적 자본　58, 61~62, 94, 108~109, 132, 139, 552
일당 정액　567
일반의　75, 152, 266, 336~337, 400~401, 403, 428, 461, 546
일반 조세　47, 178, 189, 191, 196~197, 199~201, 212, 516
일본　17, 34, 43, 71~73, 79~80, 82, 109, 114, 126, 133~134, 140, 157, 160, 162~163, 171~172, 176, 206~208, 242, 247~248, 362, 391, 423, 431, 447, 462~463, 518~520, 530, 537, 546, 551~552, 557~561, 565~567
일정액 전액 이용자 부담　180, 390, 393, 475~476, 495
일차의료　36, 128, 152, 164, 209, 235, 255, 322~323, 329, 333~335, 337, 344, 373, 376, 399, 401~403, 407, 474, 494
일차진료체계　402
임금노동자　57, 69, 71, 73, 76, 82, 115, 131,

159~160, 201, 204, 207, 248, 441, 447, 513, 516
임상시험 258, 310, 407
임상진료 지침 343~344, 369, 373, 406, 474, 531
임시정부 건국강령 80
임의보험 184, 482
임종기 566
잉글랜드 133, 255, 561

ㅈ

자가 관리 313, 404~407
자본
  자본 축적 83, 131, 133, 516
  자본 투자 70, 237~238, 460, 466, 470
자본주의 31, 69, 75, 83, 95, 126, 129~131, 134~135, 169, 202, 323, 430, 508, 513, 516, 525
자산조사 47, 49, 156, 158, 180, 214, 244, 516~517, 519, 561
자영자 34, 53, 71, 73, 75, 82, 103, 114, 132, 153, 172, 205~207, 248, 325, 434, 447, 475, 487
자원 기준 상대가치(RBRVS) 331
자원 배분 62, 169, 181, 199~200, 253, 264~266, 268~275, 279, 292, 302, 314~316, 363, 422, 471, 523~524, 552
자원배분실무작업단(RAWP) 266, 268
자유권 규약 99
자유주의 125, 156~158, 160, 162~164
자조 67, 212~213
자체표적화 244
잔여적 복지 56~57
장기요양
  장기요양 병상 556~557
  장기요양 서비스 48, 247, 345, 461, 552, 556, 558~564

장기요양병원 556~557, 564
재가 서비스 558, 562, 565~566
재무관리 448
재보험 225, 501
재원
  재원 조달 35, 46, 52, 76, 106, 111, 144, 145, 149, 154~155, 159, 164, 168, 179, 180, 182, 188~193, 196, 199, 204~205, 210~211, 215, 219, 243, 358, 415, 420, 423~424, 523
  재원의 종류 182, 196
재정
  재정 부담 130, 173, 177~182, 190~191, 195, 199~200, 203, 493, 499, 515, 552, 558, 563
  재정 조정 221, 223, 503
  재정 지출 111, 144~145, 148, 173, 192, 223~257, 315, 320, 323~324, 381, 404, 433, 445, 459, 494, 498, 524, 535, 562
재정관리 154, 181, 441, 446~448, 458~459, 529
재활 44, 48, 171, 243, 265, 290, 338, 404, 406, 514, 554~555, 560, 562
적정 수준의 최소한(decent minimum) 104, 254
전 국민 의료보험 71~72, 82, 108, 111, 482
전략적 구매 227, 232~236, 449
전문가 4, 27~28, 49, 127, 135~136, 258~259, 265, 267, 276, 278, 280~281, 284~286, 288, 292~293, 301~312, 357, 361~362, 365, 398, 406~407, 433, 444, 470, 477, 531, 546
전문의 74~75, 152, 235, 334, 345, 401~404, 466, 494, 546
전시동원체제 73, 114
전자문서교환(electronic data interchange) 349, 443

절차적 정의 275
점진적 실현 101~102
접근성 17, 76~77, 96, 98, 103~104, 107, 137, 148, 151, 161~162, 177~178, 254~256, 346, 361, 366, 370, 382~384, 390, 402, 422, 430, 465, 467, 477, 497, 511, 521, 523, 529, 533
정당(政黨) 35, 71, 83~84, 127, 260
정당화 85, 92, 96, 237, 252, 274, 276, 282, 289, 303, 348, 522, 524~525
정률 부담 389~390
정보
  정보 공개 370~371, 504
  정보의 불균형 221, 230, 432, 453
  정보체계 300, 313, 369, 375, 422, 443~444, 451~452
정신질환 275, 338, 341, 513, 524
정액
  일당 정액 328, 564
  정액 부담 389~390
정책 분석 36
정치경제 4, 18, 34~35, 66, 122~123, 133~136, 170, 260, 502
정치체제 127~128
제3자 지불자 151, 169, 345, 356
제4의 장애물 534
제공자
  비공식 제공자 558, 562~563
  제공자 규제 466
  제공자 선택 392, 397, 401, 474, 495
  제공자 성적표 370~371
  제공자 유인 수요 332, 384
제도주의 32~34, 36, 85
제도화 69, 84~85, 97, 114, 116, 152, 281, 284, 294, 335, 558, 563
제약기업 133, 528, 536
제한된 합리성 229

젬스트보(Zemstvo) 68
조세 18~20, 52, 60~61, 74,~76, 109~110, 131~132, 137, 144, 150, 153~154, 161, 163~164, 171~172, 175~176, 178, 180, 184, 188, 190~203, 207~208, 237, 246, 415~416, 419, 421, 441~442, 446~447, 463, 485, 488, 523, 538, 559, 561
주 진단 범주(MDC) 340~341
주인-대리인 230, 384, 428, 431~432, 453
주치의 152, 401, 403
준비금 448
준정부기구 277, 299
중앙집중 70, 221, 415~416, 418, 422, 471
중증도 74, 256, 272, 286, 290~292, 333, 338, 340, 346, 348, 398, 471, 534, 544, 564
증서 59, 243~245, 248~251, 518
지방분산 418
지방세 197~198
지방정부 67, 73, 289, 416, 419~422, 446~447, 561
지불 능력 178, 184, 197, 204, 267, 384
지속가능 개발 목표(SDG) 18, 77, 124, 137~139, 163
지속가능 성장률(SGR) 473
지속가능성 35, 158, 180~181
지역 기반 서비스 562, 565
지역보건 75, 128, 236, 336, 420
지역을 기반으로 한 건강보험(CBHI) 185, 208~209, 225, 486
지역화 398~399
지출 목표 472~473
직접세 178, 193, 197~198
진단명 기준 환자군(DRG) 147, 339~342, 346, 468, 564
진료보수
  진료보수 지불 36, 147, 315, 320~325, 328, 335, 337, 340~341, 343, 347~348,

372~373, 381, 404~405, 461, 464~469, 473, 496, 524, 541, 5444~545, 567
진료보수 지불제도 21, 147, 164, 321, 323, 325, 328, 339, 463, 468, 532
질
  질 감사 367~369, 450~451
  질 관리 147, 154, 333, 343~344, 358, 361~362, 367, 371~372, 441, 444, 450~451, 565
  질 평가 355, 357~360, 362
  질 보정 생존년수(QALY) 269~271, 274, 279, 289
질병관리 382, 403~407, 444~445
질병군 333, 339~340, 342, 564
질병기금 67, 69, 220, 224, 237, 419~420, 425, 434, 447, 483, 489, 545~546
질병보험(Krankenversicherung) 69, 71~73, 79

ㅊ

참여
  대중 참여 293, 418
  시민 참여 281, 302~303, 429~430
참여예산제 135
참여자 27, 82, 229, 260, 301~303, 414~415, 418, 430, 435, 536
참조가격제 469, 496, 536, 538~540
책임성 46, 102, 113, 181, 198, 222, 225, 235, 305, 374, 417, 421~422, 427~428, 524
처방 지침 545~546
청십자의료보험조합 82
총동원체제 73, 82
총액예산제 468~471
최저생활 44, 51, 57, 60
최천송 52, 78, 81~82
취약계층 102, 250, 390, 395, 402, 422, 508
칠레 71, 128~129, 144, 417, 426~427, 462~463, 489, 514

ㅋ

카콰니 지수(Kakwani index) 192~193
캐나다 157~158, 162~163, 206, 255, 259, 346, 362, 422, 462, 466, 513, 518~520, 532, 540, 546, 558, 561
코크런 컬래버레이션(Cochrane Collaboration) 258, 306~307, 309
코포라티즘 43, 67, 69, 155~156, 159~160, 162, 201, 300, 433
킹던, 존 W.(John W. Kingdon) 37

ㅌ

타이완 17, 34, 82, 108, 111, 160, 206~208, 222, 391, 422, 472, 486, 515, 520, 537
탈상품화 114, 156~158
태국 76~77, 160, 201, 342
통치성 62, 125~127
투명성 29, 181, 198, 260, 276, 300, 305, 342, 448
특별부담금 150, 188~190
티트머스, 리처드(Richard Titmuss) 56

ㅍ

퍼브메드(PubMed) 310
펠드셔(feldsher) 68
평균수명 96, 464, 511, 556
평등주의
  운 평등주의(luck egalitarianism) 272
  자유평등주의(liberal egalitarianism) 272
폐질-노령보험 69
포괄 진료비 보상 332~333, 338~339
포괄성 51, 404, 407, 470, 553~557, 565
푸코, 미셸(Michel Foucault) 55, 62~63, 124~125, 127
프랑스 43, 62, 70, 99, 162, 171~172, 192, 194, 203, 206, 208, 237, 255, 346, 395, 401, 403, 447, 462, 488, 491, 493, 497,

499, 515, 518~519, 537, 540, 545~546, 561~563
프레드먼, 샌드라(Sandra Fredman) 55, 101
프레스턴, 새뮤얼(Samuel H. Preston) 96, 105
피부양자 74, 111, 266, 426, 442
피할 수 있는 사망 96, 105
핀란드 68, 161, 206, 490, 518, 542, 557, 559, 561
필수 보건의료 255
필요성 30, 83, 109, 154, 256, 268, 288, 312, 405, 421, 471, 529, 531, 560, 565
필요인증(CON) 466

ㅎ

한국 3, 6~8, 17, 20~24, 32, 34, 36, 43, 54, 78~82, 134, 160, 162~163, 175, 178, 197, 205~206, 208, 211, 222, 242, 247~248, 272, 309~310, 330, 349, 376, 397, 422~424, 463, 486, 508, 518~520, 529~530, 552, 557~560
합당성에 대한 해명책임(Accountability for reasonableness) 275, 299
합리성 125, 172, 225, 229, 247, 279, 340, 342
핵심 경로 343~344, 458
핵심 질문 308~309
행동경제학 388
행위별 보상 147, 152, 328~335, 338~339, 345, 347, 350, 365, 367, 381, 444, 450~451, 461, 463, 468, 471, 484, 496, 564, 567
행정부 128, 284, 485
허위청구 347~348
협정진료비 330
협조행동 433, 435
형평성
  수직적 형평성 178, 191, 194
  수평적 형평성 177~178, 191, 194, 198

호스피스 564~566
확산이론 84
환자 경험 344, 360, 376
환자 대리인 모형 324~326
환자군 분류 339
횡적 지원 220, 499
효과성 104, 251, 256~257, 278, 288~289, 313, 427, 444, 451, 533~534, 552, 565
효용 최대화 269~270, 273
효율성 63, 83, 110, 133, 137, 153, 162, 181, 188~190, 197~199, 203, 220, 223, 226~227, 232~233, 246, 250, 252~253, 256~257, 277, 280, 288, 305, 313, 342~345, 356~357, 376, 397, 399, 401, 403~404, 417~418, 422~425, 427, 441, 443, 449, 450~451, 453~455, 461, 464, 466, 483, 495, 500~501, 533, 542, 552, 557, 565
희생자 비난하기 114

A~Z

CHE(Current Health Expenditure) 460
CTF(Child Trust Fund) 59
FDA 529, 531
FONASA(Fondo Nacional de Salud) 426, 489
ISAPRE(Instituciones de Salud Previsional) 128, 426~427, 489
JCAHO(Joint Commission) 357, 362, 364
KMbase 310
no-claim bonus 179
PICO 308
RAND 345, 366, 385~386, 395~396, 455
Refined DRG 340
stewardship 170, 231, 233
Total Health Expenditure(THE) 460
VBID(Value-based insurance design) 394

지은이 _ 김창엽

의학과 건강정책을 공부하고 현재 서울대학교 보건대학원 교수로 재직 중이다. 민간 독립연구소(사단법인)인 '시민건강연구소'의 이사장과 소장으로도 일한다. 건강보장, 건강권, 건강 불평등과 건강정의, 건강체제개혁 등이 주요 연구 분야이며, 최근에는 '비판건강연구'에 관심을 두고 가능성을 모색하는 중이다. 최근 펴낸 책으로는 『건강의 공공성과 공공보건의료』(2019, 개정판), 『건강정책의 이해』(2016, 역서), 『한국의 건강 불평등』(2015, 편저), 『불평등 한국, 복지국가를 꿈꾸다』(2015, 공저), 『건강할 권리』(2013), 『무상 의료란 무엇인가』(2012, 공저) 등이 있다.

한울아카데미 2057
건강보장의 이론(개정판)

ⓒ 김창엽, 2018

지은이	김창엽
펴낸이	김종수
펴낸곳	한울엠플러스(주)

초판 1쇄 발행	2009년 3월 5일
개정판 1쇄 발행	2018년 2월 28일
개정판 2쇄 발행	2025년 9월 10일

주소	10881 경기도 파주시 광인사길 153 한울시소빌딩 3층
전화	031-955-0655
팩스	031-955-0656
홈페이지	www.hanulmplus.kr
등록번호	제406-2015-000143호

Printed in Korea.
ISBN 978-89-460-6444-7 93510

※ 책값은 겉표지에 표시되어 있습니다.
※ 이 책에는 나눔체(네이버, 무료 글꼴)가 사용되었습니다.